Wissenschaft und Technik sind wesentliche Antriebskräfte gesellschaftlicher Veränderung. Sie haben in den letzten Jahrzehnten zugleich tief greifende Kontroversen und Konflikte über die Folgen und die möglichen Grenzen wissenschaftlicher und technischer Modernisierungsprozesse hervorgerufen. Daher berühren sie das Selbstverständnis moderner Gesellschaften in grundlegender Weise.

Die Reihe Wissenschafts- und Technikforschung widmet sich den gesellschaftlichen, organisatorischen und interaktiven Dimensionen moderner Wissenschaft und Technik, ihrem historischen Wandel, den Diskursen und Deutungsmustern, in denen sie kommuniziert und legitimiert werden, sowie den mit ihnen verbundenen ethischen und politischen Herausforderungen. Sie integriert Theorien und Methoden aus unterschiedlichen thematisch relevanten Disziplinen, vor allem aus Soziologie und Geschichtswissenschaft. Damit bietet sie sowohl Grundlagenwissen für die beteiligten wissenschaftlichen Disziplinen als auch Orientierungswissen für Entscheidungsträger und die interessierte Öffentlichkeit.

Schriftenreihe
„Wissenschafts- und Technikforschung“

herausgegeben von

Prof. Dr. Alfons Bora, Universität Bielefeld
Prof. Dr. Sabine Maasen, Universität Basel
Prof. Dr. Carsten Reinhardt, Universität Bielefeld
PD Dr. Peter Wehling, Universität Augsburg

Band 6

Anna Henkel

# Soziologie des Pharmazeutischen

Nomos

Die Deutsche Nationalbibliothek verzeichnet diese Publikation in der Deutschen Nationalbibliografie; detaillierte bibliografische Daten sind im Internet über http://dnb.d-nb.de abrufbar.

Zugl.: Witten-Herdecke, Univ., Diss., 2010

ISBN 978-3-8329-6302-6

1. Auflage 2011

Für BSK

# Vorwort

Die Soziologie vermag, theoretische Reflektion und empirische Untersuchung zu verbinden. Zu reizvollen Ergebnissen führt dies insbesondere dann, wenn die theoretische Reflektion für die neue Erschließung eines empirischen Phänomens nutzbar gemacht und umgekehrt aus der empirischen Auseinandersetzung Gewinn für die Theorie gezogen werden kann. Ich hoffe, die vorliegende Arbeit erfüllt den Anspruch, Soziologie in diesem Sinne aufschlussreich anzuwenden.

Mein erster Dank gilt meinem Doktorvater Prof. Dr. Dirk Baecker für die Ermunterung meines Wechsels von der Ökonomie zur Soziologie. Prof. Dr. Werner Vogd danke ich für insbesondere methodische Hinweise. Für die großzügige und lehrreiche Einbeziehung in die soziologische Diskussion danke ich Prof. Dr. Werner Rammert. Für seine stets ausführliche und treffende Kritik danke ich Prof. Dr. Alfons Bora. Prof. Niels Åkerstrøm-Andersen und der Politics Group als intellektueller Heimat in der Ferne, dem Ring als Quelle weiterführender Gedanken und dem Evangelischen Studienwerk Villigst als in jeder Hinsicht verständnisvollem Förderer danke ich für die Begleitung und Unterstützung des Entstehens dieser Arbeit.

# Einleitung

Die vorliegende Untersuchung entwickelt den Vorschlag einer soziologischen Gesellschaftstheorie des Pharmazeutischen. Kerngedanke ist, dass der Bereich des Pharmazeutischen soziologisch erschlossen werden kann durch die Beobachtung auf ein eigenständiges Bezugsproblem hin: die Unterscheidung von Pharmaka als außeralltäglich wirksamen Dingen. Ausgehend von diesem Bezugsproblem kann eine die verschiedenen Einzelaspekte des Pharmazeutischen übergreifende Perspektive erarbeitet werden. Dieser Zugriff ist in der bisherigen Forschungslandschaft ein Novum. Erforderlich ist die Entwicklung einer solchen Soziologie des Pharmazeutischen, um aktuelle Veränderungen im Bereich des Pharmazeutischen für deren soziologische Untersuchung analytisch besser rahmen und politisch-regulative Eingriffe auf Stellenwert und mögliche Implikationen hin reflektieren zu können.

Begriffe wie „Arzneimittel“ oder „Apotheker“ scheinen sich auf unmittelbar bekannte soziale Sachverhalte zu beziehen. Gleichwohl finden im Bereich des Pharmazeutischen seit gut hundert Jahren weitreichende Transformationen statt, die bis heute nicht abgeschlossen sind und außer den Begrifflichkeiten wenig unverändert gelassen haben. Ein zentraler Aspekt dieser Veränderungen ist ein tiefgreifender Wandel dessen, was unter Arzneimitteln verstanden und von Arzneimitteln erwartet werden kann. Einerseits sind die Erwartungen an die therapeutischen Möglichkeiten von Arzneimitteln gestiegen, so dass sich die Arzneimittelbehandlung zur dominanten Therapieform entwickelt hat. Es ist unmittelbar ersichtlich, dass Arzneimittel damit auch als Wirtschaftsfaktor direkt bedeutsam sind. Andererseits impliziert die Erwartbarkeit von Arzneimittelnebenwirkungen und Arzneimittelmissbrauch ein beunruhigendes Potenzial. Mit dem Contergan-Schock und den ersten Doping-Toten sind die Schattenseiten der bislang so hehren Mittel der Heilung ins öffentliche Bewusstsein gerückt. Zugleich erfolgt ein Bedeutungszuwachs von Organisationen: pharmazeutische Industrie, pharmazeutischer Großhandel und potenzielle Apothekenketten werden immer wichtiger dafür, was wie als Arzneimittel verfügbar ist. Angesichts dieser Entwicklungen entstehen Zweifel, was der Berufsrolle des Apothekers noch zugetraut und zugemutet werden kann – nicht zuletzt vonseiten dieses Berufsstandes selbst. Die Forderung nach dem freien Markt als Alternative starr regulierter Berufsrollen begleitet diesen Zweifel als basso continuo.

Aus einer politisch-rechtlichen Perspektive sind solche Veränderungen im Bereich des Pharmazeutischen seit den 1960er Jahren insbesondere hinsichtlich der

Erwartungen an Arzneimittel nicht mehr zu übersehen. Als dringliche gesundheits- bzw. pharmaziepolitische Anliegen kommen vor allem die Regulierung der Zulassungsbedingungen von Arzneimitteln sowie die Begrenzung der Arzneimittelausgabensteigerung der gesetzlichen Krankenversicherung auf die politische Agenda. Damit einher gehen eine Vielzahl regulativer Maßnahmen, die unmittelbar zurückwirken auf das gesellschaftliche Verständnis von Arzneimitteln, den Stellenwert von Berufsrollen, die Möglichkeiten formaler Organisation und die Richtung sowie das Ausmaß pharmazeutischer Forschung: Regulierung von Umfang und Kriterien der Erstattungsfähigkeit der Arzneimittel, Patentierungs- und Zulassungsmodalitäten sowie die seit Ende der 1990er Jahre diskutierte Liberalisierung des Arzneimittelendvertriebs, sprich der Ermöglichung formal organisierter Apothekenketten, gehören zu diesen regulativen Eingriffen.

Im Unterschied zur politischen Regulierungspraxis hat die Soziologie den Bereich des Pharmazeutischen als eigenständigen Beobachtungsgegenstand bislang weitgehend vernachlässigt. Die Reflektion gesundheitspolitisch und gesellschaftsstrukturell weittragender Eingriffe in die bestehenden Verhältnisse wird fast gänzlich der Gesundheitsökonomie überlassen. Das gilt insbesondere für die Liberalisierung von Arzneimittelpreisen und Apothekenbetrieb. Der Grund für diese Zurückhaltung ist darin zu vermuten, dass der Soziologie bislang ein eigenständiger Zugang zum Bereich des Pharmazeutischen fehlt. So beschränkt sich die Soziologie darauf, aus verschiedenen teildisziplinären Perspektiven wie der Professionssoziologie, der Medizinsoziologie oder der Wissenschafts- und Technikforschung thematisch begrenzte Einzelfragen in punktuellen Auseinandersetzungen zu behandeln. Es geht dann um die Professionalisierung der Apothekerrolle, die Verbreitung oder die Zulassungsbedingungen von Arzneimitteln. Was fehlt, ist ein Ansatz, der diese verschiedenen Einzelaspekte mittels einer übergeordneten Fragestellung integriert und auf diese Weise Bezüge, Transformationen und Entwicklungstrends beobachtbar macht.

Ein solcher soziologischer Zugang zum Bereich des Pharmazeutischen muss notwendig auf der Ebene der Gesellschaftstheorie angesiedelt sein. Die semantische Evolution der Unterscheidungsbedingungen für Pharmaka kann dann ebenso untersucht werden wie der Wandel von Sozialstrukturen, insbesondere der Übergang von der Berufsrolle Apotheker auf formale Organisation als zentrale Koordinationsform. Zudem ist nur ein gesellschaftstheoretischer Ansatz in der Lage, die verschiedenen Wechselwirkungen im Zuge dieser Entwicklung angemessen zu berücksichtigen, also neben organisationalen und professionellen Bezügen auch politische, rechtliche und wissenschaftliche sowie Kontext übergreifende Bezüge gesellschaftlicher Evolution einzubeziehen.

Bereits an sich ist eine soziologische Gesellschaftstheorie des Pharmazeutischen somit ein Novum. Neu und zunächst vermutlich überraschend ist an dieser zu wählenden Perspektive weiterhin, dass das Pharmazeutische nicht als der

Medizin nachgeordneter Teilbereich untersucht wird. Statt auf einen *Arzneimittelbereich* als medizinisches Subsystem wird auf den *Bereich des Pharmazeutischen* als gesellschaftlichem Sinnzusammenhang abgestellt, innerhalb dessen Arzneimittel als kontingenter Verwendungszweck von Pharmaka erscheinen. Unzweifelhaft ist, dass Pharmaka in den Händen des Arztes der Überführung von Krankheit zu Gesundheit dienen. Diese medizinische Anwendung von Pharmaka setzt jedoch zwei Aspekte voraus, die nicht ihrerseits als medizinisch beobachtet werden können: Erstens müssen Kriterien vorliegen, aufgrund derer manchen Dingen spezifische Wirkungen sozial plausibel zugeschrieben werden, anderen hingegen nicht. Zweite Voraussetzung ist, dass in die Identität und Qualität solcher als Pharmaka unterschiedenen Dinge vertraut wird. Dabei geht es nicht um objektiv-ontologische Eigenschaften der Dinge, sondern um die Plausibilität zugerechneter Erwartungen. Das Bezugsproblem zur gesellschaftstheoretischen Konzeption des Pharmazeutischen als eigenständigem gesellschaftlichem Sinnzusammenhang liegt in dieser Unterscheidung von Pharmaka als außeralltäglich wirksamen Dingen. Diese zunächst überraschende Perspektive bietet den Vorteil, gerade das Verhältnis zwischen Medizin und Pharmazie umso genauer in den Blick nehmen zu können.

Im Hinblick auf eine Soziologie des Pharmazeutischen leistet der hier vorgestellte Ansatz dreierlei: Erstens wird aufgrund der Systemtheorie und ausgehend von der Auseinandersetzung mit der Pharmaziegeschichte ein geeignetes analytisches Instrumentarium entwickelt. Im Zentrum stehen dabei die semantische Analyse der Richtigkeitskriterien zur Unterscheidung von Pharmaka sowie die Sozialstrukturanalyse der Bedingungen, unter denen Identität und Qualität von als Pharmaka unterschiedenen Dingen als plausibel erwartbar gelten. Die zweite Leistung besteht darin, dieses Instrumentarium auf den Gegenstand der Pharmazie anzuwenden. Aufgrund einer soziologischen Sekundäranalyse pharmaziehistorischer Schriften und einer Dokumentenanalyse zur aktuellen Entwicklung wird die Evolution der Unterscheidung von Pharmaka als semantischer und sozialer Strukturwandel nachgezeichnet. Drittens schließlich wird der so entwickelte Zugang zum Bereich des Pharmazeutischen nutzbar gemacht, um die aktuelle Debatte einer Liberalisierung des Arzneimittelbereichs aus soziologischer Perspektive zu reflektieren.

Die Anwendung des entwickelten gesellschaftstheoretischen Instrumentariums auf den Bereich des Pharmazeutischen ergibt zwei zentrale empirische Ergebnisse. Das erste Ergebnis liegt in der Erkenntnis, dass der wesentlich auslösende Faktor für die Ende des 19. Jahrhunderts einsetzenden Transformationen die Möglichkeit der Standardisierung von Fertigarzneimitteln über die rechtliche Innovation der Originalverpackung ist. Indem das so standardisierte Produkt auf dessen Hersteller direkt zurechenbar ist, kann auf die persönliche Garantieleistung durch den Apotheker als professionellem Rollenvertreter in der Interaktion verzichtet werden. Nicht mit der Entwicklung industrieller Herstellungstechniken an sich, sondern erst mit der Möglichkeit der direkten Zurechnung des Fertigarzneimittels auf den Hersteller wird formale Organisation für den Bereich des Pharmazeutischen relevant. Das zweite zentrale Ergebnis betrifft die semantische Ebene des Pharmazeutischen. Wurden Pharmaka über Jahrhunderte ausschließlich als Mittel des Arztes unterschieden, gilt seit Beginn des 19. Jahrhunderts die Unterscheidung eines chemischen Wirkstoffs als zentrales Richtigkeitskriterium für die Zurechnung bestimmter Wirksamkeiten. Wirkstoffe jedoch sind nicht von vornherein auf bestimmte Verwendungszusammenhänge festgelegt, sondern können erstens für unterschiedliche Zwecke bestimmt sein und zweitens unvorhersehbar auf eine Art wirken, für die sie nicht bestimmt sind (das Problem der sogenannten Nebenwirkung). Die Verwendung von Wirkstoffen für medizinische Zwecke ist damit kontingent und die Abgrenzung des Arzneimittelbereichs auf explizite soziale Setzungen angewiesen.

Diese beiden Veränderungen – die Entstehung standardisierter Fertigarzneimittel und das Unterscheidungskriterium der Wirkstoffzurechnung – führen zu einer Vielzahl von Umbrüchen, die bereits Ende des 19. Jahrhunderts einsetzen, in ihrer Tragweite aber erst seit Mitte des 20. Jahrhunderts deutlich werden: Der bislang gebräuchliche Arzneimittelbegriff wird kontingent; die Apothekerrolle erweist sich als ungeeignet, um Identitäts- und Qualitätsmängel wie Nebenwirkungen regulativ anzugehen; der wirtschaftliche Zugriff auf den Arzneimittelbe reich wird durch die Entstehung standardisierter Fertigarzneimittel erleichtert; formale Organisation gewinnt an Bedeutung; und die Regulierung des Arzneimittelbereichs insgesamt wird komplexer und voraussetzungsvoller. Bei der Frage der Liberalisierung des Arzneimittelendvertriebs müssen entsprechend mehrere pharmaziepolitische Zielsetzungen beachtet werden, unter denen die Ausgabenbegrenzung der Krankenkassen nur eines ist. Schließlich ergeben sich aus dieser Untersuchung theoretische Perspektiven auf die soziologische Untersuchung von Dingen, den Zusammenhang von Standardisierung, professionellen Rollen und Organisation sowie die Auswirkung eines sozialen Strukturwandels in Richtung standardisierter Produkte für den Menschen in der Gesellschaft.

Diese Eckpunkte einer Soziologie des Pharmazeutischen werden im Folgenden in fünf Kapiteln vorgestellt: Die Untersuchung beginnt mit der Entwicklung des analytischen Instrumentariums zur gesellschaftstheoretischen Untersuchung des Pharmazeutischen. Die zentralen Grundannahmen und Begrifflichkeiten der systemtheoretischen Differenzierungstheorie werden vorgestellt und auf die theoretischen und empirischen Erfordernisse des Untersuchungsgegenstands hin ausgerichtet (Kapitel 1). Aus dieser Perspektive wird die Evolution der semantischen und sozialen Strukturen des Pharmazeutischen nachvollzogen. Im Zentrum steht die historisch begründete These einer Strukturkatastrophe Ende des

19. Jahrhunderts als zentraler Bezugspunkt der weiteren Untersuchung (Kapitel 2). Diese These ist der Hintergrund für die Analyse von fünf Umbrüchen, die mit dieser Transformation einhergehen: die Konstitution Medizinischer Pharmakon-Kommunikation, die Unerreichbarkeit pharmaziepolitischer Zielsetzungen, das Versagen des Arzneimittelmarktes, Komplexitätssteigerung durch Organisation sowie Funktionsverlust und double-bind der Apothekerrolle (Kapitel 3). Dieser soziologische Zugang zum Bereich des Pharmazeutischen erlaubt eine Reflektion der Liberalisierung des Arzneimittelendvertriebs als politischer Implikation (Kapitel 4). Den Abschluss bilden Überlegungen zu theoretischen Implikationen hinsichtlich Fragen der Standardisierung und Regulierung sowie der Weiterentwicklung des Pharmazeutischen (Kapitel 5).

Inhaltsverzeichnis

# I. Pharmakon-Kommunikation

Die Beobachtung des Pharmazeutischen ist soziologisch nicht ausreichend ausgebildet. Ausgehend von Schwierigkeiten und Erfordernissen der sozialwissenschaftlichen Reflektion im weitesten Sinne pharmazeutischer Aspekte sowie einer Auseinandersetzung mit bereits bestehenden Zugriffen auf diesen Themenbereich ist zunächst eine eigenständige Perspektive auf das Pharmazeutische als soziologischem Beobachtungsgegenstand zu entwickeln.

Der Bereich des Pharmazeutischen bedarf der soziologischen Erschließung, um Fragestellungen zu Risiken und Regulierung von Arzneimitteln, der Abgrenzung eines Arzneimittelbereichs und dessen Bezug zum Medizinischen sowie zu Organisation und sozialen Rollen sowohl theoretisch als auch im Hinblick auf politisch-praktische Implikationen fundiert nachgehen zu können. Bislang bestehende Ansätze bleiben mit ihrer teildisziplinären Ausrichtung auf Einzelaspekte fokussiert. Eine Soziologie des Pharmazeutischen erfordert hingegen die begründete Relationierung solcher Teilaspekte (Abschnitt 1).

Der erste Schritt ist die Entwicklung eines entsprechend geeigneten begrifflich-theoretischen Instrumentariums. Die systemtheoretische Differenzierungstheorie bietet sich als Theoriegrundlage an: Ausgehend vom Problem der Unwahrscheinlichkeit von Kommunikation und der funktionalen Analyse als spezifischer Methodologie ermöglicht sie, das empirische Material gezielt auf einen analytischen Bezugspunkt für die Integration spezifischer Teilfragen hin zu befragen. Über die systemtheoretischen Konzepte von Strukturen, Erfolgsmedien und Systembildung kann die Ausdifferenzierung bestimmter gesellschaftlicher Sinnzusammenhänge mittels semantischer und sozialer Strukturanalyse untersucht werden (Abschnitt 2).

Auf den ersten Blick scheint sich die Untersuchung des Pharmazeutischen als Subsystem eines ausdifferenzierten Funktionssystems – etwa des Systems der Krankenbehandlung oder des Wissenschaftssystems – anzubieten. Entgegen dieser ersten Intuition ist jedoch der Bezug auf ein eigenständiges Problem erforderlich. Dieses Bezugsproblem liegt in der Unterscheidung von Pharmaka als außeralltäglich wirksamen Dingen für deren Verwendung. Davon ausgehend kann der Bereich des Pharmazeutischen als Pharmakon-Kommunikation im Sinne einer Sondersemantik beobachtet werden. Die beiden zentralen Untersuchungsdimensionen sind eine semantische Analyse der Kriterien, aufgrund derer bestimmten Dingen im Unterschied zu anderen eine obskur-außeralltägliche Wirksamkeit plausibel zugerechnet wird, sowie eine Analyse der Sozialstrukturen, aufgrund derer die Identität und Qualität so unterschiedener Pharmaka als erwartbar gilt (Abschnitt 3).

Es ergeben sich daraus die methodologischen Leitfragen der Untersuchung von Pharmakon-Kommunikation in ihrer historischen und aktuellen Evolution. Die Datengrundlage des historischen Teils ist eine soziologische Sekundäranalyse pharmaziehistorischer Schriften; die des aktuellen Teils eine Dokumentenanalyse der Pharmazeutischen Zeitung. Die Datenanalyse erfolgt als Typenbildung im Sinne der qualitativen Sozialforschung (Abschnitt 4).

## *1. Desiderat einer Soziologie des Pharmazeutischen*

Zentrale Zielsetzung dieser Untersuchung ist, den Bereich des Pharmazeutischen für soziologische Analysen auf systematische Weise begrifflich-theoretisch sowie empirisch zu erschließen. Scheinbare Selbstverständlichkeiten haben den Blick auf die Notwendigkeit einer solchen Soziologie des Pharmazeutischen bislang verbaut: Arzneimittel scheinen als Mittel des Arztes eindeutig unterscheidbar, die Pharmazie gilt als Teil der Medizin und der Apotheker wird angenommen als eine Art Zuarbeiter des Arztes, der mit dem Verlust des Herstellungsmonopols von Arzneimitteln den letzten Rest eigenständiger Bedeutsamkeit verloren hat. Doch verschiedene Entwicklungen lassen Zweifel an solchen All tagsselbstverständlichkeiten aufkommen. Erforderlich wird mit diesen Zweifeln eine eigenständige Perspektive auf das Pharmazeutische, die Abstand zu scheinbaren Alltagsevidenzen gewinnt und gerade dadurch Zusammenhänge, Transformationen und etwaig funktionale Bezüge analytisch zugänglich macht.

Bereits die Prämisse einer klaren Unterscheidbarkeit des Arzneimittelbereichs ist heute nicht mehr haltbar. Nahrungsergänzungsmittel einerseits, Life-style-Präparate andererseits machen deutlich, dass die eindeutige Bestimmung von Arzneimitteln selbst für Experten nicht möglich ist. Denn was unterscheidet ein Arzneimittel letzten Endes von einem Nahrungsergänzungsmittel? Auch Nahrungsergänzungsmittel – rechtlich als Lebensmittel eingeordnet – rekurrieren auf chemisch-naturwissenschaftliche Erkenntnisse, indem sie beispielsweise Vitamin C in normierter Dosierung enthalten und zudem auf die jedenfalls gesundheitsförderliche Wirkung der Verwendung von Vitamin-C-Präparaten verweisen. Zudem kann man hier angesichts der Tatsache, dass auch Orangen Vitamin C enthalten, die Frage anschließen, wie überhaupt Arzneimittel von Lebensmitteln unterschieden werden sollen. Der Verweis auf die Heilsamkeit ist dazu ebenso wenig ausreichend wie der Verweis auf chemisch-naturwissenschaftliche Erkenntnisse, allein schon, weil durchaus auch Präparate als Arzneimittel zugelassen sind, deren Wirkung explizit nicht chemisch begründbar ist, vor allem die homöopathischen Arzneimittel. Zudem kann variieren, welche Verwendungszwecke als medizinisch angesehen werden. So wurde Viagra erst als Arzneimittel von den Krankenkassen erstattungsfähig, als die erektile Dysfunktion als Krankheit medizinisch anerkannt wurde. Erschwerend kommt hinzu, dass selbst rechtliche Abgrenzungen, mit denen zum Teil erhebliche Auflagen verbunden sind, im Alltag nicht unbedingt als Abgrenzungen wahrgenommen werden. So sind Nahrungsergänzungsmittel (also Lebensmittel) vom Verbraucher in der Regel nicht von frei verkäuflichen oder gar apothekenpflichtigen Arzneimitteln unterscheidbar.[1]

Mit den Schwierigkeiten der Abgrenzung des Arzneimittelbereichs kommt auch die Prämisse der Pharmazie als Teil der Medizin ins Wanken. Die Medizin greift zweifellos auf Pharmaka zurück und verwendet diese zu Heilungszwecken. Diese Bestimmung zur Heilung muss aber um eine Wirksamkeitsbegründung ergänzt sein, soll nicht jeder Gegenstand in den Händen eines beliebigen Arztes zum Arzneimittel werden. Da eine solche Wirksamkeitsbegründung heute im Wesentlichen über die naturwissenschaftliche Chemie und ihre Wirkstoffbeschreibung läuft, könnte die Pharmazie mit gleichem Recht der Naturwissenschaft wie der Medizin nachgeordnet werden. Angesichts der Möglichkeit, Pharmaka, die zu Heilungszwecken bestimmt sind, zu völlig unheilsamen Zwekken wie beispielsweise Doping oder gar Selbstmord zu verwenden, liegt eine ex-ante-Nachordnung der Pharmazie gegenüber der Medizin sogar ausgesprochen fern. Der Umstand, dass man von Arzneimitteln heute erwarten muss, dass sie bekannte und unbekannte Nebenwirkungen verursachen können, von denen Beipackzettel mitunter recht unangenehme Bilder zeichnen, verstärkt diesen Zweifel an der Nachordnung der Pharmazie gegenüber der Medizin.

Überkommene Alltagsvermutungen bezüglich der Apothekerrolle greifen ebenfalls in Leere. Unzutreffend ist die Annahme des Apothekers als Zuarbeiter des Arztes bereits historisch. Seit Entstehung der Apothekerrolle ist sie von der Arztrolle explizit getrennt. Der Apotheker wird staatlich eingesetzt und ist dem Staat gegenüber verantwortlich. Dieses Prinzip gilt bis heute. Auch die These eines Bedeutungsverlusts der Apothekerrolle wegen Verlust des Herstellungsmonopols ist schlicht unzutreffend. Die industrielle Herstellung von arzneilichen Vorprodukten und fertigen Präparaten erfolgt bereits seit Anfang des 19. Jahrhunderts – gerade in dem Jahrhundert, in dem die Apothekerrolle ihr goldenes Zeitalter professioneller Blüte erlebt. Abgesehen davon, dass sich derartige Vermutungen über die Apothekerrolle nicht halten lassen, gehen Fragen

1 Unter der Überschrift „Was sind Arzneimittel?" stellt Stiftung Warentest fest: „Die Tabletten, Tropfen oder sonstigen <Mittel>, die auf dem Markt sind, können zu einer von fünf Kategorien gehören: Es kann sich um ein Arzneimittel handeln, um ein Medizinprodukt, ein Nahrungsergänzungsmittel, ein Lebensmittel oder um ein Kosmetikum. Die Unterschiede bleiben Laien weitgehend verborgen.", vgl. Warentest, 2006, Handbuch Selbstmedikation, S. 19.

nach dem Verhältnis von Arzt- und Apothekerrolle sowie einem etwaigen Bedeutungsverlust der Apothekerrolle an zentralen Entwicklungen vorbei. Was im Bereich des Pharmazeutischen stattfindet, ist ein grundsätzlicher Wandel der Rahmenbedingungen, aufgrund derer auf die sichere Verwendbarkeit von Arzneimitteln vertraut wird. An die Stelle der Berufsrolle tritt formale Organisation – nicht nur hinsichtlich der Herstellung, sondern auch des Vertriebs und gegebenenfalls der Abgabe. Mit dieser Transformation geht ein Bedeutungsverlust des Apothekerrolle einher; unter welchen Bedingungen aber diese Transformation erfolgen kann und in welchen Hinsichten sie wünschenswert oder gegebenenfalls auch nicht wünschenswert ist, sind Fragen, die nicht mit Hinweis auf den Bedeutungsverlust der Apothekerrolle beantwortbar sind.

Die Abgrenzbarkeit des Arzneimittelbereichs, die gesellschaftliche Verortung der Pharmazie und der Wandel der sozialen Rahmenbedingungen von Arzneimittelverwendung berührt eine Vielzahl sozialwissenschaftlich und gesundheitspolitisch relevanter Fragestellungen. Ganz zentral gehört dazu der Aspekt der Arzneimittelregulierung. In welcher Form und in welchem Maße die Zulassung von Arzneimitteln staatlichen Auflagen unterliegt, muss sich in dem Spannungsfeld zwischen neuen Therapiemöglichkeiten einerseits und Risiken durch bislang unbekannte Nebenwirkungen andererseits bewegen. Wie in dieser Konstellation von Möglichkeiten und Risken, von Wissen und Nichtwissen, die Verantwortung im Schadensfall zugerechnet wird, hat Auswirkungen auf die Art der Regulierung selbst. Eng verbunden mit dem Aspekt der Arzneimittelregulierung ist der Aspekt der Erstattungsfähigkeit von Arzneimitteln. Gilt in einer Gesellschaft gesundheitliche Gerechtigkeit als erstrebenswert, muss unabhängig von sozialer Herkunft und Vermögenssituation der Zugang zur Versorgung mit Arzneimitteln gewährleistet sein. Aber müssen alle zugelassenen Arzneimittel auch erstattet werden? Trotz wiederholter, auch tiefgreifender Kostendämpfungsbemühungen steigen die Arzneimittelausgaben der Gesetzlichen Krankenversicherung seit den 1950er Jahren stetig an. Bestimmte Arzneimittelgruppen aus der Erstattungsfähigkeit auszuschließen, liegt damit nahe – offen ist, nach welchen Kriterien ein solcher Ausschluss möglich sein darf. Was unter welchen Bedingungen etwa als Arzneimittel zugelassen und erstattet wird, bleibt aber nicht ohne Rückwirkungen auf die Art der Verwendung von Arzneimitteln. Enhancement-Debatte einerseits, Arzneimittelmissbrauchsdebatte andererseits lassen vermuten, dass ein Wandel in der Unterscheidung und Verwendung von Arzneimitteln stattfindet, auf den Regulierung einwirkt und der wiederum auf Regulierung zurückwirkt. Sozialwissenschaftlich und gesundheitspolitisch relevant ist schließlich die Frage, welche Implikationen mit einer Transformation von der Berufsrolle Apotheker auf das Prinzip formaler Organisation bei der Abgabe von Arzneimitteln einhergehen. Kostendämpfung und Arzneimittelsicherheit stehen sich bei dieser seit Ende der 1990er Jahre vehement geführten Debatte um die Liberalisierung des Arzneimittel- und Apothekenbereichs als Argumente gegenüber.

Diese grundlegenden Verschiebungen in der Unterscheidung von Pharmaka und den sozialen Bedingungen ihrer Verwendung bedürfen sozialwissenschaftlicher Analyse. Nicht nur die Themenfelder von Medizinsoziologie, Risikosoziologie, Konsumsoziologie oder Professionssoziologie werden von den Veränderungen im Bereich des Pharmazeutischen ganz unmittelbar berührt. Die Verwendung von Pharmaka dringt derart in alle Lebensbereiche vor, dass auf eine systematische Reflexion von Bezugsproblemen, Begrifflichkeiten und Strukturwandel des Pharmazeutischen nicht verzichtet werden kann. Dies gilt umso mehr, als gesundheitspolitische Weichenstellungen unter dem Druck globalisierter Forschung und Märkte sowie chronisch unausgeglichener Budgets der Krankenkassen unmittelbar anstehen. Es liegt in der Verantwortung der Soziologie, ihre theoretische und methodologische Expertise anzuwenden, um eine gesellschaftsbezogene Rekonstruktion des Pharmazeutischen der bislang dominanten ökonomischen Rekonstruktion zur Seite zu stellen. Voraussetzung dafür ist ein Gesamtverständnis der Kernaspekte des Pharmazeutischen sowie der Beziehungen zwischen Einzelaspekten wie Arzneimittel, Apotheker, Medizin, Wissenschaft und Regulierung. Erforderlich ist eine Soziologie des Pharmazeutischen.

Fehlt zwar bislang das Bestreben um eine integrierte Reflektion des Pharmazeutischen, so liegen doch Studien aus verschiedenen sozialwissenschaftlichen Perspektiven vor, die als Vorarbeiten einer Soziologie des Pharmazeutischen berücksichtigt werden müssen. Dazu gehören insbesondere die Pharmaziegeschichte, Medizinsoziologie und Professionssoziologie. Der quantitativ größte Teil wissenschaftlicher Arbeiten zum Themenfeld des Pharmazeutischen findet sich im Bereich der historischen Forschung.[2] Im Zentrum des Interesses stehen dort die Geschichte der Arzneimittel, des Apothekers und der pharmazeutischen Techniken, wobei es primär um Darstellung und Ordnung der Entwicklungen geht.[3] Zum Gegenstand der Analyse wird aber nicht, was Pharmazie insgesamt charakterisiert und warum gerade Arzneimittel, Apotheker und pharmazeutische Techniken behandelt werden. Die Pharmaziegeschichte liefert deshalb zwar eine wertvolle Grundlage für die Auseinandersetzung, nicht aber selbst bereits eine integrierte Reflexion des Pharmazeutischen.

2 Als Klassiker der Pharmaziegeschichtsschreibung bis heute vgl. Berendes, 1898, Geschichte der Pharmazie; Adlung/Urdang, 1935, Grundriss der Geschichte der deutschen Pharmazie; Schelenz, 1962, Geschichte der Pharmazie; Berendes, 1967, Das Apothekenwesen. Aktuelles Haupt- und Schlusswerk: Schmitz, 1998, Geschichte der Pharmazie 1; Schmitz, 2005, Geschichte der Pharmazie 2.

3 Gerade wegen dieser „Theorieabstinenz" eignen sich die pharmaziehistorischen Schriften als empirische Basis für eine Soziologie als Wissenschaft zweiter Ordnung im Sinne von Georg Simmel, vgl. Schützeichel, 2004, Historische Soziologie, S. 14.

Obwohl – oder vielleicht gerade weil – Pharmazie unreflektiert als Teilbereich der Medizin angenommen wird, bleiben pharmaziespezifische Fragestellungen in der Medizinsoziologie weitgehend ausgeklammert. Medizinsoziologisch geht es seit den Anfängen bei Talcott Parsons[4] ganz überwiegend um Arzt-Patienten-Kommunikation, die Rollen des Arztes und des Patienten sowie die Verbindung der Themen Gesundheit und Medizin mit allgemeinen soziologischen Fragestellungen.[5] Auch systemtheoretische Ansätze zu medizinsoziologischen Fragestellungen sparen pharmaziebezogene Aspekte aus,[6] Arzneimittel tauchen bestenfalls als Kostenfaktor auf.[7] Allerdings entstehen zeitgleich mit dem sogenannten Contergan-Schock[8] vereinzelt Studien zu Arzneimitteln. Dabei geht es vor allem um die Verbreitung von Arzneimitteln,[9] das ärztliche Verordnungsverhalten,[10] gesundheitspolitische Aspekte[11] und Überlegungen zum Verhältnis von Arzneimittel und Gesellschaft.[12] Seit den 1980er Jahren schwindet dieses Interesse für Arzneimittel wieder. Lediglich eine Kritik an der pharmazeutischen Industrie wird Anfang der 1980er Jahre noch geübt.[13] Erst seit in den 1990er Jahren mit dem Arzneimittel-Versandhandel sowie den Bemühungen um eine Internationalisierung der Zulassungsanforderungen der Arzneimittel- und Apothekenbereich verstärkt in den Fokus der Aufmerksamkeit gerät, entstehen vermehrt Studien zur Arzneimittelverwendung[14] sowie eine Auseinandersetzung mit Bedingtheiten

4 Parsons, 1951, The Social SystemKapitel X: Social Structure and Dynamic Process: The Case of Modern Medical Practice.

5 Vgl. als Überblick: Gerhardt, 1991, Gesellschaft und Gesundheit; Schuller/Heim et al., 1992, Medizinsoziologie; Stollberg, 2001, Medizinsoziologie.

6 Luhmann, 1983, Medizin und Gesellschaftstheorie; Luhmann, 1983, Anspruchsinflation im Krankheitssystem; Bauch, 1996, Gesundheit als sozialer Code; Bauch, 2004, Krankheit und Gesundheit als gesellschaftliche Konstruktion; Luhmann, 2005, Der medizinische Code; Vogd, 2006, Die Organisation Krankenhaus im Wandel; Hafen, 2007, Mythologie der Gesundheit.

7 Vergleiche etwa: Luhmann, 1983, Anspruchsinflation im Krankheitssystem, S. 28.

8 Schmitz, 2005, Geschichte der Pharmazie 2,, S. 524ff.

9 Coleman/Katz et al., 1966, Medical Innovation; Bulte/Lilien, 2001, Medical Innovation Revisited.

10 Zum Beispiel: Williamson, 1975, The Adoption of New Drugs; Lilja, 1976, How Physicians Choose Their Drugs.

11 Nord, 1976, Arzneimittelkonsum in der Bundesrepublik Deutschland; Murswieck, 1979, Die Staatliche Regulierung des Arzneimittelsektors; Nord, 1979, Medizinisches System und soziale Steuerung; Nord, 1979, Steuerung im Gesundheitswesen; Simon, 1979, Preis der Gesundheit.

12 Rathscheck, 1971, Konfliktstoff Arzneimittel; Baumann, 1981, Das Wesen des Arzneimittels.

13 Langbein/Martin et al., 1981, Gesunde Geschäfte; Langbein/Martin et al., 1983, Bittere Pillen.

14 Böning, 1991, Medikamentenabhängigkeit; Fahrmbacher, 2004, Suchtberatung in der Apotheke; Augustin, 2005, Gebrauch und Mißbrauch von Medikamenten; Weingärtner,

von Arzneimittelregulierung.[15] Diese im weitesten Sinne gesundheitssoziologischen Studien bieten Einblick hinsichtlich des medizinischen Zugriffs auf Arzneimittel. Der normative Bezug auf das Medizinische verschließt jedoch den Blick auf Bezüge und Unterschiede zwischen Arzneimitteln und Drogen, Lifestyle-Präparaten oder Doping-Mitteln. Derart zwar als wirksam unterschiedene, nicht aber für die medizinische Verwendung bestimmte Dinge erscheinen entweder als Erweiterung der Medizin (enhancement) oder als Missbrauch eigentlich medizinischer Mittel. Erforderlich ist die im ersten Schritt eigenständige Untersuchung des Pharmazeutischen, um davon ausgehend gerade deren Bezug zur Medizin untersuchen zu können.

Soziologische Auseinandersetzungen mit der Apothekerrolle liegen ausführlich vor im Kontext der Professionssoziologie. Zentrale Aspekte dieser Auseinandersetzungen sind, ob die Apotheker eine Profession darstellen und inwieweit ein Rollenkonflikt zwischen einer professionellen und einer kaufmännischen Orientierung besteht.[16] In den 1980er Jahren wird das Thema verstärkt aufgegriffen, wobei die Konsequenzen für den Kunden,[17] aber auch die Einstellungen von Studierenden der Pharmazie[18] sowie praktizierenden Apotheker/-innen[19] untersucht werden. Ein weiterer Untersuchungsaspekt ist beruflicher Wandel und die Frage nach den Ressourcen, die Apothekern zum Aufbau professioneller Macht zur Verfügung stehen.[20] Die Entwicklung neuer Aufgabenfelder[21] und die Darlegung der Komplexität pharmazeutischer Dienstleistungen[22] werden als Möglichkeiten einer Professionalisierung des Apothekerberufs diskutiert. Gerade die deutschsprachige Professionssoziologie setzt sich mit dem Beruf des Apothekers

2005, Die Anwendungsbeobachtung in der Apotheke; Zok, 2006, Arzneimittelmarkt; Mohn/Plenter, 2007, Reduzierung von Medikamentenmißbrauch und -abhängigkeit.

15 Di Fabio, 1994, Risikoentscheidungen im Rechtsstaat; Krücken, 1997, Risikotransformation; Daemmrich, 2004, Pharmacopolitics.

16 Carr-Saunders/Wilson, 1933, The Professions; Thorner, 1942, Pharmacy; McCormack, 1956, The Druggists Dilemma; Quinney, 1964, Adjustment to Occupational Rolestrain; Goode, 1969, The Theoretical Limits of Professionalization; Linn, 1973, The Pharmacist als Health Advisor; Wertheimer/Manasse, 1976, Pharmacist Practice Deviance. Als Überblick vergleiche auch: Schubert, 1995, Apotheker - wozu?, S. 46ff.

17 Chappel/Barnes, 1984, Professional and Business Role Orientation.

18 Manasse/Kabat et al., 1977, Professional Socialization in Pharmacy; Shuval/Gilbert, 1978, Attempts at Professionalization of Pharmacy; Smith/Branecker et al., 1985, Role Orientation, Conflict and Satisfaction Among Pharmacists and Students.

19 Westh-Sorensen, 1986, Pharmacist's Professional Self-Perception.

20 Kronus, 1976, The Evolution of Occupational Power.

21 Eaton/Webb, 1979, Boundary Encrouchment; Birenbaum, 1982, Professionalisation in Pharmacy; Adamcik, 1986, New Clinical Roles for the Pharmacists; Holloway/Jewson et al., 1986, "Reprofessionalisation" or "Occupational Imperialism"?.

22 Sitkin/Sutcliffe, 1991, Dispensing Legitimacy.

unter den Herausforderungen aktueller Gesundheitspolitik auseinander.[23] Für eine Soziologie des Pharmazeutischen sind professionssoziologische Untersuchungen relevant, weil hier erstmals Spezifika der Apothekerrolle sozialwissenschaftlich auf ihre Ursachen und Konsequenzen hin beobachtet werden. Wie die Medizinsoziologie für Arzneimittel, so liefert die Professionssoziologie für die Apothekerrolle ausführliche Studien zu einem Einzelaspekt des Pharmazeutischen. Gerade ein Funktionsverlust der Apothekerrolle und ein grundsätzlicher Bedeutungszuwachs formaler Organisation kann jedoch aus der Perspektive dieses auf Berufsgruppen, Tätigkeitsfelder und Abgrenzungsmechanismen hin ausgerichteten Forschungsfeldes der Soziologie nicht angemessen thematisiert werden. Organisation erscheint als konkurrierender Ordnungsmechanismus, dessen Spezifika aber außerhalb des eigenen Beobachtungsgegenstandes liegen.[24] Auch bezüglich einer Untersuchung der Apothekerrolle bedarf es somit einer spezifisch auf die Besonderheiten des Pharmazeutischen hin ausgerichteten Perspektive.

Zu diesen pharmaziehistorischen, medizin- und professionssoziologischen Untersuchungen kommen seit Ende der 1990er Jahre sehr praxisorientierte Forschungen zur Weiterentwicklung des Apothekerberufs bzw. der Apotheke als gesellschaftlicher Institution. Dabei steht im Vordergrund, inwieweit die Apotheke als Ort der allgemeinen Gesundheitsversorgung und -prävention etabliert werden kann. Im Unterschied zu professionssoziologischen Studien geht es hier weniger um die theoretisch begründeten Potenziale der Weiterentwicklung des Apothekers als Profession, sondern vielmehr um ein potenzielles Aufgabenprofil von Apotheke im Kontext neuer gesellschaftspolitischer Interessen wie vor allem public health.[25] Ähnlich praktisch orientieren sich auch betriebswirtschaftliche Handbücher zum Marketing und Controlling von Apotheken[26] sowie zu pharmazeutischen Produkten.[27] In jüngster Zeit vermehren sich zudem Studien zur Arz-

23 Kuhn, 1963, Die Soziologie der Apotheker; Maasberg, 1972, Die Situation des Apothekers in der Bundesrepublik.

24 Auch Andrew Abbott geht über den Kernbereich der Professionssoziologie hinaus, wenn er fragt, inwieweit Wissen statt in Personen auch in Gegenständen untergebracht sein könne, vgl. Abbott, 1991, The Future of Professions.

25 Voß/Puteanus, Apotheker als Gesundheitsförderer in Schweden; WHO/PHARM/DAP/90.1, 1988, The Role of the Pharmacist in the Health Care System; Health, 2005, Choosing Health through Pharmacy; Jessen/Bissell, 2006, Policy and Practice; Norra/Koch, 2009, Zur Rolle der Apotheker in der Versorgung depressiver Patienten.

26 Lemmecke, 2000, Das Kundengespräch in der Apotheke; Dänghaus, 2002, E-Commerce als Vertriebsweg für Arzneimittel; Ott, 2002, Marketing für Apotheker; Herzog, 2004, CheckAp Kennzahlen in der Apotheke; Verlag, 2004, Datenschutz in der Apotheke.

27 Brandmeyer, 2003, Pharma trifft Marke.

neimittelverwendung[28] sowie Studien aus den Bereichen von Pharmakoökonomie und Pharmako-Epidemiologie.[29] Auch diese Untersuchungen liefern eine Fülle wertvoller Einblicke zu aktuellen Debatten und Anforderungen mit Bezug zum Pharmazeutischen, reflektieren aber den Wandel nicht, auf den ihre Vorschläge reagieren. Die gesellschaftstheoretische Perspektivierung des Pharmazeutischen bleibt ein Desiderat.

Die vorliegenden sozialwissenschaftlichen Untersuchungen zur Pharmaziegeschichte, zum Arzneimittel der Medizinsoziologie, der Apothekerrolle der Professionssoziologie sowie diversen aktuell-empirischen Einzelfragen liefern eine wertvolle Grundlage für eine Soziologie des Pharmazeutischen. Weil sich die bisherigen Zugänge zum Pharmazeutischen auf die Untersuchung von Teilaspekten beschränken, es aber einer integrierten Perspektive bedarf, um Verschiebungen in der Unterscheidung des Arzneimittelbereichs, dem Verhältnis von Pharmazie und Medizin sowie von Apothekerrolle und Organisation angemessen in den Blick zu nehmen, müssen direkt auf den Beobachtungsgegenstand bezogene Fragestellungen und Begrifflichkeiten entwickelt werden. Ziel muss die Beobachtung der spezifischen Anforderungen und Schwierigkeiten des Pharmazeutischen sein, um die wesentlichen Veränderungen und Besonderheiten des empirischen Bereichs zu untersuchen und von diesem abstrakteren Untersuchungsniveau mit divergenten Sichtweisen in das Untersuchungsfeld zurückzukehren.

## 2. *Systemtheorie als Theoriegrundlage*

Die Entwicklung einer eigenständigen Perspektive auf den Bereich des Pharmazeutischen erfordert eine gesellschaftstheoretische Gesamtkonzeption. Im Folgenden wird der Vorschlag begründet und entwickelt, den Bereich des Pharmazeutischen auf der Grundlage der systemtheoretischen Differenzierungstheorie als Pharmakon-Kommunikation mit Bezug auf ein eigenständiges Bezugsproblem hin zu untersuchen.

Teildisziplinäre Zugänge zum Bereich des Pharmazeutischen stehen durchweg vor der Schwierigkeit, wegen der Konzentration auf Einzelaspekte diverse Vorannahmen – wie vor allem eine Nachordnung gegenüber der Medizin – voraussetzen zu müssen. Gerade solche impliziten Prämissen bedürfen aber der Reflexion, um Veränderungen in der Zurechnung von Arzneimitteln oder der Bedeutung von Berufsrollen analytisch gerecht zu werden. Eine medizinsoziologische

28 Weingärtner, 2005, Die Anwendungsbeobachtung in der Apotheke; Zok, 2006, Arzneimittelmarkt; Mohn/Plenter, 2007, Reduzierung von Medikamentenmißbrauch und Medikamentenabhängigkeit.

29 Dietrich, 2002, Grundlagen der Pharmakoepidemiologie und Pharmakoökonomie.

Perspektive verbietet sich, weil mit dem Fokus auf Medizin zentrale Spannungen in der Arzneimittelunterscheidung zwangsläufig verdeckt werden. Ebenso ungeeignet ist ein professions- oder organisationssoziologischer Zugang: Es könnten zwar Eigenschaften von Organisation oder Profession festgestellt werden, nicht aber, was Voraussetzungen des Wandels von der einen zur anderen Koordinationsform sind. Das eine erschiene aus der Perspektive des jeweils anderen lediglich als relativ unbeeinflussbare Außenbedingung. Aus einem ähnlichen Grund wäre die Risikosoziologie nicht die angemessene Startposition. Es stehen hier die Risiken von Arzneimitteln sowie deren Regulierung im Vordergrund, während die Regulierung der Vertriebswege über Rollen oder Organisation ganz außen vor bleibt. Die gesellschaftstheoretische Anlage der Untersuchung ermöglicht hingegen, diese verschiedenen Aspekte und den Wandel ihrer Bezüge mit Hilfe eines abstrakten Bezugspunktes zu integrieren.

Dem Erfordernis einer gesellschaftstheoretischen Perspektivierung des Pharmazeutischen kann unter Zuhilfenahme der systemtheoretischen Differenzierungstheorie begegnet werden. Die Systemtheorie erlaubt, die Ausdifferenzierung bestimmter gesellschaftlicher Sinnzusammenhänge mittels semantischer und sozialer Strukturanalyse zu untersuchen.[30] Darüber hinaus verfügt die Systemtheorie über den Vorzug, sowohl eine elaborierte Gesellschaftstheorie zu umfassen,[31] als auch eine ausgearbeitete Organisations-[32] und Professionstheorie.[33] Für die hier relevanten Aspekte kann somit auf einen entsprechenden Theorieapparat zurückgegriffen werden. Zudem gestattet die Systemtheorie, größere Zeiträume gesellschaftlicher Entwicklung zu untersuchen.[34] Da hier mit „Arzneimitteln" Konzepte zu untersuchen sind, deren soziale Bedeutungsgrundlage sich offensichtlich verschoben hat, und nach den gesellschaftlichen Entstehungsbedingungen formaler Organisation gefragt wird, ist diese Möglichkeit von zentraler Bedeutung. Schließlich stellt die Systemtheorie mit der funktionalen Analyse ein methodologisches Instrument zur Verfügung, mittels dessen gerade

30 Vergleiche dazu die vier Bände „Gesellschaftsstruktur und Semantik" von Niklas Luhmann sowie die umfangreichen Monografien zu den Funktionssystemen der Gesellschaft bzw. deren Frühfassungen aus den 1970er und 1980er Jahren.

31 Luhmann, 1984, Soziale Systeme; Luhmann, 1999, Die Gesellschaft der Gesellschaft.

32 Luhmann, 1995, Funktionen und Folgen formaler Organisation; Luhmann, 2000, Organisation und Entscheidung.

33 Stichweh, 1994, Professionen und Disziplinen; Stichweh, 1996, Professionen in einer funktional differenzierten Gesellschaft.

34 Darin liegt ein Vorteil der Systemtheorie gegenüber anderen Theorien mit generellem Beobachtungsanspruch wie beispielsweise der Netzwerktheorie, vgl. Stichweh, 2010, Theorie und Methode in der Systemtheorie.

bislang wenig beachtete Sinnzusammenhänge differenzierungstheoretisch eingeordnet werden können.[35]

Die systemtheoretische Differenzierungstheorie Niklas Luhmanns hat sich im Anschluss und in Abgrenzung zur Systemtheorie Talcott Parsons seit Ende der 1960er ausgehend von einem organisationssoziologischen Fokus entfaltet. Sowohl die empirischen Beobachtungsgegenstände als auch die verwendeten Konzepte und Begrifflichkeiten wurden im Zuge dieser Entwicklung stetig erweitert. Auch wenn die zentralen Prämissen der Zeitlichkeit und Kommunikation dabei ebenso konstant bleiben wie die übergeordnete Zielsetzung einer allgemeinen Gesellschaftstheorie, ist die entstehende Theoriearchitektur so komplex, dass ein Bezug auf „Systemtheorie" keinesfalls ausreicht, um die eingenommene Theorieperspektive anzugeben.[36] Schwerpunkte der Gesamtkonzeption verändern sich mit der Weiterentwicklung bestehender und der Einbeziehung neuer Theoriebausteine. Bevor im nächsten Abschnitt eine systemtheoretische Ausgangsposition für die Entwicklung einer gesellschaftstheoretischen Soziologie des Pharmazeutischen fruchtbar gemacht wird, muss deshalb zunächst die Positionierung innerhalb der Systemtheorie erfolgen.

Als Ausgangspunkt der hier gewählten Lesart der Systemtheorie dient die Prämisse, sinnhafte Kommunikation als Grundelement des Sozialen anzunehmen.[37] Eine Kommunikation kommt zustande, wenn die Selektionen von Information, Mitteilung und Verstehen aneinander anschließen.[38] Damit sind im Vergleich zur Beobachtung von Akteuren zwei zentrale Unterschiede gegeben: Erstens wird eine genuin zeitliche Perspektive eingenommen, weil Kommunikation

35 Luhmann, 1984, Funktionale Methode und Systemtheorie; Luhmann, 2005, Funktion und Kausalität.

36 Ole Thyssen gibt Niklas Luhmanns Antwort auf die Frage wieder, welches Verhältnis Luhmann zu seinen früheren Formulierungen habe: "He answered that it was OK to use and combine any of his texts, as his basic positions was the same, even if some concepts had been changed and new words, such as autopoiesis, had been introduced. He had never just taken over concepts from other theories, but always remodelled them to suit his own theoretical purposes." Bardmann/Baecker, 1999, Erinnerungen an Niklas Luhmann, S. 149. Zur Theorieevolution der Systemtheorie vgl. Göbel, 2000, Theoriegenese als Problemgenese. Als einen Vorschlag zum produktiven Umgang mit dieser Vielfalt für empirische Untersuchungen vgl. Åkerstrøm-Andersen, 2003, Discursive Analytical Strategies.

37 Sinn wird bereits in den 70er Jahren als Grundbegriff der Soziologie vorgeschlagen und trotz der Veränderungen innerhalb der theoretischen Konzeption der Systemtheorie auch bis zum Spätwerk beibehalten, vgl. Luhmann, 1971, Sinn als Grundbegriff der Soziologie; Luhmann, 1984, Soziale Systeme, S. 92-147; Luhmann, 1999, Die Gesellschaft der Gesellschaft, S. 44-60. Zur Umstellung der Systemtheorie von Handlung auf Kommunikation vgl. Luhmann, 1999, Die Gesellschaft der Gesellschaft, S. 33ff; Luhmann, 2005, Funktion und Kausalität, S. 39f.

38 Luhmann, 1999, Die Gesellschaft der Gesellschaft, S. 290f, 316f; Luhmann, 2005, Bemerkungen zu einer Theorie symbolisch generalisierter Kommunikationsmedien, S. 212f; Luhmann, 2005, Die Unwahrscheinlichkeit von Kommunikation, S. 29.

als selbstreferenzieller Prozess konzipiert ist.[39] Zweitens werden Handlungen damit als eine soziale Beschreibung von Kommunikation als Handlung verstanden. Kommunikation beobachtet sich selbst als Handlungssystem und simplifiziert damit ihre Komplexität.[40] Der Unterschied zu handlungstheoretischen Ansätzen besteht darin, dass Handlung nicht auf die Intentionen eines Bewusstseinssystems zurückgeführt wird,[41] sondern auf eine kommunikative Zuschreibung. Auch Systemtheorie ist „Handlungstheorie", aber eben kommunikations- und nicht bewusstseinsbasiert. Mit der Fundierung des Sozialen in der Kommunikation geht schließlich die forschungsanleitende Annahme der Unwahrscheinlichkeit von Kommunikation einher. Weil weder die Verständlichkeit der Information noch das Erreichen eines Empfängers und auch nicht die Anschlussfähigkeit einer mitgeteilten Information ohne Weiteres als gegeben angenommen werden können,[42] sind Kommunikation und damit Gesellschaft mit Unwahrscheinlichkeitsschwellen[43] behaftet. Eine wesentliche Fragestellung ist deshalb, „zu erklären, wie Zusammenhänge, die an sich unwahrscheinlich sind, dennoch möglich, ja hochgradig sicher erwartbar werden".[44]

Kommunikation, Handlung im Sinne kommunikativer Zurechnung und Unwahrscheinlichkeit als Grundannahmen voranzustellen, ist innerhalb der Systemtheorie eine kontingente Ausgangsposition. Möglich wäre beispielsweise auch, von einem methodologischen Konzept wie etwa der Beobachtung zweiter Ordnung auszugehen. Wie mit der Wahl einer Theorieposition und eines methodologischen Zugangs allgemein würden damit andere Schwerpunkte der Untersuchung und folglich andere Untersuchungsergebnisse einhergehen. Für die gewählte Grundposition, mit der sich die Untersuchung im Wesentlichen auf die Theorievariante von *Soziale Systeme* und die Konzepte der 1970er Jahre stützt, wird optiert, weil nicht nur die Kontingenz und Transformation von Unterscheidungen, sondern der Bereich des Pharmazeutischen insgesamt gesellschaftstheoretisch erfasst werden soll. Die aus den Annahmen von Kommunikation und Unwahrscheinlichkeit resultierende Frage danach, wie sichere Erwartungen zustande kommen, bietet die Möglichkeit, auch bislang wenig bearbeitete For-

39 Luhmann, 1984, Soziale Systeme, S. 192ff.

40 Luhmann, 1984, Soziale Systeme, S. 191, 129, 325.

41 Berger/Luckmann, 2004, Die Gesellschaftliche Konstruktion der Wirklichkeit.

42 „Man wird Kommunikationen unterlassen, wenn Erreichen von Personen, Verständnis und Erfolg nicht ausreichend als gesichert erscheinen.", vgl. Luhmann, 2005, Die Unwahrscheinlichkeit von Kommunikation, S. 31.

43 Luhmann, 1999, Die Gesellschaft der Gesellschaft, Kap 2: Kommunikationsmedien, v.a. 290f, 316f; Luhmann, 2005, Bemerkungen zu einer Theorie symbolisch generalisierter Kommunikationsmedien, S. 29; Luhmann, 2005, Die Unwahrscheinlichkeit von Kommunikation.

44 Luhmann, 2005, Die Unwahrscheinlichkeit von Kommunikation, S. 29.

schungsgegenstände mit spezifisch gesellschaftstheoretischem Bezug in den Blick zu nehmen.

Methodologisch trägt die funktionale Analyse[45] als heuristisch-analytische Vergleichstechnik[46] der Unwahrscheinlichkeitsannahme Rechnung: Wenn immer alles auch anders möglich wäre, genügt es nicht, nur vom jeweiligen empirischen Fall auszugehen, also etwa „dem Apotheker". Das Ziel der funktionalen Analyse ist deshalb, durch Wahl eines abstrakten Bezugspunkts verschiedene Gegenstände miteinander vergleichbar zu machen,[47] durch dieses Vergleichen-Können vom Gegenstand zu distanzieren und gerade dadurch Erkenntnisgewinn zu generieren.[48] Anstatt ausgehend von einem empirischen Fall diesen mit anderen zu vergleichen,[49] wird durch die Wahl eines solchen abstrakten Bezugspunktes die Gleichsetzung von Verschiedenartigem möglich.[50] Im Unterschied zu anderen Vergleichstechniken[51] geht es im ersten Schritt um die Definition des Bezugsproblems und erst im zweiten Schritt um die Untersuchung unterschiedlicher Sachverhalte auf ihre funktionale Äquivalenz hinsichtlich dieses Problems. Die Komplexität der Untersuchung wird bei dieser Untersuchungstechnik zugleich reduziert und erweitert: reduziert, weil die untersuchten Sachverhalte jeweils mit Blick auf das Bezugsproblem untersucht und andere Aspekte zunächst vernach-

45 Die funktionale Analyse hat in der amerikanischen Soziologie der 50er Jahre eine große Rolle gespielt. Als kritische Auseinandersetzung mit dieser Methodologie sowie Versuch ihrer Rehabilitierung, vgl. Merton, 1957, Social Theory and Social Structure, S. 19-84, Kapitel 1: Manifest and latent Functions. Als Überblick zur Verwendung, vgl. John, 2010, Funktionale Analyse.

46 Luhmann, 2005, Funktion und Kausalität, S. 19.

47 Luhmann, 2005, Funktion und Kausalität, S. 14, 15, 22.

48 Luhmann, 1984, Funktionale Methode und Systemtheorie, S. 45.

49 Diese Art von Vergleich ist typisch für die historische Soziologie, vgl. etwa die Studie Skocpol, 1979, States and Social Revolutions. Zu den Techniken (sowie als Überblick) vgl. Schützeichel, 2004, Historische Soziologie. Schützeichel merkt an, dass das Potenzial der funktionalen Analyse als Methode für die historische Soziologie noch nicht ausgeschöpft sei, vgl. Schützeichel, 2004, Historische Soziologie, S. 84.

50 Luhmann, 1984, Funktionale Methode und Systemtheorie, S. 45.

51 Vergleichsstudien werden als eine der Basistechniken qualitativer Sozialforschung gesehen, vgl. Flick/Kardorff et al., 2004, Qualitative Forschung, S. 245. Auch die Diskursanalyse wird als stets vergleichende Analyse gesehen, vgl. Keller/Hirseland et al., 2001, Handbuch sozialwissenschaftliche Diskursanalyse, S. 261. Ebenso soll in der dokumentarischen Methode der Vergleich unterschiedlicher empirischer Fälle das Untersuchungsmaterial interpretativ aufschließen, vgl. Vogd, 2005, Systemtheorie und rekonstruktive Sozialforschung, S. 31. Zur Differenz des Vergleichs im Sinne einer funktionalen Analyse zum Vergleich in der objektiven Hermeneutik: „Die funktionale Analyse dagegen zielt gerade auf die Herstellung von Vergleichbarkeit zwischen unterschiedlichen Erscheinungen, nicht auf Elimination alternativer Lösungsmöglichkeiten.", in: Schneider, 2004, Grundlagen der soziologischen Theorie 3, S. 71ff, v.a. S. 76.

lässigt werden;[52] erweitert, weil mit dieser analytischen Technik Gegenstände nicht mehr nur miteinander verglichen, sondern außerdem im Hinblick auf ein Problem untersucht werden.

Die funktionale Analyse als Methodologie ist Gegenstück der Systemtheorie als Sozialtheorie. Das jeweilige Bezugsproblem ergibt sich aus der Anwendung der Systemtheorie auf den empirischen Gegenstand,[53] also nicht aus der funktionalen Analyse selbst.[54] Auch hinsichtlich ihrer Methodologie hat die Systemtheorie verschiedene Ansätze entwickelt. Die funktionale Analyse reguliert und präzisiert die Bedingungen, unter denen Differenzen einen Unterschied machen;[55] sie ersetzt zweistellige durch dreistellige Relationen, indem neben den verglichenen Gegenständen der Problembezug selbst als Relation einbezogen wird.[56] Dieser Aspekt der Einbeziehung des Unterscheidungskriteriums in die Unterscheidung findet sich als Kerngedanke auch im Konzept der Beobachtung zweiter Ordnung sowie der Formtheorie. Diesen beiden Alternativen hat die funktionale Analyse den Vorzug präziserer methodologischer Handhabbarkeit voraus. Anders als die Beobachtungstheorie stellt die funktionale Analyse dezidiert auf deren Verwendung zur Konzeption von Forschungsvorhaben ab, statt primär einen epistemologischen Grundgedanken zu formulieren. Anders als die Formtheorie beschränkt sich die funktionale Analyse auf die dreistellige Unterscheidung als methodologischer Vorgehensweise, statt zusätzlich den Aspekt der Zeitlichkeit im selben Konzept unterzubringen. Diese Entzerrung erlaubt die kontrolliertere Berücksichtigung beider Aspekte für die Untersuchung eines bislang wenig erforschten Beobachtungsgegenstandes.

Dem Aspekt der Zeitlichkeit wird in der hier zugrunde gelegten Theorievariante nicht bereits über die funktionale Analyse, sondern über die Unterscheidung von Ereignis und Struktur Rechnung getragen. Kommunikation und Handlung haben als operative Elemente des Sozialen keine Zeitfestigkeit, sie verschwin-

52 „Man sieht also zunächst von Nebenwirkungen ab. Wollte man diese alle mitberücksichtigen, gäbe es unter den Ursachen keine Wahl mehr, weil dann nur dieser sehr spezielle Sachverhalt als Problembearbeitung in Frage käme.", vgl. Luhmann, 2005, Funktion und Kausalität, S. 21.

53 Luhmann, 1984, Funktionale Methode und Systemtheorie, S. 45, 48.

54 Luhmann, 1984, Funktionale Methode und Systemtheorie, S. 47. Dies wird an einem anekdotischen „Antibeispiel" deutlich: „<Herr Dr. Luhmann, was verstehen Sie eigentlich unter Funktion? Geben Sie doch bitte einmal ein Beispiel!> Und Luhmann, quer zum Plenum auf dem Podium an einem Tisch sitzend, blickte verdutzt auf, überlegte, starrte gebannt auf die Tischplatte, auf die er mit einer Fingerkuppe klopfte: <Die Funktion>, Pause, <die Funktion eines Tisches ist>, längere Pause, und dann, Stakkato: <ist, dass man ein Kaugummi darunter kleben kann>. Und zurück schwang er sich in die Theorie.", vgl. Bardmann/Baecker, 1999, Erinnerungen an Niklas Luhmann, S. 17.

55 Luhmann, 1984, Soziale Systeme, S. 83f.

56 Luhmann, 1999, Funktion der Religion, S. 9.

den, wenn sie beendet sind.[57] In einer Situation, in der nicht mehr alles mit allem verbunden werden kann, entstehen Regeln, welche Elemente üblicherweise auf bestimmte Elemente folgen. Aus zufälligen Verknüpfungen werden Strukturen als Muster erwartbarer Selektionen.[58] Solche Strukturen sind zeitfest etabliert, sie gelten für „ewig".[59] Diese Zeitfestigkeit der Strukturen ermöglicht sozialen Wandel: Einzelne Kommunikationen oder Handlungen können nicht verändert werden, weil sie als Ereignisse sofort wieder verschwinden und zwangsläufig irreversibel sind. Strukturen dagegen können gerade deshalb verändert werden, weil sie „ewig", also auf Dauer angelegt sind.[60]

Für die gesellschaftstheoretische Untersuchung des Pharmazeutischen auf ein derart evolutions-sensitives Strukturkonzept zurückzugreifen[61] bietet den Vorzug, verschiedene Dimensionen des Sozialen über kohärente Theorieannahmen zu berücksichtigen. Statt die Untersuchung von vornherein auf eine Begriffsanalyse oder Institutionenanalyse zu begrenzen bzw. bei deren Verbindung in Erklärungsnot zu geraten, kann im Kontext der gewählten Theorieperspektive ausgehend von dem allgemeinen Strukturbegriff als Muster erwartbarer Selektionen zwischen semantischen Strukturen, Erwartungsstrukturen und Struktur-Identitäten differenziert werden.[62] Semantische Strukturen – oder kurz: Semantik – sind all jene Unterscheidungen, die für die Selektion von Sinninhalten verfügbar gehalten werden.[63] Semantik ist damit der „Begriffsvorrat" der Gesellschaft.[64] Erwartungsstrukturen – oder präziser: Verhaltenserwartungsstrukturen – stellen eine zeitfeste Verbindung bestimmter Handlungstypen her und fungieren so als soziale Strukturen.[65] Im Unterschied zu semantischen Strukturen und Struktur-Identitäten richten sie sich an eine soziale Adresse und sind damit selbst als

57 Luhmann, 1984, Soziale Systeme, S. 28, 77, 389.

58 Luhmann, 1984, Soziale Systeme, S. 66, 74f, 170, 443, 383f. Die Elemente können ausgetauscht werden, nur die Relation wird konstant gehalten, vgl. Luhmann, 1984, Soziale Systeme, S. 38.

59 Luhmann, 1984, Soziale Systeme, S. 236, 383ff.

60 Luhmann, 1984, Soziale Systeme, S. 188.

61 Es gilt also auch für die Systemtheorie, was Andreas Reckwitz über die Soziologie sagt: Letztlich beobachten sie alle Strukturen, vgl. Reckwitz, 1997, Struktur.

62 Indem Kommunikation im Medium Sinn stattfindet, sind alle kommunikativen Strukturen Sinnstrukturen.

63 Semantik ist verstanden als kontingent typisierter Sinn, d. h. als generalisierter und damit relativ situationsunabhängig verfügbarer Sinn, der immer eine Selektion und prinzipiell auch anders möglich ist, vgl. Luhmann, 1980, Gesellschaftsstruktur und Semantik, S. 17ff.

64 Die meisten dieser Semantiken betreffen Objekte oder Begriffe. Eine besondere Form haben die sogenannten Codes bzw. Codierungen. Zur Unterscheidung von Objekten und Begriffen im Hinblick auf Wissenschaft, vgl. Luhmann, 1990, Die Wissenschaft der Gesellschaft, S. 124.

65 Luhmann, 1984, Soziale Systeme, S. 139.

Handlungen beobachtbar.[66] Nur bezüglich Erwartungsstrukturen kann erwartet werden, dass entsprechende Erwartungen erwartet, zeitübergreifende Orientierungen also wechselseitig unterstellt werden.[67] Als dritter Typus von Sinnstrukturen fassen Struktur-Identitäten mehrere und unterschiedliche Erwartungen zusammen und bilden so ein spezifisches Erwartungsbündel.[68] Identitäten sind im strengen Sinne selbst nicht erwartbar. Indem eine spezifische Verbindung von Erwartungen an Identitäten festgemacht werden kann, werden Erwartungen geordnet und gewinnen Zeitfestigkeit. Als Struktur-Identitäten werden Dinge, Personen, Rollen, Programme und Werte unterschieden.[69]

Semantische Strukturen, Erwartungsstrukturen und Struktur-Identitäten unterscheiden sich als Typen kommunikativer Sinnstrukturen durch die analytischen Anschlussfragen: Bei der Untersuchung semantischer Strukturen geht es um Sinntypen. Analytische Fragestellungen richten sich darauf, welche Unterscheidungen als Themen für die Kommunikation zur Verfügung stehen, wie diese Unterscheidungen gebaut sind, inwieweit verschiedene Semantiken unterschiedlich wertgeschätzt und deshalb unterschiedlich behandelt, z. B. aufgeschrieben, werden oder wie sich Gegenbegriffe verändern. Die Untersuchung von Erwartungsstrukturen richtet sich dagegen auf die wechselseitigen Verhaltenserwartungen, die eine bestimmte Sinnstruktur impliziert: nach welchen Prinzipien also welche Erwartungen auf wen zugerechnet werden und warum so und nicht anders. Bei Struktur-Identitäten schließlich richtet sich die Analyse auf Zurechnungs- oder Adresstypen. Zu fragen ist nach der Ordnung von Erwartungen durch die Zurechnung auf Identisch-Bleibendes. Dieselbe Sinnstruktur kann deshalb aus mehreren Perspektiven untersucht werden. Indem Erwartungsstrukturen auf eine Adresse zugerechnet werden müssen und Struktur-Identitäten durch das Zusammenfassen unterschiedlicher Erwartungen konstituiert sind, gehören Erwartungsstrukturen und Struktur-Identitäten zusammen. Zur Bezeichnung einer spezifischen Kombination von Erwartungsstrukturen und Struktur-Identität wird im Folgenden der Begriff der Sozialstruktur verwendet.

66 Luhmann, 1984, Soziale Systeme, S. 415.

67 Luhmann, 1984, Soziale Systeme, S. 414. „Erwartung“ ist hier nicht als innerpsychischer Vorgang, sondern als kommunikative Sinnform gemeint (Luhmann, 1984, Soziale Systeme, S. 399.), die strukturell die Wahl bestimmter Handlungen nahelegt. Dabei beziehen sich „Verhaltenserwartungen“ generell auf kommunikativ adressierbare Einheiten. Dazu gehören neben Personen z. B. auch Organisationen. Vgl. auch Luhmann, 1984, Soziale Systeme, S. 135; Luhmann, 1984, Funktionale Methode und Systemtheorie, S. 54; Luhmann, 2005, Funktion und Kausalität, S. 34.

68 Luhmann bringt hier das Beispiel von Büchern und Liegestühlen, die jeweils verschiedene Erwartungen zusammenfassen, wobei man zufällig von beiden erwarten kann, dass sie zusammenklappen können – was dann aber sehr Unterschiedliches bedeutet, vgl. Luhmann, 1984, Soziale Systeme, S. 426f.

69 Luhmann, 1984, Soziale Systeme, S. 426-433.

Für die gesellschaftstheoretische Konzeption des Pharmazeutischen sind schließlich die Aspekte der Erfolgsmedien und der Systembildung relevant. Beide Konzepte ergeben sich unmittelbar aus der mit dem Kommunikations- und Strukturbegriff einhergehenden Unwahrscheinlichkeitsannahme. Indem Strukturen aus der hier gewählten Theorieperspektive notwendig kommunikative Strukturen sind und damit in der – zeitlichen – Kommunikation aktualisiert werden müssen,[70] entstehen zwei spezifische Unwahrscheinlichkeiten. Unwahrscheinlich ist erstens, dass sich überhaupt bestimmte Strukturen bilden. Wenn nicht mehr alle Elemente miteinander verknüpft werden können, wird es zwar wahrscheinlich, *dass* sich Strukturen bilden – *welche* das aber sind, ist keineswegs festgelegt. Wenn sich bestimmte Strukturen gebildet haben, ist zweitens unwahrscheinlich, dass diese auch erhalten bleiben – semantische Strukturen und Struktur-Identitäten müssen nicht wiederbenutzt,[71] eine Erwartungsstruktur kann mit jeder Anschlusskommunikation enttäuscht werden.[72] Die Frage ist deshalb, wie an sich unwahrscheinliche kommunikative Strukturen trotzdem zustande kommen[73] und dann aufrechterhalten werden.[74]

Eine zentrale gesellschaftstheoretische These der Systemtheorie hinsichtlich der Frage, wie an sich unwahrscheinliche Strukturbildung und -stabilisierung erfolgt, besagt, dass semantische Strukturen, Erwartungsstrukturen und Struktur-Identitäten sich wechselseitig ermöglichen, aber auch behindern. Definitionsgemäß bilden semantische Strukturen den verfügbaren Sinnvorrat einer Gesellschaft. *Verfügbar* heißt aber nicht, dass tatsächlich verfügt *wird*. Allein benutzte, also in der Kommunikation aktualisierte, semantische Strukturen werden auf Dauer verfügbar gehalten und entwickeln eine spezifische Komplexität. Daraus

70 Elementrelationierung und Strukturbildung gehören zusammen: Die Elemente als „Komplexitätsfundus" und die Strukturen als systeminterne Möglichkeit der Veränderung, vgl. Luhmann, 1984, Soziale Systeme, S. 67, 73f, 383f; Luhmann, 1999, Die Gesellschaft der Gesellschaft, S. 39. Sinnzusammenhänge entstehen durch das Aufeinanderbeziehen bestimmter Kommunikationen oder Handlungen, vgl. Luhmann, 1984, Funktionale Methode und Systemtheorie, S. 42.

71 Luhmann, 1984, Soziale Systeme, S. 475.

72 Luhmann, 1984, Soziale Systeme, S. 385, 400.

73 Die Fragerichtung ist genau umgekehrt als im Struktur-Funktionalismus: Der Strukturalismus und Strukturfunktionalismus gehen vom Kausalbegriff aus: Eine Leistung wird als funktional angesehen, wenn sie der Erhaltung einer komplex strukturierten Einheit dient. So stellt Parsons bestimmte Strukturen als Ausgangspunkt vor und fragt von dort aus, welche Funktionen zur Erhaltung der Strukturmuster dienen – es geht um das Auffinden der Bestandsvoraussetzungen eines sozialen Systems, vgl. Luhmann, 2002, Einführung in die Systemtheorie, S. 13ff.. Dabei wird auf Hilfstheorien zurückgegriffen wie Bedürfnisse (Malinowski), die Gleichgewichtstheorie (Parsons) oder funktionale Reziprozität (Gouldner), vgl. Luhmann, 1984, Soziale Systeme, S. 377-382; Luhmann, 2005, Funktion und Kausalität, S. 24ff.

74 Luhmann, 2005, Funktion und Kausalität, S. 32.

folgt zunächst ganz allgemein, dass das semantische Ideengut im Verhältnis zur Gesellschaft, die diese semantischen Strukturen benutzt, nicht beliebig variieren kann.[75] Semantiken müssen mit den Erwartungsstrukturen, die das soziale System der Gesellschaft ausmachen, jedenfalls kompatibel sein. Aus der Notwendigkeit der Aktualisierung von Semantik folgt, dass die Chance des Vorkommens einer spezifischen Semantik steigt, wenn sich Erwartungsstrukturen bilden, die auf diese Semantik spezialisiert sind. Das gilt auch umgekehrt: Wenn eine Semantik so komplex wird, dass sie auf viele Fälle anwendbar ist, dann wird mit der häufigen Aktualisierung der Semantik auch die Erwartungsstruktur immer wieder bestätigt und damit stabilisiert, die sich auf diese Semantik richtet. Mit den Erwartungen gewinnen die Semantiken an Zeitfestigkeit, wenn sich spezifische Identitäten bilden, auf die sich Erwartungen richten und mittels derer Erwartungen zusätzlich geordnet werden.

In diesem Zusammenhang von Unwahrscheinlichkeit und Strukturbildung nimmt die Entstehung von Codierungen eine Schlüsselrolle ein. Codierungen können eine besonders unwahrscheinliche Kommunikation mit einer zusätzlichen Erfolgschance ausstatten, wenn sie als Erfolgsmedien fungieren. Erfolgsmedien bearbeiten die Unwahrscheinlichkeit der Annahme einer Kommunikation. Die Auswahl einer Information und die Mitteilung dieser Information ist zunächst lediglich eine Übertragung von Selektionsofferten.[76] Insgesamt erfolgreich ist eine Kommunikation erst, wenn kongruent an sie angeschlossen wird. Dies ist zwar in der Regel unproblematisch.[77] Wenn mit einer solchen Information jedoch eine Zumutung verbunden ist,[78] dann ist der Erfolg dieser Kommunikation unwahrscheinlich. Mit dieser Perspektive des Misserfolgs wird aber auch die kommunikative Offerte an sich entmutigt und deshalb in der Regel unterbleiben.

An dieser Unwahrscheinlichkeitsschwelle der Annahme von Kommunikation setzen die Erfolgsmedien an. Die Unwahrscheinlichkeit der Annahme einer bestimmten kommunikativen Offerte kann in Wahrscheinlichkeit transformiert werden, wenn sich ein symbolisch generalisiertes Kommunikationsmedium ausbildet. Diese Medien heißen deshalb auch Erfolgsmedien. Erfolgsmedien sind

75 Luhmann, 1980, Gesellschaftsstruktur und Semantik, S. 15 ff, 32, 39.

76 Luhmann, 2005, Bemerkungen zu einer Theorie symbolisch generalisierter Kommunikationsmedien, S. 216.

77 Dazu: „Vor allem ist zu beachten, dass Selektionsübertragungen im täglichen Leben auch in hoch-komplexen Gesellschaften nach wie vor weithin selbstverständlich und problemlos ablaufen.“, vgl. Luhmann, 2005, Bemerkungen zu einer Theorie symbolisch generalisierter Kommunikationsmedien, S. 220.

78 Das ist aber erst der Fall, wenn Gesellschaft die „Schwelle der Interaktion überwunden hat“, also mit der Entwicklung von Schrift, vgl. Baraldi/Corsi et al., 1999, GLU, S. 190; Luhmann, 1999, Die Gesellschaft der Gesellschaft, S. 204; Luhmann, 2005, Interaktion, Organisation, Gesellschaft.

kommunikative Zusatzeinrichtungen, die auf eine Komplexitätssteigerung der Sprache zugleich reagieren und sie ermöglichen:[79] Erfolgsmedien reduzieren Komplexität, indem sie diese problemspezifisch in die harte Alternative eines Codes verwandeln und diese Alternative zugleich mit einer Präferenz ausstatten, beispielsweise Wahrheit/Unwahrheit. Der Positivwert des Codes („Präferenzwert") funktioniert als Präferenz (Wahrheit), wobei die Präferenz gegen die Wahrscheinlichkeit gerichtet ist[80] (eine überraschende Information wird als Wahrheit präferiert, obwohl die Sinnofferte eine Zumutung ist). Zugleich funktioniert der Positivwert aber auch als Legitimation für den Gebrauch des Codes selbst (die Kommunikation von Wahrheit ist eine wahre Kommunikation) und das, obwohl er nur die eine Hälfte des Möglichen bezeichnet.[81] Die andere Seite des Codes, der negative Wert („Rejektionswert"), symbolisiert die Kontingenz der Bedingungen der Anschlussfähigkeit.[82] Für Erfolgsmedien gilt dabei ebenfalls, dass sie aktualisiert werden müssen, um als Sinnstrukturen verfügbar zu bleiben, und dass auf sie spezialisierte Erwartungsstrukturen und Identitäten die Chance darauf verbessert.

Indem über Codierungen als Erfolgsmedien die an sich unwahrscheinliche Annahme von Kommunikationen wahrscheinlich wird, gewinnt der so codierte semantische Bereich Eigenkomplexität. Aufgrund der Binarität des Codes kann er auf jede Information angewandt werden und zugleich Komplexitat problemspezifisch reduzieren und aufbauen. Die Unterscheidung Apfel/kein Apfel kann lediglich feststellen, dass es bei den meisten Sinnofferten nicht um Äpfel geht. Für den Unterscheidungsbereich wird dadurch keine zusätzliche Information generiert. Codierte Unterscheidungsbereiche hingegen gewinnen mit jeder Anwendung des Codes – fast egal, welcher der beiden Werte zur Anwendung kommt,[83] – an Komplexität. Denn jedes Mal, wenn eine Information auf eine Codierung wie Wahrheit/Unwahrheit hin beobachtet wird, muss dies bei späteren

79 Durch Sprache wird die Kontingenz von Kommunikation so gesteigert, dass es Zusatzeinrichtungen zur Steuerung einer wirksamen Übertragung reduzierter Komplexität bedarf. Mit der abermaligen Komplexitätssteigerung durch die Zweitcodierung von Sprache durch Schrift bedarf es aus demselben Grund der Erfolgsmedien, vgl. Luhmann, 2005, Bemerkungen zu einer Theorie symbolisch generalisierter Kommunikationsmedien, S. 216.

80 Luhmann, 1999, Die Gesellschaft der Gesellschaft, S. 359f; Luhmann, 2005, Bemerkungen zu einer Theorie symbolisch generalisierter Kommunikationsmedien, S. 221.

81 Luhmann, 1999, Die Gesellschaft der Gesellschaft, S. 365; Luhmann, 2005, Bemerkungen zu einer Theorie symbolisch generalisierter Kommunikationsmedien, S. 230.

82 Luhmann, 1999, Die Gesellschaft der Gesellschaft, S. 363.

83 Luhmann zitiert hier gerne die Royal society: „To the Royal Society it will be at any time almost as acceptable, to be confuted, as to discover", vgl. Luhmann, 2005, Codierung und Programmierung, S. 194. Dort zitiert: Thomas Sprat, The History of the Royal-Society of London 1959, S. 100.

Anwendungen der Codierung berücksichtigt werden. Der abstrakte Code selbst bleibt zwar denkbar einfach – nach wie vor geht es um Wahrheit oder Unwahrheit und damit eine spezifische Komplexitätsreduktion. Aber es entsteht zu den abstrakten Codierungen eine „Zusatzsemantik“[84] von Programmen, die jeweils Kriterien dafür angeben, wie die Code-Werte richtig zu verwenden sind. Diese Kriterien werden zur richtigen Verwendung der Code-Werte hier zur Abgrenzung von den Entscheidungsprogrammen von Organisationen sowie von Programmen als Struktur-Identitäten als Richtigkeitskriterien bezeichnet. So dienen beispielsweise die verschiedenen wissenschaftlichen Theorien als Programme zur richtigen Verwendung des Codes wahr/unwahr. Während der Code selbst als eine einzige, abstrakte Unterscheidung erscheint, können sich die Programme zur richtigen Verwendung der Code-Werte zu einem „riesigen semantischen Apparat“[85] auswachsen. Codierte Semantiken, die auf diese Weise erwartbar werden und eine eigene Komplexität entwickeln, heißen Sondersemantiken.[86]

Hinzu kommt, dass Erfolgsmedien im Unterschied zu anderen semantischen Strukturen die Bildung gesellschaftlicher Teilsysteme anregen können. Allgemein zeichnen sich soziale Systeme dadurch aus, dass sie sich aus ihren kommunikativen Elementen heraus reproduzieren und so von ihrer Umwelt unterscheiden. Das soziale System par excellence ist die Gesellschaft als die Gesamtheit der sich selbst reproduzierenden Kommunikation. Innerhalb der Gesellschaft können sich spezifische soziale Systeme bilden, die zwar qua Kommunikation immer auch Gesellschaft reproduzieren, zugleich aber eine Eigenkomplexität entfalten. Nach dem Kriterium der Grenzziehung bilden sich so Interaktionssysteme (Zugehörigkeitskriterium ist die Anwesenheit) und Organisationssysteme (Zugehörigkeitskriterium ist die Mitgliedschaft bzw. Entscheidung) als eigenständige Systeme. Unabhängig davon können in der modernen Gesellschaft außerdem gesellschaftliche Teilsysteme unterschieden werden, die eine bestimmte Funktion innerhalb der Gesellschaft autonom, also nur aufgrund ihrer eigenen Unterscheidungen und Strukturen, erfüllen.[87] Wie es zu dieser an sich unwahrscheinlichen und die moderne Gesellschaft so grundsätzlich prägenden Systembildung kommt, ist eine zentrale Frage der systemtheoretischen Gesell-

84 Luhmann, 1999, Die Gesellschaft der Gesellschaft, S. 361, 377.

85 Luhmann, 1999, Die Gesellschaft der Gesellschaft, S. 362.

86 Der Begriff der „Sondersemantik“ ist nicht etabliert, kommt aber bei Luhmann vor: „Die für die Systembildung nötige Codierung, deren Programmtypik und deren Sondersemantik (...)“. Hier werden (Funktions-) Systembildung und Codierung eindeutig unterschieden und die Sondersemantik auf die Codierung bezogen, vgl. Luhmann, 1999, Die Gesellschaft der Gesellschaft, S. 392.

87 Baraldi/Corsi et al., 1999, GLU, S. 64; Luhmann, 1999, Die Gesellschaft der Gesellschaft, S. 613.

schaftstheorie.[88] Für die Bildung dieser sogenannten Funktionssysteme sind Erfolgsmedien ein entscheidender Faktor: Denn ihre binäre Präferenzcodierung fungiert als Katalysator von Systembildungen.[89] Dies gelingt in unterschiedlichem Maße und ist wesentlich davon abhängig, inwieweit ein Erfolgsmedium sich eignet, die Einheit eines Systems im Unterschied zu anderen Systemen seiner Umwelt zu definieren.[90] Umgekehrt gilt zugleich, dass der Aufbau eines solchen Teilsystems der wichtigste Faktor[91] für den evolutionären Erfolg eines Mediums ist,[92] weil damit die Chance des Vorkommens medienspezifischer Sonderprobleme steigt. Mit der Ausdifferenzierung solcher Systeme und damit der eigendynamischen Entwicklung bestimmter Sondersemantiken steigt die Komplexität von Kommunikation und damit von Gesellschaft.

Der Zusammenhang von Erfolgsmedien und Systembildung liefert die Kernannahmen zur Untersuchung gesellschaftlicher Evolution, wenn die Unwahrscheinlichkeit von Kommunikation und spezifischer Strukturbildung als Ausgangspunkt gewählt wird. Damit stehen die Konzepte und Begrifflichkeiten bereit, um die gesellschaftstheoretische Beobachtung des Pharmazeutischen zu konzipieren.

### *3. Pharmakon-Kommunikation als Sondersemantik*

Kommunikation, Handlung und Unwahrscheinlichkeit als Ausgangspunkt, funktionale Analyse als Methodologie, Strukturen als zentraler empirischer Beobachtungseinheit und der Zusammenhang von Erfolgsmedien und Systembildung als Kernkonzepte gesellschaftlicher Evolution können nun fruchtbar gemacht werden, um einen für die gesellschaftstheoretische Beobachtung des Pharmazeutischen angemessenen begrifflichen Zugang zu erarbeiten. Vorschlag ist, den Be-

88 Luhmann, 2005, Die Unwahrscheinlichkeit von Kommunikation, S. 38.

89 Luhmann, 1980, Gesellschaftsstruktur und Semantik, S. 7, Kap 1, v.a., S. 14f, 32, Vorwort. Zum Einfluss von binärer Codierung für Funktionssystembildung vgl. Luhmann, 1999, Die Gesellschaft der Gesellschaft, S. 562ff.

90 Luhmann, 1999, Die Gesellschaft der Gesellschaft, S. 387ff.

91 Für den Erfolg von Medien unterscheidet Luhmann noch weitere Variablen, insbesondere die Kompatibilität mit Umweltsystemen über symbiotische Mechanismen, vgl. (Luhmann, 1999, Die Gesellschaft der Gesellschaft, S. 377ff; Luhmann, 2005, Bemerkungen zu einer Theorie symbolisch generalisierter Kommunikationsmedien, S. 225ff.) und die Reflexivität des Codes, also die Anwendung des Codes auf sich selbst, vgl. Luhmann, 1999, Die Gesellschaft der Gesellschaft, S. 371ff, 385ff; Luhmann, 2005, Bemerkungen zu einer Theorie symbolisch generalisierter Kommunikationsmedien, S. 227ff.

92 Luhmann, 2005, Bemerkungen zu einer Theorie symbolisch generalisierter Kommunikationsmedien, S. 225f.

reich des Pharmazeutischen als Pharmakon-Kommunikation im Sinne einer von anderen unterscheidbaren Sondersemantik[93] zu beobachten, die Pharmaka als außeralltäglich wirksame Dinge für deren Verwendung unterscheidet.[94]

Den Bereich des Pharmazeutischen als Sondersemantik zu beobachten ist erforderlich, weil dieser Beobachtungsgegenstand weder über einen bestimmten sozialen Systemtyp angemessen beobachtbar noch einem bestimmten Funktionssystem nachgeordnet ist. Unmittelbar einsichtig ist, dass es bei Pharmakon-Kommunikation weder um die Untersuchung von Bewusstseinsleistungen noch um Pharmaka als selbstreferenzielle Objekte im Sinne Glanvilles oder eigenständige Aktanten im Sinne Latours geht. Auch spezifische Sozialsysteme fallen als Systemreferenz aus: Es müsste viel verschwörungstheoretisches Potenzial mobilisiert werden, um die Einheit der Gesellschaft als primär pharmazeutisch zu begründen.[95] Als Interaktion ist Pharmakon-Kommunikation ebenfalls nicht vorzustellen. Parallel gilt, dass Organisationen als „pharmazeutisch" beobachtet werden können, sich aus der Beobachtung einer Organisation aber nicht ergibt, was das heißt. Man könnte zwar rekonstruieren, was in der Organisation als pharmazeutisch behandelt wird. Wie generalisierbar das ist, bleibt ebenso offen wie die Frage, ob das Pharmazeutische auf eine und gerade diese Organisation reduzierbar ist.

Bleibt die Frage, inwieweit der Bereich des Pharmazeutischen als Subsystem eines ausdifferenzierten Funktionssystems beobachtet werden kann, also dessen Codierung als vorgegebene Komplexitätsreduktion voraussetzt. Auf den ersten Blick scheint sich hier das System der Krankenbehandlung[96] anzubieten. Doch aus denselben Gründen, aus denen eine medizinsoziologische Ausgangsperspektive zentrale Aspekte des Pharmazeutischen verdeckt, ist nicht von einer Nachordnung des Pharmazeutischen gegenüber dem medizinischen Code auszugehen. Die medizinische Anwendung von Pharmaka setzt voraus, dass manchen Dingen spezifische Wirkungen zugerechnet werden und in die Identität und Qualität

93 Als Bezeichnung des so definierten Gegenstandsbereichs wurde auf den eleganteren Begriff der „pharmazeutischen Kommunikation" verzichtet, um unnötige Missverständnisse zu vermeiden. Seit etwa den 1990er Jahren etabliert sich für das Beratungsgespräch des Apothekers mit dem Patienten im Rahmen der pharmazeutischen Betreuung der Begriff der pharmazeutischen Kommunikation. Der hier gewählte Untersuchungsgegenstand ist davon explizit unterschieden.

94 Zum Konzept der Sondersemantik als Methodologie zur Beobachtung mit Systemreferenz Gesellschaft, vgl. Henkel, 2010, Beobachtung mit Systemreferenz Gesellschaft.

95 Ein Zusammenhang von gesellschaftlichen Idealen und verwendeten Stimulantien mag gegeben sein, vgl. Schivelbusch, 2002, Das Paradies, der Geschmack und die Vernunft; Dany, 2008, Speed. Aber selbst in der „Brave New World" (Huxley), in der Drogen zweifellos eine erhebliche gesellschaftsstabilisierende Funktion haben, sind sie schwerlich als die Primärstruktur dieser Gesellschaft beobachtbar.

96 Luhmann, 2005, Der medizinische Code.

solcher als Pharmaka unterschiedenen Dinge vertraut wird. Beides ist nicht über medizinische Unterscheidungen zu bewerkstelligen. Eine andere Vermutung könnte dahin gehen, den Bereich des Pharmazeutischen als Teilbereich wirtschaftlicher Kommunikation zu sehen.[97] Doch ebenso wie für die Leistungen der klassischen Professionen – etwa Ärzte und Anwälte – gilt auch für Pharmaka, dass deren Bereitstellung gerade nicht einer wirtschaftlichen Rationalität folgt. Zudem kommen Fragen wie die nach dem Verhältnis von Pharmazie und Medizin schwerlich in den Blick, wenn eine wirtschaftliche Primärcodierung vorausgesetzt wird. Schließlich könnte das Pharmazeutische als Anwendungsbereich der naturwissenschaftlichen Chemie oder Biologie und damit Subsystem der Wissenschaft angesehen werden. Der Rekurs auf Wissenschaft aber genügt nicht, um einer Frage wie der Abgrenzung des Arzneimittelbereichs etwa gegenüber Life-style-Präparaten nachgehen zu können – basieren doch beide auf naturwissenschaftlichen Wirkstoffen. Darüber hinaus geriete man in Gefahr, nur solche Aspekte des Pharmazeutischen zu berücksichtigen, die naturwissenschaftliche Paradigmata voraussetzen. Für den Bereich des Pharmazeutischen sind zudem nicht-wissenschaftliche Sozialstrukturen wie neben der Apothekerrolle zunehmend formale Organisationen relevant.

Das Bezugsproblem der Verwendung obskurer Dinge geht auch nicht in anderen funktionalen Sonderproblemen auf: nicht in der Sinnverweisung ins Unvertraute (Religion), nicht in kollektiv bindenden Entscheidungen (Politik), nicht in rechtlich herstellbarer Erwartungssicherheit (Recht) und auch nicht in der Einbeziehung von Wahrnehmung in den Kommunikationszusammenhang der Gesellschaft (Kunst).[98] Anders als verschiedene andere Themen wie beispielsweise ökologische Gefährdung ist Pharmakon-Kommunikation auch nicht reduzierbar auf die medizinische, wissenschaftliche, rechtliche oder politische Beobachtung von Pharmaka. Die Konstruktion des Pharmakons als Therapeutikum oder als Wirtschaftsgut ist zwar relevant, reicht aber für die Untersuchung des Pharmazeutischen in seinem historischen und aktuellen Wandel nicht aus.[99]

Indem der Bereich des Pharmazeutischen nicht sinnvoll als sekundärer Teilbereich eines anderen gesellschaftlichen Bereichs beobachtet werden kann, bedarf es der Entwicklung eines alternativen theoretisch-methodologischen Zugriffs. Im Folgenden wird das „Gedankenexperiment“[100] gewagt, den Bereich des Pharmazeutischen als Pharmakon-Kommunikation im Sinne einer eigenständigen Sondersemantik zu beobachten. Damit wird keineswegs zugleich angenommen, dass

97 Luhmann, 1995, Die Kunst der Gesellschaft, S. 226.

98 Luhmann, 1995, Die Kunst der Gesellschaft, S. 225ff.

99 Luhmann, 1984, Soziale Systeme, S. 551ff; Luhmann, 1995, Die Kunst der Gesellschaft, S. 143 für Kunst und Wirtschaft; Luhmann, 2005, Interaktion, Organisation, Gesellschaft.

100 Luhmann, 1999, Die Gesellschaft der Gesellschaft, S. 747.

Pharmakon-Kommunikation sich als Funktionssystem ausdifferenziert. Es besteht keine automatische Kongruenz von Medien- und Systembildung.[101] Sondersemantiken entlang von Erfolgsmedien entwickeln sich lange vor der Ausdifferenzierung von Funktionssystemen.[102] Und auch in der funktional differenzierten Gesellschaft ist weder alle Kommunikation einem Funktionssystem zuordenbar,[103] noch sind alle Bezugsprobleme zu Systemen ausdifferenziert,[104] und es sind auch nicht alle Funktionssysteme auf ein Erfolgsmedium angewiesen.[105] Es ist deshalb wichtig, zwischen Erfolgsmedien und den durch sie gebildeten Systemen zu unterscheiden.[106] Es hat zwar Auswirkungen auf die Komplexitätsmöglichkeiten und Autonomie eines Sinnbereichs, wenn Codierung, Erfolgsmedium und Ausdifferenzierung eines Funktionssystems zusammenfallen.[107] Dieses Zusammenfallen ist aber nicht notwendig. Wenn die Ausbildung einer Sondersemantik entlang eines Erfolgsmediums beobachtet werden kann, ist deshalb eine Anschlussfrage für die Analyse, ob diese auch in der Lage ist, ausreichend Systembildungspotenzial zu mobilisieren, um in der Moderne ein Funktionssystem auszudifferenzieren,[108] und welche Spezifika sich dabei im Vergleich zu parallelen oder andersartig verlaufenden Entwicklungen ergeben.[109]

101 Luhmann, 1999, Die Gesellschaft der Gesellschaft, S. 387f.

102 Luhmann, 1971, Sinn als Grundbegriff der Soziologie; Luhmann, 1980, Gesellschaftsstruktur und Semantik, S. 26f; Luhmann, 1986, Ökologische Kommunikation, S. 75; Luhmann, 1999, Die Gesellschaft der Gesellschaft, S. 392.

103 Luhmann, 1986, Ökologische Kommunikation, S. 75.

104 „Wie alle in der Gesellschaft anfallenden Funktionen (ob zu Systemen ausdifferenziert oder nicht)...“, vgl. Luhmann, 1995, Die Kunst der Gesellschaft, S. 224. Ökologische Gefährdung, Moral und Risiko sind Kommunikationsformen, die aus systemtheoretischer Perspektive mit der Referenz auf das System der Gesellschaft beobachtet werden können, ohne dass diese Referenz einem bestimmten Funktionssystem zugeordnet werden müsste.

105 Luhmann, 1999, Die Gesellschaft der Gesellschaft, S. 408.

106 „Es ist wichtig, zwischen symbolisch generalisierten Kommunikationsmedien und den durch sie gebildeten Systemen zu unterscheiden. Medien können entstehen und differenziert werden, bevor es entsprechende Funktionssysteme gibt. Die für die Systembildung nötige Codierung, deren Programmtypik und deren Sondersemantik kann auf provisorischer Basis vorbereitet werden. Wir konnten die Anfänge dafür bis in die Antike zurückverfolgen (...). Ohne solche Vorarbeiten wäre der Übergang von einer stratifizierten zu einer funktional differenzierten Gesellschaft kaum möglich gewesen.“, vgl. Luhmann, 1999, Die Gesellschaft der Gesellschaft, S. 392.

107 Luhmann, 1986, Ökologische Kommunikation, S. 48. „Das Thema (reflexive Mechanismen) transzendiert alle spezifischen Systemreferenzen. Es scheint sich bei den reflexiven Mechanismen gerade um den Prozess zu handeln, mit dem aus kleinen Systemen große gebildet werden.“, vgl. Luhmann, 2005, Reflexive Mechanismen, S. 128.

108 Zu erfüllende Kriterien wären dann Funktion, operative Geschlossenheit und Codierung, bzw. Ausdifferenzierung, Kontingenzformel und Kommunikationsmedium, vgl. Baecker, 1994, Soziale Hilfe als Funktionssystem der Gesellschaft. Wobei jedoch gilt: „wichtige und für Modernität bezeichnende Funktionssysteme zeichnen sich durch einen speziell für sie geltenden binären Code aus“ – aber es ist nicht „gemeint, dass in einer historischen Sequenz erst der Code aufgestellt wird und dann die Systembildung in Gang

Voraussetzung dafür, den Bereich des Pharmazeutischen als Pharmakon-Kommunikation im Sinne einer Sondersemantik zu beobachten, ist, eine spezifische kommunikative Unwahrscheinlichkeit als eigenständiges Bezugsproblem und ein diese Unwahrscheinlichkeit entsprechend bearbeitendes Erfolgsmedium mit empirischer Plausibilität zu bestimmen.

Die spezifische, unwahrscheinliche Kommunikation, auf die sich Pharmakon-Kommunikation bezieht, ist die Verwendung obskurer Dinge. Dinge sind im Sinne dieser Theorie Struktur-Identitäten, also Bündel bestimmter Erwartungen. Während im Falle evidenter Dinge alle an dieses Ding zu richtenden Erwartungen als offenkundig (lat. evidens – augenscheinlich, offenbar, klar) gelten, so ist dies im Falle obskurer Dinge nicht der Fall: Sie zeichnen sich vor allem durch die Erwartung aus, dass über die evidenten Eigenschaften hinaus eine nicht ohne Weiteres sichtbare Eigenschaft (lat. obscurum – verdeckt, unverständlich, obskur) von ihnen zu erwarten ist. Pharmakon-Kommunikation kommt dann zustande, wenn zwei Handlungen – Handlung immer verstanden als kommunikative Zurechnung – aufeinander bezogen werden: die Handlung, ein Ding als Pharmakon zu unterscheiden und für die Verwendung vorzuschlagen, und die kongruente Anschlusshandlung, dieser Offerte zu folgen.[110]

Dass die Obskurität eines Dings sinnvoll als Erwartung beobachtet werden kann, zeigt sich am Beispiel des BSE-Skandals: Wurde „Rindfleisch" zuvor als ein Ding erwartet, dessen Eigenschaften evident und dessen Wirkungen trivial sind, so kommt nun die Erwartung potenzieller Gesundheitsschädlichkeit hinzu. Rindfleisch wird vom evidenten zum obskuren Ding, weil seine Eigenschaften als nicht mehr vollständig erfassbar gelten. Dieses Beispiel zeigt zugleich, wie unwahrscheinlich die Verwendung obskurer Dinge ist: Solange ein Ding als bekannt gilt, kann die Frage seiner Verwendung primär aus der Perspektive der Knappheit, also wirtschaftlich problematisiert werden. Eine solche Überlagerung funktioniert aber dann nicht mehr, wenn ein Ding als obskur erwartet wird – denn wenn Rindfleisch aus Angst vor BSE nicht mehr verwendet wird, ist es auch nicht mehr knapp.

kommt", und es heißt auch nicht, „dass Funktionssysteme nur aufgrund einer solchen eindeutigen Codierung gebildet werden können.", vgl. Luhmann, 1986, Ökologische Kommunikation, S. 85.

109 „Die Theorie bleibt offen für evolutionäre Unterschiede. Aber sie bietet gerade damit einen Rahmen für Nachfragen, wenn man feststellt, dass (und die Frage hat: warum?) bestimmte Medien bestimmte Strukturmerkmale nicht oder weniger erfolgreich realisiert haben.", vgl. Luhmann, 1999, Die Gesellschaft der Gesellschaft, S. 359.

110 Dabei liegt im Falle der Pharmakon-Kommunikation die Zurechnungskonstellation zugrunde, dass ein Handeln Alters, nämlich die Bereitstellung eines obskuren Dings, zu einem kongruenten Handeln Egos führt, nämlich dessen Verwendung; also dieselbe Zurechnungskonstellation wie im Falle des Erfolgsmediums Macht, vgl. Luhmann, 1999, Die Gesellschaft der Gesellschaft, S. 356.

Diese an sich unwahrscheinliche Kommunikation wird durch die Ausbildung eines spezifischen Erfolgsmediums motivfähig: Erfolgsmedium ist die Unterscheidung zwischen außeralltäglicher und alltäglicher Wirksamkeit. Während alltägliche Wirksamkeit die nicht hinterfragten Erwartungen „im täglichen Leben“[111] bestätigt, setzen außeralltägliche Wirksamkeiten derartige Erwartungen temporär außer Kraft. Als „außeralltäglich“ werden in Anlehnung an Webers Definition der außeralltäglichen Macht des Charismas solche einem als obskur erwarteten Ding zugerechnete Qualitäten definiert, die als übernatürlich oder übermenschlich oder mindestens spezifisch außeralltäglich und als nicht jedem anderen Ding innewohnende Kräfte oder Eigenschaften gewertet werden.[112] So wie die Referenz auf Macht die unwahrscheinliche Ausführung eines Befehls motivfähig und damit wahrscheinlicher macht, so geschieht dies hinsichtlich der Verwendung obskurer Dinge durch die Referenz auf außeralltägliche Wirksamkeit.[113]

Pharmaka sind damit definiert als solche Dinge, die sich in ihrem Erwartungsbündel vor allem über die Erwartungen der Obskurität (statt Evidenz) und der außeralltäglichen (statt alltäglichen) Wirksamkeit auszeichnen. Damit geht es also weder um Pharmaka als real vorfindbare Gegenstände noch um die Frage, ob ein bestimmtes Ding *nun wirklich* obskur oder evident, außeralltäglich wirksam ist oder nicht. „Real“ ist in der hier gewählten Theorieperspektive ausschließlich Kommunikation.[114] Bewusstseinsleistungen und materielle Gegenstände befinden sich qua nicht-Kommunikation außerhalb von Gesellschaft, die Systemtheorie spricht hier von Umwelt. Menschliche und natürliche Umwelt

111 Luhmann, 2005, Bemerkungen zu einer Theorie symbolisch generalisierter Kommunikationsmedien, S. 220.

112 Weber definiert „Charisma“ als „außeralltäglich (...) geltende Qualität einer Persönlichkeit (...), um derentwillen sie als mit übernatürlichen oder übermenschlichen oder mindestens spezifisch außeralltäglichen, nicht jedem anderen zugänglichen Kräften oder Eigenschaften begabt oder als gottgesandt oder als vorbildlich und deshalb als <Führer> gewertet wird.“ Analog dazu geht es hier um als außeralltäglich geltende Qualitäten obskurer Dinge. Wie in der Weberschen Definition trifft auch im Falle des Pharmakons zu, dass „außeralltäglich“ ursprünglich „magisch bedingt“ ist und sich diese Erwartung bewähren muss. Für die Grundlage der Bewertung als außeralltäglich wie für die Bewährung dieser Erwartung gilt ebenfalls analog: „Wie die betreffende Qualität von irgendeinem ethischen, ästhetischen oder sonstigen Standpunkt aus <objektiv> richtig zu bewerten sein würde, ist natürlich dabei begrifflich völlig gleichgültig.“ Relevant ist in beiden Fällen allein die Bewertung – bzw. Zurechung – durch die „Anhänger“. Vgl. Weber, 1921/1972, Wirtschaft und Gesellschaft, Zitate und Definition, S. 140.

113 Mit dem Motiv kann erwartet werden, dass im Falle eines Vertrauensbruchs unbeteiligte Dritte auf der Seite des Pharmakon-Verwender stehen werden, vgl. Luhmann, 2000, Vertrauen, S. 46.

114 Zur Beobachtung zweiter Ordnung mit besonderer Parallelität der Argumentation (siehe unten) zu den hier vorgenommenen Überlegungen vgl. Luhmann, 1991, Soziologie des Risikos, S. 13ff, 27ff, 34, 85ff, 108ff, 129ff, 236ff.

sind für Gesellschaft im Sinne von Kommunikation nur so zugänglich, wie sie kommunikativ zugerechnet werden. Die Realität oder gar Existenz der Umwelt wird damit nicht bestritten. „Man kann mit viel Plausibilität daran festhalten, dass die Außenwelt so ist, wie sie ist."[115] Aber: Diese Umwelt enthält keine Information darüber, wie sie zu beobachten ist.[116] Nicht-sinnhafte Umwelt ist vermutet als ein Realitätsunterbau, dem Sinn Differenzen entzieht, um differenzorientierte Informationsverarbeitung zu ermöglichen – wobei er jedoch seinen eigenen Differenzen folgt, nicht den etwaigen Zustandsänderungen dieses Realitätsunterbaus.[117] Die Essbarkeit, Verdaulichkeit oder außeralltägliche Wirksamkeit eines Gegenstandes spielt nur eine Rolle, wenn sie kommuniziert wird. Dabei mag ein Ding durch den doppelten Filter[118] von Wahrnehmung und Bewusstsein in die Kommunikation gelangen. Ob dies aber geschieht und wie dies geschieht, liegt nicht in dem Gegenstand selbst, sondern in der Kommunikation begründet.[119]

115 Luhmann, 2005, Das Erkenntnisprogramm des Konstruktivismus und die obskur bleibende Realität, S. 36.

116 Luhmann, 2005, Soziologische Aufklärung 5, Vorwort, S. 10.

117 Luhmann, 1984, Soziale Systeme, S. 97. Resonanz bezeichnet den Fall, dass das System sich ausnahmsweise durch Faktoren der Umwelt irritiert auch dies aber „allein durch die Eigenfrequenzen des Systems", vgl. Luhmann, 1986, Ökologische Kommunikation, S. 40f. Von struktureller Kopplung ist die Rede, wenn sich Gesellschaft auf das pure Vorhandensein von Technik einstellt und davon ausgeht, dass sie funktioniert, vgl. Luhmann, 1991, Soziologie des Risikos, S. 108.

118 Luhmann, 1999, Die Gesellschaft der Gesellschaft, S. 103.

119 In dieser Annahme von Realität, aber Ablehnung einer ontologischen Sichtweise auf Realität deckt sich die Systemtheorie mit den Annahmen der Wissenschaftsanthropologie (Science Technology Studies). Latour setzt sich in der „Hoffnung der Pandora" (in Folge von Latour/Woolgar, 1986, Laboratory Life.) explizit mit der Frage der Realität auseinander. Die Existenz der Realität sieht er als evident an, lehnt aber ein Realitätsverständnis im Sinne des geltenden Kompromisses zwischen Erkenntnistheorie, Moral, Politik und Psychologie ab. Für Latour wie für Luhmann stellt sich die Frage nach der Realität nicht, weil sie beide die „solution inverse" der Phänomenologie wählen und den „esprit-dans-son-bocal" zur Seite schieben (S. 16). Der Unterschied ist allerdings, dass Latour die Ontologie mit einer Art Herrschaftskritik begründet (die Angst der Elite, dass die Meinung „der Straße" Anspruch auf Realitätsdefinition erheben könnte, S. 14, S. 19) und Luhmann mit der Primärstruktur der Gesellschaft; und dass Latour an die Stelle des eingesperrten Geistes die „monde extérieur" die Szene besetzen lässt (S. 16), während Luhmann auf Kommunikation umstellt (Zitate aus Latour, 2001, L'espoir de Pandore.). Wie groß diese Unterschiede sind, ließe sich diskutieren. Jedenfalls ist Luhmanns These der Korrespondenz der Stratifizierung als Strukturprimat mit der Semantik Alteuropas mindestens eine Beschreibung von Herrschaftsverhältnissen – und wenn Latour die äußere Welt als die treibende Kraft beschreibt, so erfolgt jedenfalls diese Beschreibung kommunikativ. Auch Aramis ist eine Unterscheidung, auf seine Unterscheidungen hin beobachtet. Da in dieser Untersuchung weniger der Beweis eines Weltzugangs oder die Aufdeckung der Macht von Herrschaftsverhältnissen im Mittelpunkt stehen, sondern die Folgen dieser Perspekti-

Die De-Ontologisierung der Realität[120] hat Auswirkungen auf die Art der Fragestellung: Gefragt wird nicht, was etwas Identisches ist, sondern wie das erzeugt wird, was dem Beobachten als Identisches zugrunde gelegt wird.[121] Beispielsweise geht es dann nicht mehr um die objektiven Eigenschaften der Identität „Tabak", sondern man kann beobachten, dass Tabak noch in den 1950er Jahren als Symbol von Freiheit, seit Ende des 20. Jahrhunderts als die eigene und vor allem fremde Gesundheit schädigend beobachtet wird. Die Umwelt verändert sich nicht – der Tabak ist, was er ist. Aber die Erwartungen und damit die kommunikativen Anschlussmöglichkeiten, die an diese Ding-Identität gerichtet werden, verändern sich. Für Pharmakon-Kommunikation heißt das, dass es obskure Dinge mit außeralltäglicher Wirksamkeit nur gibt, insofern sie unterschieden werden – und sie sind in dem Maße und in der Art wirksam, in der ihnen dies zugerechnet wird. Indem Pharmakon-Kommunikation Pharmaka unterscheidet, schafft sie die Realität selbst, auf die sie rekurriert. Die Unterscheidung zwischen außeralltäglich und trivial wirksamen Dingen liegt nicht in der Natur, in dem Sinne, dass es eben Gegenstände gäbe, die Alltagserwartungen in erwartbarer Art und Weise außer Kraft setzen. Umgekehrt: Erst indem die Unterscheidung verwendet wird, werden auch die entsprechenden dinglichen Identitäten gesellschaftlich sichtbar. Die theoretischen Vorgaben von Pharmakon-Kommunikation können deshalb nicht aus der Beobachtung von Pharmaka herausgezogen werden, müssen sich aber an deren kommunikativen Gebrauch nachweisen lassen.[122] Wenn diese Unterscheidung einmal in Gang gekommen ist, können die Bedingungen ihrer Plausibilität erheblich variieren, sowohl sachlich als auch sozial: Sachlich wurde vom Taubendreck bis zum Schimmelpilz schon so mancher Gegenstand in der Kommunikation erfolgreich als außeralltäglich wirksam unterschieden – und sozial bedurfte es lange eines Arztes zur Plausibilisierung dieser außeralltäglichen Wirksamkeit, während heute eine Herstellerverpackung ausreicht. Diese Erwartungsbündel, Zurechnungsbedingungen und ihre Evolution können Gegenstand einer empirischen Untersuchung werden. Über diese historischen Veränderungen hinweg ist dabei nur vorausgesetzt, dass die Unter-

ve für die Beobachtung von Sinnzusammenhängen interessieren, wird trotz aller Ähnlichkeiten am Zugang der Systemtheorie festgehalten.

120 Luhmann, 2005, Das Erkenntnisprogramm des Konstruktivismus und die obskur bleibende Realität, S. 35.

121 Luhmann, 2005, Identität - was oder wie?, S. 21.

122 Das Pharmakon steht zur pharmazeutischen Kommunikation damit ganz ähnlich wie das Kunstwerk zur Kunst-Kommunikation: „Systemtheoretische Gesellschaftstheorie am Beispiel Kunst erfordert theoretische Vorgaben, die nicht aus einer Beobachtung von Kunstwerken herausgezogen werden können, gleichwohl aber am kommunikativen Gebrauch von Kunstwerken nachgewiesen werden müssen", vgl. Luhmann, 1995, Die Kunst der Gesellschaft, S. 9.

scheidung zwischen außeralltäglicher und alltäglicher Wirksamkeit verwendet wird.

Das Erfolgsmedium der außeralltäglichen Wirksamkeit unterscheidet außeralltägliche von alltäglichen Wirkungen. Es verfügt damit über einen einheitlichen Code für seinen gesamten Medienbereich, denn einem Ding wird entweder die erwartbare Enttäuschung oder die erwartbare Bestätigung von Alltagserwartungen zugerechnet. Es gibt keine dritte Möglichkeit.[123] Zugleich handelt es sich um einen Präferenzcode, der die Kommunikation gegen die Wahrscheinlichkeit steuert: Die Unwahrscheinlichkeit, als obskur unterschiedene Dinge zu verwenden, wird wahrscheinlich, indem die Kommunikation durch diese hinzugesetzte Annahmechance[124] ermutigt wird. Diese Ermutigung gelingt analog zum Erfolgsmedium Macht – allerdings nicht mittels Sanktion, sondern mittels Verführung: Die Ausführung eines Befehls wird wahrscheinlich durch die Androhung eines Sanktionsszenarios bei Nicht-Ausführung des Befehls.[125] Die Verwendung eines Pharmakons hingegen wird wahrscheinlich durch das Locken mit einer anzustrebenden Alternative. Auch hier werden zwei alternative Handlungsverläufe gegenübergestellt – dem verführend vorgeschlagenen außeralltäglichen Verlauf steht der alltägliche Alltagsverlauf gegenüber. Analog zu den Sanktionsmitteln der Macht[126] verfügt das Medium der außeralltäglichen Wirksamkeit über „Verführungsmittel", nämlich über generalisierte Versprechen des Außerkraftsetzens konkreter Alltagserwartungen. Die Alltagserwartungen, dass eine Krankheit auskuriert und Menschen keine Bäume ausreißen können, werden mit Versprechen außer Kraft gesetzt, wie z. B. „Verschwinden von Schmerz" oder „übermenschliche Kräfte".

Die Grenze des Erfolgsmediums der außeralltäglichen Wirksamkeit liegt jedoch da, wo Alltäglichkeit dem Außerkraftsetzen von Alltagserwartungen vorgezogen wird. Das ist zunächst nur in Extremsituationen wahrscheinlich. Denn Alltagserwartungen außer Kraft zu setzen, bleibt selbst eine Zumutung: Sogar wenn das Ergebnis an sich positiv und erwünscht ist – die hässliche Warze verschwindet, aus Wasser Wein wird oder der Lahme geht –, bleibt diese Abweichung vom Alltäglichen zunächst erschreckend. Nur in Situationen, in denen die alltäglichen Erwartungen selbst fatal sind, kann deshalb deren Außerkraftsetzen eindeutig präferiert werden – also etwa beim drohenden Fiebertod oder drohen-

123 Luhmann, 1999, Die Gesellschaft der Gesellschaft, S. 360, Punkt 1; Luhmann, 2005, Distinctions Directrices, S. 14. Symbolisch generalisierte Kommunikationsmedien benötigen einen einheitlichen Code für den gesamten Medienbereich. Der Code besteht aus zwei entgegengesetzten Werten und schließt auf dieser Ebene dritte und weitere Werte aus.

124 Luhmann, 1999, Die Gesellschaft der Gesellschaft, S. 320.

125 Luhmann, 1999, Die Gesellschaft der Gesellschaft, S. 355ff.

126 Luhmann, 1999, Die Gesellschaft der Gesellschaft, S. 356.

der gesellschaftlicher Schande durch uneheliche Schwangerschaft. Entsprechend fordern Patientengruppen für HIV-Infizierte den Zugang zu bislang nicht verlässlich geprüften Pharmaka, und illegale Wege werden beschritten, um möglicherweise hilfreiche Pharmaka verwenden zu können.[127] Ansonsten sind die Präferenzen für außeralltägliche oder alltägliche Wirksamkeit ambivalent – Schlafmittel würden erheblich seltener verwendet, wenn schwere Gesundheits-schädigungen fast ebenso erwartbar wären wie der intendierte therapeutische Effekt. Der Verführung, Pharmaka zu verwenden, und damit der Generalisierungsfähigkeit von Pharmakon-Kommunikation stehen zwei Anschlussprobleme entgegen: das Problem, dass außeralltägliche Wirkungen gesellschaftlichen Werten zumindest teilweise zuwiderlaufen, und das Problem, dass die Identität und Qualität von Pharmaka systematisch als nicht beurteilbar erwartet wird. Diese Anschlussprobleme können aber nicht ihrerseits durch das Erfolgsmedium der außeralltäglichen Wirksamkeit bearbeitet werden.

Die erste Bedingung der Generalisierung von Pharmakon-Kommunikation ist ihre Trivialisierung. Pharmakon-Kommunikation offeriert die erwartbare Enttäuschung von Alltagserwartungen. Würde Pharmakon-Kommunikation unbehindert stattfinden, wäre damit jede scheinbare Alltäglichkeit potenziell außeralltäglich: Ob Schönheit, Gesundheit oder plötzliches Versterben von Personen – man könnte nie sicher erwarten, dass es dabei mit „rechten Dingen“ zugegangen ist. Das ist nicht grundsätzlich problematisch. Gesellschaftsgefährdend ist diese potenzielle Außeralltäglichkeit des Alltäglichen jedoch dann, wenn das alltägliche Zustandekommen einer bestimmten Erwartungserfüllung selbst ein Wert ist. Das aktuelle Beispiel liefert Doping: Wenn der Wert darin besteht, dass sportliche Höchstleistungen auf alltägliche Art und Weise zustande kommen, muss sicher erwartbar sein, dass keine Pharmaka verwendet werden. Hinsichtlich welcher Erwartungen alltägliches Bewirken derart selbst ein Wert ist, variiert historisch und kann sich grundsätzlich auf jede Erwartung beziehen, das gilt selbst für Gesundheit. Das Problem der Generalisierung von Pharmakon-Kommunikation besteht darin, dass Pharmaka nicht auf bestimmte Verwendungsweisen beschränkt sind. Selbst wenn also nicht alle konkreten außeralltäglichen Wirkungen unerwünscht sind, so ist doch die Möglichkeit der außeralltäglichen Wirkung an sich bereits gesellschaftsgefährdend. Ein Trittbrettfahrer-Phänomen tritt verstärkend hinzu: Wenn allgemein Alltäglichkeit erwartet wird, profitiert, wer auf außeralltägliche Wirkungen zurückgreift. Die Verführungskraft der außeralltäglichen Wirksamkeit ist also umso größer, je selbstverständlicher Alltäglichkeit erwartet wird – gerade dann aber ist auch der gesellschaftsgefährdende Effekt von Pharmakon-Kommunikation umso erheblicher. Die Präferenzen für außerall-

127 Epstein, 1995, The Construction of Lay Expertise.

tägliche oder alltägliche Wirkungen sind damit genuin ambivalent, was die Generalisierungsfähigkeit von Pharmakon-Kommunikation erheblich einschränkt.

Bedingung der Generalisierung über soziale Sondersituationen hinaus ist, diese Ambivalenz in eine eindeutige Präferenz für außeralltägliche Wirkungen umzuwandeln. Nur wenn legitimerweise erwartbar ist, bestimmte Zustände auch mithilfe außeralltäglicher Wirkungen zu bewirken, kann Pharmakon-Kommunikation außerhalb des Verborgenen operieren. Die Unterscheidung zwischen außeralltäglicher und alltäglicher Wirksamkeit muss selbst als alltäglich erwartet und damit bestimmte außeralltägliche Wirkungen trivialisiert werden. Während Codierungen wie wahr/unwahr sich über ihren Präferenzwert legitimieren, indem die Verwendung des Codes selbst als wahr unterschieden wird, so erfolgt diese Selbst-Legitimierung im Falle von Pharmakon-Kommunikation über den Rejektionswert, also den Negativ-Wert. Hier zeigt sich jedoch eine weitere Schwierigkeit. Eine Ver-Alltäglichung – Trivialisierung – von Pharmakon-Kommunikation insgesamt hieße, dass auch höchst unerwünschte Wirkungen erwartet werden müssen. Die Alternative dazu ist eine Trivialisierung nur einiger außeralltäglicher Wirkungen. In diesem Fall muss aber als sichergestellt gelten, dass nicht-trivialisierte Verwendungsweisen als unterblieben erwartet werden. Es muss als erwartbar erwartet werden können, dass zwar einzelne Zustände außeralltäglich zustande gekommen sein können – alle anderen aber nicht. Dies impliziert die Schwierigkeit des Durchgriffs auf die tatsächliche Verwendung eines nur für einen bestimmten Verwendungszweck trivialisierten Pharmakons.[128]

Die zweite Bedingung der Generalisierung und Komplexitätssteigerung von Pharmakon-Kommunikation ist die Invisibilisierung des Risikos der Nicht- oder Anderswirksamkeit von Pharmaka. Bei alltäglichen Dingen ist erwartbar, dass Fehler in der Identität und Qualität mittels alltäglicher Fähigkeiten beurteilbar sind. Es kann zwar Betrug geben. Doch wer sich verfaulte Äpfel verkaufen lässt, muss dies zumindest auch auf die eigene Nachlässigkeit zurückführen. Pharmaka zeichnen sich aber gerade durch die Erwartung aus, dass wesentliche Eigenschaften verdeckt sind. Etwaige Fehler in der Identität und Qualität sowie das Ausmaß der daraus resultierenden Folgen sind deshalb als nicht beurteilbar zu erwarten. Diese Schwierigkeit wird durch das Erfolgsmedium der außeralltäglichen Wirksamkeit eher verstärkt als beseitigt. Während bei evidenten Dingen die potenziellen Folgen eines Mangels in der Identität und Qualität evident sind, können diese für ein verwechseltes oder qualitativ minderwertiges Pharmakon keineswegs eingeschätzt werden. Ein obskures Ding muss potenziell als tödlich erwartet werden. Im Falle von Pharmaka ist das Risiko einer mangelnden Identität und Qualität des Pharmakons somit selbst obskur: Ob es besteht, und worin es be-

128 Im Anschluss an: Luhmann, 2005, Bemerkungen zu einer Theorie symbolisch generalisierter Kommunikationsmedien, S. 229.

steht, bleibt verdeckt. In Extremsituationen wie kurz bevorstehendem HIV-Tod ist diese Obskurität nur marginal relevant. Für eine über solche Extremsituationen hinaus generalisierte Unterscheidung von Pharmaka zu deren Verwendung muss dieses obskure Risiko der Nicht- oder Anderswirksamkeit aufgrund mangelnder Identität und Qualität invisibilisiert sein, das gilt für absichtliche Fehler ebenso wie für versehentliche.[129]

Das Risikoproblem behindert Pharmakon-Kommunikation unabhängig von ihrem Trivialisierungsgrad. Wenn das Bewirken außeralltäglicher Wirkungen gesellschaftlich unerwünscht ist und Pharmakon-Kommunikation ohnehin nur in Extremsituationen stattfindet, fällt das Risiko der Nicht- oder Anderswirksamkeit wenig ins Gewicht. Es kommt hier lediglich als zusätzlicher Aspekt ins Spiel, der die Schwelle der Annahmewahrscheinlichkeit noch ein wenig verschiebt. Anders verhält es sich, wenn das außeralltägliche Bewirken einer bestimmten Wirkung an sich trivialisiert ist. Hier kann Pharmakon-Kommunikation verhindert werden, wo sie an sich möglich wäre. Sobald aber einem Zustand eine so hohe Bewertung entgegenbracht wird, dass dafür sogar die erwartbare Verwendung außeralltäglicher Mittel in Kauf genommen wird, besteht ein Interesse daran, dass dies nicht durch Angst vor Nicht- oder Anderswirksamkeit behindert wird.

Die Generalisierung von Pharmakon-Kommunikation setzt also die Trivialisierung außeralltäglicher Wirkungen voraus und ist auf die Invisibilisierung des Risikos der Nicht- oder Anderswirksamkeit angewiesen. Erst dann können entsprechende kommunikative Situationen häufig genug vorkommen, um Pharmakon-Kommunikationen miteinander zu verketten. In der Folge können sich eine Semantik der Richtigkeitskriterien und soziale Strukturen der Erwartbarkeit von Pharmakon-Kommunikation entwickeln. Generalisierung und Komplexitätssteigerung hängen deshalb zusammen.

Beobachtungsgegenstand dieser Untersuchung ist Pharmakon-Kommuni-kation. Pharmakon-Kommunikation bearbeitet eine spezifische Zumutung. Diese Zumutung besteht darin, obskure Dinge für deren Verwendung zu unterscheiden. Obskur heißen Dinge, denen zugerechnet wird, dass deren wesentliche Eigenschaften obskur und mit alltäglichen Kenntnissen nicht erfassbar sind. In diesem Sinne obskure Dinge trotzdem zu verwenden, wird dann wahrscheinlich, wenn ihnen außerdem eine über das Alltägliche hinausgehende Wirkung zugerechnet

129 Vgl. zum Risiko der Pharmaka- bzw. Arzneimittelverwendung außerhalb von Extremsituationen: Luhmann, 1991, Soziologie des Risikos, S. 111. „Es bleibt ein Risiko, wenn man ein *nützliches* (*aber nicht lebensrettendes*) [Hervorhebungen Anna Henkel] Medikament nimmt, das in einem von Millionen Fällen zu schweren Gesundheitsschäden oder zum Tode führen kann.“

wird. Im Sinne dieser Definition heißen alle Dinge Pharmaka, von denen Obskurität und außeralltägliche Wirksamkeit erwartet werden. Konkret kann dies prinzipiell für jedes Ding gelten. Die Frage ist gerade, aufgrund welcher Kriterien und unter welchen Umständen derartige Zurechnungen sozial plausibel sind. Pharmakon-Kommunikation ist diejenige Kommunikation, die Dinge zur Verwendung als Pharmaka unterscheidet.

## *4. Empirische Untersuchung von Pharmakon-Kommunikation*

Pharmakon-Kommunikation steht insgesamt vor dem Problem, dass sie zwar über die Erwartung außeralltäglicher Wirksamkeit die Verwendung obskurer Dinge motivfähig macht, eine Präferenz für außeralltägliche Wirksamkeiten jedoch nur in Extremsituationen sicher erwartbar ist. Es besteht zwar immer wieder Anlass zu Pharmakon-Kommunikation. Die Gefahr gesellschaftsgefährdender Auswirkungen und das Risiko mangelnder Identität und Qualität sorgen jedoch dafür, dass Pharmakon-Kommunikation nur vereinzelt und tendenziell im Verborgenen vorkommt. Wenn Pharmakon-Kommunikation dennoch wie selbstverständlich stattfindet, so müssen insgesamt drei Schwierigkeiten immer schon gelöst sein: Erstens die Herstellung der Erwartung, dass ein Ding außeralltägliche Wirkungen hat; zweitens die Trivialisierung dieser Wirkungen in dem Sinne, dass ihr Bewirken allgemein anerkannt ist; und drittens die Erwartung, dass ein Risiko mangelnder Identität und Qualität nicht besteht.

Es ergeben sich zwei Leitfragen der Analyse. Die erste Leitfrage ist, welche außeralltäglichen Wirkungen trivialisiert sind. Dies impliziert für den Fall, dass nicht alle außeralltäglichen Wirkungen auf diese Weise anerkannt sind, die Nachfrage, wie erreicht wird, dass die nicht trivialisierte Verwendungsweisen als nicht-erwartbar erwartet werden. Die zweite Leitfrage ist, wie die Identität und Qualität obskurer Mittel so garantiert wird, dass das Risiko der Nicht- oder Anderswirksamkeit invisibilisiert ist.

In der Untersuchung werden als zwei Untersuchungsebenen die semantischen Strukturen (Semantiken) einerseits und die Erwartungsstrukturen und Struktur-Identitäten andererseits unterschieden. Die Untersuchungsebene der Erwartungsstrukturen und Struktur-Identität wird zusammenfassend als Sozialstruktur bezeichnet.

Die Analyse der semantischen Strukturen von Pharmakon-Kommunikation bezieht sich auf die Richtigkeitskriterien für die Zuordnung der beiden Code-Werte der außeralltäglichen oder alltäglichen Wirksamkeit. Entsprechend den Besonderheiten von Pharmakon-Kommunikation sind drei Aspekte zu berücksichtigen: erstens, aufgrund welcher Unterscheidung die Erwartung außeralltäglicher Wirksamkeit plausibel ist; zweitens, wie innerhalb der so als außeralltäglich wirksam unterschiedenen Mittel die trivialisierten von den nicht-trivialisierten Verwendungsweisen unterschieden werden und drittens, mithilfe welcher Unterscheidungen innerhalb der trivialisierten außeralltäglich wirksamen Mittel weiter spezifiziert wird.

Die Rekonstruktion dieser semantischen Strukturen erlaubt nachzuvollziehen, auf welche Richtigkeitskriterien/Unterscheidungen eine Kommunikation historisch jeweils verweist, wenn die Offerte eines Dings als obskur und außeralltäglich wirksam ebenso plausibel wie sozial anerkannt ist. Daraus ergibt sich eine im Vergleich zur Pharmaziegeschichtsschreibung in zwei entscheidenden Gesichtspunkten verschobene Perspektive: Erstens geht es damit um die Kriterien der Zurechnung von Gegenständen als Pharmaka und nicht um die Gegenstände selbst. Es geht also um Kommunikation, nicht um Dinge. Und zweitens, damit einhergehend, ist die analytische Leitfrage nach den Richtigkeitskriterien für die Zurechnung von Gegenständen als außeralltäglich wirksam das untersuchungsleitende Kriterium, nicht die Nachzeichnung der materia medica. Im ersten Schritt geht es somit nicht um Arzneimittel, sondern, abstrakter, um Pharmaka.

Die zweite Untersuchungsebene betrifft Erwartungsstrukturen und Struktur-Identitäten, zusammenfassend als Untersuchungsebene der Sozialstrukturen bezeichnet. Im Zentrum steht die Frage, ob sich soziale Strukturen ausbilden, die das Stattfinden von Pharmakon-Kommunikation spezifisch erwartbar machen. Während semantische Strukturen Kriterien der richtigen Zuordnung betreffen, geht es hier darum, welche Verhaltenserwartungen generalisiert werden und auf welche Identitäten diese Erwartungen zugerechnet werden. Bezüglich Pharmakon-Kommunikation steht vor allem die Generalisierung von zwei Erwartungen im Vordergrund: erstens, dass die Identität und Qualität von Pharmaka erwartbar erwartet werden kann und zweitens, dass Pharmaka nur für die gesellschaftlich akzeptierten Verwendungszwecke, nicht aber für die anderen möglichen Zwecke verwendet werden.

Damit ist nicht gesagt, die Unterscheidung zwischen außeralltäglicher und alltäglicher Wirksamkeit könne nur durch diese sozialen Strukturen aktualisiert werden. Es geht keineswegs darum, bestehende Strukturen über ihr Bestehen als notwendig zu rechtfertigen. Im Gegenteil impliziert diese Analyseebene immer, dass jede Struktur kontingent, auch anders möglich ist. Derart steht im Mittelpunkt, wie es zur Erwartbarkeit bestimmter Erwartungen bei der Verwendung dieser Unterscheidung kommt. Was erwartet wird, hat Einfluss auf die Erfolgsaussichten entsprechender kommunikativer Offerten.

Eine zentrale Annahme dieser Untersuchung ist die Unwahrscheinlichkeit der Entstehung und des Fortbestands bestimmter Strukturen. Daraus ergibt sich die Frage nach der Stabilisierung von Strukturen. Diese Stabilisierung kann nicht über die Erfolgsmedien erfolgen. Erfolgsmedien machen die Annahme bestimmter kommunikativer Offerten wahrscheinlich. Dabei haben sie primär einen Bezug zum Unwahrscheinlichkeitsproblem von Kommunikation. Sie dienen aber nicht der Absicherung von Erwartungen gegen Enttäuschungen.[130] Für Pharmakon-Kommunikation heißt das: Die Semantik der Richtigkeitskriterien für die Unterscheidung von Pharmaka kann nur in dem Maße komplexer werden, in dem gewährleistet ist, dass in diesem Sinne als Pharmaka zugerechnete Gegenstände im konkreten Fall sicher unterschieden werden können.[131] Komplexere Richtigkeitskriterien können nur in dem Maße entstehen und fortbestehen, in dem die damit einhergehenden Risiken sozialstrukturell gehandhabt werden. Diese These ist nicht im Sinne von Kausalität, sondern im Sinne von Co-Evolution zu verstehen: Semantische Strukturen und Erwartungsstrukturen ermöglichen und begrenzen sich wechselseitig. Was zuerst kommt, eine Variation des Richtigkeitskriteriums oder eine Variation der Struktur, ist letztlich nicht entscheidbar – eine Restabilisierung jedoch erfolgt immer nur, wenn beides aufeinander abgestimmt ist. Generalisierbare Pharmakon-Kommunikation zeichnet sich somit dadurch aus, dass sowohl die Identität und Qualität als sicher erwartet wird, als auch Pharmaka für trivialisierte Verwendungen offeriert werden.

Diese Probleme sind immer bereits bearbeitet. Die Frage ist, wie diese Generalisierung von Pharmakon-Kommunikation erfolgt, wie die Sicherung der Strukturen gegen Erwartungsenttäuschung stattfindet.

Als Datengrundlage diente für die Zeit bis etwa 1980 pharmaziehistorische Sekundärliteratur, für die aktuelle Entwicklung wurden die Pharmazeutische Zeitung sowie Experteninterviews als Primärquellen herangezogen. Historische Aspekte wurden in diese Arbeit als Vergleichshorizont einbezogen.[132] Geschichtliches Wissen erscheint als „Diener der Theorie“ (Weber)[133] und somit als Wissen „zweiter Ordnung“ (Simmel).[134] Mit dem Verzicht auf Geschichtsforschung konnte auf die Verwendung historischer Primärquellen weitgehend verzichtet werden. Das Problem der Datenerhebung beschränkt sich auf die Auswahl der zu verwendenden Literatur und wurde gelöst durch Rückgriff auf die Standardwerke der Pharmazie-Geschichtsforschung, insbesondere die *Geschichte der Pharmazie* von Rudolf Schmitz, als das anerkannte aktuelle Standardwerk der Pharmaziegeschichtsforschung. An einigen Stellen wurden daneben ältere Klassiker

130 Luhmann, 1999, Die Gesellschaft der Gesellschaft, S. 316.

131 Insofern wird hier an die – wenn auch nicht vordergründige – Anregung von Stäheli angeschlossen, semantische Analyse allgemeiner auf eine „sozialstrukturell-operative“ Ebene zu beziehen, vgl. Stäheli, 1998, Die Nachträglichkeit der Semantik, S. 315.

132 Gegenwartsbezogene Form historischer Soziologie, vgl. Schützeichel, 2004, Historische Soziologie, Erstes Kapitel.

133 Weber, 1968, Methodologische Schriften, S. 55.

134 Schützeichel, 2004, Historische Soziologie, S. 14.

der Pharmaziegeschichte sowie thematisch spezifische Arbeiten verwendet, wenn dadurch eine größere Detailliertheit oder Anschaulichkeit erreicht wird.

Eine empirische Arbeit „erster Ordnung" wurde demgegenüber für den Zeitraum von 1975 bis 2008 geleistet. Da für diesen Zeitraum keine ausreichenden pharmaziehistorischen Darstellungen vorliegen, mussten eigene Daten erhoben werden. Die wesentliche Grundlage für die Untersuchung dieses Zeitraumes war eine Dokumentenanalyse der *Pharmazeutischen Zeitschrift* (PZ). Neben der *Deutschen Apotheker Zeitung* (DAZ) ist die PZ diejenige Zeitschrift, die regelmäßig über aktuelle, die Pharmazie betreffende Entwicklungen aus wissenschaftlicher, rechtlicher, gesundheitspolitischer und wirtschaftlicher Perspektive berichtet.[135] Gegenüber der DAZ zeichnet sich die PZ durch ihren, für den hier untersuchten Zeitraum offizielleren Status aus. Sie bot sich deshalb für die Dokumentenanalyse als Datengrundlage dieser Untersuchung an.

Die Artikel der PZ wurden im Kontext dieser Untersuchung als empirisches Datenmaterial verwendet. Um den jeweiligen Artikel identifizierbar zu machen, werden deshalb weitgehend Jahrgang der PZ (Jahr), Heftnummer (Vol.) und die Seite (Seite/Autor) angegeben, auf der sich die entsprechende Quelle findet. Seit 1998 liegt die PZ als Online-Ressource vor. Auf diese Online-Version wurde hier weitgehend zurückgegriffen, weil Bibliotheken die PZ seit Vorliegen der Online-Version meist nur noch im aktuellen Jahrgang aufbewahren. Da die Seitenangaben der Papier-Version nicht digitalisiert sind, wird für diese Artikel anstelle der Seitenzahl der Name des Autors zur Identifizierung der Quelle angegeben (Seite/Autor).

Da die PZ jedoch als Berufsorgan der Deutschen Apothekerschaft insbesondere die Perspektive der Apotheker widerspiegelt, war es im Sinne von Datenergänzung und Datenvalidierung erforderlich, für diesen Zeitraum weitere Texte hinzuzuziehen. Dies waren insbesondere die apotheken- und gesundheitsspezifischen Gesetzestexte.[136] Darüber hinaus wurden einige problemzentrierte Experteninterviews mit Vertretern von Krankenkassen, pharmazeutischem Großhandel und standespolitisch kritischen Apothekergruppierungen geführt. Die Auswahl der Interviewpartner wurde im Forschungsprozess schrittweise festgelegt.[137] Wesentlich war dabei die Vergrößerung der Unterschiedlichkeit der Perspektiven und damit wiederum der Aspekt des Vergleichs. Als Interviewform wurde die qualitative Methode des problemzentrierten Experteninterviews gewählt.[138] Dabei erfolgte anhand eines flexiblen Leitfadens eine offene, halb strukturierte

135 Zur historischen Entwicklung der Standeszeitschriften vgl. Schmitz, 2005, Geschichte Band II, S. 561ff.

136 Insbesondere: AMG (2009), ApoG (2008), ApBetrO (2008), HWG (2006).

137 Arbeitskreis, 1994, Verführung zum qualitativen Forschen, S. 61.

138 Maindok, 2003, Professionelle Interviewführung in der Sozialforschung.

Befragung.[139] Diese Gespräche waren als face-to-face-Interviews gestaltet.[140] Da es bei diesen Experteninterviews um einen gesellschaftlichen Zusammenhang geht, der mit dem Lebenszusammenhang der darin agierenden Personen gerade nicht identisch ist und somit der Wortlaut und sequenzielle Ablauf der Gespräche im Einzelnen nicht von Bedeutung ist,[141] wurde im Sinne von Forschungsökonomie auf die Transkription dieser ergänzenden Gespräche verzichtet[142] und stattdessen die Abkürzungsstrategie des fokussierten, nur teilweise wörtlichen Interviewprotokolls gewählt.[143]

Die Methode der Datenbildung auf dieser Datengrundlage erfolgte als Rekonstruktion von Themen und Figuren im Sinne der fokussierten Typenbildung von Kelle/Kluge. Grundprinzip ist die Typenbildung aufgrund datenbegründeten Vergleichs, wobei Typen explizit als nicht normativ verstanden werden.[144] In Abweichung zu Kelle/Kluge werden Typen hier außerdem als historisch variabel konzipiert angesehen. Dies ergibt sich zwangsläufig sowohl aus der hier gewählten theoretischen Perspektive als auch aus dem Ansatz, einen zeitlich weiten Vergleichshorizont zu berücksichtigen. Es wurde bereits erörtert, dass die Systemtheorie Strukturen zwar als zeitfest, dennoch aber und gerade deshalb als veränderbar ansieht. Um einen solchen Strukturwandel beobachten zu können, muss auch von einer Veränderbarkeit der beobachtbaren Typen ausgegangen werden. Als Typen werden all jene Themen und Figuren gefasst, die für eine bestimmte Epoche begrifflich eindeutig bestimmbar sind. Für die empirische Datengrundlage galt das Kriterium der „empirischen Sättigung" – die Datenerhebung wurde also erst abgeschlossen, als sich Informationen oder auch Formulierungen wiederholten und keine wesentlichen Aspekte hinzukamen.

Methodisch kontrollierte Typenbildung setzt die Integration theoretischen Vorwissens in die Datenerhebung und Datenauswertung voraus. Dieser Aspekt kam in dieser Untersuchung in zweierlei Hinsicht zum Tragen: Erstens wurde theoretisches Vorwissen herangezogen, um die Fragestellung zu formulieren, den Beobachtungsgegenstand zu spezifizieren und damit Materialauswahl und

139 Arbeitskreis, 1994, Verführung zum qualitativen Forschen, S. 63.
140 Dieckmann, 2005, Empirische Sozialforschung, S. 373.
141 Meuser/Nagel, 1991, ExpertInneninterviews, S. 442.
142 Flick, 2004, Design und Prozess, S. 263.
143 Darüber hinaus wird aufgrund der oben beschriebenen Schwierigkeiten der Beobachtung von Kommunikation und des Rückschlusses von Interaktionen auf gesellschaftliche Strukturen hier die Auffassung vertreten, dass eine tatsächlich objektive Darstellung des Interviews auch mit feinsten Transkriptionen nicht erreichbar gehalten wird. Damit wird eine grundsätzlich andere auch erkenntnistheoretische Haltung vertreten als beispielsweise Gross, 1979, Die unmittelbare soziale Beziehung als Problem sozialwissenschaftlicher Analyse.
144 Kelle/Kluge, 1999, Vom Einzelfall zum Typus.

Materialauswertung anzuleiten.[145] Zweitens dienten sowohl das theoretische Vorwissen als auch das feldspezifische Alltagswissen zur Formulierung von Kategorien, die bei möglichst geringer Einschränkung der Wahrnehmung empirischer Phänomene doch die Untersuchung fokussieren.[146] Als Kategorien dienten einerseits theoretische Konzepte (Unterscheidung des Pharmakons, Strukturen von Pharmakon-Kommunikation, Strukturstabilisierung) und andererseits Konzepte, die sich aus dem Material selbst ergaben. Diese theoretischen Kategorien wurden mit empirischen Typen identifiziert, um als Kategorien sinnvoll verwendet werden zu können.

Den Bereich des Pharmazeutischen als Sondersemantik zu untersuchen, der Pharmaka als obskur-außeralltäglich wirksame Dinge für deren Verwendung unterscheidet, bietet die Möglichkeit eines systematischen soziologischen Zugangs zum Bereich des Pharmazeutischen. Durch die Wahl, die verwendungsorientierte Unterscheidung von Pharmaka selbst als spezifische Unwahrscheinlichkeit analytisch in den Mittelpunkt zu stellen, wird die ex-ante-Subsumierung unter den gesellschaftlichen Bereich der Medizin oder Wissenschaft vermieden. Bezüge und deren Wandel können damit neu in den Blick genommen werden. Möglich ist nun eine semantische Analyse der Richtigkeitskriterien für die Zurechnung von Dingen als Pharmaka. Diese Analyse verspricht Aufschluss über den Bedeutungswandel der Begrifflichkeit des Arzneimittels sowie aktueller Verschiebungen in der Abgrenzung eines Arzneimittelbereichs zwischen Enhancement, Missbrauch und Nebenwirkungen. Möglich ist parallel dazu eine Sozialstrukturanalyse des Pharmazeutischen. Unter welchen sozialen Bedingungen in die Verlässlichkeit der Zurechnung außeralltäglicher Wirksamkeit und damit Identität und Qualität plausibel vertraut werden kann, ist zentrale Leitfrage dieser Teilanalyse. Dies verspricht Aufschluss über die Voraussetzungen für Bedeutungswandel der Apothekerrolle und zunehmende Relevanz formaler Organisation im Bereich des Pharmazeutischen. Auf Basis dieser semantischen und sozialstrukturellen Analyse der historischen und aktuellen Transformation des Pharmazeutischen ist die soziologische Reflexion aktuell diskutierter politisch-rechtlicher Regulierungsmaßnahmen im Bereich des Pharmazeutischen möglich.

145 Man könnte dies verstehen im Sinne des „empirisch nicht gehaltvollen Theoriewissens" nach: Kelle/Kluge, 1999, Vom Einzelfall zum Typus, S. 36f, Punkt 1: Ziel wäre das qualitative sampling.

146 Kelle/Kluge, 1999, Vom Einzelfall zum Typus, S. 37, Theoretisches Vorwissen zur Bildung von Typen und Typologien.

## II. Struktur-Katastrophe: Wirkstoffe und Fertigarzneimittel

Die empirische Analyse von Pharmakon-Kommunikation beginnt mit der soziologischen Untersuchung des historischen Wandels ihrer semantischen und sozialen Strukturen. Kernthese ist, dass sich Ende des 19. Jahrhunderts ein fundamentaler Strukturwandel durchsetzt. Dieser Strukturwandel besteht nicht etwa darin, dass Arzneimittel industriell hergestellt werden können. Dies ist vielmehr selbst eine Folge. Der eigentliche strukturelle Wandel ist vielmehr, dass semantisch pharmazeutische Wirkungen nunmehr auf Wirkstoffe zurückgeführt werden (statt auf die medizinische Tradition) und sozialstrukturell die Identität und Qualität solcher Pharmaka durch Prozesse der Patentierung, Zulassung und Kontrolle garantiert werden, die aufgrund der Herstellerverpackung des Pharmakons ohne Vermittlung über eine spezifische Interaktion auf das Ding zugerechnet werden. Um eine „Katastrophe" handelt es sich bei diesem Strukturwandel insofern, als innerhalb relativ kurzer Zeit die bisherigen Bedingungen der Stabilität der Strukturen ausgetauscht werden.[147]

Im Zentrum der soziologischen Analyse des historischen Strukturwandels der Pharmakon-Kommunikation steht zweierlei. Einmal die Beschreibung derjenigen Struktur, die über fast zweitausend Jahre die Evolution von Pharmakon-Kommunikation geprägt und ermöglicht hat, die Struktur der „medizinischen Pharmazie". Mit diesem strukturellen Setting geht ein besonderes Verhältnis von Medizin und Pharmazie einher, das als „doppelt parasitär" bezeichnet werden kann. Im Zentrum steht zweitens eine Untersuchung von Entwicklung und Ausformulierung der Struktur, die bis heute die Rahmenbedingungen von Pharmakon-Kommunikation setzt, die Struktur der „Wirkstoff-Pharmazie".

Aus mehreren Gründen werden diese beiden aufeinanderfolgenden Leitstrukturen von Pharmakon-Kommunikation im Vergleich untersucht: Erstens zeigt sich in der Auseinandersetzung mit der medizinischen Pharmazie, wie voraussetzungsvoll die Generalisierung von Pharmakon-Kommunikation über Extremsituationen hinaus ist. Ein kurzer Vorspann auf die „zauberhafte Pharmazie" als dem Ursprung von Pharmakon-Kommunikation verdeutlicht die geringe Generalisierungsleistung des Erfolgsmediums der außeralltäglichen Wirksamkeit. Zweitens wird in der soziologischen Untersuchung der historischen Entwicklung

147 „In systemtheoretischer Terminologie nennt man den relativ raschen Übergang eines Systems zu einem anderen Prinzip der Stabilität eine Katastrophe." Luhmann bezieht sich auf die Katastrophentheorie von René Thom; er verwendet den Begriff v. a. bezogen auf die primäre Form gesellschaftlicher Differenzierung, vgl. Luhmann, 1999, Die Gesellschaft der Gesellschaft, S. 616, 655, 677 (Zitat S. 655).

deutlich, wie eng aufeinander abgestimmt die verschiedenen Semantiken und Sozialstrukturen der medizinischen Pharmazie sind: Trivialisierung von Verwendungsweisen, Garantie von Identität und Qualität, Durchgriff auf Verwendungsweisen – all dies ist vielfältig aufeinander bezogen. Drittens wird gerade in der Konfrontation mit dem historischen Ursprung und der traditionellen Funktion von Begriffen und Strukturen deutlich, wie sehr sie sich in der Wirkstoff-Pharmazie verändert haben. Die Rolle des Apothekers besteht nach wie vor – ihre Funktion für Pharmakon-Kommunikation ist aber grundsätzlich anders. Alltagsintuitive Annahmen wie diejenige, dass die Pharmazie „Teil" der Medizin „sei", werden mit Blick auf die funktionale Beziehung dieser gesellschaftlichen Zusammenhänge relativiert und so gerade die Problematik der Auflösung und Kontingent-Setzung dieser Beziehung sichtbar. Und schließlich, viertens, wird im Vergleich der Wirkstoff-Pharmazie zur medizinischen Pharmazie deutlich, welche Funktionen die neue Struktur bei aller funktionalen Äquivalenz hinsichtlich anderer Aspekte nicht erfüllt: die Funktion des Ausschlusses nicht-trivialisierter Verwendungsmöglichkeiten von Pharmaka und die Funktion des Durchgriffs auf die tatsächliche Verwendung der Pharmaka.

Es sei betont, dass die Entwicklung der Pharmazie keineswegs als teleologische Entwicklung hin zum Ideal der modernen Wirkstoff-Pharmazie anzusehen ist. Mit der gesellschaftstheoretischen Prämisse der Unwahrscheinlichkeit von Kommunikation ist das Ziel vielmehr zu erklären, „wie es möglich ist, dass immer voraussetzungsreichere, immer unwahrscheinlichere Strukturen entstehen und als normal funktionieren."[148] Es besteht auch keine Kausalität in dem Sinne, dass sich die Semantik verändert, weil sich die Strukturen verändern, oder umgekehrt. Dabei ist unentscheidbar, welche Änderung aus einer anderen folgt, beobachtbar ist lediglich die Koevolution im Sinne wechselseitiger Ermöglichung und Einschränkung.

## *1. „Zauberhafte Pharmazie" – Anfänge der Pharmakon-Kommunikation*

Mit der Zurechnung außeralltäglicher Wirksamkeit und damit der Unterscheidung von Pharmaka nimmt Pharmakon-Kommunikation in der Vor-Antike ihren Anfang:[149] Unterschieden wird zwischen Dingen, auf die durch magische Hand-

148 Luhmann, 1999, Die Gesellschaft der Gesellschaft, S. 414f; Luhmann spricht von "Morphogenese von Komplexität".

149 Die Quellen zu dieser Epoche sind neben archäologischen Stücken vor allem die homerischen Epen. Außer in der griechischen Vorantike lässt sich diese Form auch beobachten in Mesopotamien, Ägypten, Syrien, Palästina, Altarabien, Hititien, Altiran, Indien, China, Japan, Germanien und bei den Kelten. Weil viele der vorangegangenen Traditionen, insbesondere die ägyptische, in das frühe griechische Verständnis eingeflossen sind und

lungen göttlich-zauberhafte Kräfte übergegangen sind,[150] und Dingen, bei denen das nicht der Fall ist. Diese ursprüngliche Unterscheidung zeichnet sich dadurch aus, dass Pharmakon-Kommunikation sozusagen in roher Form vorliegt: Außeralltägliche Wirkungen sind nicht auf bestimmte Wirkungen eingeschränkt, und die Identität und Qualität der unbekannt-außeralltäglichen Mittel gilt als nicht beurteilbar.

Wie allgemein das Erfolgsmedium der außeralltäglichen Wirksamkeit konzipiert ist und dass es eine starke Beschränkung wäre, nur positiv-erwünschte Wirkungen bei der Beobachtung des Pharmazeutischen einzubeziehen, wird bereits im Begriff „Pharmakon" in seiner ursprünglichen Bedeutung erkennbar. Der Wortstamm pharma bedeutet „Zauber" ohne nähere Spezifikation der Art dieses Zaubers.[151] Pharmakon wird bei Homer in so unterschiedlichen Bedeutungen wie heilsam und giftig/schlecht, verflucht und mörderisch verwendet.[152] Auch „zauberhafte" Flüssigkeiten wie Spermien, Wasser, Tinte, Farbe und Parfum werden als Pharmaka bezeichnet.[153] In der griechischen Antike kommen Pharmaka vor zum Zwecke von Verzauberungen (Odysseus), Verleihung übermenschlicher Kräfte (Äneas), Liebeszauber (Herakles) und Heilzauber (Medea). Die Identität und Qualität dieser Pharmaka gilt als systematisch nicht beurteilbar: Nicht dem Ding wird im Sinne vorantiker Unterscheidung außeralltägliche Wirksamkeit zugerechnet, sondern den Kräften, die durch magisch-religiöse Behandlung auf selbiges übergegangen sind. Die Substanz gilt nur als der Träger zauberhafter Kräfte.[154] Aus der Beobachtung des Dings allein können also keine ausreichenden Schlüsse auf dessen Eigenschaften gezogen werden. Und so kann die Verwendung eines Pharmakons als Liebestrank unerwünschterweise zum Tod des Geliebten führen (so fand Herakles sein unrühmliches Ende). Entsprechend wenig ausdifferenziert sind die Richtigkeitskriterien von Pharmakon-Kommunikation. Letztlich sind das lediglich zwei: vor allem die Erwartung, dass zauberhafte Kräfte auf das Ding übergegangen sind; und zweitens, dass das

schließlich aus der griechischen Vorantike sich diejenige Tradition entwickelt hat, die Pharmakon-Kommunikation in Europa geprägt hat, wird hier lediglich dieser Ausschnitt vorantiker Pharmakon-Kommunikation einbezogen, vgl. Peters, 1910, Aus pharmazeutischer Vorzeit, S. 3-102; Urdang/Kremers, 1940, History of Pharmacy, S. 3-14; Schelenz, 1962, Geschichte der Pharmazie, S. 2-294; Berendes, 1967, Das Apothekenwesen, S. 1-19, 71; Schmitz, 1998, Geschichte der Pharmazie 1, S. 94; Schulze, 2002, Die Pharmazeutische Fachliteratur in der Antike, S. 18f.

150 Mez-Mangold, 1972, Aus der Geschichte des Medikaments, S. 8; Schmitz, 1998, Geschichte der Pharmazie 1, S. 14; Ridder, 2000, Der wahre Charakter des Apothekers, S. 3.

151 Schulze, 2002, Die Pharmazeutische Fachliteratur in der Antike, S. 17f.

152 Schmitz, 1998, Geschichte der Pharmazie 1, S. 1000; Schulze, 2002, Die Pharmazeutische Fachliteratur in der Antike, S. 19.

153 Derrida, 1972, La pharmacie de Platon, S. 177, 190.

154 Ridder, 2000, Der wahre Charakter des Apothekers, S. 3.

Pharmakon in irgendeiner Form in das Innere des Körpers dringt, weshalb Pharmaka vor allem als Flüssigkeiten erwartet werden.[155]

Mit diesen semantischen Richtigkeitskriterien korrespondieren Sozialstrukturen, innerhalb derer die außeralltägliche Wirksamkeit obskurer Dinge als plausibel gilt. Dabei handelt es sich typischerweise um Personen. Von jeweils konkreten Personen wird erwartet, dass sie zur magischen Behandlung von Gegenständen in der Lage sind. Wie stark diese Personen in rituelle Prozeduren oder Rollenstrukturen eingebunden sein müssen, variiert in unterschiedlichen Kulturkreisen. In der homerischen Vorantike sind es vor allem konkrete Frauen vom Typ Kirkes, denen das Bewirken außeralltäglicher Wirkungen durch Pharmaka zugerechnet wird. So wird Kirke von Homer als „polypharmakos", als die „Vieler Heil- und Zaubermittel Kundige" bezeichnet.[156] Bei Homer sind solche Zauberinnen oft zugleich Priesterinnen, wie etwa Medea. Bei den Germanen ist die Rolle der Kultpriesterinnen etabliert,[157] bei den Ägyptern findet sich die Rolle des Priesters vollständig von der Einzelperson differenziert.[158] Die Komplementärstruktur zur Person der Zauberin ist damit die Rolle des Priesters bzw. der Priesterin. Die Anwesenheit einer solchen Person mit magisch-religiösen Fähigkeiten ist für die Erwartung eines Dings als Pharmakon zentral.[159] Die Strukturen der „zauberhaften" Pharmakon-Kommunikation sind notwendig auf die Aktualisierung in der Interaktion angewiesen und oft an bestimmte Orte oder Zeiten gebunden.

Indem sich die magische Behandlung eines Mittels als Richtigkeitskriterium für die Unterscheidung von Pharmaka herausbildet und Strukturen entstehen, von denen eine solche Bereitstellung außeralltäglich wirksamer Mittel erwartet wird, kann Pharmakon-Kommunikation in Gang kommen. Außeralltägliche Wirkungen werden erwartbar – aber nicht grundsätzlich präferiert. Denn die außeralltäglichen Wirkungen dieser Pharmaka richten sich ganz allgemein auf die Beeinflussung der Götter.[160] Den Zauberinnen der griechischen Sagenwelt wird nicht nur Heilkraft zugerechnet, sondern auch Verwandlungskunst, das

155 Derrida, 1972, La pharmacie de Platon, S. 190. Dass zauberhafte Flüssigkeiten nicht zwangsläufig getrunken werden müssen, zeigt sich auch in der antiken Sagenwelt: So kam Herakles durch ein mit einem Pharmakon getränktes Gewand zu Tode und auch Medea verwendete diese „Darreichungsform". Im Unterschied zur rein äußerlichen Applikation lassen sich diese Gewänder jedoch nicht entfernen, vgl. Schwab, 1954, Die schönsten Sagen des klassischen Altertums, S. 123f (Herakles), 138 (Medea).

156 Schmitz, 1998, Geschichte der Pharmazie 1, S. 101f.

157 Schmitz, 1998, Geschichte der Pharmazie 1, S. 84.

158 Schmitz, 1998, Geschichte der Pharmazie 1, S. 14.

159 Daneben kann auch der Ort des Tempels oder die magisch-religiöse Zeremonie für die Erwartung einer außeralltäglichen Wirkung des Pharmakons bedeutsam sein, vgl. Berendes, 1898, Geschichte der Pharmazie, S. 17, 58.

160 Mez-Mangold, 1972, Aus der Geschichte des Medikaments, S. 7.

Bewirken außergewöhnlicher Kräfte oder Fähigkeiten und das Töten ihrer Gegner. Dasselbe gilt für die germanischen Kultpriesterinnen.[161] Und „Heilung" heißt hier: die Götter zu beeinflussen, denn was später als Krankheit beobachtet wird, ist im theurgischen Krankheitsverständnis der Vorantike eine Strafe der Götter.[162]

Die Charakterisierung des Pharmakons im Übergang zur Antike bei Platon lässt erkennen, wie ambivalent die Präferenz für außeralltägliche Wirkungen sind:[163] Das Pharmakon sei nämlich essenziell unheilvoll,[164] weil es erstens keinen eigenen Charakter hat,[165] also nicht auf bestimmte Wirkungen festlegbar ist,[166] und weil es zweitens durch seine außeralltäglichen Wirkungen die Ordnung der Erscheinungen, den Kosmos, ins Kosmetische transzendiert.[167] Das Pharmakon, so schlussfolgert Derrida, fungiert als eine Art Joker, als disponibles Signifikat,[168] und kann damit weder eindeutig präferiert noch eindeutig abgelehnt werden. Beide Generalisierungsschwierigkeiten – die Anforderungen der Trivialisierung und der Risikoinvisibilisierung – kommen somit voll zum Tragen.

Pharmakon-Kommunikation kommt deshalb zwar in Gang, verbleibt aber auf einem sehr geringen Generalisierungsniveau. Extremsituationen bieten immer wieder Anlass für Pharmakon-Kommunikation. Das Erfolgsmedium der außeralltäglichen Wirksamkeit ist jedoch alleine nicht in der Lage, Pharmakon-Kommunikation über diese vereinzelten Extremsituationen hinaus zu generalisieren. Entsprechende Kommunikationen sind zu selten, um wirklich miteinander verkettet zu werden. Selbst wenn einzelne Personen sich als Strukturen von Pharmakon-Kommunikation etablieren, so bleiben sie auf ihren regionalen und sozialen Wirkungskreis begrenzt. Solange außeralltägliche Wirkungen nicht insgesamt oder teilweise trivialisiert sind, können solche rudimentären Strukturen nicht verstärkt werden.[169] Damit ist Pharmakon-Kommunikation bereits so

161 Schmitz, 1998, Geschichte der Pharmazie 1, S. 84.

162 Schneider, 1962, Probleme der Periodisierung in der Pharmaziegeschichte, S. 79; Schmitz, 1998, Geschichte der Pharmazie 1, S. 95f.

163 Derrida geht es dabei um das Pharmakon als Metapher der Schrift bei Planung und eine Interpretation der Bedeutung der Schrift im Platonismus, vgl. Derrida, 1972, La pharmacie de Platon.

164 Als ausführliche philologische Auseinandersetzung dazu vgl. Derrida, 1972, La pharmacie de Platon, S. 123.

165 Derrida, 1972, La pharmacie de Platon, S. 156.

166 Derrida, 1972, La pharmacie de Platon, S. 121.

167 Derrida, 1972, La pharmacie de Platon, S. 177.

168 Derrida, 1972, La pharmacie de Platon, S. 115.

169 Für eine eigenständige Strukturbildung kommt es nicht nur zu selten vor, dass man mit einem außeralltäglich wirksamen Mittel für den Kampf mit gigantischen Erdmenschen präpariert werden müsste, um ein goldenes Vlies zu stehlen – eine entsprechende Struktur ist auch deshalb nicht generalisierbar, weil diese außeralltäglichen Wirkungen keineswegs im Interesse des Staates (in diesem Falle von König Aietes) liegen und eine ent-

stark auf Extremsituationen begrenzt, dass das Risiko der Nicht- oder Anderswirksamkeit lediglich verstärkend hinzu kommt und eine ohnehin seltene Kommunikation noch seltener macht.

Zu einer systematischen Komplexitätssteigerung von Pharmakon-Kommunikation kommt es nur, wo die Nutzbarkeit entsprechender Strukturen sozial aufs Engste begrenzt ist. Dies ist vor allem in Ägypten der Fall: Pharmazeutische Kenntnisse waren auf die Priesterkaste und damit zugleich hinsichtlich ihrer Verwendung auf die oberste Herrscherschicht begrenzt. Während die medizinische Anwendung evident-alltäglicher Mittel vergleichsweise allgemein zugänglich war, so wird das Wissen um die außeralltäglich wirksamen, obskuren Mittel, die eigentlichen Pharmaka, streng begrenzt.[170] Das Problem der Ambivalenz der Präferenzen wird damit in der Sozialdimension gelöst. Voraussetzung dafür ist jedoch, dass Pharmakon-Kommunikation tatsächlich dem engsten Kreis der dem Herrscher direkt verbundenen Priester vorbehalten bleibt. Entsprechende Mühe wurde darauf verwendet, Pharmakon-Kommunikation geheim zu halten, sogar durch Decknamen für die verwendeten Mittel.[171] Indem der Gebrauch der außeralltäglichen Wirkungen der Pharmaka derart begrenzt ist, stützen sie die bestehende Gesellschaftsordnung eher, als dass sie sie gefährden: Der gott-gleiche Herrscher, der sich im Verhältnis zum Volk in einer ohnehin außeralltäglichen Position befindet, hatte auch Zugang zu als außeralltäglich wirksamen erwarteten Mitteln. Unter diesen Bedingungen einer „stratifizierten Trivialisierung“ also einer Trivialisierung außeralltäglicher Wirkungen für den Herrscher – kann sich im alten Ägypten eine erhebliche und zugleich medizinunabhängige Komplexität der semantischen Strukturen von Pharmakon-Kommunikation entwickeln. Wesentliche Weiterentwicklungen gehen auf Ägypten zurück.[172] Die Chemie, die „schwarze Kunst“, deren Anfänge der Ausgangspunkt unserer heutigen Wirkstoff-Pharmazie sind, hat sich im „Land der schwarzen Erde“ entwickelt. Doch

sprechende Struktur also tendenziell unterbunden wird (Medea flieht entsprechend mit Jason).

170 Berendes, 1898, Geschichte der Pharmazie, S. 19ff.

171 Mez-Mangold, 1972, Aus der Geschichte des Medikaments, S. 7, 26. Zur Tradierung medizinischen Wissens vgl. Stollberg, 2001, Medizinsoziologie, S. 22. In Ägypten gab es häusliche Krankenpflege mit eigenen Strukturen und überlieferten Rezepten. Allerdings wurden evidente Mittel medizinisch verwendet. Die Differenz zwischen diesen „Hausmitteln“ und den eigentlichen Pharmaka zeigt sich daran, dass aus den schriftlichen ägyptischen Überlieferungen lediglich diejenigen Arzneipflanzen identifiziert werden konnten, die ohnehin als Nutzpflanzen gebräuchlich sind, während die außeralltäglichen Mittel wie Betäubungsmittel oder Aphrodisiaka sich bis heute der Identifizierung entziehen, vgl. Schmitz, 1998, Geschichte der Pharmazie 1, S. 18f. Zur Verwendung von Geheimnamen vgl. auch Berendes, 1898, Geschichte der Pharmazie, S. 35; Schelenz, 1962, Geschichte der Pharmazie, S. 37.

172 Die Chemie wurde dort entwickelt und betrieben, Berendes, 1898, Geschichte der Pharmazie, S. 52ff.

die geringe soziale Generalisierung von Pharmakon-Kommunikation behindert deren Evolution: Die semantischen Strukturen von Pharmakon-Kommunikation waren so stark sozial begrenzt und so gut geheim gehalten, dass sie als Sinnvorrat der Gesellschaft nicht mehr zur Verfügung stehen, als die große Epoche des ägyptischen Reichs zu Ende geht. Bis heute sind die pharmazeutisch wesentlichen Passagen der Papyri nicht entschlüsselt.[173]

Diese Einführung in die zauberhaften Ursprünge von Pharmakon-Kommunikation bezweckt für die Argumentation dieser Untersuchung, die Schwierigkeiten einer Weiterentwicklung von Pharmakon-Kommunikation und die Tragweite der evolutionären Errungenschaft zu verdeutlichen, die darin liegt, Pharmaka als Arzneimittel zu unterscheiden. Solange Pharmaka als Zaubermittel im allgemeinen Sinne verstanden werden, also als obskure Mittel mit außeralltäglichen Wirkungen, deren Wirkungsweise vom Verwender selbst genuin nicht beurteilbar ist, bleibt Pharmakon-Kommunikation auf ein Nischendasein reduziert. Nur in Extremsituationen ist die Verführung groß genug, auf diese Kommunikation einzugehen – und nur regional (Zauberinnen) bzw. sozial (Priester) höchst begrenzt können sich solche Strukturen überhaupt stabilisieren. Pharmakon-Kommunikation bleibt damit ein punktuelles Vorkommnis. Eine erfolgreiche Kommunikation kann bestenfalls eine regionale Struktur verstärken – sie kann aber keine allgemeinen Strukturen ausbilden. Pharmakon-Kommunikation bleibt damit auf einem geringen Komplexitätsniveau oder findet als das unzugängliche Geheimwissen von Personen oder Kasten statt.[174]

## 2. *„Medizinische Pharmazie“ – Generalisierung im Schatten der Medizin*

Ihr Nischen-Dasein verlässt Pharmakon-Kommunikation erst mit der Unterscheidung von Pharmaka als Arzneimittel: In der Verwendung als Heilmittel werden außeralltägliche Wirksamkeiten trivialisiert. Damit kann dieser Kommunikationstypus häufig genug vorkommen, um stabile Strukturen auszubilden. Medizin wirkt derart als Katalysator von Pharmakon-Kommunikation und ermöglicht eine Komplexitätssteigerung. Das sich entwickelnde, spezielle Verhältnis zur Medizin hat Auswirkungen auf Semantik und Sozialstrukturen von Pharmakon-Kommunikation: Semantische Richtigkeitskriterien der Zurechnung

173 Schmitz, 1998, Geschichte der Pharmazie 1, S. 18f.

174 Entsprechend dünn sind die Überlieferungen. Lediglich aufgrund von Indizien wird allgemein von einem Vorherrschen pflanzlicher Bestandteile ausgegangen, vgl. Schneider, 1962, Probleme der Periodisierung in der Pharmaziegeschichte, S. 77; Schmitz, 1998, Geschichte der Pharmazie 1, S. 100f; Ridder, 2000, Der wahre Charakter des Apothekers, S. 3.

außeralltäglicher Wirksamkeit müssen mit medizinischen Richtigkeitskriterien kompatibel sein. Sozialstrukturen müssen in der Lage sein, nicht-medizinische Verwendungsweisen außeralltäglicher Dinge zu unterbinden und zugleich die Identität und Qualität der trivialisierten Arzneimittel erwartbar zu machen. Semantik und Sozialstruktur stehen dabei in einem Verhältnis der wechselseitigen Ermöglichung und Beschränkung. Vor diesem Hintergrund kann das Verhältnis von Medizin und Pharmazie sowie die daraus resultierenden Beziehungen zwischen den Struktur-Identitäten der Arzt- und Apothekerrollen neu beurteilt werden.

Es ist keineswegs selbstverständlich, dass für den Zweck der Heilung alle Mittel recht sind. Zwar wurden Geburtshilfe und häusliche Krankenpflege in wohl allen frühen Kulturen praktiziert. Dabei wurden – und werden! – aber durchweg Dinge eingesetzt, die als evident-alltäglich gelten. Die sogenannten „Hausmittel" zeichnen sich gerade dadurch aus, dass Dinge, die man im Haus hat, also als bekannt erwartete Lebens- und Gebrauchsmittel, als Mittel für medizinische Zwecke Verwendung finden. Diesen Hausmitteln mag womöglich eine heilsame oder wohltuende Wirkung zugeschrieben werden, nicht aber eine außeralltägliche. Zudem war diese häusliche Krankenpflege ebenso wie die Geburtshilfe eher eine Aufgabe der Frauen, aus der sich auch vorantike Strukturrollen wie die Zauberinnen herleiten lassen.[175]

Die Rolle des Arztes entwickelt sich wesentlich aus der Versorgung von Wunden. In allen älteren Kulturen sowie dem frühmittelalterlichen Christentum werden innere Krankheiten einschließlich Seuchen aus der Perspektive eines theurgischen Krankheitsverständnisses beurteilt: Sie gelten als Strafen der Götter oder werden von bösen Kräften wie Dämonen verursacht.[176] Was später als Krankheit beobachtet wird, gilt als außeralltäglicher Zustand, der durch Priester oder andere Götter-Kundige mittels Dingen behandelt wird, denen ebenso außeralltägliche Wirkungen zugeschrieben werden. Was als vom Menschen behandelbar gilt, sind durch äußere menschliche Gewalt – also evidente Ursachen – verursachte Wunden. Insbesondere im Zusammenhang mit Kriegen entwickelt sich deshalb die Rolle des Arztes, des „archiatros", der für seine handwerklichen Fähigkeiten in der Wundversorgung schon damals hoch geschätzt war.[177] Dass

175 Berendes, 1898, Geschichte der Pharmazie, S. 19; Schelenz, 1962, Geschichte der Pharmazie, S. 1; Schmitz, 1998, Geschichte der Pharmazie 1, S. 84.

176 Urdang/Kremers, 1940, History of Pharmacy, S. 6ff; Schmitz, 1998, Geschichte der Pharmazie 1, S. 95ff.

177 Schmitz, 1998, Geschichte der Pharmazie 1, S. 96, 101f. Der griechische Begriff für Arzt ist iatros (ἰατρός), wobei der erste Arzt oder „Oberarzt" der archä iatros (αρχη – Anfang) ist. In der höfischen Tradition der Merowinger im Mittelalter entsteht daraus das althochdeutsche „arzat", vgl. Schmitz, 2005, Geschichte der Pharmazie 2, S. 353f.

als obskur-außeralltäglich geltende Dinge für Heilzwecke allgemein anerkannterweise verwendet werden dürfen, ist also alles andere als selbstverständlich.[178] Während Ärzte im Sinne von Wundärzten und häusliche Pflege im Sinne der Verwendung trivial-evidenter Dinge zu lindernden Zwecken allgemein verbreitet und zugänglich sind, bleiben außeralltägliche Wirkungen geheim und werden entweder von einzelnen Zauberinnen oder einer streng reglementierten und kleinen Priesterkaste verwaltet.

Eine Verschiebung kündigt sich jedoch bereits in den von Homer beschriebenen, vorantiken Zeiten, also vor der Etablierung der hippokratischen Medizin an. Denn der Arzt ist zwar auf die äußerliche Behandlung von Wunden beschränkt. Zu dieser äußerlichen Behandlung gehört aber neben der chirurgischen Behandlung und der Reinigung von Wunden auch das Auflegen oder Einstreuen von Pflanzen zur Kühlung, Reinigung oder Betäubung.[179] Diese kunstfertigen Wundverbände werden von Homer als „Pharmakon“ bezeichnet.[180] Der Unterschied zu den Dingen der Priester und Zauberinnen besteht darin, dass den Wundverbänden keine außeralltäglichen, die Götter beeinflussenden,[181] sondern lediglich lindernde Wirkungen zugeschrieben werden. Außerdem sind sie als aufgelegte Dinge nicht flüssig, sie dringen nicht in den Körper ein und können im Zweifel entfernt werden. Damit deutet sich hier bereits die Entwicklung an, die die Evolution von Pharmakon-Kommunikation katalysiert: Pharmaka werden im Zusammenhang mit der Verwendung durch einen Arzt als „menschliche“ Dinge trivialisiert und zugleich wird ihre Wirkungszurechung auf die positiv konnotierten Heilzwecke beschränkt.

Die Trivialisierung außeralltäglicher Wirkungen für Heilzwecke und auch die Beschränkung potenziell vielfältiger Wirksamkeitszurechnungen auf die Verwendung für Heilzwecke kann sich voll entfalten, als das theurgische Krankheitsverständnis durch die Unterscheidung krank/gesund einer rationalen Medi-

178 Erst als der innere Schmerz nicht mehr auf Götter zurückgeführt wird und damit seinen Status als Wert verliert, wird die Verwendung von außeralltäglichen Mitteln zur Beseitigung dieses Schmerzes legitim. Luhmann irrt also, wenn er Krankenbehandlung für eine unproblematische Kommunikation hält, vgl. Luhmann, 2005, Der medizinische Code. In der Darstellung als Krankenbehandlung liegt selbst die kommunikative Leistung, die für diese Wahrscheinlichkeit sorgt.

179 Angenommen wird, dass die Differenzierung parallel mit der Ausbildung einer spezifischen Arztrolle stattfand und in der homerischen Zeit der Übergang zur rationalen Medizin bereits begann, vgl. Urdang/Kremers, 1940, History of Pharmacy, S. 6ff; Schmitz, 1998, Geschichte der Pharmazie 1, S. 95ff, 101f; Schulze, 2002, Die Pharmazeutische Fachliteratur in der Antike, S. 18ff.

180 Schneider, 1962, Probleme der Periodisierung in der Pharmaziegeschichte, S. 77; Schmitz, 1998, Geschichte der Pharmazie 1, S. 100; Ridder, 2000, Der wahre Charakter des Apothekers. "Kraut" und "Medizin" wurden in Mesopotamien durch dasselbe Wort ausgedrückt, vgl. S. 3.

181 Mez-Mangold, 1972, Aus der Geschichte des Medikaments, S. 7.

zin ersetzt wird. Indem Krankheiten als Krankheiten und nicht als Götterstrafen beobachtet werden, sind sie von normalen Menschen behandelbar, und die Arztrolle kann die Kontrolle über die außeralltäglichen Wirksamkeiten von der Priesterrolle übernehmen – soweit sie medizinische Zwecke betreffen. Diese Beschränkung ist konstitutiv für die Medizin. Es entwickelt sich die Medizin als eigenständiger semantischer Unterscheidungsbereich und mit ihr die eigenständige Struktur-Identität der Philosophen-Arzt-Rolle. Im Schatten dieser Medizin entwickelt sich auch Pharmakon-Kommunikation. Dadurch, dass außeralltägliche Wirkungen zu Heilzwecken als trivial erwartet und damit gesellschaftlich legitimiert werden sowie Pharmakon-Kommunikation die Arztrolle mitbenutzt, kommt Pharmakon-Kommunikation häufig genug vor, um sich zu verketten und eine eigenständige Komplexität zu entfalten, die als Sinnstruktur tatsächlich verfügbar ist.

Die gut zweitausend Jahre von der Legitimierung von Pharmakon-Kommunikation im Schatten der hippokratischen Medizin bis zur Umstellung auf die Unterscheidung von Pharmaka als Wirkstoffen kann beobachtet werden als eine stetige Komplexitätssteigerung von Pharmakon-Kommunikation. Innerhalb kurzer Zeit nach der Entwicklung der hippokratischen Medizin vervielfältigt sich die Anzahl der als Arzneimittel trivialisierten außeralltäglich wirksamen Dinge sowohl hinsichtlich der Grundstoffe als auch hinsichtlich der Zubereitungen. Es entwickeln sich pharmazeutische Unterscheidungen und eine pharmazeutische Ordnung des Wissens. Komplexitätssteigerung von Pharmakon-Kommunikation bedeutet dabei jedoch: Komplexitätssteigerung im Hinblick auf medizinische Anwendbarkeit, auf der Grundlage medizinischer Unterscheidungen und unter Verwendung von als medizinisch erwarteten Strukturen. Pharmakon-Kommunikation ist also nicht nur auf die medizinische Verwendbarkeit als außeralltäglich wirksam geltender Dinge angewiesen, sie ist auch durch die Notwendigkeit der Verwendung medizinischer Strukturen begrenzt. Die Mitbenutzung der Arztrolle begrenzt bald die Weiterentwicklung von Pharmakon-Kommunikation.

### a) Semantik: Komplexitätssteigerung des Pharmakons als Arzneimittel

Mit der Etablierung der hippokratischen Medizin im Corpus Hippocraticus[182] setzt sich die Unterscheidung der Pharmaka als Arzneimittel, als „Mittel des

182 Weitgehend zurückgeführt auf den griechischen Arzt Hippokrates von Kos (circa 460-373 v. Chr.), vgl. Schulze, 2002, Die Pharmazeutische Fachliteratur in der Antike, S. 22f.

Arztes“[183] durch. Damit nehmen die Evolution und die Komplexitätssteigerung von Pharmakon-Kommunikation ihren Anfang. Zwar gibt es weiterhin Dinge, denen Obskurität und andere, nicht-medizinische außeralltägliche Wirkungen zugeschrieben werden. Doch von diesen grenzt sich Pharmakon-Kommunikation nun explizit ab: Pharmaka werden als Arzneimittel von Dingen unterschieden, die als Mittel für andere Zwecke dienen sollen. Die Ambivalenz der Präferenzen für außeralltägliche oder alltägliche Wirkungen wird erfolgreich asymmetrisiert: Außeralltägliche medizinische Wirkungen werden trivialisiert und von den „Mitteln des Arztes“ erwartet. Die nicht-trivialisierten Wirkungsmöglichkeiten werden zugleich innerhalb der Unterscheidung ausgeschlossen: Pharmaka unterscheiden sich nunmehr als Arzneimittel von den Mitteln, die der Arzt nicht verwendet, und damit von allen nicht-medizinischen Verwendungsweisen. Dementsprechend wird der alt-griechische Begriff des „Pharmakon“ zunehmend verdrängt durch die Begriffe des „Medikaments“ bzw. des „Arzneimittels“. Das medica-mentum bezeichnet „das vom Medicus Gegebene“, das Arzneimittel dic vom Arzt verabreichten Mittel.[184] Mittel, die nicht vom Arzt gegeben werden, werden parallel dazu mit anderen Worten bezeichnet. Diese Worte sind grundsätzlich negativ konnotiert, indem sie entweder auf Zauberei (Hexerei, böse Mächte) oder auf mangelnde Sachkenntnis (Quacksalberei) und Betrügerei (Scharlatanerie) verweisen. Es entwickelt sich ein normativer, sowohl semantischer als auch sozialstruktureller Apparat der Unterdrückung von Abweichungen, die nur in der Form des Auffälligen, Nicht-Trivialen, nicht Konsensfähigen und moralisch Problematischen erscheinen können.[185]

Diese Trivialisierung außeralltäglicher Wirkungen als Mittel des Arztes, also als außeralltägliche Heilwirkungen, hat eine katalysierende Wirkung für die Entwicklung und Komplexitätssteigerung von Pharmakon-Kommunikation. Diese Komplexitätssteigerung ist jedoch in zweierlei Hinsicht von vornherein begrenzt bzw. gerichtet: Einmal sind alle nicht vom Arzt verwendeten Wirkungsweisen als nicht-trivialisiert ausgeschlossen. Der hippokratische Eid defi-

183 Die Worte „Arzneimittel“ und „Medikament“ selbst entstehen allerdings erst relativ spät, etwa im 7. (Arzneimittel) und 3. (Medikament) Jahrhundert n. Chr., vgl. Schmitz, 1998, Geschichte der Pharmazie 1, S. 352ff.

184 Die mit „modus“ (Maß) verwandte Wurzel „med“ bedeutet „geistig abgemessen, ratgeben, Maß halten“, aber auch „bedacht sein, erinnern, wissen“ und bezieht sich damit auf die Eigenschaften und Tätigkeiten des Arztes, vgl. Schmitz, 1998, Geschichte der Pharmazie 1, S. 352ff.

185 „Formen erfordern ihren Tribut, erfordern Beachtung der strukturellen Beschränkungen dessen, was unter ihrer Ägide kompatibel ist. Als Bedingungen der Stabilität machen sie zugleich destabilisierende Tendenzen sichtbar. Normalerweise entwickelt sich ein normativer Apparat der Unterdrückung von Abweichungen. Sie können nur in der Form des Auffälligen, Nichtnormalen, nicht Konsensfähigen, religiös und moralisch Problematischen erscheinen.“, vgl. Luhmann, 1999, Die Gesellschaft der Gesellschaft, S. 616.

niert diesen Verwendungskreis sehr eng und schließt einige mögliche Verwendungsweisen – wie Mord und Abtreibung – sogar explizit aus.[186] Ausgeschlossen sind implizit Schönheitszauber, Liebeszauber und Ähnliches. Zweitens müssen nun die Richtigkeitskriterien von Pharmakon-Kommunikation mit medizinischer Semantik kompatibel sein. Die Richtigkeitskriterien dafür, ob, warum und in welcher Weise ein Ding als obskur-außeralltäglich wirksam erwartet werden kann, müssen als medizinische Unterscheidungen erscheinen. Die Entwicklung von Pharmakon-Kommunikation ist nicht nur dadurch begrenzt, dass eine außeralltägliche Wirkung (auch) heilsam sein muss, sondern vor allem dadurch, dass Sinnstrukturen, die auf die Erklärung und Behandlung von Krankheiten ausgerichtet sind, für die Unterscheidung außeralltäglicher Wirksamkeiten herangezogen werden.

Die medizinische Theorie, die in dieser historischen Epoche die Richtigkeitskriterien auch von Pharmakon-Kommunikation spezifiziert, ist die sogenannte Säfte-Lehre (auch: Vier-Elemente-Lehre), deren Grundzüge bereits im Corpus Hippocraticus angelegt sind und die später zur Humoralpathologie ausgearbeitet wird.[187] Die Säfte-Lehre geht davon aus, dass Gesundheit in einer gleichgewichtigen Mischung der in Analogie zu den empedokleischen Elementen verstandenen Körpersäfte besteht.[188] Krankheit dagegen manifestiert sich in einer Störung – „Entmischung" – dieses Säftegleichgewichts. Ursachen von Krankheit sind menschlich erfassbare und beeinflussbare Faktoren wie Umwelt, Ernährung, Lebensweise und innerliche Disposition des Menschen.[189] Krankheit kann deshalb durch Veränderung der Lebensweise entgegengewirkt werden – die Diätetik ist deshalb die erste Säule der Medizin. Zur Behandlung von Krankheit kann der Arzt auch ein Mittel verabreichen, dem zugerechnet wird, das Gleichgewicht der Körpersäfte wiederherzustellen.[190] Im Kontext dieses medizinischen Erklärungszusammenhangs werden die zentralen Richtigkeitskriterien für die Plausibilität

186 Roth, 1991, Der Eid des Hippokrates.

187 Die Quellen pharmazeutischer Darstellungen dieser Epoche berufen sich insbesondere auf die verschiedenen medizinischen Zusammenstellungen dieser Zeit, die pharmazeutische Aspekte behandeln. Das Corpus Hippocraticus sowie die Zusammenstellungen der römischen Ärzte Celsus, Dioskurides und Galen gelten dabei als die zentralen Werke, nicht zuletzt wegen ihrer großen Bedeutung für die arabische sowie dann die scholastische Medizin, vgl. Schulze, 2002, Die Pharmazeutische Fachliteratur in der Antike.

188 Die vier Säfte sind Blut, Schleim, gelbe und schwarze Galle; sie sind analog zu den Elementen Luft, Wasser, Feuer und Erde gedacht. Ihnen sind die Eigenschaften der Wärme, Kälte, Feuchtigkeit und Trockenheit zugeordnet, vgl. Urdang/Dieckmann, 1955, Einführung in die Geschichte der deutschen Pharmazie, S. 14; Schmitz, 1998, Geschichte der Pharmazie 1, S. 115, 128; Schulze, 2002, Die Pharmazeutische Fachliteratur in der Antike, S. 21.

189 Eleftheriadis, 1991, Die Struktur der hippokratischen Theorie der Medizin, S. 34ff.

190 Die drei Säulen sind Diätetik, Pharmazie und Chirurgie, vgl. Schulze, 2002, Die Pharmazeutische Fachliteratur in der Antike, S. 13.

von Dingen als Pharmaka spezifiziert: Als Pharmaka gelten Gegenstände, denen zugerechnet wird, in der ärztlichen Verwendung eine solche Re-Equilibrierung bewirken zu können, also zum Beispiel zu erwärmen, um eine Verkühlung zu behandeln.[191] Grundidee dabei ist, dass nicht nur Menschen, sondern alle Gegenstände im Kosmos in einem bestimmten Verhältnis zu den vier Elementen stehen. Die Wirkungsweise der Pharmaka ergibt sich nach der Signaturenlehre aus deren äußerlicher Erscheinung.[192] Diese Grundgedanken der Humoralpathologie und der Signaturenlehre sind für über 2000 Jahre grundlegend für die Zurechnung und Verwendung von Dingen als Pharmaka.

Im Schutz ihrer medizinischen Verwendbarkeit ist Pharmakon-Kommunikation nunmehr „erlaubt" und kann sich verketten. Damit steigt die Komplexität pharmazeutischer Richtigkeitskriterien schnell an. In den Anfängen, für die das Corpus Hippocraticus steht, war diese Komplexität noch vergleichsweise gering und die als Arzneimittel verwendeten Pharmaka waren größtenteils die seit jeher bekannten Dinge der häuslichen Krankenpflege. Die verwendeten Grundsubstanzen waren ganz überwiegend regional vorfindbare Pflanzen, die frisch oder getrocknet verwendet wurden.[193] Auch die Anzahl der Ingredienzien eines Arzneimittels beschränkte sich bis ins 1. Jahrhundert n. Chr. auf eine oder wenige Zutaten (sogenannte simplicia),[194] wobei sich die Art und Anzahl der Darreichungsformen jedoch vermehrt hat.[195] Insgesamt kennt das Corpus Hippocraticus 270 Arzneimittel, die auf ca. 90 Grundsubstanzen zurückgehen.[196] Schon hier

191 Als Wirkungskategorien unterschieden werden Abkühlung, Erwärmung, Zerstreuung, Trocknung, Purgierung (Abführmittel) oder Schmerz-Stillung, vgl. Schmitz, 1998, Geschichte der Pharmazie 1, S. 121.

192 Mez-Mangold, 1972, Aus der Geschichte des Medikaments, S. 113; Ridder, 2000, Der wahre Charakter des Apothekers.

193 Die zumeist als Wanderärzte praktizierenden Mediziner verabreichten Arzneimittel aus den frischen oder getrockneten Pflanzen der Gegend, um vor allem aufgrund der individuellen Konstitution den Selbstheilungsprozess zu unterstützen und dabei „nur zu nützen oder wenigstens nicht zu schaden", vgl. Schmitz, 1998, Geschichte der Pharmazie 1, S. 131f.

194 Nur ein aufwendiger zusammengesetztes Compositum wird auf diese Zeit (1. Jahrhundert n. Chr.) zurückgeführt: das Mithridat, das drei Dutzend Bestandteile hat und durch Gewöhnungseffekt gegen Giftanschläge schützen soll. Allerdings stammt es nicht von einem Arzt, sondern von König Mithridates und erlebt seine Hochzeit als Arzneimittel erst während der Pestzeiten als Wundermittel. Zu simplicia und composita vgl. Mez-Mangold, 1972, Aus der Geschichte des Medikaments; Schmitz, 1998, Geschichte der Pharmazie 1, S. 30; Schulze, 2002, Die Pharmazeutische Fachliteratur in der Antike, S. 24ff, 42.

195 Äußerlich: Salbe, Breipflaster, Streupulver; innerlich: Trank, Leckmittel, Pille; an den Schleimhäuten: Zäpfchen, Gurgelmittel, Inhalation, vgl. Schulze, 2002, Die Pharmazeutische Fachliteratur in der Antike, S. 24ff.

196 Schmitz, 1998, Geschichte der Pharmazie 1, S. 30; Schulze, 2002, Die Pharmazeutische Fachliteratur in der Antike, S. 24ff.

zeigt sich, dass die pharmazeutische Semantik beginnt, eigenständige, also nichtmedizinische Unterscheidungen zu entwickeln, auch wenn diese immer auch medizinisch anschlussfähig sein müssen. So werden bereits im Corpus Hippocraticus verschiedene Darreichungsformen unterschieden. Zu den alten Tränken kommen damit nach und nach andere Einnahmeformen wie Leckmittel oder Salben. Diese Unterscheidungen ergeben sich nicht unmittelbar aus der medizinischen Theorie, sondern aus der Interaktion von therapeutischer Verwendung und den Dingen zugerechneten Eigenschaften. Sie belegen eine Komplexitätssteigerung ebenso, wie sie diese bewirken.

In den folgenden Jahrhunderten setzt sich diese Komplexitätssteigerung sukzessive fort. Immer mehr Dinge werden über eine heilsame Verwendbarkeit als Arzneimittel unterschieden. Schon Ende des 1. Jahrhunderts n. Chr. werden 800 pflanzliche und 100 tierische und mineralische Grundsubstanzen[197] beschrieben – gegenüber dem Corpus Hippocraticus hat also eine Verzehnfachung stattgefunden. Eine Ursache dafür ist, dass neue, also im Wortsinn unbekannte Dinge durch den Reichtum und Handel der römischen Kaiserzeit verfügbar werden.[198] Die Komplexität von Pharmakon-Kommunikation steigt jedoch nicht nur durch das Hinzukommen neuer Grundsubstanzen. Mit der Entwicklung der medizinischen Säftelehre zur Humoralpathologie,[199] indem aufgrund anatomischer und experimenteller Erkenntnisse[200] den Säften jeweils ein Organ[201] und ein Temperament (ein „humor")[202] zugeordnet wird, geht auch eine Erweiterung der Richtigkeitskriterien für die Unterscheidung von Pharmaka einher. Grundstoffe für die Verwendung als Pharmaka werden nun nach der Art[203] und Intensität[204] ihrer Wirkung unterschieden, um sie dann gezielt kombinieren zu können. Mit diesen zusammengesetzten Arzneimitteln, den sogenannten composita, soll auch ein

197 Schulze, 2002, Die Pharmazeutische Fachliteratur in der Antike, S. 71ff.

198 Schulze, 2002, Die Pharmazeutische Fachliteratur in der Antike, S. 82.

199 Die galensche Version der Vier-Säfte-Lehre hatte sich spätestens ab 350 n. Chr. als führende medizinische Lehre etabliert, vgl. Müller, 1993, Humoralmedizin, S. 20.

200 Eleftheriadis, 1991, Die Struktur der hippokratischen Theorie der Medizin, S. 101.

201 Schulze, 2002, Die Pharmazeutische Fachliteratur in der Antike, S. 85.

202 Zugeordnet werden: Schleim (Gehirn) dem Pflegmatiker, gelbe Galle (Leber) dem Choleriker, Blut (Herz) dem Sanguiniker und schwarze Galle (Milz) dem Melancholiker, vgl. Urdang/Dieckmann, 1955, Einführung in die Geschichte der deutschen Pharmazie, S. 17; Schmitz, 1998, Geschichte der Pharmazie 1, S. 128.

203 Primärqualitäten (erwärmend, abkühlend, trocknend oder befeuchtend) oder direkte Wirkung (Abführen, Erbrechen, Entwässern), vgl. Schmitz, 1966, Mörser, Kolben und Phiolen, S. 27.

204 Vier Intensitätsgrade: kaum merklich, mit den Sinnen deutlich wahrnehmbar, leicht bis heftig schädigend, heftig bis zerstörend, vgl. Schmitz, 1998, Geschichte der Pharmazie 1, S. 197.

komplexer gedachtes Säfteungleichgewicht therapiert werden, auch wenn es sich dabei ursprünglich um vergleichsweise einfache composita handelt.[205]

Mit der Unterscheidung zwischen simplicia und composita sowie der Unterscheidung zwischen verschiedenen Wirkungsgraden entstehen damit weitere spezifisch pharmazeutische Unterscheidungen: Sie richten sich auf die Unterscheidung der Pharmaka, nicht auf deren medizinische Verwendung, obwohl diese Unterscheidungen immer auch medizinisch anschlussfähig sind. Damit entwickelt die Komplexitätssteigerung von Pharmakon-Kommunikation eine Eigendynamik. Es beginnt die „Mathematisierung"[206] von Pharmakon-Kommunikation. Durch die Vielzahl neuer Grundsubstanzen und die unendlichen Möglichkeiten, die sich aus deren Zusammensetzung ergeben, wird eine vorher nicht dagewesene Komplexität möglich. Diese Potenziale kommen in der römischen Spätantike jedoch nicht zur Entfaltung. Die Komplexitätsmöglichkeiten, die aus der Eigendynamik von Pharmakon-Kommunikation möglich wären, werden durch den Rückbezug auf die Medizin zurückgeschnitten: Im 2. Jahrhundert n. Chr. heißt es explizit, dass nur solche Rezepte und Substanzen als Arzneimittel unterschieden werden sollen, die sowohl Tradition haben als auch dem kritischen Verstand des anwendenden Arztes standhalten.[207] Wo dieser Rekurs auf Tradition und kritischen ärztlichen Verstand nicht möglich sei, handele es sich um Scharlatanerie. Ein erheblicher Teil der möglichen Komplexität der Pharmaka wird damit aus dem Inneren der Unterscheidung ausgeschlossen.

Erst einige Jahrhunderte später entfaltet sich eine Komplexität, die sich im spätrömischen Kaiserreich zwar angekündigt hatte, aber nicht zum Durchbruch gekommen war. Etwa im 6. Jahrhundert gelangen die medizinische Humoralpathologie und der Sinnvorrat von Pharmakon-Kommunikation wie so viele andere antike Semantiken über Byzanz nach Arabien. Während in Europa diese Kenntnisse mit dem Römischen Reich fast gänzlich verloren gehen, erfährt Pharmakon-Kommunikation in ihrer arabischen Weiterentwicklung eine erhebliche Komplexitätssteigerung.[208] Grundlage dieser Komplexitätssteigerung sind

205 Die Präferenz für einfache composita wird in der Abgrenzung gegenüber dem Wildwuchs der Wundermittel gesehen, vgl. Schulze, 2002, Die Pharmazeutische Fachliteratur in der Antike, S. 86ff.

206 Schulze, 2002, Die Pharmazeutische Fachliteratur in der Antike, S. 84-90.

207 Galen misst Rezepten hohe Bedeutung zu, diese müssten aber flankiert werden vom kritischen logos – pharmakologische Erfolge würden sich erst dann ergeben, wenn beide Faktoren ineinandergriffen; was durch Tradition untermauert ist und auch der kritischen Prüfung des Anwenders standhält, werde gut sein, vgl. Schulze, 2002, Die Pharmazeutische Fachliteratur in der Antike, S. 86.

208 Von der Bezeichnung her bildet das Arabische eher den Begriff Pharmakon als den des Arzneimittels nach. Das arabische Wort Dawa bezeichnet sowohl das medizinische Heilmittel als auch Gift (Siggel, 1958, Das Buch der Gifte des Gabir ibn Hayyan, S. 202.) und

die überlieferten Semantiken der Antike. Es bleibt also bei der Zugrundelegung der medizinischen Theorie für die Unterscheidung von Dingen als außeralltäglich wirksam, und es bleibt im Wesentlichen auch bei der Unterscheidung von Pharmaka als Arzneimitteln. Auch die enge Verbindung von Medizin und aristotelischer Philosophie wurde in der arabischen Weiterführung betont.[209] Anders als in der antiken Vorlage entfaltet sich nun jedoch die Komplexität von Pharmakon-Kommunikation, die mit der Einführung der primär pharmazeutischen Richtigkeitskriterien des Wirkungsgrades, der Unterscheidung zwischen simplicia und composita und der Darreichungsformen möglich (aber nicht notwendig) wurde.

Die Unterscheidung von Wirkungsgraden und die Entwicklung von composita wird aufgegriffen und vorangetrieben. Ausgehend von dem Gedanken, dass die Kräfte des Arzneimittels mit den Kräften der Krankheit in einem berechenbaren Verhältnis stehen,[210] wird die Unterteilung der Wirkungsgrade von vier auf zwölf erweitert. Aufgrund dessen werden nach und nach so aufwendige composita entwickelt, dass schließlich die Verwendung komplizierter Tabellen notwendig wird, um die Wirkung eines Arzneimittels zu errechnen.[211] Aber nicht nur die Komplexitätsmöglichkeiten durch Zusammensetzung von Pharmaka werden nun genutzt. Wie im spätrömischen Kaiserreich kamen durch Reichtum und rege Handelsbeziehungen zahlreiche neue Dinge in die arabischen Städte.[212] Anders als in der römischen Antike wird die Zurechnung als Pharmakon nun aber nicht durch das Kriterium der medizinischen Tradition beschränkt, sondern systematisch aus der Scharlatanerie in den Unterscheidungsbereich der Arzneimittel aufgenommen. Zu den Hochzeiten sollen etwa 3000 verschiedene Grundstoffe als Pharmaka verfügbar gewesen sein.[213] Darüber hinaus werden spezifisch pharmazeutische Unterscheidungen wie Darreichungsformen und Zubereitungsmethoden weiterentwickelt. War Honig den Griechen zwar bereits bekannt, so wird doch erst jetzt in Arabien entdeckt, dass Honig neben der Geschmacksverbesserung ebenso wie der Zucker Stoffe haltbar macht. Dies eröffnet wiederum erhebliche Möglichkeiten der Komplexitätssteigerung: Solange Arzneimittel unmittelbar verbraucht werden mussten, beschränkten sich aufwendigere Rezepturen mit vielen Einzelbestandteilen und Arbeitsschritten auf Einzelfälle. Mit

und kommt damit viel näher an die ursprüngliche Bedeutung des Begriffs Pharmakon heran als das medicamentum oder die Arzeney.

209 Müller, 1993, Humoralmedizin, S. 20.

210 Ridder, 2000, Der wahre Charakter des Apothekers, S. 65f.

211 Ridder, 2000, Der wahre Charakter des Apothekers, S. 50ff.

212 Z. B. Kampfer, Moschus, Senna, vgl. Urdang/Dieckmann, 1955, Einführung in die Geschichte der deutschen Pharmazie, S. 20f.

213 Schmitz, 1998, Geschichte der Pharmazie 1, S. 269; Ridder, 2000, Der wahre Charakter des Apothekers, S. 70.

ihrer Haltbarkeit gewinnen composita an Bedeutung und haben nun bis zu hundert Einzelbestandteile.[214] Darüber hinaus entstehen neue Darreichungsformen, wie zum Beispiel kandierte Früchte.[215] Darreichungsformen ergeben sich außerdem dadurch, dass Techniken der Alchemie für die Herstellung von Pharmaka eingesetzt wurden, wobei insbesondere die Destillation weiterentwickelt wurde. Konnten bislang lediglich kalte oder heiße Auszüge von Pflanzen genommen werden, so besteht nunmehr auch die Möglichkeit, Essenzen und Destillate herzustellen.[216]

Insgesamt erfolgt damit ein erheblicher Komplexitätssprung in der Semantik von Pharmakon-Kommunikation. Im Vergleich zur Tradition werden neue Grundstoffe in den Bereich der Arzneimittel aufgenommen, neue Zubereitungsmethoden und Darreichungsformen erweitern die als Arzneimittel verfügbaren Pharmaka und die Komplexität, die mit der Unterscheidung von Wirkungsgraden für die Entwicklung von composita einhergeht, kommt voll zur Entfaltung. Die antike pharmazeutische Semantik erfährt damit eine erhebliche Erweiterung und wird in eine lebendige, logisch durchdachte und systematische Form gebracht.[217]

Die weitere Entwicklung von Pharmakon-Kommunikation geht über das in Arabien erreichte Komplexitätsniveau nicht hinaus, solange Pharmakon-Kommunikation medizinische Unterscheidungen voraussetzt. Die Komplexität der Semantik von Pharmakon-Kommunikation wird nicht weiter vorangetrieben, sondern stattdessen werden die zur Verfügung stehenden Richtigkeitskriterien standardisiert, kodifiziert, vereinfacht und um die eigenen Hausmittel ergänzt.

Die Semantik der Pharmazie gelangt seit etwa 1000 n. Chr. langsam wieder zurück nach Europa. Sie wird aber nicht einfach übernommen, sondern „wiedererfunden",[218] also an die gegebenen Verhältnisse angepasst. Sowohl die Semantik der Medizin als auch im Zuge dessen die pharmazeutische Semantik werden

214 Mez-Mangold, 1972, Aus der Geschichte des Medikaments, S. 49.

215 Zum Beispiel: Conserven (also Mischungen von zerstoßenen Pflanzenteilen mit Zucker), Electurarien (breiige Masse aus Zucker und Pulverdrogen) und das Conditum (in Stücke geschnittene Pflanzenteile in Zucker), außerdem Roob (eingedampfte Pflanzensäfte in Pillenform), Julep (leicht kühlender Sirup), mit Zucker gesüßte Säfte, Latwergen und vergoldete/versilberte Pillen, vgl. Mez-Mangold, 1972, Aus der Geschichte des Medikaments, S. 55; Landesausstellung, 1991, Kunst des Heilens, S. 51.

216 Für Essenzen wie das Rosen- oder Orangenblütenwasser ist der Orient nach wie vor bekannt. Allerdings gelang in der arabischen Zeit die Destillation von Alkohol noch nicht. Obwohl der Begriff aus dem arabischen stammt (er bedeutet „alles sehr Feine" und bezeichnet fein zerriebenen Bleiglanz und Antimonsulfid), erfolgte die Destillation erst durch den spanischen Mystiker und Alchemisten Raimondo Lull (1235-1316), vgl. Mez-Mangold, 1972, Aus der Geschichte des Medikaments, S. 55, 68.

217 Schmitz, 1998, Geschichte der Pharmazie 1, S. 281.

218 Der Begriff der „Wiedererfindung" bringt zum Ausdruck, dass eine Struktur andere Formen annimmt, wenn sie in einen anderen kulturellen Kontext gebracht wird, vgl. Clifford, 1988, The Predicament of Culture; Bayart, 1994, La réinvention du capitalisme.

im Sinne der mittelalterlichen Scholastik einer Korpusbildung unterzogen,[219] die zwischen 1175 und 1250 abgeschlossen ist.[220] Die Medizinschule von Salerno, in der die arabischen und damit verbunden auch antiken Texte übersetzt werden, dient dabei als Schleuse und Filter. Die hier vorgenommene Korpusbildung systematisiert die überlieferte pharmazeutische Semantik, ausgehend insbesondere von Galen und Avicenna, mit Hilfe von vier Ordnungsinstrumenten: Im Mittelpunkt steht dabei das Instrument der Rezeptsammlung. Erstmals gewinnt mit dem „Antidotarium Nicolai"[221] (1160-1200) eine Zusammenstellung von Rezepten offiziellen, also politisch-rechtlich explizit legitimierten und damit trivialisierenden Charakter. Es enthält nur 120 Rezepte, die vor allem durch Zucker und Honig haltbar gemachte Präparate beschreiben, und bleibt grundlegend für alle weiteren Dispensatorien bis in die Neuzeit.[222] Ein zweites Ordnungsinstrument, das ebenfalls offiziellen Charakter hat, ist ein allgemein verbindliches Gewichtssystem.[223] Das dritte offizielle Element des salartinischen Corpus ist der „Tractatus quid-pro-quo". Er gibt prägnante Anweisungen zur Substitution von fehlenden Bestandteilen, falls das Original gerade nicht verfügbar ist.[224] Etwas später, im 13. oder 14. Jahrhundert entsteht schließlich als ein viertes Hilfsmittel die sogenannte „Alphita". Dabei handelt es sich um eine Drogenliste bzw. ein medi-

219 Wissen – und im Schlepptau der Septem Artes Liberales auch das medizinische Wissen – wurde in dieser Epoche in der Tradition der Klosterschulen an den Universitäten weitergegeben. Die Bezeichnung Scholastik entstand mit Bezug auf diese „Schulen". Das Anliegen der Scholastik war es, das Wissen der Antike mit den Religionsgrundlagen zu einem dogmatischen System zu verbinden. Die Lehren durften deshalb zwar kommentiert, ausgelegt und interpretiert, nicht aber widerlegt oder ernsthaft infrage gestellt werden. Dies ging so weit, dass einige Errungenschaften, wie zum Beispiel die Destillation, zwar praktisch angewendet, aber wissenschaftlich nicht reflektiert wurden, vgl.Urdang/Dieckmann, 1955, Einführung in die Geschichte der deutschen Pharmazie, S. 30f; Mez-Mangold, 1972, Aus der Geschichte des Medikaments, S. 66, 85. Im 16. Jahrhundert wird diese Epoche rückblickend als „Arabismus" kritisiert, vgl. Müller, 1993, Humoralmedizin, S. 22.

220 Gaude, 1981, Die alte Apotheke, S. 143; Schmitz, 1998, Geschichte der Pharmazie 1, S. 281-287.

221 Andere Bezeichnungen für die offizielle Rezeptsammlung: Dispensatorium, Pharmakopöe, Arzneibuch, Antidotarium

222 Peters, 1910, Aus pharmazeutischer Vorzeit, S. 191.

223 Weil sich dieses Gewichtssystem am „granum", am Weizenkorn als kleinster Einheit orientiert, ist es nun möglich, die aufwendigen arabischen composita auch in kleineren Mengen herzustellen – also auch „nur" ein bis zwei Pfund, vgl. Schmitz, 1998, Geschichte der Pharmazie 1, S. 372; Ridder, 2000, Der wahre Charakter des Apothekers, S. 105.

224 Die Frage der Substitution ist von Galen (Schmitz, 1966, Mörser, Kolben und Phiolen, S. 27.) bis zum aut idem der Gesundheitsreform von 2003/2004 immer wieder ein Streitpunkt in der Pharmakon-Kommunikation.

zinisch-botanisches Glossar, das vor allem das Antidotarium Nicolai auswertet.[225]

Die Komplexität der pharmazeutischen Semantik wird so mit der Unterscheidung offiziell/inoffiziell reduziert, die auf Rezepte, Gewichtsmaße, Substitutionen und Begrifflichkeiten angewandt wird. Innerhalb der als Arzneimittel bereits unterschiedenen Pharmaka ist damit eine weitere Unterscheidung eingeführt, die selbst weder medizinisch, noch pharmazeutisch begründet ist. Die bereits erreichte Komplexität der Semantik von Pharmakon-Kommunikation bleibt damit zwar erhalten, wird aber gewissermaßen eingefroren: In den folgenden Jahrhunderten bleiben, wie im Antidotarium Nicolai angelegt, die mit Zucker haltbar gemachten Arzneimittel von zentraler Bedeutung.[226] Es kommt aber nicht zu einer Weiterentwicklung spezifisch pharmazeutischer Unterscheidungen wie die der Darreichungsformen, Zubereitungsmöglichkeiten oder der Theorie der composita. Lediglich auf der Ebene der als Arzneimittel verwendbaren Grundstoffe gibt es einige Neuerungen durch die neuen Dinge, die mit den Kreuzzügen[227] und später auch aus Amerika, Afrika und Asien nach Europa kommen.[228] Darüber hinaus werden die heimischen Hausmittel in die pharmazeutische Semantik aufgenommen, die bereits im Rahmen der Klostermedizin zusammengestellt worden waren. Weil die Grundstoffe der antiken materia medica wegen der schwierigen Transportverhältnisse so gut wie nicht erhältlich waren, hatten die Klöster im Frühmittelalter Kräutergärten angelegt, in denen neben den von Mönchen importierten mediterranen Pflanzen vor allem auch heimische Kräuter angebaut wurden.[229] Mit der Entstehung der Universitäten verschwanden dann zwar die Klosterschulen als Struktur, ihre semantische Errungenschaft der Kräu-

225 Benannt nach dem Anfangswort: gr. Alphiton – Gerste, medizinische Grütze, vgl. Mez-Mangold, 1972, Aus der Geschichte des Medikaments, S. 82; Schmitz, 1998, Geschichte der Pharmazie 1, S. 394.

226 Aus Apothekerordnungen und Arzneitaxen des 15. Jahrhunderts kann auf den Arzneischatz rückgeschlossen werden. Die vier Hauptstücke um 1500 waren Honig, Zucker, Öl und Wachs, vgl. Gaude, 1981, Die alte Apotheke, S. 143. Für mit Zucker oder Honig hergestellte Arzneimittel wurden verschiedene Preise verlangt, vgl. Adlung, 1931, Vergleichende Zusammenstellung der ältesten deutschen Apothekerordnungen, S. 30.

227 Luxuswaren (Palmwein, Wachs, Salben, Öle, Balsame, Harze, Gummi und Rächermittel); Aromata und Drogen (Weihrauch, Myrrhe, Aloe, Rhabarber, Kampfer, Kalmus, Safran etc.) als Bestandteile für Kosmetika, Heilmittel und Textilfarben, vgl. Mez-Mangold, 1972, Aus der Geschichte des Medikaments, S. 66; Gaude, 1981, Die alte Apo-theke, S. 116f; Landesausstellung, 1991, Kunst des Heilens, S. 511.

228 Aus Amerika: Guajak-Holz, Tabak, Sarsaparillwurzel, Chinarinde; aus Afrika und Asien: Aloe und Kampfer, vgl. Adlung/Urdang, 1935, Grundriss der Geschichte der deutschen Pharmazie, S. 44.

229 Landesausstellung, 1991, Kunst des Heilens, S. 578; Schmitz, 1998, Geschichte der Pharmazie 1, S. 218ff, 298; Niederer, 2005, Der St. Galler Botanicus, S. 9-38.

terbücher blieb jedoch erhalten, wie in Verbindung damit auch die des Kräutergartens.[230]

Die mittelalterliche Korpusbildung von Pharmakon-Kommunikation bestätigt die Unterscheidung von Pharmaka als Arzneimitteln: Trivialisiert und im entsprechenden Korpus nun auch politisch und rechtlich bestätigt sind die zu Heilzwecken verwendeten Dinge, denen außeralltägliche Wirksamkeit zugerechnet wird. Der Bezug auf die Medizin zeigt sich etwa an der Entstehung des Wortes „Heilmittel" in dieser Zeit, das Mittel zum körperlichen, seelischen oder geistigen Heil-Sein bezeichnet.[231] Mit der Unterscheidung offiziell/inoffiziell geht einher, dass nun vergleichsweise einfach einzelne Pharmaka aus dem Kern der offiziellen Arzneimittel ausgeschlossen werden können: Etwa seit dem 13. Jahrhundert verschwinden die seit der Antike gebräuchlichen psychotropen Pflanzen aus den offiziellen Arzneibüchern und zugleich aus der pharmazeutischen und medizinischen Semantik. Sie wechseln damit auf die nicht-trivialisierte Seite des Arzneimittel-Pharmakons und gelten nun als Hexenmittel, also als außeralltäglich wirksame, aber nicht vom Arzt verwendete (bzw. zu verwendende) Dinge. Diese Unterscheidung innerhalb der pharmazeutischen Semantik ist selbst nicht medizinisch, hat aber erhebliche Auswirkungen auf die Entwicklung der Medizin: Damit fallen außer Opium alle traditionell wirksamen Schmerzmittel weg. Die Chirurgie erlangt ihr heutiges Prestige erst, als im 19. Jahrhundert diese Beschränkung entfällt und wieder wirksamere Betäubungsmittel zur Verfügung stehen.[232] Insgesamt führt die mittelalterliche Korpusbildung mit ihrer Unterscheidung offiziell/inoffiziell dazu, dass die bestehende, bereits trivialisierte Unterscheidung von Pharmaka als Arzneimittel ebenso bestätigt, legalisiert und standardisiert wird wie die in Arabien ausdifferenzierten, pharmaziespezifischen Unterscheidungen. Dies impliziert zugleich das Ende einer eigenständigen Komplexitätsentwicklung pharmazeutischer Semantik und darüber hinaus die Möglichkeit einer nicht-medizinisch begründeten Beschränkung dieser Komplexität.

230 Gaude, 1981, Die alte Apotheke, S. 12ff; Schmitz, 1998, Geschichte der Pharmazie 1,, S. 218ff; Niederer, 2005, Der St. Galler Botanicus, S. 19ff.

231 Semantisch geht Heil auf das arabische „salam", beziehungsweise das hebräische „Schalom" zurück, womit das Unversehrte, Ganze und Heile, also Gesundheit und Frieden bezeichnet wird; das germanische Wort für „Frieden" bedeutet „Heil", vgl. Schmitz, 2005, Geschichte der Pharmazie 2,, S. 354.

232 Vor allem Hanf, Stechapfel, Alraune, Bilsenkraut und Tollkirsche. Sie wurden in der Antike als Betäubungsmittel insbesondere bei chirurgischen Eingriffen eingesetzt. Erst im 19. Jahrhundert erlangt die Chirurgie nach Erfindung wirksamer Narkotika wieder den Status ärztlicher Kunst, vgl. Peters, 1910, Aus pharmazeutischer Vorzeit, S. 239ff; Wittlin, 1999, Mandragora, S. 1, 47; Frankhauser, 2002, Haschisch als Medikament, S. 42; Tschupp, 2004, Johanniskraut, S. 3.

b) Sozialstrukturen: Ärzte, Apotheker und die Kodifizierung von Strukturen

Die Entwicklung semantischer Strukturen, die so weit geht, dass diese Semantiken als Sinnvorrat der Gesellschaft nicht nur zur Verfügung stehen, sondern sich zugleich eine Eigenkomplexität entwickelt, setzt die Benutzung dieser Strukturen voraus. Damit stellt sich die Frage nach den Sozialstrukturen von Pharmakon-Kommunikation: Innerhalb welcher Erwartungsstrukturen ist die Anschlussfähigkeit von Pharmakon-Kommunikation erwartbar. Nicht betrachtet wird diejenige Pharmakon-Kommunikation, die nur einmalig oder nur in Extremsituationen stattfindet. Solche punktuellen Sonderstrukturen außerhalb der gesellschaftlich trivialisierten Pharmakon-Kommunikation begleiten als Para-Pharmazie die gesamte Evolution von Pharmakon-Kommunikation.[233] Sie bleiben aber ohne Einfluss auf die bewahrte pharmazeutische Semantik und deshalb folgenlos für die gesellschaftliche Evolution dieses Sinnzusammenhangs. Der Fokus liegt stattdessen auf den für die Bewahrung und Komplexitätssteigerung von Pharmakon-Kommunikation relevanten Sozialstrukturen und deren Stabilisierungsmechanismen.

Als Struktur-Identität der Pharmakon-Kommunikation ist in der Phase der medizinischen Pharmazie die Rolle des Philosophen-Arztes zentral. Die Medizin entsteht mit der Ablösung des theurgischen durch das medizinische Krankheitsverständnis im Sinne von Vier-Elemente- und Signaturenlehre. Unübliche Körperzustände werden jetzt als Krankheit von Gesundheit unterschieden, statt als Strafe der Götter oder Einfluss von Dämonen. Es entwickelt sich die Sondersemantik der Krankenbehandlung entlang der Unterscheidung krank/gesund im umfassenden Sinne.[234] Die bislang nur lose oder nicht verbundenen Bereiche der häuslichen Krankenpflege, der Wundbehandlung und der magischen Behandlung fallen zusammen und werden aus demselben semantischen Deutungsmuster heraus konstruiert. Diese drei Bereiche spiegeln sich wider als die drei Säulen der Medizin, die bereits im Corpus Hippocraticus beschrieben werden: Die Diätetik (Ratschläge zur Lebensweise), die Verwendung von Pharmaka und die

233 Schmitz, 1998, Geschichte der Pharmazie 1, S. v.a. 460ff; Meyer/Müller-Jahncke, 1999, Apotheke und die Arzneiversorgung in Notzeiten; Bernschneider-Reif, 2001, Laboranten, Destillatores, Balsamträger; Landgraf, 2004, Heilen außerhalb der Medizinal-Ordnung.

234 Insofern geht Luhmann zu stark von der modernen Situation eines bereits ausdifferenzierten Systems der Krankenbehandlung aus, wenn er annimmt, medizinische Kommunikation sei bereits wahrscheinlich oder der Erfolg der Medizin liege außerhalb der Kommunikation, vgl. Luhmann, 1999, Die Gesellschaft der Gesellschaft, S. 407; Luhmann, 2005, Der medizinische Code. In dem Moment, in dem Krankheiten als Krankheiten von Gesundheit unterschieden werden, ist natürlich richtig, dass Gesundheit der präferierte Wert der Codierung ist. Krankheiten aber überhaupt als Krankheiten zu unterscheiden und nicht als Strafe der Götter oder Einfluss von Dämonen, ist bereits eine voraussetzungsvolle kommunikative Leistung.

Chirurgie sind zusammengeführt in den drei Möglichkeiten des Arztes zur Heilung von Krankheiten.[235] Etwa um 400 v. Chr. ist diese Semantik der Krankenbehandlung so etabliert, dass sie als hippokratische Medizin schriftlich festgehalten wird.

Korrespondierend mit der Zuständigkeitserweiterung der Medizin entsteht aus dem homerischen Wundarzt[236] nun der „Philosophen-Arzt" als soziale Strukturrolle. Zwar ist in dieser Anfangszeit die konkrete Person des Arztes noch von großer Bedeutung.[237] Dennoch ist die Arztrolle als spezifische Struktur-Identität, also als spezifisches Bündel von Erwartungen bereits ausdifferenziert. Die Arztrolle zeichnet sich vor allem durch zwei Erwartungen aus: erstens, dass der Arzt in der Lage ist, Krankheiten im umfassenden Sinne durch seine Kenntnis der medizinisch-philosophischen Zusammenhänge von Mensch und Kosmos zu erkennen und zu behandeln, also zu diagnostizieren und zu therapieren; und zweitens, dass der Arzt diese besonderen Kenntnisse nur zu diesem Zweck verwendet und in keiner Form missbraucht. Beide Erwartungen werden durch umfängliche Mechanismen stabilisiert, also gegen Enttäuschung der Erwartungen abgesichert. Zu diesen Stabilisierungsmechanismen gehört vor allem, dass der medizinische Sinnvorrat zwar nicht als göttliches Geheimwissen, wohl aber als nicht unmittelbar zugängliches und nur durch lange Ausbildung bei einem Arzt zu erwerbendes Wissen erwartet wird. Die durch die Notwendigkeit persönlicher Beziehung beschränkte Ausbildung erlaubt, die Ausübung der Rolle an den hippokratischen Eid zu binden und dessen Einhaltung zu kontrollieren. Dieser Eid lässt sich lesen als das eingeschlossene Ausgeschlossene der Medizin: Es wird systematisch alles aufgezählt, wovor man Angst haben könnte, wenn einer fremden Person Zugang zum eigenen Körper im eigenen Haus gewährt wird, von der Vergewaltigung über den Mord und die Abtreibung bis hin zum Diebstahl –, und mit der Aufzählung ist all dies ausgeschlossen als etwas, das der Arzt schwört, nicht zu tun.[238]

235 Ridder, 1990, Im Spiegel der Arznei, S. 18; Roth, 1991, Der Eid des Hippokrates, S. 234: "Schneiden" sei den Männern zu überlassen, die "dieses Handwerk ausüben"; Schulze, 2002, Die Pharmazeutische Fachliteratur in der Antike, S. 13, 22.

236 Schmitz, 1998, Geschichte der Pharmazie 1, S. 96, 101f.

237 Die Rolle des Arztes ist keineswegs so eindeutig erkennbar differenziert, wie dies in späteren Zeiten der Fall sein sollte. Vielmehr muss sich ein Arzt das Vertrauen seines Publikums immer wieder neu erkämpfen und damit zugleich auch seine Rolle von der des Quacksalbers, aber auch von der häuslichen Wundheilung abgrenzen, vgl. Schmitz, 1998, Geschichte der Pharmazie 1, S. 162f; Ridder, 2000, Der wahre Charakter des Apothekers, S. 34.

238 „Ärztliche Verordnungen werde ich treffen zum Nutzen der Kranken nach meiner Fähigkeit und meinem Urteil, hüten aber werde ich mich davor, sie zum Schaden und in unrechter Weise anzuwenden. Auch werde ich niemandem ein tödliches Mittel geben, auch nicht, wenn ich darum gebeten werde, und werde auch niemanden dabei beraten. Auch

Offensichtlich reichen diese Mechanismen aus, um den Arzt als Rollenstruktur mit den genannten beiden spezifischen Erwartungen erwartbar zu machen. Indem mit der Ausdifferenzierung dieser Erwartungsstruktur entsprechende Kommunikationen häufiger vorkommen, verstärkt dies wiederum die Ausdifferenzierung der Semantik krank/gesund und damit den Wandel von einem theurgischen zu einem medizinischen Krankheitsverständnis. Die Arztrolle vereint nun nicht nur die Aufgaben und Kenntnisse der häuslichen Krankenpflege und der Wundheilung, sondern übernimmt zudem von der Priesterrolle die Behandlung außeralltäglicher Zustände mit außeralltäglichen Mitteln, insofern sich diese Zustände als Krankheitszustände unterscheiden lassen. Die Arzt-Rolle ist also keineswegs eine „rationale" Fortentwicklung der Priesterrolle. Sicherlich können die ausdifferenzierten Priesterrollen etwa im alten Ägypten auch daraufhin beobachtet werden, dass sie Zustände behandeln, die aus heutiger Sicht als Krankheiten zu beschreiben sind. Die Priesterrolle kann aber nicht auf das Bewirken von Gesundheit reduziert werden. Während die Priesterkaste ihre besondere, transzendente Stellung gerade daraus bezieht, ganz unterschiedliche Veränderungen durch Einfluss auf die Götter bewirken zu können, ist die Arztrolle von Anfang an auf die trivialisierte Heilung von Krankheiten reduziert. Kraftsteigerung, Verschönerung, Verjüngung, Mord oder Abtreibung sind nicht Teil medizinischer Semantik und aus den an Ärzte zu richtenden Erwartungen explizit ausgeschlossen.

In dieser Phase fungiert die Arztrolle als Doppelstruktur: Einerseits kondensiert sich in ihr die Erwartung heilsamer Diagnose und Therapie von Krankheiten als medizinische Kommunikation; zugleich aber ist in ihr die Erwartung erwartbar, dass *zu diesem Zweck* außeralltägliche Mittel richtig verwendet werden. Die Erwartung, der Arzt habe Kenntnisse von den medizinisch-philosophischen Zusammenhängen, lässt mithin erwarten, er werde auch die Identität und Qualität der Pharmaka richtig beurteilen. Auf diese Weise ist das Risiko der Nicht- oder Anderswirksamkeit in dieser Struktur bearbeitet. Die weitere Erwartung, der Arzt werde seine Kenntnisse nicht missbrauchen, lässt ebenso erwarten, dass Pharmaka ausschließlich zu medizinischen Zwecken Verwendung finden. Auf diese Weise ist das Problem der ambivalenten Präferenzen ebenfalls bearbeitet. Zugleich impliziert dies jedoch, dass nur medizinische Wirkungen von dieser Struktur erwartet werden können – für alle anderen außeralltäglichen Verwendungsweisen bleiben die Zauberinnen, Quacksalber und fahrenden Händler zu-

werde ich keiner Frau ein Abtreibungsmittel geben (...). In alle Häuser, in die ich komme, werde ich zum Nutzen der Kranken hineingehen, frei von jedem bewussten Unrecht und jeder Übeltat, besonders von jedem geschlechtlichen Missbrauch an Frauen und Männern, Freien und Sklaven. Was ich bei der Behandlung oder auch außerhalb meiner Praxis im Umgang mit Menschen sehe und höre, was man nicht weiterreden darf, werde ich verschwiegen als Geheimnis bewahren.", vgl. Roth, 1991, Der Eid des Hippokrates.

ständig,[239] die nunmehr als para-medizinische bzw. para-pharmazeutische Strukturen von der Medizin und der Arztrolle explizit unterschieden und negativ konnotiert werden.[240]

Für Pharmakon-Kommunikation bedeutet das: Pharmaka werden definiert über die Verwendung durch den Arzt. Nach der medizinisch-philosophischen Semantik bedarf es einer umfassenden Einsicht in das Verhältnis von Kosmos und Mensch, um die möglichen Wirkungen der Gegenstände zu erkennen und sie mit heilsamer Wirkung anzuwenden. Das therapeutisch richtige Mittel anzuwenden, wird von der Arztrolle erwartet. Als Arzneimittel werden deshalb die vom Arzt für den ganz individuellen Fall bestimmten Zubereitungen von Ausgangsstoffen zugerechnet.[241] Die Arztrolle differenziert die Arzneimittel als positiv und sicher von den außerhalb ihrer Strukturen verwendeten, außeralltäglich wirksamen unbekannten Mitteln.

Diese Erwartbarkeit von Pharmaka als heilsam und risikolos, wenn sie vom Arzt verwendet werden, ermöglicht eine Komplexitätssteigerung der medizinischen Pharmaka, die schon sehr bald von der Arztrolle allein nicht mehr bewältigt werden kann. Von Anfang an wird der Arzneimittelbestand auch schriftlich überliefert: Schon das Corpus Hippocraticus unterscheidet Arzneimittel und deren Verwendungsweise. Wurden anfänglich primär die bekannten Hausmittel als Pharmaka verwendet, so wächst die Komplexität der in medizinischer Kommunikation anschlussfähigen Mittel kontinuierlich. Mit der Komplexitätssteigerung pharmazeutischer Semantik seit dem 1. Jahrhundert n. Chr.[242] entwickelt sich als eine Art Zusatzstruktur der Buchtypus des pharmazeutischen Nachschlagewerkes. Es handelt sich um Abhandlungen, die sich mit der richtigen Zubereitung pharmazeutischer Rezepturen befassen, statt Arzneimittel lediglich im Zuge medizinischer Abhandlungen zu erwähnen.

Das Besondere dabei ist, dass es sich um eine Auswahl von Rezepten handelt und nicht länger um zufällige Sammlungen bewährter Rezepte. Während bislang lediglich schriftlich festgehalten wurde, was wie ohnehin verwendet wird, fungieren diese Abhandlungen selbst als Unterscheidung: Arzneimittel ist nicht mehr alles, was der Arzt verwendet, sondern alles, was der Arzt im Sinne der (somit schriftlich festgehaltenen) Tradition und des kritischen ärztlichen Vers-

239 Zur Beschaffung nicht-lokaler Grundstoffe greifen Ärzte zwar auf Arzneimittel-Grundstoffhändler zurück, vgl. Ridder, 2000, Der wahre Charakter des Apothekers. Erst in der Verwendung durch den Arzt wird aus diesen obskuren Mitteln jedoch ein als medizinisch-außeralltäglich wirksam erwartbares Arzneimittel.

240 Schmitz, 1998, Geschichte der Pharmazie 1, S. v.a. 460ff; Meyer/Müller-Jahncke, 1999, Apotheke und die Arzneiversorgung in Notzeiten; Bernschneider-Reif, 2001, Laboranten, Destillatores, Balsamträger; Landgraf, 2004, Heilen außerhalb der Medizinal-Ordnung.

241 Schulze, 2002, Die Pharmazeutische Fachliteratur in der Antike, S. 25.

242 Schulze, 2002, Die Pharmazeutische Fachliteratur in der Antike, S. 76.

tandes verwendet. Ärztlich verwendete Mittel, die nicht schriftlich abgehandelt sind, können zwar verwendet werden – bedürfen aber der kritischen ärztlichen Prüfung und sind jedenfalls begründungsbedürftig. Pharmazeutische Abhandlungen machen damit die durch neue Grundstoffe und Variation der Zubereitungen möglich gewordene Komplexität für die Arztrolle handhabbar. Die Vielfalt wird durch die Auswahl dieser Abhandlungen geordnet und bewertet. Vor allem beschränkt diese Zusatzstruktur die potenzielle Komplexität pharmazeutischer Semantik auf das vom Arzt Bewältigbare. Die Abhandlungen von Celsus[243], Dioskurides und Galen, alle drei römische Ärzte des 1./2. Jahrhunderts n. Chr., bestimmen die Erwartungen maßgeblich. Nach dem Titel der Abhandlung des Dioskurides wird der Arzneischatz bis heute auch als „materia medica“ bezeichnet.[244] Was in diesen Abhandlungen nicht vorkommt, ist als risikoloses Heilmittel nicht ohne Weiteres erwartbar. Bis ins 19. Jahrhundert ist die hier verschriftlichte pharmazeutische Semantik die Grundlage des Erwartungsstandards.

Pharmazeutische Abhandlungen sind eine medizinische Ergänzungsstruktur: Sie sind nach therapeutischen Kriterien zusammengestellt,[245] sind durchweg von Ärzten verfasst und ermöglichen der Arztrolle, durch Rückgriff auf diese Ergänzungsstruktur eine größere Komplexität an Arzneimitteln für medizinische Zwecke einzusetzen. Zugleich aber wird mit diesen pharmazeutischen Abhandlungen, die die Grundstoffe, Zubereitung und Anwendung von Pharmaka als Arzneimittel genau darstellen und zudem nicht nur nach medizinischen, sondern auch nach pharmazeutischen Kriterien ordnen, die Erwartbarkeit eines obskuren Mittels als Arzneimittel erstmals von der Rolle des Arztes und von der konkreten therapeutischen Verwendung gelöst. Pharmazeutische Abhandlungen bewirken also nicht nur eine Beschränkung des Komplexitätspotenzials pharmazeutischer Semantik auf das von der Arztrolle mit Hilfe der verschriftlichten Tradition Bewältigbare, sondern führen auch zu einer Verselbstständigung der Kommunikation gegenüber der Interaktion. Pharmazeutische Semantik löst sich als verschriftlichte Tradition von der ärztlich-interaktiven Anwendung der Pharmaka als Arzneimittel. Weitere Komplexitätssteigerung pharmazeutischer Semantik scheitert zwar an dem Kriterium von Tradition und kritischem, ärztlichem Verstand, hat

243 Schulze, 2002, Die Pharmazeutische Fachliteratur in der Antike, S. 57.

244 Schulze, 2002, Die Pharmazeutische Fachliteratur in der Antike, S. 71ff.

245 Neben Galen gelten vor allem Celsus und Dioskurides als wichtigste medizinische Autoren des Altertums. Celsus war der erste, der eine römische pharmazeutische Abhandlung verfasste; auf Dioskurides gehen viele bis heute in der Botanik verwendete Pflanzennamen zurück, und er diente mit seiner materia medica als Vorbild und Fundgrube in der weiteren Entwicklung. Galen übertrifft beide Autoren und auch Hippokrates jedoch, was die Rezeption der Literatur angeht, und prägte die arabische Weiterentwicklung durch seine Abstufung von Wirkungsgraden, vgl. Schmitz, 1998, Geschichte der Pharmazie 1, S. 185ff; Schulze, 2002, Die Pharmazeutische Fachliteratur in der Antike, S. 57, 83.

als Sinnvorrat gegenüber der unmittelbar-interaktiven ärztlichen Verwendung jedoch an Abstraktion und damit Eigenständigkeit gewonnen.

Die pharmazeutischen Abhandlungen der Antike weisen noch eine weitere Besonderheit auf: Im Unterschied zu den ägyptischen Papyri sind sie nicht durch das Abfassen in Geheimsprache an die sozialen Strukturen gebunden, in denen sie verwendet werden, sondern liegen in verkehrsüblichem Griechisch bzw. Latein vor. Während die pharmazeutischen Sinnformen des alten Ägypten mit Änderungen der sozialen Strukturen weitgehend verlorengehen, kann an die in der griechischen und römischen Antike entwickelten pharmazeutischen Sinnformen zeitlich und räumlich ungebunden angeschlossen werden. In den Entstehungsregionen der antiken Semantiken wird deren Verwendung ungebräuchlich – doch die verschriftlichten semantischen Sinnformen gelangen nach Arabien. Hier wird unter anderen kulturellen und sozialen Bedingungen, also innerhalb anderer Erwartungsstrukturen, an die abgebrochene Kommunikation angeschlossen.

Unter diesen insgesamt verschiedenen gesellschaftsstrukturellen Bedingungen tritt eine Variation ein, die sich als evolutionär erfolgreich erweist: die Ausdifferenzierung der Apothekerrolle als spezifisches Erwartungsbündel, also als von der Arztrolle getrennte Struktur-Identität. Die Rollenidentität des Apothekers[246] entsteht im 8. Jahrhundert in Bagdad und verbreitet sich von dort aus.[247] Die Erwartungen, die diese Struktur-Identität ausmachen, sind, dass der Apotheker Pharmaka für die ausschließliche Verwendung als Arzneimittel bereithält und deren Identität und Qualität garantiert.[248] Dies impliziert die an den Apotheker gerichteten Erwartungen der nötigen Kenntnisse, um Pharmaka richtig zu identifizieren, sie qualitätssichernd weiterzubehandeln (zu lagern und zu verarbeiten) und schließlich Arzneimittel in der vorschriftsgemäßen Zusammensetzung dar-

246 Arabisch as-saidalani, von arab. Sandl – Sandelholz. Die Bezeichnung apothekarius entsteht in Europa im 11. Jahrhundert n. Chr., vgl. Schmitz, 1998, Geschichte der Pharmazie 1, S. 268.

247 Eine Vorform wird im frühen Byzanz vermutet, wo die myrepsos (Salbenköche, Parfümhändler) behördlich überwacht und für Arzneimittel auf bestimmte Vorschriften sowie Herstellungs- und Abgabestätten verpflichtet wurden. Die gegenüber Byzanz siegreichen Kalifen ließen sich insbesondere von den byzantinischen Krankenhaus-apotheken anregen. Die erste öffentliche Apotheke wurde in Bagdad unter Almansur angelegt und wird auf das Jahr 766 datiert. Bagdad hatte im 9. Jahrhundert eine führende Rolle im Bereich der Heilkunde inne, vgl. Berendes, 1898, Geschichte der Pharmazie, S. 61; Urdang/Dieckmann, 1955, Einführung in die Geschichte der deutschen Pharmazie, S. 18; Schmitz, 1998, Geschichte der Pharmazie 1, S. 214f, 265ff; Ridder, 2000, Der wahre Charakter des Apothekers, S. 70.

248 Exakt diese Formulierung wird auch heute noch in der Selbstbeschreibung der Apotheker verwendet und als zentrale Aufgabe formuliert, vgl. z. B.: PZ 1987, 17, S. 1022f, PZ 1984, 24, S. 1387.

aus anzufertigen.[249] Wegen der Vielzahl der Grundsubstanzen und der teilweise sehr aufwendigen Herstellung wird vom Apotheker schon von Anfang an erwartet, dass er über einen festen Ort zur Lagerung der Grundsubstanzen und hergestellten Pharmaka verfügt, dass „der Apotheker in seiner Apotheke" tätig ist.

Derartige Erwartungen, also Materialkenntnis, Herstellungskenntnis und Bereithaltung an festem Ort, werden prinzipiell auch an Händler gerichtet. Was den Apotheker als Rollenidentität auszeichnet und vom (Gewürz-)Händler unterscheidet, ist die an ihn gerichtete erwartbare Erwartung, dass er die mit diesen Kenntnissen und Beständen einhergehenden händlerischen Vorteile nicht nutzt, also weder eine schlechtere Qualität für eine bessere, noch ein Ding für ein anderes ausgibt. Indem von der Apothekerrolle diese Garantieleistung erwartet wird, unterscheidet sie sich vom Händler, aber auch von einer ärztlichen Hilfskraft, die lediglich im Auftrag des Arztes ohne eigene Verantwortung tätig ist. Diese eigene Verantwortung des Apothekers erstreckt sich jedoch nur auf die Identität und Qualität konkreter Pharmaka und gerade *nicht* auf deren *Verwendung*, also nicht auf deren therapeutische Wirksamkeit. Der Apotheker garantiert nicht das Anschlagen einer Therapie. Aber es wird erwartet, dass mit den Arzneimitteln des Apothekers die Voraussetzungen für therapeutischen Erfolg dadurch geschaffen sind, dass die Pharmaka tatsächlich die sind, von denen erwartet wird, sie seien es.

Während die Struktur-Identität der Arztrolle die parallele Erwartung des Verzichts auf Missbrauch allein durch Selbstbeschränkung im hippokratischen Eid und Kontrolle durch andere Rollenvertreter stabilisiert, ist für die Struktur-Identität der Apothekerrolle der staatliche Auftrag und die staatliche Kontrolle konstitutiv. Bereits seit dem 10. Jahrhundert gibt es nicht nur spezielle Gesetze zur Überwachung der Tätigkeit der Apotheker, sondern auch eigens zu diesem Zweck eingerichtete Ämter. Staatliche Kontrolle ist immer mit einer Überwachung durch amtliche Ärzte gekoppelt. Zu Überwachung und Strafandrohung kommen früh eine eidliche und religiöse Selbstverpflichtung des Apothekers hinzu. Mit diesem staatlichen Gütesiegel entwickelt sich bereits im 9. Jahrhundert eine kleine Schicht gebildeter Pharmazeuten, die sich ihrer Expertise ebenso wie der technischen und medizinisch-ethischen Verantwortung ihres Berufes sehr genau bewusst sind. Nachdem sich die Rolle des Apothekers bereits in ganz Arabien verbreitet und fest etabliert hatte, entstanden am Ausgang des 11. Jahrhunderts sogar Handbücher zur Führung einer Apotheke und zur Regelung ihrer Verantwortlichkeiten, wobei auch auf sachgerechte Lagerung von Heilmitteln, Maße und Gewichte sowie die Prüfung von Güte und Fälschungen

249 Schmitz, 1998, Geschichte der Pharmazie 1, S. 268ff; Ridder, 2000, Der wahre Charakter des Apothekers, S. 70f.

eingegangen wurde. Es etabliert sich ein Begriff „guter pharmazeutischer Praxis“.[250]

Pharmakon-Kommunikation hat mit der Apothekerrolle eine eigenständige Sozialstruktur ausdifferenziert. Obskure, außeralltäglich wirksame Dinge zu unterscheiden und für die risikolose Verwendung bereitzuhalten, wird nunmehr von der Apothekerrolle erwartet. Pharmazie bleibt zwar medizinische Pharmazie. Auf der semantischen Ebene zeigt sich das darin, dass die Entwicklung pharmazeutischer Semantik an medizinische Semantik rückgekoppelt bleibt; auf der Ebene der Erwartungsstrukturen darin, dass Apotheker von Ärzten auf die Einhaltung ihrer Verpflichtungen hin zumindest pro forma kontrolliert werden. Aber die Beschränkung auf das durch die Arztrolle Bearbeitbare ist weggefallen. Mit der Entwicklung der eingeschränkt eigenständigen pharmazeutischen Struktur der Apothekerrolle kann sich das Komplexitätspotenzial der medizinisch-pharmazeutischen Semantik nunmehr entfalten. Die Entwicklung humoralpathologisch begründeter composita wird weiter getrieben, von Avicenna (980-1037) verschriftlicht und als medizinische Tradition ebenso bewahrt wie die Schriften der römischen Klassiker Galen, Celsus und Dioskurides.[251] Zugleich werden pharmazeutische Unterscheidungen zunehmend unabhängig von medizinischen: Die Beurteilungskriterien der Identität und Qualität von Grundsubstanzen und Zubereitungen lösen sich von der Frage nach deren therapeutischer Verwendung, und deren eigenständige Erforschung wird explizit von einzelnen Landesherren gefördert.[252] Der arabische pharmazeutische Autor Al-Biruni formuliert, dass die pharmazeutische Kunst auf der meisterlichen Zubereitung nach Maßgabe der Pharmaka und aufgrund der therapeutischen Tugenden der Drogen beruhe. Dabei sei die Pharmazie unabhängig von der Medizin, und Kenntnisse der Pharmakologie seien wichtiger als Kenntnisse der Zubereitung von Arzneimitteln.[253] In pharmazeutischen Abhandlungen werden Pharmaka nun nach den Typen der Zubereitung, nicht den behandelbaren Krankheiten geordnet.[254] Auch Themenfelder wie Pflanzenerkennung (Pharmakognosie), Arzneiherstellung, simplicia und composita sind bereits als eigenständige Fächer unterschieden.[255]

250 Schmitz, 1998, Geschichte der Pharmazie 1, S. 269; Ridder, 2000, Der wahre Charakter des Apothekers, S. 70ff.

251 Müller, 1993, Humoralmedizin, S. 17-30.

252 Ridder, 2000, Der wahre Charakter des Apothekers, S. 81.

253 Ridder, 2000, Der wahre Charakter des Apothekers, S. 70.

254 Die Fülle spezifisch pharmazeutischer Literatur dieser Zeit ist beachtlich: Nicht nur Avicennas „Buch der Heilung“ entstand, auch das „Buch der Gifte“ von Gabir, die Werke von Rhazes und das „Große Arzneibuch“ von Sabur ibn Sahl blieben wegweisend, vgl. Schmitz, 1998, Geschichte der Pharmazie 1, S. 232ff; Ridder, 2000, Der wahre Charakter des Apothekers, S. 58.

255 Schmitz, 1998, Geschichte der Pharmazie 1, S. 271.

Mit der Vervielfältigung der Grundstoffe durch Handel und Reichtum der Städte sind umfassendere Kenntnisse notwendig, wenn die Beurteilung ihrer Identität und Qualität als zuverlässig erwartet werden soll. Die Zubereitung komplexer composita erfordert einen erheblichen Zeitaufwand. Die Anschaffung und Lagerung der teilweise sehr teuren Stoffe impliziert kaufmännische Risiken. Alle diese Faktoren betreffen den Umgang mit Pharmaka insgesamt, sind aber vom Umfang her mit der Situation des Corpus Hippocraticus nicht vergleichbar. Hinzu kommt, dass mit Wert und Anzahl unbekannter Stoffe Manipulation und Betrug umso wahrscheinlicher werden.[256] Im römischen Kaiserreich war auf diese Entwicklung mit der Respezifikation der Arzneimittel mittels der Unterscheidung der medizinischen Tradition und des kritischen ärztlichen Verstandes reagiert worden. Damit wurde aber zugleich auch die Komplexität pharmazeutischer Semantik auf dem Niveau der Tradition festgezurrt. Mit der Ausdifferenzierung der Strukturrolle des Apothekers kann sich diese Komplexität entfalten. Die durch staatliche und ärztliche Kontrolle normativ stabilisierte Erwartungsstruktur der Apothekerrolle garantiert die Identität und Qualität der unbekannten Mittel und invisibilisiert das Risiko der Nicht- oder Anderswirksamkeit.

Für die Ausdifferenzierung der Apothekerrolle als neuer Erwartungsstruktur gibt es keine „Ursache" im kausalen Sinne. Der Strukturwandel von Pharmakon-Kommunikation drängt keineswegs in einem teleologischen Sinne auf möglichst große Komplexität hin – im Gegenteil: Diese Entwicklung ist höchst unwahrscheinlich. Insofern genügt es vielleicht zu sagen, dass zwar nur eine höchst geringe Entstehungswahrscheinlichkeit für eine Struktur-Identität Apothekerrolle besteht, mit ihrer Ausdifferenzierung jedoch eine gewisse Erhaltungswahrscheinlichkeit vorliegt.[257] Doch es kann noch ein weiterer Aspekt angeführt werden, der jedenfalls ein „nutzbarer Zufall"[258] für die Ausdifferenzierung einer solchen Struktur sein mag, nämlich ein gewisses Interesse an nicht-medizinischen außeralltäglichen Wirkungen. In der arabischen Weiterentwicklung pharmazeutischer Semantik spielen neben den medizinischen Anwendungen im Unterschied zur antiken Ausgangssemantik Gifte und Vergiftungen eine erhebliche Rolle. In einer Zeit religiöser Eroberungen, innerer Umstürze und Palastrevolten ist dieses Interesse nicht unplausibel.[259] Zudem beförderte die Konkurrenz um Macht und Reputation einzelner Herrschaftsbereiche im arabischen Gebiet seit dem 10. Jahrhundert die Entwicklung auch dieser Wissenschaft.[260] Als wie gefährlich die damit freigesetzten (außeralltäglichen) Möglichkeiten eingeschätzt werden,

256 Ridder, 2000, Der wahre Charakter des Apothekers, S. 70.
257 Luhmann, 1999, Die Gesellschaft der Gesellschaft, S. 414.
258 „Evolution ist gleichsam eine Theorie des Wartens auf nutzbare Zufälle", vgl. Luhmann, 1999, Die Gesellschaft der Gesellschaft, S. 417.
259 Ridder, 2000, Der wahre Charakter des Apothekers, S. 52.
260 Urdang/Dieckmann, 1955, Einführung in die Geschichte der deutschen Pharmazie, S. 20.

zeigt sich darin, mit welchem Aufwand die so ermöglichte Komplexität pharmazeutischer Semantik gegen Verwendung für nicht trivialisierte Zwecke und gegen das Risiko der Nicht- oder Anderswirksamkeit abgesichert wird. Pharmakon-Kommunikation bleibt nicht nur in semantischer und sozialstruktureller Hinsicht an die Medizin und deren ethische Beschränkungen auf Heilung reduziert. Ihre eigenständigen Strukturen werden darüber hinaus mit erheblichem politischem und rechtlichem Aufwand dazu gezwungen, die medizinischen Beschränkungen auch auf sich anzuwenden. Pharmakon-Kommunikation entwikkelt erst dann die semantische Komplexität, die bereits in den antiken Unterscheidungen angelegt ist, als erwartbar erwartet wird, dass außeralltägliche Wirkungen nur für trivialisierte Verwendungsweisen eingesetzt werden und das Risiko der Nicht- oder Anderswirksamkeit ausgeschlossen ist. Mit erheblichem Aufwand ist dies auch für das im Vergleich zur Antike erheblich gesteigerte Komplexitätsniveau der pharmazeutischen Semantik in Arabien der Fall.

Mit dem Anknüpfen an den arabisch fortentwickelten, pharmazeutischen Sinnvorrat entsteht auch die Struktur-Identität der Apothekerrolle zunächst in Sizilien und verbreitet sich über die mittelalterlichen Handelswege in Europa.[261] Die Apothekerrolle bleibt dabei bis Ende des 19. Jahrhunderts durch dasselbe Erwartungs-Set charakterisiert, wie es bereits in Arabien angelegt ist: Bereithaltung von Pharmaka für die Verwendung als Arzneimittel und Garantie von deren Identität und Qualität; zugleich spezifische Lagerstätte, staatlich medizinische Kontrolle und Trennung von der Arztrolle. Dennoch wird die Strukturrolle des Apothekers in Europa keineswegs einfach weitergeführt, sondern vielmehr unter neuen Bedingungen wiedererfunden. Zwei Unterschiede sind bemerkenswert: Erstens bekommt die Bereithaltung und Beschaffung von pharmazeutischen Grundstoffen einen wesentlich höheren Stellenwert; und zweitens wird hier eine bereits andernorts ausdifferenzierte Erwartungsstruktur politisch-rechtlich eingeführt, statt dass sie sich langsam mit politisch-rechtlicher Unterstützung entwikkelt. Diese Kodifizierung hat insbesondere eine weitere Trivialisierung der Struktur-Identität der Apothekerrolle und damit der Pharmakon-Kommunikation eigenen Struktur zur Folge, was zunehmende Unabhängigkeit von der Arztrolle impliziert.

Der erste Unterschied, die größere Bedeutung der Bereithaltung von Grundstoffen, ergibt sich daraus, dass Bereithaltung problematisch ist. Die antiken und arabischen Rezepturen erfordern Grundsubstanzen aus dem Mittelmeerraum.[262] Deren Beschaffung jenseits der Alpen ist aufwendig und teuer. Wegen leichter

261 Wichtig waren hierbei die Handelsverbindungen von Venedig und Nürnberg, vgl. Schmitz, 1998, Geschichte der Pharmazie 1, S. 460, 465f.

262 Krafft, 2002, Christus ruft in die Himmelsapotheke, S. 60.

Verderblichkeit mussten trotz beschwerlicher Reisebedingungen[263] frische Grundstoffe mehrmals im Jahr in einem der Handelszentren, wie im Spätmittelalter vor allem Nürnberg, besorgt werden. [264] Nicht zuletzt um die Rentabilität der Apotheken zu gewährleisten, ist die Apothekenanzahl deshalb von Anfang an begrenzt: Nur in den Reichsstädten dürfen Apotheken eröffnet werden und dies bedarf der staatlichen Genehmigung.[265] Mit dem Standort einer Apotheke hinsichtlich der Entfernung zu solchen Handelstädten gehen erhebliche Unterschiede in der Ausgestaltung und dem Ansehen der Apotheker einher,[266] wobei die Apothekerrolle insgesamt positiv besetzt ist.[267] Gehören die Apotheker der großen Handelsstädte oft zu den Patriziern,[268] sind die Apotheker mittelalterlicher Kleinstädte angewiesen auf den Handel mit allen möglichen Gegenständen von Kerzen bis Bindfäden,[269] Sonderberechtigungen für bestimmte Produkte[270] oder mindere Tätigkeiten wie Klistiere setzen oder das Einbalsamieren von Leichen.[271] Mit den Transportschwierigkeiten hängt auch zusammen, dass Apotheken sich zunächst in einer Art Bude an öffentlichen Plätzen befinden. Die stationäre Offizin entwickelt sich Ende des 13. Jahrhunderts.[272] Die Bedeutung der Bereithaltung schlägt sich auch im Erscheinungsbild der Offizin nieder, das von

263 Zu den Reisebedingungen im 15./16. Jahrhundert vgl. Nabor, 1998, Probleme einer Paracelsus-Biographie.

264 Schmitz, 1998, Geschichte der Pharmazie 1, S. 553f. Seit dem 15. Jahrhundert außerdem: Frankfurt (Main), Lübeck, Bremen, Magdeburg, Leipzig und Hamburg, vgl. Schmitz, 1966, Mörser, Kolben und Phiolen, S. 135; Gaude, 1981, Die alte Apotheke, S. 118.

265 Adlung, 1931, Vergleichende Zusammenstellung der ältesten deutschen Apothekerordnungen, S. 9f; Urdang/Dieckmann, 1955, Einführung in die Geschichte der deutschen Pharmazie, S. 27ff; Stoll, 2000, Die Apotheken am bayerischen Untermain, S. 13; Krafft, 2002, Christus ruft in die Himmelsapotheke, S. 63.

266 Schmitz, 1998, Geschichte der Pharmazie 1, S. 460.

267 Ridder, 1990, Im Spiegel der Arznei, S. 134.

268 Peters, 1910, Aus pharmazeutischer Vorzeit, S. 37. Die Zugehörigkeit der frühen Apotheker zu patrizischen Handelsfamilien erklärt sich daraus, dass nicht nur ein umfangreiches pharmakologisches Spezialwissen, sondern auch umfangreiches Grundkapital für die Ausübung dieser Rolle notwendig war, vgl. Berendes, 1967, Das Apothekenwesen, S. 86.

269 Peters, 1910, Aus pharmazeutischer Vorzeit, S. 26ff; Schmitz, 1966, Mörser, Kolben und Phiolen, S. 104-111; Berendes, 1967, Das Apothekenwesen, S. 85f; Gaude, 1981, Die alte Apotheke, S. 118.

270 Wichtigste Beispiele für Sonderrechte: Bereitung und Ausschank von Spirituosen und Gewürzweinen, Verkauf von Parfümerien und Räucherwerk, Anfertigung von Zuckerwerk und Marzipan, vgl. Wolf, 1996, Über die Anfänge der Pharmaziegeschichtsschreibung, S. 60.

271 Gaude, 1981, Die alte Apotheke, S. 169.

272 Die als offene „Kräme“ bezeichneten, beweglichen Buden waren an denen orientalischer Händler orientiert: schlichte, mit Tuch überspannte Bretterbuden mit Verkaufsfenster im vorderen Teil, vgl. Berendes, 1967, Das Apothekenwesen, S. 87; Gaude, 1981, Die alte Apotheke, S. 65.

den Aufbewahrungsgefäßen der getrockneten und flüssigen Stoffe geprägt ist.[273] Auch die Dienstbereitschaft – also die Bereithaltung von Arzneimitteln zu jeder Zeit für den Notfall – entwickelt sich im Mittelalter als zentrale Aufgabe des Apothekers.[274]

Der zweite Unterschied besteht darin, dass die Apothekerrolle von Anfang an in kodifizierter Form vorliegt. Die Apothekerrolle ist staatlich gesetzt und wird damit aus dem Nichts geschaffen. Weil sich der Apotheker gerade dadurch vom Gewürzhändler unterscheidet, dass die an ihn gerichteten Erwartungen normativ erwartet werden können, ist die Rolle konstitutiv auf die gesetzliche Regelung und staatlich-medizinische Kontrolle angewiesen. Die Apothekerrolle entsteht deshalb mit den Medizinalordnungen. In der gewöhnlich als Gründungsdokument der europäischen Apothekerrolle zitierten Medizinalordnung Friedrichs II., den Constitutiones Medicinalis aus dem Jahr 1241,[275] werden bereits sämtliche für die Apothekerrolle konstitutiven Erwartungen normativ zusammengestellt. Die Anforderungen an den Apotheker, sein Verhältnis zu Staat und Ärzten sowie die Preise für Arzneimittel werden in gesonderten Artikeln (46 und 47) geregelt und erstmals der Begriff „in apotheca“ offiziell verwendet.[276] Schon hier spielt die Bereithaltung von Pharmaka eine Rolle. Der Apotheker (confectionarius) soll nicht nur für die stets gute Qualität der Grundstoffe einstehen und daraus Arzneimittel zubereiten, sondern auch stets über die gebräuchlichen Grundstoffe verfügen. Dass der Schwerpunkt mehr auf der Lagerung als auf der Herstellung liegt, ergibt sich aus der Art und Weise der Preisfestlegung für Arzneimittel: Der Apotheker ist verpflichtet, sich an die Arzneitaxe zu halten. Diese Preise sind

273 Peters, 1910, Aus pharmazeutischer Vorzeit, S. 41.

274 Adlung, 1931, Vergleichende Zusammenstellung der ältesten deutschen Apothekerordnungen, S. 27ff.

275 Streng genommen ist die historisch erste europäische Medizinalordnung diejenige von Arles (Statuta sive Leges Municipalis Arelatis, 1162 und 1202). Vermutet wird, dass die sizilianische Medizinalordnung unter anderem deshalb als die „erste“ angenommen wird, weil hier der Begriff „Apotheke“ erstmals auftaucht: Der Apotheker (stationarius) solle eine bestimmte Belohnung erhalten, wenn er Arzneien ein Jahr oder länger „in apotheca“, auf Lager halten müsse, vgl. Adlung, 1931, Vergleichende Zusammenstellung der ältesten deutschen Apothekerordnungen, S. 7ff; Schmitz, 1966, Mörser, Kolben und Phiolen, S. 90f.

276 Ursprüngliche Bedeutung ist: „auf Lager halten“. Die Bezeichnung für den späteren Apotheker ist damals „Stationarius“, dessen Lager- und Weiterverarbeitungsort heißt „statio“. Der epistemologische Ursprung von in apotheka ist gr. αποτίθημι (apotithämi) – „ich lege nieder“. Als Apotheken wurden davon ausgehend allgemein Lagerstätten bezeichnet. Erst im ausgehenden Mittelalter setzte sich der Begriff im deutschsprachigen Raum für den Aufbewahrungs- und Herstellungsort von Arzneimitteln durch. Dies wird auf die intensive Rezeption Galens in den Zeiten der Scholastik zurückgeführt: Galen hatte die Lagerstätte seiner vorgefertigten composita und simplicia, als „apotheca“ bezeichnet, vgl. Schmitz, 1966, Mörser, Kolben und Phiolen, S. 80ff, 87; Schmitz, 1998, Geschichte der Pharmazie 1, S. 199ff.

nach der Lagerzeit der Pharmaka unterschieden – je länger die Lagerungszeit, desto höher der Preis. Für die Herstellung darf nichts berechnet werden.[277] Auch wird der Apotheker eidlich verpflichtet und zugleich staatlich-ärztlich kontrolliert. Dabei werden die Aufgabenbereiche von Arzt- und Apothekerrolle deutlich getrennt, ihre Zusammenarbeit wird explizit beiden untersagt.[278] Die Apothekerrolle gewinnt gegenüber para-pharmazeutischen Strukturen[279] zusätzlich an Profil, indem Lateinkenntnisse und der Besitz der zulässigen Pharmakopöen (u. a. das Antidotarium Nicolai) verlangt werden.[280]

Die Struktur-Identität der Apothekerrolle ist damit konstituiert. Die Erwartungen der Verantwortung für Bereithaltung, Identität und Qualität der Grundsubstanzen, Anwendung der Arzneitaxe und Aufsicht durch Ärzte[281] werden im Wesentlichen durch das gesamte Mittelalter und mit geringen regionalen Unterschieden beibehalten; sie sind in Medizinal- oder Apothekerordnungen kodifiziert und somit schriftlich überliefert. [282] Die Apothekerrolle erlangt bis ins 19. Jahrhundert nie den Grad an Autonomie, also an Selbst-Stabilisierung, wie andere gelehrte oder handwerkliche Rollenstrukturen. Die Apothekerrolle bleibt auf die normative Erwartbarkeit und damit auf die politisch-rechtliche Begründung und Stabilisierung angewiesen. Das erreichte Komplexitätsniveau pharmazeutischer Semantik und die soziale Verbreitung dieses Kommunikationstypus, die beide hinsichtlich der Verwendung für Heilzwecke erwünscht sind, kann man sich nur leisten, wenn die Verwendung von Pharmaka tatsächlich auf Heilzwekke beschränkt und deren Identität und Qualität zuverlässig erwartbar ist. Diese spezifische Abhängigkeit von politisch-rechtlicher Setzung zeigt sich beispielsweise daran, dass die Apothekerrolle bis Ende des 19. Jahrhunderts nicht als Stand organisiert ist, also keine eigene Zunft bildet.[283]

Dennoch entwickelt die Apothekerrolle in dieser spezifischen Abhängigkeit von staatlicher Setzung sowie semantischer Bindung an die Medizin zunehmend

277 Schmitz, 1998, Geschichte der Pharmazie 1, S. 513f.

278 Adlung, 1931, Vergleichende Zusammenstellung der ältesten deutschen Apothekerordnungen, S. 9.

279 Wolf, 1996, Über die Anfänge der Pharmaziegeschichtsschreibung, S. 24.

280 Urdang/Dieckmann, 1955, Einführung in die Geschichte der deutschen Pharmazie, S. 27f; Ridder, 2000, Der wahre Charakter des Apothekers, S. 129.

281 Seit der Reformation ist die Besichtigung fast überall die Pflicht der Stadtärzte, wobei diese meist gemeinsam mit Ratsmitgliedern stattfindet, vgl. Peters, 1910, Aus pharmazeutischer Vorzeit, S. 40; Adlung, 1931, Vergleichende Zusammenstellung der ältesten deutschen Apothekerordnungen, S. 29, 82; Ridder, 2000, Der wahre Charakter des Apothekers, S. 135; Stoll, 2000, Die Apotheken am bayerischen Untermain, S. 21; Krafft, 2002, Christus ruft in die Himmelsapotheke, S. 61.

282 Zur Entwicklung der Medizinalordnungen in Deutschland vgl. v. a. Adlung, 1931, Vergleichende Zusammenstellung der ältesten deutschen Apothekerordnungen; Schmitz, 1998, Geschichte der Pharmazie 1, S. 507ff.

283 Schmitz, 1998, Geschichte der Pharmazie 1, S. 771.

Eigenkomplexität und eine zunehmende Unabhängigkeit von der Arztrolle. Die Anforderungen für Ausübung des Apothekerberufs beinhalten zunehmend auch sich aus dem Beruf ergebende, besondere Kompetenzen. War ursprünglich lediglich der Nachweis einzelner Kenntnisse sowie die Beherrschung der lateinischen Sprache erforderlich,[284] so entwickelt sich die Apothekerrolle zu einer eigenständigen, primär handwerklichen Ausbildung. In vier bis sechs Jahren wurde vor allem das Sammeln, Reinigen und Verarbeiten von Kräutern erlernt. Im 16. Jahrhundert werden für das Führen einer Apotheke neben dem Lehrbrief auch die Wanderjahre obligatorisch. Zu diesen fachlichen Anforderungen kommen Bedingungen, die eine Person, welche die Apothekerrolle ausübt, als besonders vertrauenswürdig ausweisen: besondere charakterliche Eigenschaften, das Bürgerrecht und eine eheliche Geburt.[285] Die Apothekerrolle ist überregional generalisiert und erkennbar an Kleidung, nämlich der Gelehrtentracht,[286] sowie an der Apotheke als Tätigkeitsstätte mit eigenem Berufszeichen, dem Mörser.[287] Zugleich werden die Erwartungen an den Apotheker strukturell zwar weiter durch staatlich-rechtliche Regelung, aber immer weniger durch direkte ärztliche Kontrolle stabilisiert. Dies zeigt sich etwa daran, dass die Anforderung, keine pharmazeutischen Stoffe durch andere zu ersetzen, von den Ärzten geäußert, dann aber normativ-rechtlich gesetzt statt durch die Arztrolle umgesetzt wird.[288] Vor allem aber zeigt sich dies an der zunehmend eigenständigen Arbeitsweise des Apothekers: Durfte der Apotheker ursprünglich Arzneien nur unter Aufsicht des Arztes zubereiten, so wird die persönliche Aufsicht durch das schriftliche Rezept ersetzt.[289] Die Apothekerrolle ist somit selbst zunehmend trivialisiert: Der Apotheker wird als „Heilberuf" erwartet und dies so sicher, dass es der medizinischen Kontrolle immer weniger bedarf.

Die Trivialisierung der Apothekerrolle ist einmal durch die Kodifizierung der Rolle, also die normative Erwartbarkeit bestimmter Erwartungen bedingt, zugleich aber auch durch die Kodifizierung der pharmazeutischen Semantik: Indem die trivialisierten Pharmaka in den Pharmakopöen positiv festgelegt sind und durch quid-pro-quo-Liste und Gewichtstabelle auch die Interpretation dieser Rezepte eindeutig festgelegt ist, genügt es, die Rolle auf die Verwendung dieser kodifizierten Semantik festzulegen. Der Spielraum für die Erweiterung der

284 Adlung, 1931, Vergleichende Zusammenstellung der ältesten deutschen Apothekerordnungen, S. 13.
285 Gaude, 1981, Die alte Apotheke, S. 24ff; Schmitz, 1998, Geschichte der Pharmazie 1, S. 498ff; Stoll, 2000, Die Apotheken am bayerischen Untermain, S. 89ff.
286 Schmitz, 1998, Geschichte der Pharmazie 1, S. 468.
287 Schmitz, 1966, Mörser, Kolben und Phiolen; Gaude, 1981, Die alte Apotheke, S. 16.
288 Baseler Apothekerordnung 1423, erstmals Ausdruck „quid pro quo", vgl. Adlung, 1931, Vergleichende Zusammenstellung der ältesten deutschen Apothekerordnungen, S. 27ff.
289 Ridder, 1990, Im Spiegel der Arznei, S. 14.

pharmazeutischen Semantik um andere Gegenstände und der Spielraum für die Interpretation der Rezepte ist so gering, dass die Semantik von ihrer konkreten Aktualisierung unabhängig wird. Damit aber ist wiederum ein Generalisierungsgewinn verbunden: Pharmakon-Kommunikation kann unabhängig von der konkreten sozialen und sachlichen Situation erwartet werden, wenn sie als kodifizierte Semantik innerhalb der trivialisierten Rolle stattfindet. Dieser Generalisierungsvorteil kommt besonders zum Tragen, als mit den mittelalterlichen Seuchenzügen Gesundheit aus gesellschaftlicher, politischer und individueller Perspektive einen höheren Stellenwert erlangt. Es besteht ein Interesse daran, dass Pharmakon-Kommunikation in ihrer medizinischen Verwendung möglichst überall möglich ist. Die Epoche der Seuchenzüge ist folgerichtig die Hochzeit der Kodifizierung: Sowohl die Medizinal- und Apothekerordnungen und damit die Generalisierung der Apothekerrolle als auch die Entwicklung landeseigener pharmazeutischer Rezeptbücher[290] und damit die Generalisierung der pharmazeutischen Semantik findet nun allgemeine Verbreitung.

Im Schatten von Kodifizierung und politisch-rechtlicher Restabilisierung gewinnt die Apothekerrolle an Eigenständigkeit und Pharmakon-Kommunikation an Trivialität. Mit dem Buchdruck entstehen zunehmend Rezeptbücher (geordnet nach Krankheiten) und Kräuterbücher (geordnet nach Pflanzen) für den Hausgebrauch, die „Selbstmedikation“,[291] in deutscher Sprache.[292] Zugleich wird Pharmakon-Kommunikation als Arzneimittel-Kommunikation verstanden: Nichtmedizinische außeralltägliche Wirkungen werden von den Strukturen von Pharmakon-Kommunikation nicht nur nicht erwartet, sondern erwartet wird sogar der Durchgriff auf die Verwendung der Pharmaka und damit die Unterbindung nicht-medizinischer Verwendungsweisen. Aus den Händen des Apothekers gelten Pharmaka als Arzneimittel, von denen eine Nicht- oder Anderswirksamkeit nicht zu befürchten ist.

Nicht vergessen werden darf, dass vom Mittelalter bis ins 19. Jahrhundert der überwiegende Teil der Bevölkerung auf Hausmittel sowie die Salben und Mixturen umherziehender Quacksalber angewiesen bleibt – aus finanziellen Gründen, wegen des Fehlens einer Apotheke oder auch wegen eines größeren Vertrauens in diese volksnahen, para-pharmazeutischen Strukturen.[293] Schon im 14. Jahrhundert begann mit umherziehenden ungarischen Zigeunern der Olitätenhandel.[294] Auch heilige Nothelfer, die unter Ausschöpfung aller verfügbaren Kräfte des Glaubens und der Hoffnung therapierten, waren eine Konkurrenz für Ärzte

290 Schmitz, 1998, Geschichte der Pharmazie 1, S. 521ff, 579ff; Krafft, 2002, Christus ruft in die Himmelsapotheke, S. 61.

291 Schmitz, 1998, Geschichte der Pharmazie 1, S. 364, 385.

292 Schmitz, 2005, Geschichte der Pharmazie 2, S. 119.

293 Gaude, 1981, Die alte Apotheke, S. 15.

294 Bernschneider-Reif, 2001, Laboranten, Destillatores, Balsamträger, S. 43.

und Apotheker.[295] Und nicht zuletzt gab es Klosterapotheken, die ihre Arzneimittel nicht nur an Klosterangehörige oder Bedürftige, sondern auch an alle anderen Kunden abgaben.[296]

### 3. *Doppelt-parasitäre Verhältnisse: Medizin und Pharmazie*

Wenn in der aktuellen Debatte Apotheker mit ihrer Heilberuflichkeit argumentieren und die Verwendung von Pharmaka durch Ärzte in der modernen, „medikalisierten" Gesellschaft eher zu- als abgenommen hat, so scheint dies zu genügen, um Pharmazie unhinterfragt als „Teil" der Medizin anzusehen. Hier wird mit dieser scheinbaren Selbstverständlichkeit gebrochen: Pharmazeutische und medizinische Kommunikation bearbeiten zwei grundsätzlich unterschiedliche Bezugsprobleme, nämlich die Behandlung beunruhigender Körperzustände einerseits und die Unterscheidung als obskur-außeralltäglich wirksam zugerechneter Mittel andererseits. Die enge semantische und strukturelle Verbindung von pharmazeutischer und medizinischer Kommunikation liegt keineswegs in der Medizin oder der Pharmazie, auch nicht im Pharmakon oder der Natur der Sache. Vielmehr war dieser enge Bezug eine evolutionäre Errungenschaft in dem Sinne, dass sie die Entwicklung sowohl der pharmazeutischen als auch der medizinischen Kommunikation erheblich gefördert hat. Dieser enge Bezug löst sich seit dem ausgehenden 16. Jahrhundert langsam auf und ist Ende des 19. Jahrhunderts in seiner bisherigen Form weitgehend verschwunden. Es wird nun sichtbar, dass Pharmakon-Kommunikation medizinischen Unterscheidungen keineswegs notwendig nachgeordnet ist, sondern über Jahrhunderte beide semantischen Komplexe davon profitiert haben, beide Unterscheidungen aufeinander zu beziehen und simultan zu aktualisieren. Dieses Zugleich-Aktualisieren pharmazeutischer und medizinischer Unterscheidungen ist Ende des 19. Jahrhunderts kontingent geworden. Die Folgen dessen werden spätestens seit Mitte des 20. Jahrhunderts allmählich sichtbar.

Bevor im nächsten Abschnitt dieser Auflösungsprozess und damit die semantischen und erwartungsstrukturellen Grundlagen aktueller Pharmakon-Kommunikation untersucht werden, ist zunächst näher auf das Verhältnis einzugehen, dessen Nachklänge zwar in Alltagssemantiken noch zu vernehmen sind, dessen Charakteristika und Funktionen sich aber bis zur Unkenntlichkeit gewandelt haben: Denn der Bezug zwischen pharmazeutischer und medizinischer Kommunikation ist als Inklusionsverhältnis keineswegs zutreffend beobachtet. Vielmehr

295 Landesausstellung, 1991, Kunst des Heilens, S. 447f.

296 Anagnostou, 2003, Jesuitenapotheken vom 16. bis 18. Jahrhundert und ihr Publikum, S. 62.

liegt in dem engen Verhältnis der beiden kommunikativen Bereiche die Grundlage für eine Aufwertung und Generalisierung medizinischer Kommunikation ebenso wie für die Trivialisierung und Komplexitätssteigerung von Pharmakon-Kommunikation, wobei beide kommunikativen Zusammenhänge semantisch und sozialstrukturell auf die Beschränkung von Pharmakon-Kommunikation für medizinische Anwendungen angewiesen sind, gleichzeitig aber ebenfalls beide von einer eigendynamischen Ausdifferenzierung von Pharmakon-Kommunikation profitieren. Es handelt sich nicht um ein Verhältnis der Nachordnung, sondern der wechselseitig parasitären Inanspruchnahme.

Vorab ist klarzustellen, dass sich die folgenden Überlegungen allein auf die Ebene der Semantik und keineswegs auf Verhältnisse zwischen Funktionssystemen beziehen. Eigenständige Evolution von Teilsystemen und damit auch Leistungsbeziehungen zwischen Teilsystemen entstehen erst mit dem Übergang zum gesellschaftlichen Strukturprimat funktionaler Differenzierung. In der hier fraglichen gesellschaftsgeschichtlichen Epoche können deshalb zwar Sondersemantiken und Struktur-Identitäten, nicht aber ausdifferenzierte Funktionssysteme beobachtet werden. Das gilt für pharmazeutische und medizinische Kommunikation gleichermaßen. Nichtsdestoweniger ist dieses spezielle Verhältnis semantischen Aufeinander-Bezogenseins zwar nicht die Ursache, wohl aber Evolutionsbedingung beider Sondersemantiken. Mit dieser Einschränkung kann man feststellen, dass medizinische und Pharmakon-Kommunikation in der Epoche der medizinischen Pharmazie in einer wechselseitig parasitären Beziehung stehen, in der die eine Logik der Joker der anderen ist.[297] Pharmakon-Kommunikation ist medizinische Kommunikation und zugleich unterschieden von ihr – und dasselbe gilt umgekehrt. Dieses Verhältnis ist funktional im Sinne einer evolutionären Errungenschaft: Es reduziert Komplexität, um auf der Basis der Restriktion höhere Komplexität organisieren zu können.[298]

Pharmakon-Kommunikation ist medizinische Kommunikation in dem Sinne, dass als obskur und außeralltäglich wirksam zugerechnete Mittel allein im Zuge medizinischer Kommunikation verwendet werden.[299] Anschlussfähig und als Semantik bewahrenswert ist Pharmakon-Kommunikation dann, wenn zwei Unterscheidungen zugleich angewendet werden können: die Unterscheidung zwischen außeralltäglich wirksamen und somit nicht nur alltäglich wirksamen Mitteln einerseits und die Unterscheidung zwischen krank und gesund andererseits. Bewahrt und für weitere Kommunikationen bereitgehalten werden diejenigen

297 „Die Reihung bricht mit der Redundanz, der Identität oder der Wiederholung", vgl. Serres, 1987, Der Parasit, S. 243.

298 Luhmann, 1999, Die Gesellschaft der Gesellschaft, S. 507.

299 Darüber hinaus hat durchweg auch gesellschaftlich nicht-trivialisierte Pharmakon-Kommunikation stattgefunden – allerdings beschränkt auf einzelne Extremsituationen, die nur ein höchst geringes Generalisierungspotenzial entfalten können.

Sinnformen, die außeralltäglich wirksam für das Bewirken von Gesundheit sind. Pharmakon-Kommunikation ist aber nicht medizinische Kommunikation. Denn die medizinische Unterscheidung krank/gesund ist nicht geeignet, außeralltägliche und triviale Wirksamkeit zu unterscheiden. Insofern besteht hier gerade kein Verhältnis der Nachordnung, in dem zuerst durch die medizinische Unterscheidung Komplexität reduziert und dann innerhalb dieser bereits reduzierten Komplexität eine weitere Unterscheidung durchgeführt wird. Vielmehr sind beide Unterscheidungen zunächst unabhängig und werden dann aufeinander bezogen. In diesem Aufeinander-Beziehen werden die Verwendungsmöglichkeiten von Pharmaka auf Heilmittel reduziert. Pharmakon-Kommunikation ist medizinische Kommunikation insoweit, als sie nur in der simultanen Aktualisierung mit medizinischer Kommunikation trivialisiert und damit bewahrenswert ist. Pharmakon-Kommunikation ist nicht medizinische Kommunikation, weil die ihr zugrunde liegende Unterscheidung unabhängig von der medizinischen Codierung ist und deshalb unabhängig von ihr verwendbar bleibt.

Für Pharmakon-Kommunikation liegt der Vorteil dieser Beschränkung auf Simultan-Verwendung mit der medizinischen Unterscheidung krank/gesund in der Verdeckung und solange die Beschränkung funktioniert: Aufhebung des genuin „jokerhaften" Charakters von Pharmakon-Kommunikation. Ein Joker zeichnet sich dadurch aus, dass er selbst keinen Wert besitzt und damit alle Werte annehmen kann.[300] Die Ambivalenz in den Präferenzen für außeralltägliche oder alltägliche Wirkungen resultiert aus dieser Nicht-Festlegbarkeit auf bestimmte Wirkungen. Indem sich Pharmakon-Kommunikation in die medizinische Unterscheidung krank/gesund einnistet, nimmt sie parasitär teil an der eindeutigen Präferenz für Gesundheit in dieser Codierung: Wenn außeralltägliche Mittel zugleich als Heilmittel unterschieden werden, wird die Nicht-Festlegbarkeit von Pharmakon-Kommunikation festgelegt und in dieser Festlegung präferiert. Pharmakon-Kommunikation nimmt die Kontingenzformel[301] der Medizin, die Gesundheit, parasitär auch für sich als Kontingenzformel in Anspruch.[302] In den vorangegangenen Abschnitten wurde argumentiert, dass diese Einnistung der Pharmazie in die Medizin Ausgangspunkt für deren Evolution im Sinne einer Verkettung von Kommunikationen und damit der Komplexitätssteigerung ist. In der Beschränkung auf Simultanverwendbarkeit mit medizinischen Unterscheidungen kann Pharmakon-Kommunikation Eigenkomplexität entwikkeln.

300 Serres Beispiel ist der blanke Dominostein, vgl. Serres, 1987, Der Parasit, S. 243.

301 Zum Konzept und zur Funktion der Kontingenzformel vgl. Luhmann, 1999, Die Gesellschaft der Gesellschaft, S. 469f.

302 Serres, 1987, Der Parasit, S. 11ff.

Medizinische Kommunikation ist aber auch Pharmakon-Kommunikation insoweit, als Bewirkung von Heilung, also die Transformation von krank zu gesund durch medizinische Behandlung, selbst als außeralltägliche Wirkung beobachtbar ist. Zugleich ist medizinische Kommunikation insoweit nicht Pharmakon-Kommunikation, als die Verwendung als außeralltäglich wirksam geltender Mittel als Therapeutikum eben nicht selbst die Unterscheidung außeralltäglicher Wirkungen vornimmt. Genauso besteht hier kein Verhältnis der Nachordnung: Die Unterscheidung außeralltäglicher Wirksamkeit gibt selbst keinen Aufschluss über die Heilsamkeit eines solchen Mittels, also die Verwendbarkeit eines Pharmakons als Therapeutikum. Auch von dieser Seite geht es um die Simultanverwendung. Medizinische Kommunikation ist Pharmakon-Kommunikation, wenn sie außeralltägliche Wirkungen bewirkt. Medizinische Kommunikation ist nicht Pharmakon-Kommunikation, wenn sie mit der Unterscheidung von krank und gesund eine genuin von derjenigen der Pharmakon-Kommunikation verschiedene Codierung verwendet.

Für medizinische Kommunikation liegt der Vorteil dieses Sich-Einnistens in die außeralltägliche Wirksamkeit der Pharmazie darin, dass ihr Kommunikationsmodus erheblich deutlicher von der Alltagskommunikation abgesetzt wird. Häusliche Pflege oder wundärztliche Behandlung sind an sich eher wahrscheinlich: Das Kind oder den verwundeten Kriegsgefährten zu pflegen bzw. zu verbinden und an entsprechende Handlungen kommunikativ anzuschließen, bedarf keiner besonderen Erfolgsmedien, um stattzufinden. Auf dieser Ebene ist medizinische Kommunikation jedoch Alltag oder bestenfalls Handwerk im Sinne besonders kunstfertigen Alltags. Unterschiede mögen in persönlichen Fertigkeiten liegen, aber es besteht wenig Anlass eines Sich-Abhebens dieser Kommunikation von der Alltagskommunikation. Eine deutliche Unterscheidbarkeit erlangt medizinische Kommunikation, wenn ihr die außeralltägliche Heilung von Krankheiten zugerechnet wird. Indem unerklärliche und bedrohliche Zustände als Krankheit unterschieden und als mit Hilfe außeralltäglich wirksamer (Heil-) Mittel heilbar gelten, hebt sich medizinische Kommunikation von der alltäglichen Krankenpflege und Wundbehandlung ab. Erst in dieser Unterscheidbarkeit entwickelt die Semantik der Krankenbehandlung eine Komplexität, die so weit vom Alltäglichen differenziert ist, dass sie bewahrenswert wird. Indem die Pharmazie in ihrer Bewirkung von Heilung als lediglich eine von drei Säulen neben Diätetik und Chirurgie in die Medizin hineingeholt wird, trivialisiert dies nicht nur die Pharmazie, sondern zugleich wird Medizin von Alltagskommunikation differenzierbar. Auch die Medizin nistet sich also in die Pharmazie ein und profitiert von einer Komplexitätssteigerung der Pharmakon-Kommunikation: Medizinische Kommunikation wird umso differenzierungsfähiger, je außeralltäglicher die Heilwirkungen sind, die bewirken zu können der Medizin zugerechnet werden.

Pharmakon-Kommunikation und medizinische Kommunikation fungieren damit wechselseitig als Joker füreinander. Ihre Unterscheidungen bringen wechselseitig Variation in die lineare Relation des jeweils anderen:[303] Die Unterscheidung zwischen krank und gesund irritiert Pharmakon-Kommunikation, da es nun um heilsame außeralltägliche Wirkungen geht. Die außeralltägliche Wirksamkeit allein genügt nicht. Und umgekehrt irritiert auch die Unterscheidung zwischen außeralltäglichen und alltäglichen Wirkungen medizinische Kommunikation, indem ausgehend von der potenziellen Wirkung deren heilsame Anwendung gesucht wird. Doch der „Gast ist stets der Willkür, dem Erbarmen seines Wirtes ausgesetzt":[304] Pharmakon-Kommunikation als Gast der Medizin ist darauf angewiesen, dass die außeralltägliche Wirkung in medizinischer Kommunikation aktualisiert wird. Ist dies nicht der Fall, kommt sie zum Erliegen. Das prominente historische Beispiel ist das Verschwinden der halluzinogenen Pharmaka: Die außeralltägliche Wirksamkeit der Bewusstseinsveränderung wird medizinisch nicht mehr aktualisiert; die Semantik der entsprechenden außeralltäglichen Wirkungen verschwindet. Doch auch die medizinische Kommunikation ist der Willkür der Pharmazie ausgesetzt: Geheilt werden kann nur, wenn die (außeralltäglichen) Mittel dafür bereitstehen. Das prominente historische Beispiel ist die Aufwertung der Chirurgie innerhalb der Medizin mit dem Aufkommen wirksamer Betäubungsmittel – aus der lange den Badern und Schmieden überlassenen Tätigkeit wird mit pharmazeutischen Innovationen das Prestige-Objekt der Medizin.

Pharmakon-Kommunikation kann aktualisiert werden, ohne dass zugleich die medizinische Unterscheidung aktualisiert wird und umgekehrt. Doch wo nur Pharmakon-Kommunikation und nicht zugleich medizinische stattfindet, ist die Kommunikation nicht trivialisiert, nicht verkettbar und damit nicht evolutionsfähig – und wo nur medizinische Kommunikation und nicht zugleich Pharmakon-Kommunikation stattfindet, da ist Kommunikation zu alltäglich, um der Bewahrung und Differenzierung wert zu sein. Pharmazeutische und medizinische Kommunikation sind nicht identisch. Sie verwenden an sich vollkommen unterschiedliche Unterscheidungen. Wo aber beide Unterscheidungen in derselben Kommunikation zugleich verwendet werden, gewinnen beide kommunikativen Zusammenhänge an Evolutionsfähigkeit: Die eine tritt aus dem Schatten der Verborgenheit, die andere aus der Masse der Alltagskommunikation.

Dieses Verhältnis wechselseitiger Ermöglichung und Beschränkung durch das Zugleich-Aktualisieren pharmazeutischer und medizinischer Unterscheidungen spiegelt sich semantisch darin wider, dass pharmazeutische Sinnstrukturen zugleich als medizinische Sinnstrukturen fungieren und damit in zwei kommunika-

303 Baecker, 2002, Wozu Systeme?, S. 83.
304 Serres, 1987, Der Parasit, S. 41.

tiven Zusammenhängen gleichzeitig anschlussfähig sind. Die zentrale Sinnstruktur ist dabei das Arzneimittel selbst: Es symbolisiert pharmazeutisch die Einheit der als trivialisiert außeralltäglich wirksam geltenden Mittel, und es symbolisiert medizinisch das Heilen von Krankheiten durch spezifisch medizinische, weil als nicht evident geltende Mittel. Das Arzneimittel ist das als Therapeutikum trivialisierte Pharmakon, an dem sich Pharmakon-Kommunikation im Sinne der Unterscheidung außeralltäglicher Wirkungen und medizinische Kommunikation im Sinne der Unterscheidung von heilbaren Krankheiten ausdifferenzieren kann.

Eine ähnliche Doppel-Verwendbarkeit semantischer Strukturen gilt auch für alle anderen Unterscheidungen, die als spezifisch pharmazeutische Unterscheidungen eingeführt wurden: simplicia/composita unterscheiden pharmazeutisch die Zusammensetzung außeralltäglich wirksamer Mittel und medizinisch verschieden komplexe Therapien; Darreichungsformen unterscheiden pharmazeutisch Materialien und Zubereitungsformen und medizinisch die Therapieorte von zu behandelnden Krankheiten; Wirkungsgrade unterscheiden pharmazeutisch stoffliche Eigenschaften und medizinisch unterschiedlich heftige Krankheiten; das Rezept ist pharmazeutisch eine Herstellungsanweisung und medizinisch der Verweis auf therapeutische Anforderungen; und selbst die pharmazeutische Abhandlung spiegelt pharmazeutisch den status quo der offiziellen Semantik wider und dient zugleich medizinisch als Komplexitätsreduktion. In allen diesen Fällen geht die medizinische keineswegs der pharmazeutischen Unterscheidung voraus – aber es können sich nur die pharmazeutischen Unterscheidungen als bewahrenswerter und damit anschlussfähiger Sinnvorrat etablieren, die auch medizinisch anschlussfähig sind.

Dieses Verhältnis der Simultan-Verwendung pharmazeutischer und medizinischer Unterscheidungen dient insofern als evolutionäre Errungenschaft, als sie die Möglichkeiten rein pharmazeutischer oder rein medizinischer Kommunikation reduziert, auf Basis dieser Reduktion aber eine höhere Komplexität sowohl der pharmazeutischen als auch der medizinischen Kommunikation ermöglicht. Dieses Verhältnis des wechselseitigen Sich-Ausnutzens und Voneinander-Profitierens ist dabei zugleich paradoxal: Pharmakon-Kommunikation ist darauf angewiesen, medizinische Kommunikation „zu sein", also im Zuge medizinischer Kommunikation aktualisiert zu werden. Sie nutzt diese Beschränkung, um ihre eigene Komplexität entlang ihrer eigenen Unterscheidung zu bilden. Sie profitiert davon, medizinische Kommunikation zu sein und entwickelt sich gleichzeitig aus der Medizin heraus. Umgekehrt ist medizinische Kommunikation auf die außeralltäglich wirksamen Mittel angewiesen, um sich von Alltags-Krankenpflege abzuheben. Zugleich muss diese außeralltägliche Wirksamkeit als medizinisch unterscheidbar sein, um diese Differenzierungsleistung für die Medizin zu erbringen. Medizinische Kommunikation profitiert von einer hohen Komplexität der Pharmakon-Kommunikation und beschränkt diese auf medizinisch Zugleich-Aktualisierbares. Daraus ergibt sich ein Verhältnis des wechselseitigen sich Ermöglichens und Beschränkens, des wechselseitigen Anfeuerns und Zurückhaltens.

Die widersprüchliche Anforderung an Pharmakon-Kommunikation, Eigenkomplexität zu entwickeln, aber zu medizinischer Kommunikation parallel aktualisierbar zu sein, schlägt sich auch auf der Ebene der Erwartungsstrukturen nieder. Denn allein im Zuge medizinischer Kommunikation generalisierungsfähig aktualisierbar zu sein impliziert, dass Pharmakon-Kommunikation auch allein in solchen Erwartungsstrukturen erwartbar sein darf, in denen medizinische Kommunikation erwartet wird. Anfangs wird dies schlicht durch Mitbenutzung medizinischer Erwartungsstrukturen gelöst: Zum Erwartungsbündel, das die Struktur-Identität der Arztrolle ausmacht, gehört nicht nur die Erwartung, medizinische Unterscheidungen zu aktualisieren und dabei medizin-ethischen Regeln zu folgen, sondern ebenso die Erwartung, Pharmaka als Heilmittel sicher zu verwenden. Dass sie nur als Heilmittel verwendet werden, ist durch die medizin-ethischen Regelungen bereits impliziert.

Bald sichtbar werdender Nachteil dieser Mitbenutzung der Arztrolle ist, dass zwar die Erwartbarkeit von Pharmaka als sichere Arzneimittel gewährleistet ist, eine Komplexitätssteigerung von Pharmakon-Kommunikation aber erheblich behindert wird. Denn mit steigender pharmazeutischer Komplexität wächst auch die dadurch ermöglichte medizinische Komplexität. Dies übersteigt bald das von Einzelpersonen Leistbare, selbst wenn sie auf Nachschlagewerke zurückgreifen können. Dass die Arztrolle, die ja immer von einer Person ausgefüllt sein muss, diese doppelten Anforderungen nur bis zu einem bestimmten Punkt erfüllen kann, zeigt die Entwicklung im römischen Kaiserreich: Pharmakon-Kommunikation hat durch die Einführung neuer Grundsubstanzen und Zusammensetzungen ein Komplexitätsniveau entwickelt, auf dem die Arztrolle weder die Identität und Qualität der Pharmaka noch deren ausschließlich medizinische Verwendung und damit die Zurechnung der Wirkungen als medizinisch garantieren kann. Semantisch wird das eingeholt, indem die neuen Unterscheidungen „Tradition und kritischer ärztlicher Verstand" eingeführt werden, mit Hilfe derer pharmazeutische Semantik auf demjenigen Komplexitätsniveau als „Tradition" festgelegt wird, das strukturell von der Arztrolle noch verarbeitet werden kann. Alles andere fällt als Quacksalberei und Scharlatanerie aus dem trivialisierten Bereich der Medizin und Pharmazie heraus.

Als funktionales Äquivalent der Beschränkung auf ein durch die Arztrolle mit erfüllbares Komplexitätsniveau erweist sich die Ausdifferenzierung der Apothekerrolle. Die Ausdifferenzierung dieser Struktur-Identität ermöglicht eine Komplexitätssteigerung von Pharmakon-Kommunikation. Von dieser Komplexitätssteigerung profitiert medizinische Kommunikation, gewinnt sie doch an Generalisierungsfähigkeit, Komplexität und Reputation, je stärker sich die Heilwirkungen, die ihr zugerechnet werden, von dem alltäglich Erwartbaren abheben. Das setzt voraus, dass Pharmakon-Kommunikation auf einem höheren Komplexitätsniveau auf die Verwendung zu Heilzwecken beschränkt bleibt – nur dann bleiben außeralltägliche Wirkungen auf Medizin zurechenbar, und nur dann bleibt Pharmakon-Kommunikation trivialisiert und damit generalisierungsfähig. Die Apothekerrolle muss also als eigenständige pharmazeutische Struktur-Identität ausdifferenziert sein, zugleich aber medizinisch rückgebunden werden. In der Rolle des Apothekers kondensiert geradezu das doppelt-parasitäre Verhältnis von Medizin und Pharmazie: Von der Apothekerrolle wird ausschließlich die Aktualisierung von Pharmakon-Kommunikation erwartet, also die Unterscheidung zwischen außeralltäglich wirksamen Mitteln sowie die Garantie der Identität und Qualität dieser Mittel. Von Anfang an und bis zum heutigen Tage ist dem Apotheker die Aktualisierung von Heilungskommunikation, also die Verwendung des Codes krank/gesund explizit verboten. Gleichzeitig basiert die Ausdifferenzierung dieser Rolle darauf, dass Pharmaka auf die Verwendung als Heilmittel beschränkt bleiben und als solche sicher verwendet werden können. Pharmakon-Kommunikation kann nur aus der medizinischen Arztrolle herausgelöst werden, wenn außeralltägliche Wirkungen trotzdem dem Arzt zugerechnet und damit als medizinisch erwartet werden, also nicht anders verwendet werden, nicht durch Nicht-Ärzte verwendet werden und außerdem mit einer Identität und Qualität vorliegen, die gewährleistet, dass die Arzneimitteltherapie des Arztes anschlagen kann und zwar in der erwarteten Weise.

Wenn die Apothekerrolle bis Ende des 19. Jahrhunderts und unter neuen Vorzeichen bis heute als inkohärent selbst- und fremdbeschrieben wird, liegt die Ursache dafür in diesen paradoxalen Anforderungen. Die Apothekerrolle wird, seit sie beschrieben wird, als „zwischen" zwei verschiedenen Anforderungen stehend beschrieben. Bis ins 18. Jahrhundert galt die Rolle als „zwischen Handwerk und Wissenschaft" stehend, seit dem 19. Jahrhundert hat sich dies in ein „zwischen Händler und Heilberufler" gewandelt. Beides trifft aber den Kern der Problematik nicht. Die Schwierigkeit ist vielmehr, dass der Apotheker als rein pharmazeutische Struktur-Identität zugleich als medizinisch-ethischen Beschränkungen folgend erwartet werden muss, um als Struktur-Identität die Funktion zu erfüllen, die sie erfüllt, nämlich eine Komplexitätssteigerung pharmazeutischer Semantik unter Rückbezug auf medizinische Verwend- und Zurechenbarkeit zu gewährleisten. Die Stabilität der Arztrolle und der Apothekerrolle ist davon abhängig, dass die Apothekerrolle als jeweils zugleich unabhängig und heilberuflich sowie als eigenständig und dem Arzt untergeordnet erwartet wird.

Wie unwahrscheinlich die Ausdifferenzierung und Aufrechterhaltung einer solch paradoxalen Struktur ist, zeigt sich daran, mit welchem Aufwand und mit welch unwahrscheinlichen Mechanismen diese Struktur-Identität stabilisiert wird. Der Kern dieses Stabilisierungsmechanismus ist eine durch politisch-rechtliche Strafandrohung und Privilegierung normativierte Selbstverpflichtung in Kombination mit einer symbolischen Kontrolle der Apothekerrolle durch die Arztrolle. Eine echte „Kontrolle“ kann nur vorliegen, wenn der Kontrollierende auch in der Lage ist, das von ihm Kontrollierte zu beurteilen und für das Kontrollresultat Verantwortung zu übernehmen. In diesem Sinne hatten die Ärzte der Antike ihr Hilfspersonal kontrolliert: Schon lange vor der Ausdifferenzierung der Apothekerrolle war die „handwerkliche“ Arbeit des Kräuter-Sammelns und -Verarbeitens auf Hilfskräfte delegiert worden[305]. Doch die letzte Unterscheidung und die Verantwortung für die pharmazeutische Qualität der resultierenden Arzneimittel lagen beim Arzt. Zu dieser Art von Kontrolle ist der Arzt ab dem Komplexitätsniveau, das Pharmakon-Kommunikation seit ihrer arabischen Weiterentwicklung erreicht hat, nicht mehr in der Lage. Die Apothekerrolle unterscheidet sich von dem pharmazeutischen Hilfspersonal überdies dadurch, dass ihr selbst – und nicht dem Arzt! – die Verantwortung für die Unterscheidung und Sicherheit der Pharmaka zugerechnet und von ihr normativ eingefordert wird. Die „Kontrolle“ der Apotheker durch die Ärzte ist somit vor allem eine symbolische Angelegenheit mit der Funktion, die Apothekerrolle medizinisch zu trivialisieren und die Arztrolle pharmazeutisch aufzuwerten. Das setzt allerdings voraus, dass trotz dieser faktisch begrenzten Kontrollierbarkeit Pharmaka ausschließlich als sichere Heilmittel zur Verfügung gestellt werden. Um dies zu gewährleisten, werden die entsprechenden Erwartungen als kodifizierte Verpflichtung normativiert, deren Enttäuschung unter Strafe gestellt ist, deren Erfüllung aber mit unterschiedlich weit gestalteten Privilegien verbunden ist. Die Apothekerrolle wird so als Struktur-Identität darauf verpflichtet, Pharmakon-Kommunikation in den Dienst der Medizin zu stellen. Lateinkenntnisse, die Verwendung der zulässigen Antidotarien[306] und das Beherrschen ärztlichen Wissens zumindest in Handbuchversion[307] verfestigen diesen Bezug nicht zuletzt im Unterschied zu „Quacksalbern“. Die ärztliche Kontrolle symbolisiert die ohnehin normativierte Verpflichtung lediglich zusätzlich. Eine wirkliche Kontrolle findet allein in Einzelfällen statt, etwa bei der Theriakschau.[308] Der Arzt kann die Funktion der Garantie von Identität und Wirksamkeit für Pharmaka nicht mehr erfüllen – indem aber der Arzt den Apotheker kontrolliert, wird ihm dies dennoch zugeschrieben. Der Arzt gibt durch seine Kontrollen eine Funktion vor, die zu

305 Wolf, 1996, Über die Anfänge der Pharmaziegeschichtsschreibung, S. 40.

306 Urdang/Dieckmann, 1955, Einführung in die Geschichte der deutschen Pharmazie, S. 27f; Ridder, 2000, Der wahre Charakter des Apothekers, S. 129.

307 Wolf, 1996, Über die Anfänge der Pharmaziegeschichtsschreibung, S. 24.

308 Die „Theriakschau“ bezieht sich auf Pharmaka mit besonders großem Fälschungsrisiko wegen kostbarer Bestandteile und aufwendiger Herstellung sowie der Zurechnung besonders starker außeralltäglicher Wirksamkeit wie der Heilung oder Verhinderung von Pest, vgl. Schmitz, 1998, Geschichte der Pharmazie 1, S. 558ff.

erfüllen er gerade nicht mehr in der Lage ist.[309] Deshalb ist es so falsch, Pharmazie als Teil der Medizin zu sehen: Die Schwierigkeit besteht gerade darin, dass die Verwendung von Pharmaka für ausschließlich medizinische Zwecke zwar gewollt sein kann, aber mühsamst gegen anderweitige Verwendung und Missbrauch abgesichert werden muss.

Wenn diese Aufteilung zwischen medizinischer und Pharmakon-Kommunikation auf eigenständige Strukturen bei gleichzeitig kohärentem Bezug der Strukturen aufeinander gelingt, ermöglicht dies eine erhebliche Komplexitätssteigerung von Pharmakon-Kommunikation und damit zugleich eine erhebliche Ausweitung medizinischer Therapieleistungen. Allerdings besteht unter diesen Bedingungen für beide Strukturrollen eine gewisse Verführung, Aufgaben der jeweils anderen zu usurpieren: für den Apotheker, die Pharmaka nicht nur zu unterscheiden, sondern sie auch therapeutisch zu verwenden und somit zugleich medizinisch zu kommunizieren, – für den Arzt, die Pharmaka nicht nur als Therapeutika zu verwenden, sondern auch als Pharmaka zu unterscheiden. Als „Therapierstreit"[310] und „Dispensierstreit"[311] sind derartige Rollenübergriffe seit der Trennung der beiden Rollen historisch überliefert.

Doch solche Übergriffe gefährden das Gesamtsystem: Der auch therapierende Apotheker birgt die Gefahr, dass Pharmaka nicht mehr ausschließlich im Sinne der herrschenden medizinischen Lehre verwendet werden und damit auch nichtmedizinisch außeralltägliche Wirkungen erwartet werden müssen; der auch dispensierende Arzt birgt die Gefahr, dass er entweder die erforderliche Identität und Qualität der Pharmaka nicht ausreichend beurteilen kann oder aber ein nur eingeschränktes Arzneimittel-Repertoire zu verwenden in der Lage ist. Beides läuft insbesondere wider allgemeine Interessen, weil einerseits die herrschende Ordnung gefährdet und andererseits das mögliche Potenzial an Gesundheit nicht ausgeschöpft wird. Derartige Übergriffe werden deshalb für beide Richtungen normativ unterbunden. Seit den frühen Medizinalordnungen ist eine Zusammenarbeit beider Rollen untersagt. Die einzig verbleibende und tatsächlich auch

309 Die – ärztliche – Beschreibung des Apothekers als halbgebildeter Handwerker, der dem Arzt in Hinblick auf die Erklärung, das Verständnis und die sprachliche Darstellung von Sachverhalten weit unterlegen ist (vgl. dazu Wolf, 1996, Über die Anfänge der Pharmaziegeschichtsschreibung, S. 10ff.) beschreibt die Apothekerrolle nur unzureichend, obwohl der Apotheker die medizinische Theorie nicht studiert hat.

310 Kompetenzüberschreitung des Apothekers ist die Herstellung und Abgabe von Arzneimitteln ohne ärztliche Anweisung, was wegen der „Laufkundschaft" für nicht-arzneiliche Produkte kaum kontrollierbar war, vgl. Tschirch, 1933, Handbuch Pharmakognosie, S. 96ff; Landgraf, 2004, Heilen außerhalb der Medizinal-Ordnung, S. 91ff, 137ff.

311 Kompetenzüberschreitung des Arztes: Bevorratung, Herstellung und Abgabe (Abgabe lat. dispensere – verteilen) von Arzneimitteln, vgl. Schmitz, 2005, Geschichte der Pharmazie 2, S. 229; Landgraf, 2004, Heilen außerhalb der Medizinal-Ordnung, S. 140; Mannetstätter, 2004, Diethelm Lavater II, S. 30ff.

mitunter genutzte Möglichkeit ist, dass einzelne Personen sowohl als ausgebildete Apotheker eine Apotheke betreiben als auch als studierte Ärzte praktizieren.[312]

Im Ergebnis hat sich dieses unwahrscheinliche und fragile Bezugsverhältnis zwischen Apotheker- und Arztrolle bewährt. Apothekern wird bis heute zugerechnet, Pharmaka ausschließlich für die Verwendung durch die Medizin zur Verfügung zu stellen, was mitunter entsprechend für Marketing-Zwecke ausgenutzt oder gar missbraucht wird. Obwohl der Apotheker gerade nicht heilt, ist er in diesem Sinne „Heilberufler". Im Mittelalter war diese Erwartung des Apothekers als ausschließlich im „Dienste" der Medizin bereits so fest etabliert, dass Apotheker im Zuge der Hexenverfolgung so gut wie vollkommen unbehelligt blieben.[313]

## *4. „Wirkstoff-Pharmazie" – strukturelle Katastrophe und Errungenschaft*

Die semantische und sozialstrukturelle Aufeinander-Bezugnahme pharmazeutischer und medizinischer Kommunikation ermöglicht eine Generalisierung der als medizinisch trivialisierten Pharmakon-Kommunikation. Indem die Apothekerrolle eigenständig stabilisiert ist, kann die Identität und Qualität trotz einer vergleichsweise komplexen pharmazeutischen Semantik als erwartbar erwartet werden. Indem die Apothekerrolle gleichzeitig auf die ausschließliche Verwendung von Pharmakon-Kommunikation für medizinische Zwecke festgelegt ist, bleibt trotz der Eigenständigkeit der Rolle die Vielfalt pharmazeutischer Verwendungsweisen invisibilisiert, die Präferenzen für außeralltägliche Wirkungen bleiben als medizinisch trivialisiert und die Medizin kann sich die Außeralltäglichkeit ihrer Heilwirkungen zurechnen lassen. Die Grenzen der Komplexitätssteigerung pharmazeutischer Semantik liegen zwar nicht mehr in den Grenzen der Mitbenutzbarkeit medizinischer Strukturen – wohl aber in den Grenzen, die durch den Rückbezug auf den medizinisch-semantischen Sinnvorrat und die Notwendigkeit der Verwendung zu Heilzwecken gegeben sind. Was in den Pharmakopöen als antik-arabistische Tradition kodifiziert ist, markiert das Maximum, das innerhalb dieser Begrenzungen an Komplexität erreicht wurde.

Das zugleich höchst unwahrscheinliche und höchst erfolgreiche Gebilde semantischer und sozialstruktureller Aufeinander-Bezogenheit wird durch die Umstellung von medizinischen auf (al-)chemische Begründungszusammenhänge für die Unterscheidung von Pharmaka langsam ersetzt. Es kommt zu einer semantischen und sozialstrukturellen „Katastrophe", also der abrupten Veränderung, die sich seit dem 16. Jahrhundert ankündigt und Ende des 19. Jahrhunderts

312 Mannetstätter, 2004, Diethelm Lavater II.

313 Schmitz, 2005, Geschichte der Pharmazie 2, S. 98.

das bislang so mühsam aufrecht erhaltene Erfolgsduo der medizinisch-pharmazeutischen Zugleichaktualisierung aufhebt. Freilich bleibt die über gut zweitausend Jahre entstandene Semantik im Alltagsgebrauch bis heute teilweise bestehen. Doch deren Grundlage hat sich fundamental verändert. Weder die Entwicklungen des Arzneimittel- und Apotheken-„Marktes" können eingeschätzt werden, wenn man unhinterfragt von derartigen, heute anachronistischen Selbstbeschreibungen ausgeht, noch werden die eigentlichen Schwierigkeiten in diesem Bereich überhaupt sichtbar. Dieser Abschnitt dient dazu, für die fundamentalen Unterschiede zu sensibilisieren, die in diesem semantisch-sozialstrukturellen Bereich Ende des 19. Jahrhunderts die Grundlage für die heutigen Entwicklungen sind.

### a) Semantik: Verselbstständigung der Leitunterscheidung als Wirkstoff

Über zweitausend Jahre waren Pharmaka unterschieden worden als vom Arzt im Sinne der medizinischen Theorie bzw. der offiziellen Rezeptsammlung zur Wiederherstellung eines Säftegleichgewichts verwendete Heilmittel. Diese Verbindung zwischen medizinischer und Pharmakon-Kommunikation durch Zugleichbenutzung medizinischer und pharmazeutischer Unterscheidungen ist im ausgehenden Mittelalter bereits so fest etabliert, dass die beginnende Verselbstständigung pharmazeutischer Semantik gar nicht auffällt. Seit dem 16. Jahrhundert wird nach und nach die (Al-)Chemie als Grundlage der Unterscheidung zwischen außeralltäglich und alltäglich wirksamen Mitteln zunächst der medizinischen Theorie zur Seite gestellt, um diese dann bis auf Rudimente gänzlich zu ersetzen: Die Wirkung eines Mittels ergibt sich danach nicht mehr aus der medizinischen Humoralpathologie und Signaturenlehre, sondern aus der sich zur naturwissenschaftlichen Chemie hin wandelnden Alchemie. Mit der Entwicklung der modernen Chemie im 19. Jahrhundert setzt sich dieses Richtigkeitskriterium durch und bleibt in dieser Form bis heute gültig. Für die Erklärung einer therapeutischen Verwendbarkeit bleibt die Medizin – nun als ebenfalls naturwissenschaftliche Medizin – relevant, für die Unterscheidung der Wirksamkeit der Stoffe wird sie entbehrlich.

Diese Umstellung auf die Wirkstoff-Pharmazie impliziert gegenüber der medizinischen Pharmazie zwei wesentliche Unterschiede: Vor allem verliert die medico-philosophische Theorie ihren definitorischen Stellenwert. Wirkstoff-Pharmaka sind nach alchemistischen bzw. später chemisch-naturwissenschaftlichen Prinzipien isolierte oder hergestellte Stoffe im Unterschied zu der „rohen Materie". Der erste Unterschied ist, dass Pharmakon-Kommunikation von der Komplexitätsbeschränkung gelöst wird, die mit der Notwendigkeit einer Mit-Benutzung medizinischer Semantik verbunden ist. Der damit einhergehende zweite Unterschied ist, dass Pharmaka als Wirkstoffe statt der ausschließlichen Verwendung als Heilmittel für eine Vielzahl von außeralltäglichen Verwendungsmöglichkeiten offen stehen. Die Verwendung als Heilmittel ist nicht mehr das Richtigkeitskriterium für die Unterscheidung von Pharmaka schlechthin, sondern lediglich eine von vielen als möglich angesehenen Verwendungsweisen des Wirkstoff-Pharmakons. Die zauberhafte Wirkung wird nicht aufgrund einer bestimmten, nämlich heilsamen Wirkung zugerechnet, sondern allein aufgrund der Wirksamkeit des chemisch beschreibbaren Wirkstoffs. Wirkstoff-Pharmaka sind damit als chemischer Wirkstoff unterschieden von unbestimmten Grundsubstanzen. Die Verwendung durch einen Arzt, also die Verwendbarkeit als Heilmittel spielt bei dieser Unterscheidung im ersten Schritt keine Rolle.

Der semantische Begründungszusammenhang der Alchemie, der dieser vom Grundprinzip her bis heute verwendeten Unterscheidung zugrunde liegt, basiert nicht mehr auf der Unterscheidung krank/gesund, um dann auf der Grundlage der Säfte- und Signaturenlehre medizinisch verwendbare Pharmaka zu unterscheiden. An die Stelle der Unterscheidung krank/gesund tritt mit der Alchemie die Unterscheidung zwischen Wirkstoff und dem „Rohstoff" als der „groben Hülle der sichtbaren Materie" des eigentlichen Wirkstoffs.[314] Wie die Medizin, so geht auch die Alchemie von der philosophischen Elementelehre aus, bezieht diese aber nicht auf die Krankheit und Gesundheit des Menschen, sondern unterscheidet außer den üblichen vier noch ein fünftes Element: Der Urstoff, die materia prima, entspringt dem Chaos und wird aus den vier Elementen Wasser, Feuer, Erde und Luft gebildet – in diesen vier essentia aber steckt noch ein fünfter Stoff, nämlich die „quinta essentia", auch „archäus" oder „arcanum" genannt. Diese fünfte Kategorie ist zwar im Gegensatz zu den anderen vier nicht wahrnehmbar, ordnet aber das ursprüngliche Chaos und bestimmt so auch die Wirkungsweise eines Gegenstandes oder Lebewesens. Wegen dieser ordnenden Kraft, dieser Wirk-Kraft, geht es nach der Alchemie gerade nicht um die bekannten vier, sondern um dieses fünfte Element. Statt dem ganzen Gegenstand wird nur der an sich unsichtbaren quinta essentia die außeralltägliche Wirkung zugerechnet, die aber nicht auf den Verwendungszusammenhang der Heilung beschränkt ist. Ziel und Forschungsprogramm der Alchemie ist es deshalb, der unedlen materia prima die edle quinta essentia zu entziehen. Dazu dienen die Verfahren der Alchemie, insbesondere Verbrennung und Destillation.[315] Zugleich ist die Alchemie in gnostisch-theologisches Gedankengut eingebettet. So

314 Letter, 2000, Paracelsus, S. 159.

315 Mez-Mangold, 1972, Aus der Geschichte des Medikaments, S. 57ff, 111ff. Ein Ziel dabei ist, aus unedlen Metallen das edle Gold zu gewinnen. Weil Goldgewinnung zugleich als Prozess der seelischen Läuterung im engen Zusammenhang mit Tod und Auferstehung Christi gesehen wurde, befassten sich im Mittelalter christliche Mystiker mit der Alchemie.

führt Paracelsus die Arcana als unerschaffen und von vornherein göttlich direkt zu Gott.[316]

Anders als in der medizinischen Pharmazie liegt mit dieser Unterscheidung zwischen Wirkstoff und Rohstoff eine pharmazeutische statt einer medizinisch rückgebundenen Unterscheidung zugrunde. Die außeralltägliche Wirksamkeit wird von dem alltäglich Sichtbaren unterschieden. Diese Unterscheidung und die an sie anschließenden Richtigkeitskriterien beziehen sich damit direkt auf das Grundproblem von Pharmakon-Kommunikation, nämlich die Unterscheidung von Mitteln, von denen Eigenschaften erwartet werden, die über das unmittelbar Sichtbare ebenso wie über das unmittelbar Erwartbare hinausgehen. Die Frage, wofür diese Wirkungen verwendbar sind und ob gegebenenfalls auch die Unterscheidung krank/gesund auf sie angewendet werden kann, ist eine Frage, die sich nicht stellen muss, aber anschließen kann.

Dass mit der Umstellung der Unterscheidung der Pharmaka von der Verwendung durch den Arzt auf die Beschreibbarkeit als Wirkstoff nicht nur eine weitere Komplexitätssteigerung von Pharmakon-Kommunikation möglich wird, sondern zugleich die Freigabe der potenziellen, auch nicht-trivialisierten Verwendungsmöglichkeiten, wird zunächst nicht sichtbar. Denn die Umstellung auf die Wirkstoff-Pharmazie erfolgt ihrerseits medizinisch trivialisiert: Die Alchemie ist zwar uralt und war bis zur Scholastik auch in Europa seriös betrieben worden,[317] blieb aber von ihrer Verwendung her beschränkt auf einzelne Personen und damit insgesamt auf einem sehr begrenzten Generalisierungsniveau. Vernetzungsfähig werden die Unterscheidungen der Alchemie erst in ihrem Bezug auf die Medizin: Im 16. Jahrhundert wendet der Arzt Theophrastus von Hohenheim, besser bekannt unter seinem Pseudonym Paracelsus, die theoretischen Grundlagen und technischen Verfahren der Alchemie erstmals an, um systematisch die Quintessenzen der Arzneimittel mit dem Ziel zu erforschen, bessere medizini-

316 Letter, 2000, Paracelsus, S. 164f. In diesem Sinne schafft Paracelsus auch ein letztes geschlossenes Bild der Medizin (ders., 104), das Diätetik, Pharmazie und Chirurgie mit den vier Säulen Astronomie, Philosophie, Alchemie und Virtutes, den Tugenden des Arztes, verbindet. Auch der moderne Krankheitsbegriff mit der Unterscheidung klassifizierbarer Krankheiten verdankt ihm viel (ders., 148). Als Beispiel aus den Originalschriften vgl. Paracelsus, 1988, Vom eigenen Vermögen der Natur.

317 Die Ursprünge der Alchemie liegen vermutlich in Ägypten. Nach den Griechen und Arabern wurde die Alchemie seit dem 13. Jahrhundert von Mönchen in europäischen Klöstern betrieben, vgl. Berendes, 1967, Das Apothekenwesen, S. 99ff. Trotz heutiger Assoziationen mit Goldmacherei und schwarzer Magie war die Alchemie lange Zeit und auch in Europa eine anerkannte Form der Wissenschaft. Erst mit der Scholastik endete die seriöse Alchemie, vgl. Schmitz, 1966, Mörser, Kolben und Phiolen, S. 60ff.

sche Therapieerfolge erreichen zu können.[318] Paracelsus verwendet die pflanzlichen, tierischen und mineralischen Stoffe der antik-arabischen materia medica als Ausgangsmaterial, um zu den jeweiligen – medizinisch verwendbaren und von ihm zur medizinischen Verwendung intendierten – arcana vorzudringen.[319] Ganz im Sinne der Alchemie soll die Natur so verwandelt, gesteigert und vollendet werden.[320] Dies geschieht hier jedoch noch ganz im Dienste der Medizin.

Mit diesem medizinischen Bezug gewinnt die Alchemie innerhalb kürzester Zeit an Verbreitung und auch an Reputation. Dabei wird die Alchemie, wie sie von Paracelsus verwendet wurde, zunächst von allen gnostisch-magischen Vorstellungen gelöst und stattdessen mit der Humoralpathologie verbunden, indem alle Körpervorgänge „chemisch“ gedeutet werden.[321] Aus der Alchemie wird die Iatrochemie (von gr. iatros – Arzt) beziehungsweise die Chemiatrie.[322] Auf dieser Grundlage entwickeln sich seit dem frühen 18. Jahrhundert verschiedene Ansätze,[323] die sich durch die Erklärungsprinzipien und die Verfahren der Gewinnung von Wirkstoffen unterscheiden. In Deutschland ist insbesondere die Stahlsche Phlogistontheorie verbreitet,[324] die Verbrennungserscheinungen mit Oxydations- und Reduktionsvorgängen in Zusammenhang bringt und auf ein einziges Verbrennungsprinzip, das „Phlogiston“, zurückführt.[325] Parallel dazu

318 Dieser antikisierte Künstlername des Bombastus Theophrastus von Hohenheim spielt auf das „hinausgehen über“ (para) den antiken Arzt Celsus an, vgl. Letter, 2000, Paracelsus, S. 29.

319 Paracelsus geht mit der gnostischen Alchemie davon aus, dass die vier Elemente selbst wiederum aus jeweils drei Grundstoffen bestehen: Sulphur – das was brennt (Schwefel), Mercurius – was raucht (Quecksilber) und Sal – was als Asche übrig bleibt (Salz). Die quinta essentia kann durch drei Bewegungen aus diesen Stoffen gezogen werden: zum Sublimierbar-Flüssigen durch Mercurius, zum Brennbar-Fettigen durch Sulphur und zum Soliden-Zusammengezogenen durch Sal. Diese Bewegungsprinzipien werden zugleich als Energien angesehen, die in den Dingen enthalten sind und diese erst ermöglichen, vgl. Letter, 2000, Paracelsus, S. 40ff.

320 Letter, 2000, Paracelsus, S. 159f.

321 Schmitz, 2005, Geschichte der Pharmazie 2, S. 306, 348; Bernschneider-Reif, 2001, Laboranten, Destillatores, Balsamträger, S. 39.

322 Der Begriff der Iatrochemie wird in der Medizingeschichtsschreibung, derjenige der Chemiatrie in der Chemiegeschichtsschreibung verwendet. Zur semantischen, wissenschaftlichen und disziplinären Verselbstständigung der Chemie gegenüber der Medizin vgl. Meinel, 1985, Reine und angewandte Chemie.

323 Schmitz, 2005, Geschichte der Pharmazie 2, S. 348. Schon vor Paracelsus hatte es einige alternative Ansätze zur Humoralpathologie gegeben: die Iatromagie und die Astromedizin. Da sie eng mit der Humoralpathologie verknüpft waren und zudem auch innerhalb der Medizin auf Gegner stießen, konnten sie anders als der Paracelsismus keine grundsätzlich neuen Denk- und Forschungsrichtungen anstoßen.

324 Berendes, 1967, Das Apothekenwesen, S. 172.

325 Ridder, 2000, Der wahre Charakter des Apothekers, S. 211. Ausgehend von den Überlegungen von Johann Joachim Becher (1635-1682) begründete Georg Ernst Stahl die Phlo-

konkurrieren die beiden Auffassungen des „Animismus“, der die Seele als das den Körper rhythmisierende Lebensprinzip ansieht, und der Iatromechanik, die den Körper als Maschine ohne direkten Einfluss der Seele betrachtet.[326] In England und Frankreich ist man dagegen mit der pneumatischen Chemie und der chemischen Molekulartheorie beschäftigt, die Luft oder Wasserdampf von „Gasen“ als durch Verbrennung entstehende Dämpfe unterscheidet.[327]

Ein wesentlicher Aspekt für die rasche Verbreitung und Weiterentwicklung alchemischer bzw. iatrochemischer Grundlagen und Verfahren ist, dass mit der Alchemie neue Beobachtungen und eigene Experimente an die Stelle der scholastischen Tradierung überkommenen Wissens treten können.[328] Die innere Logik der Natur zu erkennen, ist das Ziel der Alchemie[329] und zugleich das Grundprinzip der Ausdifferenzierung moderner Wissenschaft. Diese Leitsemantik, nach inhärenten Ordnungsprinzipien zu suchen, etabliert auch die Botanik als Wissensgebiet, das sich unabhängig von medizinischer Theorie[330] und medizinischer Nutzung[331] nunmehr an einer eigenständigen, systematischen Ordnung orientiert. Waren die Kräuterbücher nach Krankheiten oder alphabetischen Pflanzennamen geordnet, wird nun nach inhärenten Kriterien der Pflanzen gesucht. Der Ordnungsansatz von Linnés „künstlichem System“, das auch die zweigliedrigen Pflanzennamen nach Art und Gattung einführt, hat bis heute Einfluss auf die Botanik.[332]

Die Grundlagen der Chemie werden so seit dem 16. Jahrhundert aus der alchemischen Auseinandersetzung mit der bislang humoralpathologisch begründeten materia medica für den medizinischen Gebrauch entwickelt. Mit der Anwendung der Alchemie für medizinische Verwendungsweisen nimmt so zwar die Entwicklung der Chemie bereits im 16. Jahrhundert ihren Anfang, die kodifizierte pharmazeutische Semantik wird dabei jedoch zunächst nur erweitert, nicht abgelöst. Die Humoralpathologie als Grundlage für die Unterscheidung von Pharmaka ist bei der Masse der praktischen Ärzte fast ebenso verbreitet[333] wie

giston-Theorie, mit deren Hilfe er die Rolle der Luft bei der Gewichtszunahme während chemischer Prozesse erklärte, vgl. Schmitz, 2005, Geschichte der Pharmazie 2, S. 355ff.

326 Urdang/Dieckmann, 1955, Einführung in die Geschichte der deutschen Pharmazie, S. 37; Schmitz, 2005, Geschichte der Pharmazie 2, S. 357, 363ff.

327 Schmitz, 2005, Geschichte der Pharmazie 2, S. 351ff.

328 Letter, 2000, Paracelsus, S. 14, 105.

329 Bernschneider-Reif, 2001, Laboranten, Destillatores, Balsamträger, S. 38.

330 Berendes, 1967, Das Apothekenwesen, S. 130.

331 Dilg/Jütter, 1975, Pharmazeutische Terminologie, S. 17. Es entstanden zu diesem Zweck botanische Gärten und das Herbarium (Ansammlung getrockneter Pflanzen) wurde erfunden. Als Väter der Botanik gelten Brunfels, Bock und Fuchs, vgl. Schneider, 1962, Probleme der Periodisierung in der Pharmaziegeschichte, S. 85.

332 Wittlin, 1999, Mandragora, S. 8ff; Tschupp, 2004, Johanniskraut, S. 42ff.

333 Urdang/Dieckmann, 1955, Einführung in die Geschichte der deutschen Pharmazie, S. 47.

bei den akademisch ungelehrten Wundärzten, Badern und Hebammen.[334] Diese historische Epoche, in der die humoralpathologisch begründeten Mittel des Arztes weiterbestehen, über wirkstoff-begründete „Chemiatrika“ aber ebenfalls als Heilmittel eingesetzt werden, wird pharmaziehistorisch als Epoche der „Polypragmasie“ bezeichnet.[335]

Schon in dieser Übergangszeit kommt es zu einer erheblichen Komplexitätssteigerung von Pharmakon-Kommunikation. Mit der iatrochemischen Unterscheidung der Pharmaka als „Chemiatrika“[336] kommen Dinge in den Blick, die zuvor per definitionem aus dem Unterscheidungsbereich der Arzneimittel ausgeschlossen blieben. Waren Heilmittel und Gift bislang nach ihrem Wesen unterschieden,[337] gilt nun das Diktum des Paracelsus: „Alle Dinge sind Gift und nichts ist ohne Gift. Allein die Dosis macht, dass ein Ding kein Gift ist.“[338] Während die traditionelle materia medica vor allem auf Pflanzen basiert, gewinnen nun metallische Verbindungen[339] an Bedeutung. Diese bislang als schädlich oder jedenfalls medizinisch nicht verwendbar betrachteten Stoffe werden durch chemische Verfahren gereinigt und als geeignet dosierte Gifte als Arzneimittel verwendet.[340] Mit der Entwicklung der Iatrochemie geht auch die Entstehung oder Verbesserung neuer Darreichungsformen einher, wie etwa die Tinktur.[341] Als medizinisch trivialisiert erscheinen diese Neuerungen bald auch in der kodifizierten pharmazeutischen Semantik. Beschränken sich die ersten amtlichen Dispensatorien noch auf die traditionellen Rezepte,[342] werden chemiatrische Präparate seit der Augsburger Pharmakopöe von 1613 immer häufiger mit aufgenommen.[343] Ende des 17. Jahrhunderts stehen die chemiatrischen Arzneimittel

334 Schmitz, 2005, Geschichte der Pharmazie 2, S. 99.

335 Schmitz, 2005, Geschichte der Pharmazie 2, S. 370.

336 Frankhauser, 2002, Haschisch als Medikament, S. 132, FN 752.

337 Ridder, 2000, Der wahre Charakter des Apothekers, S. 41.

338 Letter, 2000, Paracelsus, S. 162.

339 Schmitz, 2005, Geschichte der Pharmazie 2, S. 404ff.

340 Urdang/Dieckmann, 1955, Einführung in die Geschichte der deutschen Pharmazie, S. 34; Letter, 2000, Paracelsus, S. 162. Das Prinzip, nach dem Gifte zu Arzneien werden, indem sie eben das heilen, was derselbe Stoff an Krankheit hervorgerufen hat, wird in der Homöopathie bis heute praktiziert, vgl. Schmitz, 2005, Geschichte der Pharmazie 2, S. 327; Letter, 2000, Paracelsus, S. 162.

341 Landesausstellung, 1991, Kunst des Heilens, S. 339; Schmitz, 2005, Geschichte der Pharmazie 2, S. 364; Letter, 2000, Paracelsus, S. 253, 258.

342 „Dispensatorium des Valerius Cordus“ vgl. Peters, 1910, Aus pharmazeutischer Vorzeit, S. 192, 208ff; Pharmazie, 1934, Das Dispensatrium des Valerius Cordus, S. 3ff; Urdang/Dieckmann, 1955, Einführung in die Geschichte der deutschen Pharmazie, S. 82; Bernschneider-Reif, 2001, Laboranten, Destillatores, Balsamträger, S. 79; Frankhauser, 2002, Haschisch als Medikament, S. 179; Tschupp, 2004, Johanniskraut, S. 138.

343 Ridder, 2000, Der wahre Charakter des Apothekers, S. 177.

schließlich gleichberechtigt neben den traditionellen Rezepturen.[344] Im 18. Jahrhundert sind sie bereits ganz üblich geworden.[345]

Doch die Zeit der Polypragmasie ist eine Epoche des Übergangs und auch des Ausprobierens. Es stehen nicht nur die beiden Leitunterscheidungen nebeneinander, die sich als gegenwärtige Zukunft (Chemie) und als vergangene Gegenwart (Humoralpathologie) erweisen werden, sondern darüber hinaus konkurrieren diverse andere Unterscheidungen mit paradigmatischem Anspruch. Dazu gehört allen voran die „Drecksapotheke", die außeralltägliche Heilwirkungen primär von tierischen und menschlichen Exkrementen erwartet.[346] Dazu gehören aber auch magisch-übernatürliche Heilmethoden, deren magische Mittel ebenfalls in den kodifizierten Arzneischatz einbezogen werden.[347] Schließlich kommen durch Handel bislang unbekannte Stoffe aus der neuen Welt nach Europa.[348] So ist die materia medica – wenn man sie denn noch mit dem dioskuridischen Namen bezeichnen darf – gegen Ende des 18. Jahrhunderts von einer bunten Vielfalt geprägt.[349] Diese ganz unterschiedlichen Erklärungsprinzipien haben aber eines gemeinsam: Sie werden in den kodifizierten Erwartungsstrukturen der medizinischen und der Pharmakon-Kommunikation aktualisiert. Obwohl die medizinische Humoralpathologie nunmehr lediglich einer unter vielen semantischen Bezugszusammenhängen ist, sind Pharmaka nach wie vor Arzneimittel: vom Arzt verwendete Mittel. Aus der Unterscheidung der Polypragmata-Arzneimittel ausgeschlossen sind damit die Olitäten und Geheimmittel. Diese Mittel greifen

344 Bereits zu Zeiten Paracelsus wurde der Begriff der „Galenika" geschaffen, um damit die durch einfaches Mischen verschiedener Einzelsubstanzen erhaltenen Produkte von den durch chemische und spagyrische Prozesse erhaltenen Präparate zu unterscheiden – eine Ironie der Geschichte, dass später gerade die Bereitungen des Paracelsus (Tinkturen, Essenzen, Extrakte) zu den Galenika zählen, vgl. Urdang/Dieckmann, 1955, Einführung in die Geschichte der deutschen Pharmazie, S. 35.

345 Schmitz, 2005, Geschichte der Pharmazie 2, S. 343.

346 Urdang/Dieckmann, 1955, Einführung in die Geschichte der deutschen Pharmazie, S. 76f; Gaude, 1981, Die alte Apotheke, S. 153; Landesausstellung, 1991, Kunst des Heilens, S. 512; Schmitz, 2005, Geschichte der Pharmazie 2, S. 378.

347 Bernschneider-Reif, 2001, Laboranten, Destillatores, Balsamträger, S. 29. Beispielsweise findet sich noch im Dispensatorium Borussia-Brandenburgium von 1744 die Zubereitung eines Amuletts und die Verwendung von Zauberformeln. Besprechungen mit geschriebenen oder gesprochenen Worten war durchaus üblich, vgl. Peters, 1910, Aus pharmazeutischer Vorzeit, S. 210, 225.

348 Vor allem Coca, Tabak, Chinarinde, Vanille und Guajak-Holz; diese neuen Drogen brachten insofern Verwirrung mit sich, als sie als pflanzliche Bereitungen spezifische Wirkungen ohne Hinzufügung anderer Substanzen hatten, vgl. Urdang/Dieckmann, 1955, Einführung in die Geschichte der deutschen Pharmazie, S. 48; Mez-Mangold, 1972, Aus der Geschichte des Medikaments, S. 164; Landesausstellung, 1991, Kunst des Heilens, S. 236.

349 Urdang/Dieckmann, 1955, Einführung in die Geschichte der deutschen Pharmazie, S. 47f.

auf volkstümliche Traditionen (Olitäten)[350] bzw. verborgene Wirkkräfte (Geheimmittel)[351] als Erklärungsmuster zurück und geben an, besonders viele Krankheiten[352] (wenn nicht gar alle) [353] zu heilen. Anders als die Chemiatrika oder die Rezepte der Drecksapotheke halten diese Mittel nicht nur ihre Bestandteile und ihre Zusammensetzung geheim, sondern werden vor allem von fahrenden Händlern, also außerhalb der pharmazeutisch-medizinisch stabilisierten Erwartungsstrukturen vertrieben und mit großem Aufwand beworben.[354]

Ende des 18. Jahrhunderts wird die Vielfalt der „pharmazeutischen" Theorien mit der „neuen" Chemie Antoine Laurent Lavoisiers beendet, die das bis heute bestehende chemische Paradigma begründet.[355] Ausgehend vom Daltonschen Atommodell gilt nunmehr die chemische Struktur aller anorganischen wie organischen Stoffe als erkennbar und nachbildbar.[356] Weil Wirkstoffe in ihrer reinen Form jedoch kaum verwendbar sind, müssen sie in eine handhabbare Form gebracht werden. Unterschieden wird nunmehr zwischen dem Wirkstoff als dem eigentlichen Pharmakon (also dem eigentlich außeralltäglich wirksamen Ding) und dem als verwendbar beobachteten Ding. Wirkstoff-Pharmaka gelten jedoch keineswegs nur als für arzneiliche Zwecke verwendbar. Gerade in landwirtschaftlichen Produkten wie Pflanzenschutz- oder Insektenvertilgungsmitteln, aber auch in der Teerfarbenindustrie werden Wirkstoffe gesellschaftlich höchst erwünschte Verwendungsweisen *außerhalb* der Medizin zuerkannt.[357] Was als Pharmakon-Kommunikation begonnen hat, wird als chemische Kommunikation generalisiert. „Pharmazie" bezieht sich weiter auf die Unterscheidung der Mittel des Arztes, aber dies ist nicht mehr die einzige Verwendungsmöglichkeit. Die

350 Bernschneider-Reif, 2001, Laboranten, Destillatores, Balsamträger, S. 162.

351 Ridder, 1990, Im Spiegel der Arznei, S. 80.

352 Beispielsweise Lähmungen, neurologisch-psychiatrische Erkrankungen, Fieber, Geschlechtskrankheiten, Respiration, Gicht, Schwangerschaft und Geburt sowie Wunden, vgl. Bernschneider-Reif, 2001, Laboranten, Destillatores, Balsamträger, S. 293.

353 „Arcana" als Universalarzneien, vgl. Frankhauser, 2002, Haschisch als Medikament, S. 137 FN 753.

354 Ridder, 1990, Im Spiegel der Arznei, S. 80.

355 Im Traité élémentaire de chimie, 1789, vgl. Schmitz, 2005, Geschichte der Pharmazie 2, S. 363.

356 Nachdem Lavoisier (1743-1794) nachgewiesen hatte, dass bei chemischen Reaktionen die Massen im geschlossenen System erhalten bleiben, wurde die Phlogistontheorie aufgegeben. Grundidee ist bis heute, dass sich chemische Elemente nur in ganz bestimmten Massenverhältnissen zu Verbindungen vereinigen (Dalton 1808) und sich diese Verbindungen zahlenmäßig charakterisieren lassen. Als es 1808 gelang, den Harnstoff zu synthetisieren, war klar, dass organische Verbindungen nicht an eine „vis vitalis" gebunden sind, sondern vielmehr zwischen anorganischer und organischer Chemie kein grundsätzlicher Unterschied besteht, vgl. Schmitz, 2005, Geschichte der Pharmazie 2, S. 430ff.

357 Beispielsweise: Lebensmittelindustrie, Porzellan-, Keramik- und Glasfabrikation, Gastechnik, Zementindustrie, Platinindustrie, chemisches Feuerzeug, Gewinnung von Zucker aus der Zuckerrübe, Sauerstoff, vgl. Gaude, 1981, Die alte Apotheke, S. 61f.

Verwendung als Heilmittel ist im semantischen Apparat der Richtigkeitskriterien von Pharmakon-Kommunikation damit wieder eine Ebene tiefer gerückt und steht nun gleichrangig neben anderen Verwendungszusammenhängen, was die Spezifikation der Richtigkeitskriterien von Pharmaka angeht – allerdings wird sie in ihrer generellen Form als „chemische Kommunikation" unterschieden, während der Begriff Pharmazie für den nunmehr höchst diffusen Bereich der Mittel des Arztes benutzt wird.

Innerhalb dieser Mittel des Arztes gewinnen die für Heilzwecke verwendbaren Wirkstoffe gegenüber der traditionellen materia medica seit Anfang des 19. Jahrhunderts chemisch-pharmazeutisch und seit Ende des 19. Jahrhunderts auch medizinisch-therapeutisch an Bedeutung.[358] Diese Entwicklung beginnt mit der Isolierung von Alkaloiden als den wirksamen Bestandteilen von Arzneidrogen.[359] Mit der Isolierung des „principium-somniferum" des Opiums, dem Morphin, beginnt die Alkaloidchemie.[360] Der Durchbruch in der Erforschung von Wirkstoff-Arzneimitteln und deren therapeutischer Verwendung erfolgt jedoch erst Ende des 19. Jahrhunderts. Das Chinin wird als erstes Wirkstoff-Arzneimittel in die Therapie eingeführt.[361] Mit dem Coniin gelingt 1886 erstmals die synthetische Herstellung eines Alkaloids. Darüber hinaus beginnt man nun, Alkaloidmoleküle abzuwandeln. Analgetika, Antipyretika und Antimalariamittel gehen darauf zurück.[362] Nach den Alkaloiden werden neue Wirkstoff-Gruppen gefunden: Die ersten Glykoside werden isoliert[363] und die Antibiotika entwikkelt.[364] Die Entdeckung der Vitamine machte viele alte, geheimnisvolle Krankheitsbilder erklärlich.[365] Auch die menschlichen Hormone wie Adrenalin, Insulin

358 Ernst, 1975, Das „industrielle" Geheimmittel und seine Werbung, S. 42; Huhle-Kreutzer, 1989, Die Entwicklung arzneilicher Produktionsstätten aus Apothekenlaboratorien, S. 85.

359 Mit der Synthese von Naturstoffen wie Zucker oder Harnsäure vermutetet man, dass nicht die Gesamtdrogen medizinisch wirksam sind und sucht nach den „bildenden Principien" der Pflanzen, vgl. Mez-Mangold, 1972, Aus der Geschichte des Medikaments, S. 151.

360 Die stickstoffartige Natur und die alkalischen Eigenschaften der Gifte des Pflanzen- und Tierreiches wurde Programm für die Isolierung und Synthese weiterer solcher Alkaloide, vgl. Schmitz, 2005, Geschichte der Pharmazie 2, S. 452ff.

361 Ernst, 1975, Das „industrielle" Geheimmittel und seine Werbung, S. 41; Schmitz, 2005, Geschichte der Pharmazie 2, S. 459ff, 474.

362 Schmitz, 2005, Geschichte der Pharmazie 2, S. 474ff.

363 Verbindungen von Zuckern mit Alkoholen und Phenolen zum Einsatz gegen Herzkrankheiten. Für die Pflanze Digitalis gelang dies erstmals 1845, der Begriff Glykoside für die Inhaltsstoffe des Fingerhuts wurde seit 1852 verwendet, vgl. Schmitz, 2005, Geschichte der Pharmazie 2, S. 462ff.

364 Penicillium notatum isoliert 1929, wirksame Penicillin-Präparate seit 1942, vgl. Schmitz, 2005, Geschichte der Pharmazie 2, S. 462ff.

365 Schmitz, 2005, Geschichte der Pharmazie 2, S. 462ff; Bartmann, 2003, Zwischen Tradition und Fortschritt, S. 166.

und Cortison sowie Seren und Impfstoffe und damit das Prinzip der Schutzimpfung wurden in der Zeit zwischen etwa 1880 und 1930 entdeckt.[366]

Allen diesen Wirkstoffen werden die traditionellen Mittel des Arztes weit übertreffende Effekte zugerechnet. Im Unterschied zum natürlichen Ausgangsstoff selbst sind Alkaloide konzipiert als ballaststofffrei, genau dosierbar und ohne schwankenden Wirkstoffgehalt.[367] Schon in kleinsten Mengen sind sie als gefährlich erwartbar, wie bereits der Entdecker des Morphins, der Apothekergehilfe Sertürner, leidvoll erfahren musste.[368] Es genügt also nicht nur die Unterscheidung von Wirkstoffen, sondern diese müssen in eine als Wirkstoff-Arzneimittel verwendbare Form gebracht werden. Exakte Dosierbarkeit, daneben eine möglichst große Haltbarkeit und Transportfähigkeit sind die wesentlichen Anforderungen. Mit der Umstellung auf die Wirkstoff-Form verschwinden deshalb viele bislang gebräuchliche Arzneiformen[369] und werden durch neue, wie vor allem die Tablette,[370] verdrängt. Tabletten und Ampullen treten an die Stelle der traditionellen flüssigen Zubereitungen, aus den Pillen entwickeln sich Dragees und das altbekannte Pflaster wandelt sich zum keimfreien Wund-Verband.[371]

Zur näheren Bestimmung der Wirkstoff-Arzneimittel kommt eine neue Unterscheidung hinzu. Bislang war hinsichtlich des Herstellungsverfahrens lediglich zwischen Rezeptur und Defektur, also dem individuell gefertigten und dem auf Vorrat hergestellten Arzneimittel unterschieden worden.[372] Etwa seit 1880 kommt die Unterscheidung zwischen apothekergefertigten und industriell gefertigten Arzneimitteln hinzu. Typischerweise enthalten industriell gefertigte Arzneimittel einen einzigen Bestandteil, der durch eigene Forschung aufgefunden,

366 Schmitz, 2005, Geschichte der Pharmazie 2, S. 469ff; Bartmann, 2003, Zwischen Tradition und Fortschritt, S. 220; Hickel, 2008, Die Arzneimittel in der Geschichte. Als detaillierter Überblick über die Entdeckung medizinisch eingesetzter, natürlicher und synthetischer Wirkstoffe, vgl. Müller-Jahncke/Friedrich, 1996, Geschichte der Arzneimitteltherapie.

367 Ernst, 1975, Das „industrielle“ Geheimmittel und seine Werbung, S. 41; Schmitz, 2005, Geschichte der Pharmazie 2, S. 459ff, 474.

368 Schmitz, 2005, Geschichte der Pharmazie 2, S. 259.

369 Die traditionellen Arzneiformen, die teilweise aus der Antike, teilweise aus Arabien stammen und bis Ende des 18. Jahrhunderts verwendet wurden, verlieren deshalb an Bedeutung. Erhalten bleiben Salben, Dekokte, Infuse, Tinkturen, Pulver, Suppositorien, Pflaster und Pillen, vgl. Schmitz, 2005, Geschichte der Pharmazie 2, S. 495.

370 In England wurden seit 1874 bereits Tabletten hergestellt, deren Herstellungsverfahren aus der Brikett- und Ziegelindustrie stammte. Ihren Durchbruch hatten die Tabletten 1884 unter dem Warenzeichen „Tabloids“. In Deutschland verbreitete sich die Tablette durch Verwendung im Militär seit 1902, vgl. Ridder, 1990, Im Spiegel der Arznei, S. 167ff.

371 Huhle-Kreutzer, 1989, Die Entwicklung arzneilicher Produktionsstätten aus Apothekenlaboratorien, S. 102ff; Landesausstellung, 1991, Kunst des Heilens, S. 501ff.

372 Ernst, 1975, Das „industrielle“ Geheimmittel und seine Werbung, S. 31.

pharmakologisch geprüft sowie patentiert[373] und mit lateinischem, chemischem und geschütztem Handelsnamen in das Arzneibuch aufgenommen wurde.[374] Seit dem Arzneimittelgesetz von 1976 werden sie als „Fertigarzneimittel" bezeichnet: Fertigarzneimittel sind Arzneimittel, „die im voraus hergestellt und in einer zur Abgabe an den Verbraucher bestimmten Packung in den Verkehr gebracht werden".[375]

Innerhalb eines guten Jahrhunderts sind die bis heute wesentlichen Wirkstoff-Kategorien unterschieden. Seitdem wird zwar nach weiteren Wirkstoffarten gesucht, im Mittelpunkt steht jedoch das Bestreben, durch Veränderungen bekannter Wirkstoffe deren Wirkung, Unbedenklichkeit, Verträglichkeit und Verwendungskomfort zu verbessern. Die spezifische und erklärbare Wirksamkeit, die diesen Wirkstoffen zugerechnet wird, ist so frappant, dass damit konkurrierende Deutungsmuster einschließlich der überkommenen, humoralpathologischen Rezepturen in die zweite Reihe verwiesen werden. Daraus ergibt sich auch, dass Arzneimittel nicht mehr als Einheit gesehen werden können,[376] sondern unterschieden werden muss zwischen dem Wirkstoff als dem eigentlich wirksamen Bestandteil, der Arzneiform als der Art der Darreichung[377] und schließlich dem Arzneimittel[378] als dem handelbaren und abgabefähigen Präparat. Im Wesentlichen gilt diese Form auch Anfang des 21. Jahr-hunderts noch.

### b) Sozialstrukturen: Von der Rolle zum originalverpackten Fertigarzneimittel

Die Einbeziehung alchemischer neben humoralpathologischen Unterscheidungen erfolgt aus den kodifzierten Strukturen medizinischer Pharmakon-Kommunikation heraus. Doch mit der Aufnahme der Chemiatrika in den kodifizierten

373 Schmitz, 2005, Geschichte der Pharmazie 2, S. 900.

374 Ridder, 1990, Im Spiegel der Arznei, S. 115, 168.

375 Stapel, 1988, Die Arzneimittelgesetze 1961 und 1976, S. 165; Schmitz, 2005, Geschichte der Pharmazie 2, S. 899.

376 Ridder, 1990, Im Spiegel der Arznei, S. 171; Schmitz, 2005, Geschichte der Pharmazie 2, S. 447f; Ridder, 2000, Der wahre Charakter des Apothekers, S. 262.

377 Schon Ende des 19. Jahrhunderts wird vermutet, dass auch Kristallmodifikation und Teilchengröße, Art und Menge der Hilfsstoffe sowie Art und Weise der Verabreichung für die Wirkung des Wirkstoffs eine Rolle spielen, vgl. Brauer, 1987, Apotheker in der Pharmaindustrie, S. 67. Im 19. Jahrhundert ging es bei Arzneiformen um Verbesserung von Dosierbarkeit, Transportfähigkeit und Haltbarkeit; seit Mitte des 20. Jahrhunderts sind darüber hinaus wichtig Absorption, Distribution, Metabolismus und Verweildauer bzw. Ausscheidung der Arzneistoffe (Biopharmazie), vgl. Schmitz, 2005, Geschichte der Pharmazie 2, S. 693.

378 Der Begriff „Arzneimittel" ersetzt seit der kaiserlichen Verordnung von 1875 den bis dahin gebräuchlichen Begriff der „Apothekerwaare", vgl. Ridder, 1990, Im Spiegel der Arznei, S. 37.

Arzneischatz beginnt eine Veränderung des Verhältnisses dieser Strukturen zueinander: Die Apothekerrolle wird durch die Herstellung chemischer Pharmaka unabhängig von der Arztrolle. Bislang ist die Bereithaltung der Pharmaka die wesentliche Aufgabe des europäischen Apothekers. Zwar hat der Apotheker auch früher bereits Pharmaka verarbeitet und zusammengestellt, doch erst mit den Chemiatrika kann von „Herstellung" im eigentlichen Sinne die Rede sein. Damit tritt an die Stelle der Pharmakognosie, des richtigen Erkennens arzneilich nutzbarer Pflanzen, die Gewinnung des Wirkstoffes. Das Arzneimittel wird nicht mehr durch die ärztliche Verwendung, sondern durch die chemiatrische Herstellung erschaffen. Als Laborarbeit ist Herstellung nicht mehr mühsame, handwerkliche Kleinarbeit, sondern eine unabhängige und ärztlich immer weniger kontrollierbare Spezialaufgabe. Dies erklärt, warum dieser vergleichsweise spät entwikkelten Tätigkeit in der Selbst- und Fremdbeschreibung der Apothekerrolle eine so große Bedeutung zugemessen wird.

Die Relevanz der Herstellung von Arzneimitteln im Sinne eines „Erschaffens" schlägt sich nach und nach in der Arbeitsstätte und der Ausbildung des Apothekers nieder. Die Apotheke wandelt sich vom mobilen Materiallager mit Präpariertisch seit dem 17. Jahrhundert zum gemauerten Gebäude[379] mit Räumen für unterschiedliche Funktionen, deren Ausgestaltung bereits in Apothekenordnungen festgelegt ist: Der Offizin als Abgaberaum, dem Laboratorium als dem eigentlichen Herstellungsort und mehreren Lagerräumen für die unterschiedlichen Ausgangsstoffe.[380] Hatten die frühen Apotheken gewöhnlich nur ein Verkaufsfenster zur Straße hinaus,[381] wird später für das Publikum[382] zwar die Offizin zugänglich, bis heute aber keiner der anderen Apothekenräume.

Die zunehmende Verwendung der Chemiatrika wird nicht nur an der Einführung eines obligatorischen Laboratoriums und einer entsprechenden Umgestaltung der Apotheke sichtbar, sondern schlägt sich auch in der Ausbildung des Apothekers nieder. Bislang war diese Ausbildung mit Lehrzeit und Meistertitel handwerklich aufgebaut.[383] Mit der Verbreitung der Chemiatrika und damit den

379 Spezifikum der Apothekenräume war, dass sie meist mit eigentümlichen Tieren, Pflanzen und merkwürdigen Naturgegenständen ausgeschmückt waren, vgl. Peters, 1910, Aus pharmazeutischer Vorzeit, S. 51; Landesausstellung, 1991, Kunst des Heilens, S. 501; Schmitz, 2005, Geschichte der Pharmazie 2, S. 175; Friedrichs/Müller-Jahncke et al., 2003, Publikum, S. 14f.

380 Gaude, 1981, Die alte Apotheke, S. 101ff; Schmitz, 2005, Geschichte der Pharmazie 2, S. 171ff.

381 Peters, 1910, Aus pharmazeutischer Vorzeit, S. 84; Berendes, 1967, Das Apothekenwesen, S. 87; Schmitz, 2005, Geschichte der Pharmazie 2, S. 343.

382 Im traditionellen Sprachgebrauch haben Apotheker weder „Kunden" noch „Patienten", sondern ein „Publikum", vgl. Friedrichs/Müller-Jahncke et al., 2003, Publikum.

383 De facto beschränkte sich die Ausbildung meist auf die Vermittlung praktischer Fertigkeiten, vgl. Landesausstellung, 1991, Kunst des Heilens, S. 501; Wolf, 1996, Über die

neuen Anforderungen an den Apotheker[384] wird diese Ausbildung verwissenschaftlicht. Entsprechende Initiativen gehen zunächst von einzelnen Apothekern aus.[385] In Privatinstituten wird angehenden Apothekern chemisches, botanisches und pharmazeutisches, aber auch philosophisches und moralisches Wissen für ihre Tätigkeit vermittelt.[386] Eine solche Akademisierung der Apothekerausbildung wird langsam auch staatlicherseits aufgenommen. Bis Ende des 18. Jahrhunderts gibt es einerseits rein handwerklich, andererseits bereits umfassend theoretisch ausgebildete Apotheker.[387] So wird 1725 in Preußen zwischen dem Apotheker 1. und 2. Klasse unterschieden,[388] wobei nur dem Apotheker 1. Klasse erlaubt ist, in den Städten eine Apotheke zu betreiben.[389]

Mit dieser Entwicklung geht eine zunehmende Differenzierung von der Arztrolle einher. Die ärztliche Kontrolle wird allmählich durch eine spezifische Ausbildung ersetzt, die Herstellung der Arzneimittel wird immer mehr dem Apotheker anstelle des Arztes zugerechnet. Erstmals wird jetzt darüber nachgedacht, wie ein „guter Apotheker" aussehen muss.[390] Der mit der zunehmenden Unabhängigkeit verbundene Reputationszuwachs äußert sich auch in der Art, wie Apotheker dargestellt werden. Zum Beispiel kommen seit dem 16. Jahrhundert Abbildungen von Christus als himmlischem Apotheker auf, während Christus bislang zwar als Arzt, nicht aber als Apotheker dargestellt wurde.[391] Symbolisch für Reputationszuwachs und Unabhängigkeit ist auch, dass die Offizin als der Ort der Abgabe immer prächtiger mit Apothekerfayancen,[392] prunkvollen Arz-

Anfänge der Pharmaziegeschichtsschreibung, S. 68; Schmitz, 2005, Geschichte der Pharmazie 2, S. 241ff, 248ff; Schmitz, 1998, Geschichte der Pharmazie 1, S. 501ff; Mannetstätter, 2004, Diethelm Lavater II.

384 Wolf, 1996, Über die Anfänge der Pharmaziegeschichtsschreibung, S. 68.

385 Peters, 1910, Aus pharmazeutischer Vorzeit, S. 146.

386 Ridder, 1990, Im Spiegel der Arznei, S. 145; Schmitz, 1998, Geschichte der Pharmazie 1, S. 595-612; Schmitz, 2005, Geschichte der Pharmazie 2, S. 613; Stoll, 2000, Die Apotheken am bayerischen Untermain, S. 97f.

387 Rohweder-Rückert, 2005, Der Unterricht in Materia Medica, S. 37.

388 Schmitz, 2005, Geschichte der Pharmazie 2, S. 408ff; Mannetstätter, 2004, Diethelm Lavater II, S. 319.

389 Ridder, 2000, Der wahre Charakter des Apothekers, S. 237.

390 Schmitz, 1966, Mörser, Kolben und Phiolen, S. 172ff; Krafft, 2002, Christus ruft in die Himmelsapotheke, S. 57.

391 Das Motiv des Christus als Apotheker ist nicht nur eine Abwendung von der Haltung der Kirchenväter, die die Krankheit als Strafe Gottes sahen und deshalb allein das Gebet als Heilmittel anerkannten, es ist zugleich ein Zeichen für die gesellschaftliche Wertschätzung des Apothekerstandes. Voraussetzung dafür war die luthersche Übersetzung der Bibel, da erst in dieser Übersetzung einzelne Berufsbezeichnungen als „Apotheker" übersetzt werden. Biblische Grundlage des Bildmotivs ist Matthäus 11, 28-30, vgl. Krafft, 2001, Christus als Apotheker, S. 181f; Krafft, 2002, Christus ruft in die Himmelsapotheke, S. 2, 13, 57, 64.

392 Schmitz, 2005, Geschichte der Pharmazie 2, S. 176.

neischränken und repräsentativem Rezepturtisch[393] eingerichtet wird,[394] zugleich aber der Destillierkolben, das nunmehr typische Arbeitsinstrument des Apothekers, im dem Apotheker vorbehaltenen Labor verschwindet.[395] Zudem befinden sich Apotheken überwiegend in Städten[396] und Apotheker gehören den höheren Ständen an,[397] wenngleich sie allgemein als „volksnäher" als Ärzte gelten.[398]

Trotz dieser Entwicklungen spiegelt sich in der Apothekerrolle auch die Widersprüchlichkeit der Polypragmasie wider: Einerseits besteht die Humoralpathologie und das mit ihr entstandene doppelt-parasitäre Verhältnis zwischen Arzt- und Apothekerrolle fort; andererseits entwächst der Apotheker mit der Entwicklung der Chemiatrie dem Arzt, so wie die Pharmakon-Kommunikation als Chemie der Medizin entwächst. Mit diesem Bezug auf traditionelle Semantik und traditionelle ärztliche Kontrolle, aber zugleich auf eine unabhängige Semantik mit offensichtlich werdender Unkontrollierbarkeit, tritt die Widersprüchlichkeit des doppelt-parasitären Verhältnisses zwischen Arzt- und Apothekerrolle immer deutlicher zutage. In der Kommunikation wird dieser strukturelle Widerspruch in „den Apotheker" verlegt: In der Literatur des 17. und 18. Jahrhunderts wird der Apotheker als lächerliche Figur,[399] aus ärztlicher Sicht als ungebildeter Handwerker ohne philosophischen Überblick dargestellt.[400] Zugleich wird dem Apotheker vor allem von ärztlicher Seite vorgeworfen, Grundstoffe zu ersetzen,[401] Waren zu teuer abzugeben[402] und nicht genügend auf Qualität von Medikamenten und Apothekenräumlichkeiten zu achten.[403] Der Widerspruch wird jedoch mit „zwischen Handwerk und Wissenschaft" nur unzureichend getroffen: Entscheidend ist, dass der Apotheker mit den Chemiatrika Arzneimittel erschafft und dabei auf eine eigenständige Semantik zurückgreift, während er zugleich im Sinne der Tradition die humoralpathologisch begründeten Mittel des Arztes

393 Gaude, 1981, Die alte Apotheke, S. 102.

394 Peters, 1910, Aus pharmazeutischer Vorzeit, S. 136f.

395 Schmitz, 1966, Mörser, Kolben und Phiolen, S. 144.

396 Meyer/Müller-Jahncke, 1999, Apotheke und die Arzneiversorgung in Notzeiten, S. 26ff.

397 Peters, 1910, Aus pharmazeutischer Vorzeit, S. 115; Schmitz, 1966, Mörser, Kolben und Phiolen, S. 156ff; Berendes, 1967, Das Apothekenwesen, S. 147; Schmitz, 2005, Geschichte der Pharmazie 2, S. 256.

398 Urdang/Dieckmann, 1955, Einführung in die Geschichte der deutschen Pharmazie, S. 72; Schmitz, 2005, Geschichte der Pharmazie 2, S. 70.

399 Urdang, 1921, Der Apotheker im Spiegel der Literatur; Urdang, 1926, Der Apotheker als Subjekt und Objekt der Literatur; Ridder, 2000, Der wahre Charakter des Apothekers, S. 236.

400 Schmitz, 1966, Mörser, Kolben und Phiolen, S. 187; Wolf, 1996, Über die Anfänge der Pharmaziegeschichtsschreibung, S. 5; Ridder, 2000, Der wahre Charakter des Apothekers, S. 136.

401 Schmitz, 2005, Geschichte der Pharmazie 2, S. 219f.

402 Peters, 1910, Aus pharmazeutischer Vorzeit, S. 61.

403 Bernschneider-Reif, 2001, Laboranten, Destillatores, Balsamträger, S. 78.

bereithält. Pharmakon-Kommunikation wird unabhängig, damit wandeln sich die Erwartungen an die sie aktualisierende Struktur-Identität.

In der Phase der Polypragmasie wird Pharmakon-Kommunikation im Rahmen der traditionellen Erwartungsstrukturen aktualisiert und vorangetrieben. Forschung wird zwar auch zunehmend in den sich entwickelnden spezifisch-wissenschaftlichen Strukturen betrieben, doch bleibt der Bezug auf die Strukturrollen des Arztes und auch des Apothekers zunächst erhalten. Das ändert sich gegen Ende des 18. Jahrhunderts. Indem die Chemie sich als eigenständige wissenschaftliche Disziplin etabliert, die nicht nur nicht auf medizinische Semantik zurückgreift, sondern auch in völlig anderen Verwendungszusammenhängen erfolgreich und mit voller gesellschaftlicher Anerkennung eingesetzt wird, ist sie nicht mehr auf die traditionellen Strukturen angewiesen. Das hat für die Apothekerrolle eine zweischneidige Konsequenz: Die Apothekerrolle ist nun keineswegs mehr die einzige Erwartungsstruktur, in der Pharmakon-Kommunikation erwartbar ist. Die als Chemie unabhängig gewordene Pharmakon-Kommunikation braucht den Apotheker nun so wenig wie die Medizin. Zugleich aber wird von der Apothekerrolle mit der Ausdifferenzierung der Chemie unabhängig von der Arztrolle die Verantwortung für die Unterscheidung, Bereithaltung, Herstellung und Garantie von Identität und Qualität der als Arzneimittel verwendeten Pharmaka erwartet. Nicht mehr die Gesamtheit der Pharmaka gilt als Arzneimittel – aber für diesen Teilbereich ist der Apotheker im 19. Jahrhundert verantwortlich. An der Entwicklung gesetzlicher Arzneibücher, Medizinalordnungen und später auch der Apothekenrevision sind nun Apotheker beteiligt. In Ausbildung[404] und Ausübung sind Arzt- und Apothekerrolle zunehmend getrennt.[405] Zugleich ist die Apothekerrolle als naturwissenschaftlich anerkannt: Apotheker nehmen Einfluss auf die Entwicklung von Chemie, Botanik, Zoologie, Mineralogie und Physik.[406] Auch in der Apotheke tritt an die Stelle des alten Prunks im

404 Der Akademisierungsgrad variiert regional: In Preußen wurde anstelle des Zwei-Klassen-Systems das Hochschulstudium für Pharmazeuten erst 1875 rechtseinheitlich obligatorisch, während Bayern bereits 1808 das Universitätsstudium für Pharmazeuten eingeführt hatte, vgl. Berendes, 1967, Das Apothekenwesen, S. 244; Schmitz, 2005, Geschichte der Pharmazie 2, S. 631.

405 Mannetstätter, 2004, Diethelm Lavater II. Wie unabhängig die Pharmazie von der Medizin geworden ist, zeigt auch die intensive Diskussion, inwiefern die Apothekerausbildung zur Ausübung anderer Berufe wie z. B. den des Nahrungsmitteltechnikers berechtigt. Die Entfernung der beiden Disziplinen geht so weit, dass Mitte des 19. Jahrhunderts diskutiert wird, inwieweit die Pharmazie wieder an die Medizin angenähert werden könne oder solle, vgl. Berendes, 1967, Das Apothekenwesen, S. 244; Schmitz, 2005, Geschichte der Pharmazie 2, S. 631.

406 Berendes, 1967, Das Apothekenwesen, S. 230; Schmitz, 2005, Geschichte der Pharmazie 2, S. 592, 727, 736ff.

Biedermeier Nüchternheit und Wissenschaftlichkeit.[407] Die Eigenständigkeit der Apothekerrolle äußert sich schließlich darin, dass erstmals eigenständige Vereine und Vertretungen gegründet[408] und die Apothekerrolle aus nicht-medizinischer Perspektive reflektiert[409] und historisch untersucht wird.[410] Wegen dieser Eigenständigkeit wird das 19. Jahrhundert rückblickend als das „goldene Zeitalter"[411] des Apothekers betrachtet.

Der Apotheker hat seine Zentralstellung für Pharmakon-Kommunikation insgesamt zwar verloren, ist für die Garantie der Identität und Qualität der medizinisch verwendeten Pharmaka aber zentral. Eine solche Qualitätsgarantie der Arzneimittel-Pharmaka wird gerade deshalb immer wichtiger, *weil* die Sozialstruktur des Apothekers ihre Zentralstellung verloren hat. Chemische Grundstoffe werden weitgehend unkontrolliert hergestellt und als Grundstoff oder weiterverarbeitetes chemisches Produkt vertrieben und verwendet. Das gilt auch für Grundstoffe und Präparate zur medizinischen Verwendung. Nur die Apothekerrolle aber ist ausreichend stabilisiert, um die Identität und Qualität sowie die Eignung zu Heilzwecken von Pharmaka plausibel erwarten lassen zu können. Wurde diese Garantiefunktion traditionell durch die Eigen-Beschaffung bzw. Eigen-Erschaffung der Arzneimittel erfüllt, so tritt an deren Stelle zunehmend die chemische Analyse. Seit Beginn des 19. Jahrhunderts können chemische Grundstoffe aus den neu entstehenden chemischen Fabriken bezogen werden. Diese Praxis wird in der Pharmacopoea Borussica von 1827 hinsichtlich der „einfachen Mittel" und 1862 hinsichtlich der Galenika legalisiert. Die traditionellen Tätigkeiten des Trocknens, Schneidens und Pulverns der Drogen werden so nicht nur durch die Herstellung von chemischen Arzneimitteln, sondern auch durch die chemische Analyse eingekaufter Grundstoffe verdrängt.[412] Die Mehr-

407 Die Offizin erhält eine Einrichtung aus hellem Holz, deren Regale Gläser und Porzellanbüchsen enthalten, die nach den Regeln und der Form der wissenschaftlichen Chemie beschriftet sind. Auch die Anzahl der Apotheken nimmt in dieser Epoche zu, vgl. Landesausstellung, 1991, Kunst des Heilens, S. 501.

408 Durch Verschmelzung verschiedener Apothekervereine entstand 1875 der „Deutsche Apothekerverein", dem zunächst seit 1856 die Pharmazeutische Zeitung, dann nach diversen Auseinandersetzungen seit 1886 die Deutsche Apothekerzeitung als publizistisches Organ diente, vgl. Berendes, 1967, Das Apothekenwesen, S. 231.

409 Buchner legte 1844 den Schwerpunkt auf die Pharmakologie: Die Hauptaufgabe des Apothekers sei, das arzneilich Wirksame zu kennen, aufzubewahren, zuzubereiten und zu dispensieren, vgl. Ridder, 2000, Der wahre Charakter des Apothekers, S. 267.

410 Die erste eigenständige Pharmaziegeschichte entsteht 1781, vgl. Wolf, 1996, Über die Anfänge der Pharmaziegeschichtsschreibung, S. 63.

411 Schmitz datiert das goldene Zeitalter auf die Epoche von 1780-1830, vgl. Schmitz, 2005, Geschichte der Pharmazie 2, S. 591.

412 Urdang/Dieckmann, 1955, Einführung in die Geschichte der deutschen Pharmazie, S. 95; Landesausstellung, 1991, Kunst des Heilens, S. 502; Schmitz, 2005, Geschichte der Pharmazie 2, S. 438, 703. Bei dem Pharmazeuten Mylius heißt es um 1898: „Kräuter,

zahl der Apotheker kaufte bereits im 19. Jahrhundert Grundstoffe und auch ganze Präparate fertig ein.[413] Die chemische Analyse gilt zunehmend als funktionales Äquivalent für die Herstellung, um die Identität und Qualität erwartbar machen zu können.

Für die Erfüllung dieser Funktion erweist sich die Apothekerrolle jedoch zunehmend auch als Flaschenhals, der den endgültigen Komplexitätssprung von Pharmakon-Kommunikation behindert. Mit der Wirkstoff-Pharmazie wird die Unterscheidung von Arzneimittel-Pharmaka möglich, die in ihrer Komplexität durch eine Einzelperson immer weniger als identisch und qualitativ hochwertig plausibel garantierbar sind. Zudem können Wirkstoff-Arzneimittel industriell viel schneller hergestellt werden, als der Apotheker sie persönlich in seinem Labor zu überprüfen in der Lage ist. Indem die Anforderung der Eigenherstellung durch die Anforderung der Eigen-Analyse ersetzt wird, können zwar bereits einige der Exaktheits- und Kostenpotenziale der industriellen Herstellung chemischer Stoffe ausgenutzt werden, jeder einzelne Grundstoff und jedes einzelne Industrie-Präparat muss aber vom Apotheker auf dessen Identität und Qualität hin untersucht werden. Arzneimittel-Pharmaka bleiben individuell durch die Person des Apothekers trivialisierte und garantierte Dinge. Weil außerdem keine Niederlassungsfreiheit für Apotheker besteht,[414] bleiben Arzneimittel ein Luxusprodukt und Sozialprivileg, obwohl die technischen Möglichkeiten bereits gegeben sind, sie als industrielle Massenware zu verbreiten. Aus dieser Perspektive kommt der Entstehung und Verbreitung der Drogerien im 19. Jahrhundert eine Art Ventil-Funktion zu. Drogerien sind weit weniger reglementiert als Apotheken und unterliegen keiner Niederlassungsbeschränkung. Kaufmännisch und werbetechnisch höchst innovativ[415] nutzen sie die Möglichkeiten, die durch industrielle (Vor-) Produkte hinsichtlich der Verbreitung von Arzneimittel-Pharmaka gegeben sind. War die Abgrenzung der Apotheker gegenüber den Materialisten, also den Kräuterhändlern, im Mittelalter durch die enge Verflech-

Wurzeln, Samen, Blüthen und Früchte, welche vor 40 Jahren noch viel in der Apotheke gebraucht wurden, fielen der Vergessenheit anheim", unter anderem, weil die Ärzte an deren Verwendung nur noch wenig Interesse zeigten. Damit aber falle auch die Drogenappretur, die fachgerechte Trocknung, das Schneiden und das Pulvern der Drogen weg, Brauer, 1987, Apotheker in der Pharmaindustrie. Ein neues Betätigungsfeld der Apotheker war die Analyse von Mineralien und die Herstellung von Mineralwassern, vgl. Schmitz, 2005, Geschichte der Pharmazie 2, S. 438; Mannetstätter, 2004, Diethelm Lavater II, S. 127.

413 Berendes, 1967, Das Apothekenwesen, S. 197.

414 Urdang/Dieckmann, 1955, Einführung in die Geschichte der deutschen Pharmazie, S. 63.

415 Wie sehr die Drogisten den Apothekern werbetechnisch voraus waren, zeigt sich nicht zuletzt daran, dass das traditionelle Symbol der Apotheker – Mörser und Stößel – für die Drogerie geschützt wurde und die Apotheken ein neues – das rote Fraktur-A – schaffen mussten.

tung mit der Arztrolle noch plausibel, so fällt die Unterscheidung nun systematisch schwer[416] – und dies umso mehr, als sich die Apotheker an den erfolgreichen Werbemitteln der Drogerien orientieren[417] oder gar selbst Drogerien gründen.[418]

Die Möglichkeiten von Wirkstoff-Arzneimitteln werden Ende des 19. Jahrhunderts schlagartig durch einen neuerlichen Strukturwandel von Pharmakon-Kommunikation freigesetzt: Die Umstellung von der Rollenstruktur des Apothekers auf die Struktur-Identität des Fertigarzneimittels. Damit wird der Apotheker in seiner Funktion der Garantie der Identität und Qualität von Arzneimitteln funktional äquivalent ersetzt.

Fertigarzneimittel zeichnen sich dadurch aus, dass sie nicht nur industriell hergestellt, sondern in Verbindung mit ihrer Originalverpackung als bekanntes, politisch-rechtlich trivialisiertes Arzneimittel erwartbar sind. Erst in Verbindung mit dem Prinzip der Originalverpackung, nicht allein schon durch die industrielle Herstellung selbst, entsteht eine eigenständige Struktur. Dies wird oft nicht beachtet, wenn der Bedeutungsverlust der Apotheker auf das Wegfallen der Eigenherstellung zurückgeführt wird. Denn schon seit dem ausgehenden 18. Jahrhundert liegen sogenannte Arzneispezialitäten vor, die anders als die traditionellen Geheimmittel der Olitätenhändler und Wunderheiler aus industriellen Fertigungsprozessen stammen.[419] Weil diese zunächst aus Frankreich und den USA/ England kommenden „specialités (pharmaceutique)“ bzw. „patent-medicines“[420] aber zugleich ihre Rezepturen geheimhalten[421] und außerhalb der Apotheke beworben und abgegeben werden, gelten sie unabhängig von der Art der Herstellung ebenfalls als Geheimmittel – und befinden sich wie diese außerhalb der

416 Schubert, 1995, Apotheker - wozu?.

417 Die Werbung und Schaufenstergestaltung orientieren sich an ursprünglich für Drogerien bestimmten Ratgebern, wobei viele Impulse von den drugstore-Apotheken im angloamerikanischen Raum ausgehen, vgl. Friedrichs/Müller-Jahncke et al., 2003, Publikum, S. 105.

418 In Preußen gab es 1827 bei 1249 Apotheken 491 mit Drogerie, vgl. Schmitz, 2005, Geschichte der Pharmazie 2, S. 883.

419 Es handelte sich meist um composita auf Basis traditioneller Heilpflanzen, die durch handliche und dekorative Verpackung auffielen. Olitäten, die von Laboranten, Destillatores und Balsammachern vertrieben werden, gibt es in Deutschland schon seit dem 17. Jahrhundert. Die Geheimmittel des 19. Jahrhunderts kamen zunächst aus den USA, England und Frankreich, bevor sie seit den 1860er Jahren auch in Deutschland hergestellt wurden, vgl. Ernst, 1975, Das „industrielle“ Geheimmittel und seine Werbung, S. 23ff, 47ff; Ridder, 1990, Im Spiegel der Arznei, S. 84; Schmitz, 2005, Geschichte der Pharmazie 2, S. 894f; Bernschneider-Reif, 2001, Laboranten, Destillatores, Balsamträger, S. 17; Frankhauser, 2002, Haschisch als Medikament, S. 137.

420 Schmitz, 2005, Geschichte der Pharmazie 2, S. 899.

421 Urdang/Dieckmann, 1955, Einführung in die Geschichte der deutschen Pharmazie, S. 93; Ernst, 1975, Das „industrielle“ Geheimmittel und seine Werbung, S. 28, 189.

kodifizierten semantischen und sozialen Strukturen. Die Apothekerrolle profitiert deshalb zunächst eher von der industriellen Herstellung: Erstens, weil Apotheker so industrielle Vorprodukte selbst verwenden und sich damit Arbeit und Kosten ersparen können; zweitens, weil die Rolle wichtiger wird, um sichere Arzneimittel von zweifelhaften (Industrie-) Geheimmitteln zu unterscheiden; und drittens, weil Apotheker selbst Arzneimittel mit industriellen Methoden herstellen und als über die Rolle in ihrer Identität und Qualität garantiert vertreiben können.[422]

Die Apothekerrolle wird deshalb keineswegs mit der industriellen Herstellbarkeit von Arzneimitteln entbehrlich. Dies beginnt erst der Fall zu werden, als Ende des 19. Jahrhunderts die eigentlichen Fertigarzneimittel[423] der chemisch-pharmazeutischen Industrie[424] entstehen. Fertigarzneimittel sind ebenfalls industriell hergestellt, legitimieren sich aber darüber, dass sie in expliziter Abgrenzung zu den Geheimmitteln ihre Zusammensetzung offenlegen und die bestehenden Sozialstrukturen nutzen – allerdings nur als Vertriebskanal. Sie werden weitgehend über Apotheken abgegeben und verzichten auf Publikumswerbung. Als Spezialität im Sinne eines Fertigarzneimittels gilt nun ein Arzneimittel, „dessen Bestandtheile gänzlich bekannt sind, indem sie der Verfertiger selber richtig angiebt; von dem gewöhnlichen gleichen, in der Pharmacie gebräuchlichen Arzneimittel zeichnet sich die Spezialität entweder durch bessere Qualität oder passendere Form, erreicht durch sorgfältigere Bereitungsweise (diese geheim zu halten, muss allerdings gestattet werden) aus. (...) Die Spezialität ist ein Product fachmännischer Fertigkeit, praktischen Sinnes, industriellen Strebens seitens Pharmaciebeflissener."[425] Obwohl auf die Apotheke als zusätzliche Legitimation verschaffender Vertriebsweg noch zurückgegriffen wird, ist der Apotheker für die Garantie der Identität und Qualität des Mittels weitgehend unnötig.

Die Offenlegung der Bestandteile und die Erwartbarkeit der Zuverlässigkeit dieser Angaben sind entscheidend für die Generalisierung industriell hergestellter Wirkstoff-Arzneimittel. Nur wenn die Identität und Qualität des Mittels normativ erwartet werden kann, ist es medizinisch und persönlich außerhalb von Extremsituationen tatsächlich verwendbar. Auf die persönliche Kontrolle des

422 Die sogenannte „Präparateindustrie", vgl. Ernst, 1975, Das „industrielle" Geheimmittel und seine Werbung, S. 22ff, 37ff.

423 Schon im 19. Jahrhundert wurden die Industrie-Spezialitäten auch als „Arzneifertigware" bezeichnet. Im deutschen Arzneimittelgesetzbuch von 1976, also nach der ersten großen Novelle des Gesetzes, wird „Spezialität" durch „Fertigarzneimittel" ersetzt: Fertigarzneimittel sind Arzneimittel, „die im voraus hergestellt und in einer zur Abgabe an den Verbraucher bestimmten Packung in den Verkehr gebracht werden". Das Wort Spezialität bezeichnet seitdem nur noch den Defektur-Spezialfall des vom Apotheker auf Vorrat, aber in seinem Labor selbst hergestellten Arzneimittels, vgl. Stapel, 1988, Die Arzneimittelgesetze 1961 und 1976, S. 165; Schmitz, 2005, Geschichte der Pharmazie 2, S. 899.

424 Ernst, 1975, Das „industrielle" Geheimmittel und seine Werbung, S. 29.

425 Zitiert nach: Ernst, 1975, Das „industrielle" Geheimmittel und seine Werbung, S. 36.

Apothekers kann deshalb nur verzichtet werden, wenn das Fertigarzneimittel seine Bestandteile selbst offenlegt und die Richtigkeit dieser Angabe erwartbar ist. Beides aber ist mit grundlegenden Schwierigkeiten verbunden: Wenn die Zusammensetzung eines Mittels offengelegt wird und das Pharmakon damit gewissermaßen seine Geheimnisse preisgibt, kann es auch kopiert werden. Eine Innovation kann dann aber wirtschaftlich nicht ausgenutzt werden. Allein deshalb ist es nicht erwartbar, dass das Fertigarzneimittel seine Bestandteile richtig angibt – ein Kerndilemma der „Industrie-Geheim/Fertigarznei-Mittel" des 19. Jahrhunderts.

Die Apothekerrolle wird erst funktional abgelöst, als diese beiden Schwierigkeiten durch die Einführung der Patentgesetzgebung sowie des gewerblichen Markenschutzes erfolgreich bearbeitet werden: Mit der Patentgesetzgebung in Deutschland seit 1871 werden befristete Monopole auf chemische Herstellungsverfahren vergeben, so dass in dieser Zeit eine Innovation wirtschaftlich ausgenutzt werden kann.[426] Die Schwierigkeit, einerseits Bestandteile anzugeben, um auf die persönliche Kontrolle durch den Apotheker verzichten zu können, andererseits aber auch vor Nachahmung geschützt zu sein, ist damit gelöst. Die zweite Schwierigkeit, auch die Richtigkeit solcher Angaben im konkreten Fall erwartbar zu machen, wird ebenfalls durch eine politisch-rechtliche Normierung erreicht. Durch das Markenschutzgesetz von 1874 sowie darauf aufbauend das „Gesetz zum Schutz der Warenbezeichnungen" (Warenbezeichnungsgesetz) aus dem Jahr 1894[427] wird erreicht, dass bestimmte Güter eines Herstellers durch Bild, Etikett, Wort oder Titel als eingetragene Waren kenntlich gemacht werden. Das Markenschutzgesetz und das 1936 aus dem Warenbezeichnungsgesetz hervorgegangene Warenzeichengesetz werden 1994 im Markenrechtsreformgesetz zusammengeführt und bilden so bis heute den Ausgangspunkt des gewerblichen

426 Die Patentgesetzgebung im modernen Sinne entstand in England. Vorformen des Patentrechts gibt es seit dem 16. Jahrhundert. So hatten auch einige der Spezialitäten des 17. und 18. Jahrhunderts einen so guten Ruf, dass Staatsoberhäupter die Herstellungsvorschriften zum Wohle ihrer Untertanen ankauften. Die Vergabe solcher Monopol-Privilegien durch Fürsten war der Beginn der Patentgesetzgebung. In Deutschland waren beträchtliche Gewinne durch das Fehlen einer Patentgesetzgebung gemacht worden. Dann sollten jedoch Imitationen aus der Schweiz abgewehrt werden. Die deutsche Imitationsindustrie wurde zu einer Innovationsindustrie. Dabei ist zu bemerken, dass Patente zunächst ausschließlich auf Verfahren vergeben wurden, erst 1968 kam zum Verfahrens- auch der Stoffschutz hinzu, vgl. Ridder, 1990, Im Spiegel der Arznei, S. 115; Wimmer, 1994, Wir haben fast immer was Neues, S. 85ff; Schmitz, 2005, Geschichte der Pharmazie 2, S. 1015ff.

427 Die grundsätzlichen Regelungen in Deutschland stammen aus dem Jahr 1874. Sie wurden 1894 verändert. Im Jahr 1883 wurde zudem in Paris eine internationale Vereinbarung zur gegenseitigen Anerkennung von Warenzeichen durch 25 Länder unterzeichnet, vgl. Wimmer, 1994, Wir haben fast immer was Neues, S. 92.

Rechtsschutzes.[428] Es entsteht die „Originalverpackung". Die Identität und Qualität eines Arzneimittels ist nicht mehr auf die persönliche Überprüfung durch den Apotheker angewiesen, sondern kann durch eine derart politisch-rechtlich geschützte Originalverpackung plausibilisiert werden. Dass es bis heute um die Verbindung von Industrie-Arzneimittel und Verpackung geht, zeigt sich daran, dass aus einer solchen Verpackung entnommene Einheiten weiterhin der Plausibilisierung durch einen Apotheker bedürfen.[429]

Der Apotheker besteht als Rollenstruktur zwar weiter und mit ihm in Rezeptur oder Defektur angefertigte Arzneimittel.[430] Parallel dazu entwickeln sich Fertigarzneimittel, „die im voraus hergestellt und in einer zur Abgabe an den Verbraucher bestimmten Packung in den Verkehr gebracht werden"[431] eigenständig stabilisierte Erwartungsstruktur. Typisch für die ersten Fertigarzneimittel sind Präparate wie Aspirin: ein einziger Bestandteil, der durch eigene Forschung gefunden wurde und patentiert ist.[432] Seit Ende des 19. Jahrhunderts werden diese Industrie-Spezialitäten auch in die Arzneibücher aufgenommen. Im Deutschen Arzneibuch von 1910 erscheinen neben den lateinischen und chemischen Namen der Arzneimittel auch deren Handelsnamen.[433] Mit der Aufnahme von Arzneifertigwaren in die Pharmakopöen werden sie als Arzneimittel anerkannt und müssen in den Apotheken verkauft werden.[434] Mit einem Gesetz werden Apotheker bereits 1894 zudem verpflichtet, genau das bezeichnete Arzneimittel abzugeben, wenn die Markenbezeichnung einer bestimmten Firma vermerkt ist.[435] Fertigarzneimittel werden nun als fertige Produkte vom Apotheker eingekauft und bei Bedarf dispensiert. Indem die pharmazeutischen Industrieprodukte immer wirkungsvoller werden, verdrängen sie erstmals in der Geschichte die para-pharmazeutischen Geheimmittel fast vollständig.[436]

Anders als bei der Entstehung der Apothekerrolle ist die Umstellung auf die Struktur-Identität des Fertigarzneimittels nicht lediglich eine Rollendifferenzierung, also die Wiederholung eines bereits bekannten Strukturprinzips. Stattdessen wandelt sich der Typus der sozialen Adressen, an die sich Erwartungen richten, grundsätzlich: Wurde bislang die Rolle des Apothekers reglementiert, damit von der Person des Apothekers normativ erwartet werden kann, dass er Identität

428 Urdang/Dieckmann, 1955, Einführung in die Geschichte der Pharmazie, S. 94f.

429 Das sogenannte Auseinzeln, also die Abgabe individuell abgezählter Tabletten aus einer Großpackung. Zu den damit einhergehenden Schwierigkeiten vgl. PZ 1988, 35, S. 19f.

430 Ernst, 1975, Das „industrielle" Geheimmittel und seine Werbung, S. 31.

431 Stapel, 1988, Die Arzneimittelgesetze 1961 und 1976, S. 165; Schmitz, 2005, Geschichte der Pharmazie 2, S. 899.

432 Schmitz, 2005, Geschichte der Pharmazie 2, S. 900.

433 Ridder, 1990, Im Spiegel der Arznei, S. 115, 168.

434 Schmitz, 2005, Geschichte der Pharmazie 2, S. 823ff.

435 Schmitz, 2005, Geschichte der Pharmazie 2, S. 1011.

436 Ernst, 1975, Das „industrielle" Geheimmittel und seine Werbung, S. 31, 52.

und Qualität der Arzneimittel garantiert, so werden nun die Erwartungen spezifiziert, die normativ von einem originalverpackten Fertigarzneimittel erwartet werden können. Über die Umverpackung wird die Verbindung zwischen dem Ding und dem Hersteller hergestellt, so dass Organisationen sanktioniert werden können, wenn das Ding in der Kontrolle den Erwartungen nicht entspricht. Die Programme formaler Organisationen werden zwar nicht direkt reglementiert, wohl aber müssen sich diese Programme auf die an das Ding gerichteten Erwartungen hin orientieren. Offensichtlich wird dies an der oben bereits zitierten ersten Definition der Fertigarzneimittel: Die Spezialitäten sollen ihre Bestandteile angeben und eine bessere Qualität und passendere Form haben – die „Bereitungsweise" aber, also der konkret, formal organisierte Forschungs- und Herstellungsprozess, darf geheim gehalten werden.[437]

Es erfolgt damit die Umstellung von einer Struktur-Identität Rolle auf eine Struktur-Identität Ding, was die Ebene der konkreten Erwartungen sowie der Regulierung angeht. Damit einhergehend erfolgt eine Umstellung von Personen auf Organisationen als Zurechnungsadresse für die Verantwortung der Erfüllung dieser Erwartungen und damit zugleich der Androhung und Durchführung etwaiger Sanktionen.[438] Das hat zwei unmittelbare Implikationen: Erstens kann durch die Umstellung auf die Regulierung von Dingen und damit die Zulassung von Organisationen für deren Herstellung eine erheblich größere Komplexität zugelassen und verarbeitet werden. Und zweitens ist durch die vereinfachte Erkennbarkeit des Fertigarzneimittels dessen personenunabhängige Vervielfältigung und Verbreitung möglich.

Sobald die Verbindung von Ding und Organisation für etwaige Sanktionen gewährleistet ist, können diese Dinge von Organisationen bereitgestellt werden. Organisationen zeichnen sich dadurch aus, dass sie das Verhalten mehrer Personen über eigene Entscheidungsprozesse, Mitgliedschaft, Hierarchie und Programme koordinieren.[439] Organisation kann anstelle der Person des Apothekers

437 Ernst, 1975, Das „industrielle" Geheimmittel und seine Werbung, S. 36.

438 Eine ähnliche Umstellung beobachtet Rudolf Stichweh bei der Untersuchung der Differenzierung von Wissenschaft und Politik: Während Wissenschaftspolitik bis Ende des 19. Jahrhunderts vor allem über die Identitäten von Personen und Rollen operiert (nämlich über die Berufung von Personen), wird dann umgestellt auf Programme der Forschungsförderung und damit auf Projekte, vgl. Stichweh, 1994, Professionen und Disziplinen, S. 157f, 160.

439 In *Soziale Systeme* unterscheidet Luhmann Programme als Struktur-Identitäten allgemein. Dazu gehören auch „Einmalprogramme" oder Programme von weniger hohem Detaillierungsgrad. Mit der Charakterisierung von formalen Organisationen als selbstreferenzielles Entscheidungs-System wären aber alle Programme, die hier beispielhaft genannt werden – auch „Verminderung des Grades an Verschmutzung eines Sees" –, Programme, über die entschieden wurde und bei denen es um Entscheidungen geht, vgl. Luhmann, 1984, Soziale Systeme, Zitate, S. 432f. Auch ein privater Förderkreis ist in diesem Sinne

Adresse von Erwartungen und Sanktionen werden. Damit werden Personen nicht irrelevant – Programme zeichnen sich gerade dadurch aus, dass sie das Verhalten mehrerer Personen erwartbar aufeinander beziehen. Aber erstens können diese Personen durch andere ersetzt werden und zweitens wird die Verantwortung für das Fertigarzneimittel der Organisation zugerechnet. Schering gilt als Entwickler der Anti-Baby-Pille; die Firma Grünenthal wird für den Contergan-Schock verantwortlich gemacht. Auch wenn Erfolge und Misserfolge interne Konsequenzen für Personalentscheidungen haben mögen, ist es heute „die Pharma-Industrie" und nicht „der Apotheker", dem die Verantwortung für pharmazeutische Produkte zugerechnet wird.[440]

Das Zusammenwirken vielfältiger Programme – Programme der Herstellung, der Patentierung oder Zulassung, der Erstattungsfähigkeit und der Kontrolle – kondensiert in der Struktur-Identität des über seine eindeutig auf den Hersteller beziehbare Verpackung identifizierbaren Fertigarzneimittels. Mit der Komplexitäts*steigerung* der Herstellung von Pharmaka geht eine Komplexitäts*reduktion* hinsichtlich der Erkennbarkeit von Pharmaka Hand in Hand. Bislang wurde von Dingen eine pharmazeutische Wirkung erwartet, weil sie vom Apotheker, vom Arzt, dem Priester oder der Zauberin erschaffen wurden. Ob die Wirkung magisch, humoralpathologisch oder chemiatrisch begründet wurde – dass von einem konkreten Gegenstand bestimmte Wirkungen erwartbar sind, wurde über durch Personen ausgeübte Rollen konditioniert, von denen erwartet wurde, dass sie die jeweils gültigen Richtigkeitskriterien kennen und richtig anwenden. Das Fertigarzneimittel aber bedarf dieser höchstpersönlichen Plausibilisierung nicht mehr. Es trägt gewissermaßen „programmierte" Zeichen seiner Identität selbst mit sich herum. Die Herstellerverpackung[441] fungiert dabei als eine Art „Short-Cut": So wie auf der benutzerfreundlichen Verwenderoberfläche eines Software-Programms durch Verwendung der Icons komplizierte Befehle ohne Programmierkenntnisse gegeben werden können, so kann über die Herstellerverpackung ein Arzneimittel ohne die geringsten pharmazeutisch-analytischen Kenntnisse oder Bemühungen identifiziert werden. Expertenwissen ist für die Entwicklung,

eine Organisation, trotz einer etwaig flexibleren Handhabung von Mitgliedschaft und Hierarchie. Ausführlich zum Programmbegriff vgl. Luhmann, 1999, Zweckbegriff und Systemrationalität, S. 258; Luhmann, 2000, Organisation und Entscheidung, insb. Kapitel 7 "Komplexitätssteigerung durch formale Organiaton".

440 Langbein/Martin et al., 1981, Gesunde Geschäfte; Langbein/Martin et al., 1983, Bittere Pillen.

441 Wie diese Verpackung konkret ausgestaltet ist, um auf den Hersteller zu verweisen, variiert. So ist heute ein „Markenname" nicht mehr erforderlich. Abstrakter ist gefordert, dass das Arzneimittel in einer vom Hersteller für den Verbraucher vorgesehenen Verpakkung in den Verkehr gebracht wird. Diese Verpackung ist über verschiedene, gesetzlich vorgeschriebene Angaben, vom Herstellernamen bis zur Chargennummer, auf den Hersteller zurückführbar.

Herstellung und Überprüfung von Pharmaka in historisch einzigartig hohem und von Einzelpersonen nicht mehr bewältigbarem Maße notwendig – für die Erkennbarkeit und damit die Plausibilisierung der Identität und Qualität konkreter Pharmaka genügt eine heute basale Alltagsfertigkeit wie das Lesen oder auch nur das Wiedererkennen von Formen.

Diese Iconisierung hat erhebliche Konsequenzen in der Sozialdimension: Wer derjenige ist, der die Kommunikation der Verwendung eines Pharmakons offeriert,[442] wird unerheblich. Für die Erwartbarkeit der Identität und Qualität von Fertigarzneimitteln ist es im Wesentlichen unerheblich, ob sie von einem approbierten Apotheker oder im Internet-Versandhandel ausgegeben werden. Damit werden zugleich die traditionellen Kriterien für den Unterschied zwischen „Pharmakon-", „Hausmittel-", oder „Quacksalber-Kommunikation" aufgehoben: War bislang legitime und verlässliche Pharmakon-Kommunikation von der Strukturrolle des Apothekers erwartbar, so fällt dieser personenorientierte Bezugspunkt jetzt völlig weg. Eine Unterscheidung nach Bestimmung und Verlässlichkeit der Pharmaka muss nun bei der Herstellerverpackung ansetzen, was durch spezielle Aufschriften jedenfalls formal gewährleistet wird.

Der voranstehende Rückblick auf den semantischen und sozialen Strukturwandel der Pharmakon-Kommunikation verdeutlicht dreierlei: Erstens ist der enge Bezug der Pharmazie zur Medizin zwar historisch funktional, gleichwohl aber kontingent. Über zweitausend Jahre konnte sich Pharmakon-Kommunikation im Schatten der Medizin entwickeln – als zauberhafte Pharmazie ebenso wie als Wirkstoff-Pharmazie ist sie der Medizin jedoch nicht nachgeordnet. Zweitens haben sich mit der Struktur-Katastrophe einer Umstellung auf Wirkstoffe und organisationsgarantierte Fertigarzneimittel die semantischen und sozialen Bedingungen der Unterscheidung von Pharmaka zu deren Verwendung grundlegend verändert. Die Unterscheidung von Pharmaka ist von einer medizinischen Semantik ebenso gelöst wie von der Strukturrolle des Apothekers. Stattdessen gewinnen Wissenschaft und formale Organisation an Bedeutung. Drittens schließlich entsteht mit der Struktur-Identität des originalverpackten Fertigarzneimittels ein innovativer Typus sozialer Struktur. Wurden Erwartungen an Dinge bislang über die Verhaltensregulierung von Personen stabilisiert – der Apotheker wird für seine Arzneimittel verantwortlich gemacht, der Schuster für seine Schuhe –, so gelingt diese Erwartungsstabilisierung nun funktional äquivalent über die Zurechnung der Verantwortung für die Erfüllung von für Dinge festgelegte

442 Zur Zurechnung von Erwartungen auf Alter und Ego bezüglich unterschiedlicher Erfolgsmedien vgl. Luhmann, 1971, Sinn als Grundbegriff der Soziologie, S. 61ff; Luhmann, 1999, Die Gesellschaft der Gesellschaft, S. 332ff; Luhmann, 2005, Bemerkungen zu einer Theorie symbolisch generalisierter Kommunikationsmedien.

Standards auf Organisation. Damit kann erstmals auf die Verhaltensregulierung von Personen über Rollen verzichtet werden. Reguliert werden nun mit der Festlegung von Standards wie den Zulassungskriterien für Arzneimittel die Entscheidungsergebnisse von Organisationen. Aus diesen Strukturumstellungen der Pharmakon-Kommunikation resultieren diverse Umbrüche, deren Herausforderungen die gesellschaftliche Unterscheidung von Pharmaka für deren Verwendung und politische Regulierung nach wie vor in Bewegung halten.

## III. Aktueller Strukturwandel als Konsequenz und Herausforderung

Die im soziologisch-historischen Rückblick deutlich gewordene Umstellung auf Wirkstoff-Unterscheidung und organisationsgarantierte Fertigarzneimittel ist Ausgangspunkt und Grundlage aktueller Umbrüche, die Gegenstand dieses zweiten Teils der empirischen Untersuchung des Strukturwandels der Pharmakon-Kommunikation sind. Begrifflichkeiten wie „Pharmazie", „Arzneimittel" oder „Apotheker" werden zwar im Sprachgebrauch kontinuiert. Der damit bezeichnete soziale Sachverhalt aber, ebenso wie die Bezüge zwischen der Unterscheidung von Pharmaka und Medizin, Wissenschaft, Politik und Wirtschaft sowie die Bedeutung von Organisation und Berufsrollen haben sich fundamental gewandelt. Diesen Transformationen muss Rechnung getragen werden, um Fragestellungen aus dem Bereich des Pharmazeutischen systematisch zu untersuchen. Zugleich gehen mit den neuen Verwendungsbedingungen Herausforderungen für Gesundheitspolitik, Berufsverbände, Patienten und die Industrie gleichermaßen einher. Fünf zentrale Veränderungsprozesse im Anschluss an die Struktur-Katastrophe der Pharmakon-Kommunikation sind zu unterscheiden:

Der erste Umbruch betrifft die Richtigkeitskriterien von Pharmakon-Kommunikation sowie deren Relation zu Medizin und Wissenschaft. Über Jahrtausende war Pharmakon-Kommunikation trivialisiert allein bezogen auf den Verwendungszusammenhang der Medizin. Als wissenschaftliche Disziplin Chemie ausdifferenziert kann Pharmakon-Kommunikation Richtigkeitskriterien unabhängig vom Anwendungszusammenhang der Medizin entwickeln. Der große Unterschied zur traditionell-medizinischen Pharmakon-Kommunikation ist, dass sich nicht nur die Richtigkeitskriterien unabhängig von Anwendungserfordernissen bilden können, sondern dass jetzt mehrere gesellschaftlich legitime Anwendungszusammenhänge möglich sind. Im Folgenden wird die Untersuchung eng geführt auf die Unterscheidung von Pharmaka für medizinische Verwendungszwecke. Im Mittelpunkt steht somit Medizinische Pharmakon-Kommunikation, wobei zur Unterscheidung von der medizinischen Pharmazie bis Ende des 19. Jahrhunderts das Adjektiv „Medizinisch" als Teil eines eigenständigen Begriffs groß geschrieben wird.

Der zweite Umbruch bezieht sich auf die Beziehung zwischen Medizinischer Pharmakon-Kommunikation und politischer Kommunikation. Mit der Umstellung auf Wirkstoff-Fertigarzneimittel verändern sich die Strukturen, an denen Politik ansetzen muss, wenn sie den Durchgriff auf die medizinische Verwendung, die Identität und Qualität sowie die regionale Verfügbarkeit weiterhin gewährleisten will. Doch während Politik bis Ende des 19. Jahrhunderts in der

Lage war, über politisch-rechtliche Regulierung insbesondere der Apothekerrolle ihre pharmaziepolitischen Zielsetzungen in befriedigendem Maße zu erreichen, so erweist sich dies nach der Umstellung auf organisationsgarantierte Fertigarzneimittel als nicht mehr möglich. Die zweite Hälfte des 20. Jahrhunderts ist von geradezu hektischen Nachbesserungen geprägt.

Der dritte Umbruch berührt die wirtschaftliche Rekonstruktion von Medizinischer Pharmakon-Kommunikation und damit die Marktfähigkeit von Arzneimitteln. Pharmaka für den Verwendungszusammenhang der Medizin weisen die Besonderheit auf, dass die Nachfrage nach solchen Arzneimitteln eine *medizinische* Nachfrage ist. Also bestehen dieselben ethischen Anforderungen an die Verfügbarkeit und Preisgebung wie hinsichtlich der Leistungen des Arztes. Weil Fertigarzneimittel nicht mehr an die persönliche Interaktion mit dem Apotheker gebunden sind, werden sie als Wirtschaftsgüter marktfähig. Doch nach wie vor geht es darum, für den konkret immer unvorhergesehen Notfall alle bekannten Arzneimittel für jedermann und an jedem Ort in verlässlicher Identität und Qualität zur Verfügung zu stellen. Eine im wirtschaftlichen Sinne effiziente Verteilung würde diesen pharmaziepolitischen Anforderungen zuwiderlaufen. Referenzgröße darf deshalb nicht das einzelne Arzneimittel, sondern muss die Verfügbarkeit der gesamten materia medica sein. Dies, die nach wie vor medizinisch begründete Nachfrage und der normative Ausschluss von Qualitätswettbewerb, führt notwendig zum Versagen eines mikroökonomisch konzipierten Arzneimittelmarktes.

Der vierte Umbruch hängt unmittelbar mit der Umstellung auf die Struktur-Identität des Fertigarzneimittels zusammen. Indem Arzneimittel nicht mehr über die Regulierung einer Rolle, sondern über die Festlegung der von einem als Arzneimittel unterschiedenen Ding zu erfüllenden Erwartungen strukturiert werden, können Organisationen ins Spiel kommen. Durch die Struktur-Identität der Apothekerrolle war Komplexität bislang auf das von einer Einzelperson Erwartbare begrenzt. Fertigarzneimittel sind von dieser Beschränkung ausgenommen. Die Organisation des Herstellers muss sich zwar die Verantwortung für ihre Fertigarzneimittel zurechnen lassen – wie sie diese aber erforscht, herstellt und die Erfüllung der daran gerichteten Erwartungen kontrolliert, liegt bei der Organisation. An diesem Punkt wird die durch Mitgliedschaftsorganisationen ermöglichte Komplexität für Pharmakon-Kommunikation relevant.

Der fünfte und letzte Umbruch schließlich betrifft die traditionelle Struktur-Identität der Apothekerrolle. In dem Maße, in dem sich die medizinisch verwendeten Arzneimittel auf die naturwissenschaftlich begründeten Fertigarzneimittel umstellen, geht die Apothekerrolle sukzessive ihrer traditionellen Kernfunktion verlustig, die Identität und Qualität der Arzneimittel zu garantieren. Es entstehen zwei Veränderungen bezüglich der Apothekerrolle: Es kommt zu einer Organisierung der Apotheker als Berufsstand, und es entsteht das Leitbild des Apothekers als unabhängigem Arzneimittelexperten, dessen Kerntätigkeit in der pharmazeutischen Beratung besteht. Dabei gerät die Apothekerrolle zunehmend in ein Geflecht widersprüchlicher Anforderungen. Einerseits bestehen traditionelle Anforderungen an heilberuflich-ethisches Verhalten fort – andererseits soll sich der Apotheker zunehmend als betriebswirtschaftlich rationaler Kaufmann verhalten. Der Apothekerberuf „schlittert" so aus einer strukturell paradoxalen Anforderung in die andere.

Die Auflösung einer Ordnung führt in die Unwahrscheinlichkeit einer Rekombination zurück.[443] Im letzten Drittel des 20. Jahrhunderts setzt auf breiter Front ein Reflexions- und Strukturumstellungsprozess ein, der genau um diese Rekombination bemüht ist. Mit zeitlicher Verzögerung von gut einem halben Jahrhundert wird damit auf die „Struktur-Katastrophe" von Pharmakon-Kommunikation reagiert. Die Umstellung der Richtigkeitskriterien von Pharmakon-Kommunikation auf Wirkstoffe und die Umstellung der Strukturen auf Fertigarzneimittel sowie damit verbunden der Einfluss formaler Organisationen wird in seinen Folgen drastisch sichtbar. Damit verbunden ist ein tief greifender Wandel Medizinischer Pharmakon-Kommunikation. Von diesen Umbrüchen, Auswirkungen und Rückwirkungen muss heute ausgegangen werden, wenn historisch begründete Begriffe wie „Arzneimittel" oder „Apotheker" verwendet werden, und insbesondere dann, wenn es um politisch-rechtliche Umgestaltungen in den Sozialstrukturen dieses Bereichs geht.

## *1. Medizinische Pharmakon-Kommunikation*

Die Struktur-Katastrophe des 19. Jahrhunderts impliziert vor allem eines: Pharmakon-Kommunikation verselbstständigt sich hinsichtlich ihrer Richtigkeitskriterien als chemisch-naturwissenschaftliche Grundlagenforschung, verliert aber zugleich die Einheitlichkeit ihres Verwendungszusammenhangs und damit auch ihrer Erwartungsstrukturen. Die medizinische Verwendung von Pharmaka ist nunmehr eine von vielen gleichermaßen gesellschaftlich legitimen Möglichkeiten.

Das Kernproblem Medizinischer Pharmakon-Kommunikation ist, wissenschaftlich-chemische und anwendungsorientiert-medizinische Richtigkeitskriterien aufeinander zu beziehen. Durch die beiden Orientierungsunterscheidungen der Chemie und Medizin entsteht ein unbegrenzter Bereich von als Arzneimittel zurechenbaren Dingen: Alle chemisch begründeten Wirkstoffe sind potenziell medizinisch anwendbar und alle gesundheitsbezogenen Mittel potenziell che-

443 Luhmann, 2005, Die Unwahrscheinlichkeit von Kommunikation, S. 30.

misch begründbar. Gleichzeitig sind als Arzneimittel erfolgreich zugerechnete Pharmaka erwartbar als nicht auf ihre medizinische Wirkung beschränkt: unbeabsichtigt nicht-medizinische Wirkung („Nebenwirkung“) ist ebenso erwartbar wie intendierte Verwendung zu nicht-medizinischen Zwecken („Missbrauch“).

Mit der Orientierung an chemischen und medizinischen Richtigkeitskriterien geht eine Komplexitätssteigerung des als Arzneimittel zurechenbaren Gegenstandsbereichs einher, der für praktische Belange wie Regulierung oder Krankenkassenerstattung eine Binnendifferenzierung erforderlich macht. Kriterien für eine solche Unterscheidung innerhalb des Arzneimittelbereichs zu begründen, erweist sich jedoch als schwierig. Als „drittes“ Richtigkeitskriterium tritt Erstattungsfähigkeit zunehmend an die Stelle des Ordnungskriteriums der Gefährlichkeit, um innerhalb des als Arzneimittel zurechenbaren Gegenstandsbereichs eine Differenzierung zu ermöglichen.

Den Verschiebungen der Grenzen des als Arzneimittel zurechenbaren Gegenstandsbereichs entspricht eine zunehmende Belastung der Sozialstrukturen von Pharmakon-Kommunikation. Die Struktur-Identität des Fertigarzneimittels erweist sich als immer weniger geeignet, Arzneimittel von anderen umverpackten Dingen eindeutig unterscheidbar zu machen – die Symbole werden missbraucht, was eine Inflation des Erfolgsmediums und eine geringere Verlässlichkeit der Struktur impliziert. Insgesamt führen diese Entwicklungen zu einer Gefährdung Medizinischer Pharmakon-Kommunikation.

### a) Differenzierung und Konstitution Medizinischer Pharmakon Kommunikation

Mit der Entstehung der Chemie als eigenständiger Disziplin geht ein spezifisches Verhältnis von Grundlagenwissenschaft, Anwendungsdisziplinen und außerwissenschaftlicher Wissensanwendung einher, das für Medizinische Pharmakon-Kommunikation drei Implikationen hat: Erstens kommt es nicht zur Ausdifferenzierung eines eigenständigen „pharmazeutischen“ Funktionssystems, zweitens wird die Medizin zum kontingenten Verwendungszusammenhang von Pharmaka und drittens bedarf es einer Disziplin Pharmazie zur Vermittlung zwischen Chemie und Medizin.

Eine Klärung der Verhältnisse zwischen Chemie, Medizin und Pharmazie erfordert deren wissenschaftstheoretische Einordnung. Die systemtheoretische Wissenschaftstheorie geht davon aus, dass Wissenschaft sich im Laufe des 18. Jahrhunderts als eigenständiges Funktionssystem mit der Unterscheidung wahr/unwahr ausbildet.[444] Wissenschaft differenziert sich intern nach der Art der verwendeten Theorie in Disziplinen als segmentäre Teilsysteme.[445] Während jedoch Disziplinen wie Theologie, Rechtswissenschaft oder Medizin sich auf Reflexionstheorien einzelner Funktionssysteme beziehen und dem Code des Systems unterstehen, das sie beschreiben,[446] beziehen sich Physik, Chemie und Biologie statt auf Reflexionstheorien auf „Normaltheorien,"[447] also auf rein wissenschaftliche Unterscheidungen, die keinem anderen als dem wissenschaftlichen Code wahr/unwahr nachgeordnet sind.[448]

Beobachtet allein hinsichtlich der semantischen Strukturen, also der Frage nach der Entstehung und Begründung von Richtigkeitskriterien, kann Pharmakon-Kommunikation seit dem beginnenden 19. Jahrhundert als ein „selbstgenügsames"[449] Teilsystem des Funktionssystems Wissenschaft gesehen werden. Allerdings mit zwei Einschränkungen: Erstens ist dieses wissenschaftliche Teilsystem als Disziplin „Chemie" bezeichnet und nicht als Disziplin „Pharmazie". Zweitens geht Pharmakon-Kommunikation keineswegs insgesamt im Wissenschaftssystem auf, lediglich die semantischen Strukturen wechseln von einer Einbindung in die Medizin in die eigenständige Disziplin der naturwissenschaftlichen Chemie.

Grundlagenwissenschaften sind mit Anwendungsfeldern verbunden.[450] Grundlagenforschung rechtfertigt sich selbst nicht nur aufgrund der Wahrheit ihrer Erkenntnisse, sondern aufgrund ihrer potenziellen Anwendungsmöglichkeiten.[451] Gerade die Chemie entwickelt sich aus dem Kontext ihrer medizinischen Anwendung heraus. Im 18. Jahrhundert war es noch üblich, dass ein wissenschaftlicher Chemiker auch über eine Praxis, und zwar zumeist in Form einer Apotheke, verfügte.[452] Bereits im ausgehenden 18. Jahrhundert zeigt sich jedoch, dass che-

444 Luhmann, 1990, Die Wissenschaft der Gesellschaft.

445 Luhmann, 1990, Die Wissenschaft der Gesellschaft, S. 446.

446 Luhmann, 1990, Die Wissenschaft der Gesellschaft, S. 447, 485.

447 Luhmann, 1990, Die Wissenschaft der Gesellschaft, S. 486. „Normaltheorie" bezieht sich somit auf die Orientierung der Theorie allein am Wahrheitscode der Wissenschaft (statt zusätzlich oder primär einer anderen funktionssystemischen Codierung). Der Begriff ist somit dezidiert anders verstanden als bei Kuhn, vgl. Kuhn, 1976, Die Struktur wissenschaftlicher Revolutionen.

448 Luhmann, 1990, Die Wissenschaft der Gesellschaft, S. 448, 485f.

449 „Disziplinen sind selbstgenügsame Sozialsysteme", vgl. Stichweh, 1994, Professionen und Disziplinen, S. 310.

450 Stichweh, 1994, Professionen und Disziplinen, S. 324 (wiss. Empirie), 327 (Anwendungsfelder).

451 Vgl. beispielsweise: Gruss, 2009, In der Krise gilt es in Grundlagenforschung zu investieren.

452 Zur apothekerlichen Praxis früher Chemiker sowie zum allgemeinen Phänomen der Differenzierung wissenschaftlicher Disziplinen und professioneller Handlungssysteme im Zuge der Entstehung moderner Wissenschaft vgl. Stichweh, 1984, Zur Entstehung des

misches Wissen keineswegs nur medizinisch hilfreich ist: In Bergbau, Landwirtschaft, Lebensmittel-Produktion und Farbindustrie findet Chemie diverse volkswirtschaftlich und staatspolitisch erwünschte Anwendungsfelder, deren Erfordernisse auf die Entwicklung der Chemie selbst zurückwirken.[453]

Mit dem anwendungsunspezifischen Charakter der Normaltheorien geht die zentrale Besonderheit einher, dass normaltheoretische Disziplinen nicht auf einen einzigen Anwendungsbereich hin ausgerichtet sind, wie etwa die Rechtswissenschaft auf das Recht, sondern auf eine potenziell unbegrenzte Vielfalt von Anwendungsbereichen. Im Falle der Chemie reicht die Bandbreite von medizinischen Anwendungen über die Lebensmittelchemie bis hin zu chemischen Kampfstoffen. Normaltheoretische Disziplinen stehen also nicht direkt in einem Verhältnis der wechselseitigen Beeinflussung mit einem professionellen Handlungszusammenhang (wie dies auf reflexionstheoretische Disziplinen zutrifft), sondern es ist eine Vielfalt nachgeordneter Unter- oder Anwendungs-Disziplinen zwischengeschoben. Die Chemie als Grundlagenforschung differenziert sich primär nach rein wissenschaftlichen Unterscheidungen; in Abhängigkeit davon bilden sich nachgelagerte Fächer oder eigenständige Disziplinen, die die Richtigkeitskriterien der Chemie mit einem bestimmten Anwendungskontext verbinden.[454] Ausgehend davon werden Berufsgruppen mit außerakademischem Handlungsbezug nachentwickelt.

Aus dem losen Verhältnis von Disziplin und Beruf resultiert ein gegenüber reflexionstheoretischen Disziplinen grundsätzlich verschiedenes Verhältnis zu außerwissenschaftlichen Gesellschaftsbereichen:[455] nicht wissenschaftliche Anwendungsfelder und Berufsrollen können der normaltheoretischen Disziplin nur in etwa zugeordnet werden, der wechselseitige Bezug ist wesentlich geringer als beispielsweise der zwischen Rechtswissenschaft und der Tätigkeit eines Juristen. Das liegt nicht nur daran, dass die Verwendungszusammenhänge vielfältig und zudem offen sind für – sogar angelegt sind auf – die Entstehung neuer Verwen-

modernen Systems wissenschaftlicher Disziplinen, S. 37f, 460; Stichweh, 1994, Professionen und Disziplinen, S. 282ff.

453 Zur Emanzipation der Chemie von der Medizin gerade auch aus ihren wirtschaftlich relevanten Anwendungen heraus vgl. Meinel, 1985, Reine und angewandte Chemie. Zum Verhältnis von Grundlagenwissenschaft und Anwendungswissenschaft vgl. Weingart/Carrier et al., 2007, Nachrichten aus der Wissensgesellschaft.

454 Rudolf Stichweh beobachtet den Unterschied zwischen verschiedenen Disziplinen auf die sekundäre Disziplinbildung der alten Professionen versus sekundäre Professionalisierung der neuen wissenschaftlichen Disziplinen hin, vgl. Stichweh, 1994, Professionen und Disziplinen, S. 324ff.

455 Wissenschaftliche Disziplinen orientieren sich in keiner Weise am Vorbild der Professionen, für sie geht es lediglich um ihre Leistungen gegenüber einer Umwelt nichtwissenschaftlicher Systemzusammenhänge, vgl. Stichweh, 1994, Professionen und Disziplinen, S. 324.

dungszusammenhänge, und die Vertreter einer Normal-Disziplin in gewissem Maße zwischen diesen verschiedenen Verwendungszusammenhängen wechseln können. Zu einer erheblich geringeren Verbindung führt vor allem, dass normaltheoretische Verwendungszusammenhänge immer an zwei Differenzen zugleich orientiert sein müssen: Normaltheoretische Disziplinen verwenden als Grundlagenwissenschaft ausschließlich den Code der Wissenschaft, in den normaltheoretischen Anwendungen hingegen müssen der Code der Wissenschaft und die Anforderungen des jeweiligen Verwendungszusammenhangs zueinandergebracht werden.

Für Medizinische Pharmakon-Kommunikation hat dieses spezifische Verhältnis von normaltheoretischer Disziplin und außerwissenschaftlicher Wissensanwendung eine zentrale Implikation: Die Entstehung von grundlagenwissenschaftlichen Disziplinen und auf verschiedene Anwendungsfelder ausgerichteten Anwendungs-Disziplinen verhindert die Ausdifferenzierung der Anwendungszusammenhänge als Funktionssysteme.

Die kommunikative Schließung gesellschaftlicher Teilsysteme ist systemtheoretisch die Ausgangsprämisse zur Beobachtung moderner Gesellschaft. Gleichwohl, darauf wurde bereits im ersten Kapitel eingegangen, ist keineswegs alle Kommunikation Reproduktion eines Funktionssystems. Eine zentrale Frage ist die nach den Bedingungen der Ausdifferenzierung von Funktionssystemen. Luhmann stellt dazu folgende Hypothese auf: Eine entscheidende Grundbedingung ist die Ausdifferenzierung eines Erfolgsmediums. Je nachdem, inwieweit sich ein solches Erfolgsmedium eignet, die Einheit eines Systems im Unterschied zu anderen Systemen seiner Umwelt zu definieren, kommt es zur Ausdifferenzierung eines Funktionssystems.[456] Bringt man diese Bedingung eines Erfolgsmediums, das die Einheit eines Systems unterscheidbar macht, mit den oben angestellten Beobachtungen zu normaltheoretischen Disziplinen und ihrem über Anwendungs-Disziplinen vermittelten Verhältnis zu Verwendungszusammenhängen normaltheoretischen Wissens zusammen, so wird deutlich, warum Pharmakon-Kommunikation weder einem anderen Funktionssystem ganz zugeordnet ist noch selbst ein eigenständiges Funktionssystem bildet:

Hinsichtlich ihrer Richtigkeitskriterien kann Pharmakon-Kommunikation seit Beginn des 19. Jahrhunderts als Teilsystem des Wissenschaftssystems im Sinne der wissenschaftlichen Disziplin gesehen werden. Doch damit ist Pharmakon-Kommunikation keineswegs ganz dem Funktionssystem Wissenschaft zuzuordnen, denn bei Pharmakon-Kommunikation geht es nicht nur um die Entwicklung „wahrer" Richtigkeitskriterien, sondern um die Unterscheidung von Pharmaka für deren Verwendung. Für die Verwendung aber genügen die rein wissenschaft-

456 Luhmann, 1999, Die Gesellschaft der Gesellschaft, S. 387ff.

lichen Richtigkeitskriterien nicht. Die chemische Formel der Dithiocarbamidsäure zu kennen, hilft weder weiter bei der Frage, wofür dieses Pharmakon verwendet werden kann, noch bei der Frage nach der Identität und Qualität eines konkreten Mittels. Die Art der Verwendung und die Strukturen zur Erwartbarkeit von Identität und Qualität ergeben sich vielmehr erst aus der Anwendungs-Disziplin und dem Verwendungszusammenhang – und zwar unabhängig davon, ob ein Derivat der Dithiocarbamidsäure als Fungizid in der Landwirtschaft oder als Antimykotikum in der Medizin verwendet werden soll. Die Anwendungs-Disziplin jedoch ist keine reine Wissenschaft mehr, sondern bereits durch die spezifische Unterscheidung ihres Verwendungszusammenhangs mitbestimmt, und das nicht nur semantisch hinsichtlich der Ausformulierung ihrer Richtigkeitskriterien, sondern vor allem sozialstrukturell.[457]

Die zentrale Anforderung für die Ausdifferenzierung eines eigenständigen Funktionssystems ist für alle diese anwendungs-disziplinären Verwendungszusammenhänge systematisch nicht erfüllbar. Denn die Unterscheidung und Begründung von Wirkstoffen ist zwar in der Lage, die Einheit der Chemie als segmentäres Teilsystem des Wissenschaftssystems im Unterschied zu anderen Systemen und anderen Disziplinen einschließlich der auf sie bezogenen Anwendungs-Disziplinen zu begründen. Diese rein auf die Richtigkeitskriterien ausgerichtete Unterscheidung ist aber nicht geeignet, auch die Einheit der jeweiligen spezifischen anwendungsdisziplinären Verwendungszusammenhänge zu begründen, geschweige denn, die Verwendung dieser jeweils obskur bleibenden Mittel zu motivieren. Denn diese partikularen Verwendungszusammenhänge, zu denen auch die medizinische Verwendung chemisch-pharmazeutischer Richtigkeitskriterien gehört, orientieren sich zugleich an der chemisch-wissen-schaftlichen Unterscheidung und der Unterscheidung ihres jeweiligen spezifischen Verwendungszusammenhangs. Verwendungszusammenhänge sind somit weder ganz Teil der Wissenschaft, wie die normaltheoretische Grundlagen-Chemie, aber auch nicht ganz Teil ihres Anwendungszusammenhangs und bilden gerade so einen eigenständigen kommunikativen Zusammenhang.

Pharmakon-Kommunikation nimmt derart eine grundsätzlich andere Entwicklung als die spezifisch-funktionalen gesellschaftlichen Sondersemantiken. Im Zuge der Umstellung des gesellschaftlichen Strukturprimats auf funktionale Differenzierung differenziert sich Pharmakon-Kommunikation zwar semantisch als wissenschaftliche Disziplin aus, ist aber durch die systematische Vielfalt der

457 Es ist deshalb kein Zufall, dass Persönlichkeiten, die die Chemie als Wissenschaft weitergebracht und wirtschaftlichen Gewinn daraus gezogen haben, typischerweise sowohl über eine praktische Berufsausbildung als auch über eine chemisch-wissenschaftliche Ausbildung verfügten. Ein prominentes Beispiel ist Heinrich Caro, vgl. Reinhardt/Travis, 2000, Heinrich Caro and the Creation of Modern Chemical Industry.

Anwendungszusammenhänge nicht in der Lage, sich auch als eigenständiges Funktionssystem zu etablieren. Pharmakon-Kommunikation gewinnt Unabhängigkeit als nicht durch einen Anwendungsbezug beeinflusste normaltheoretische Disziplin, bleibt jedoch als reine Wissenschaft ohne Kontrolle der Anwendung dieses Wissens, auf die sie zugleich aus Legitimierungsgründen angewiesen bleibt.

Anders als im Falle von Recht, Medizin oder Theologie gelingt es somit nicht, die Kontrolle über eine Wissensbasis auf eine Profession zu beziehen. Dafür, dass dies nicht gelungen ist, wird der Apothekerberuf aus den eigenen Reihen als der „Beruf der verpassten Gelegenheiten" bezeichnet. Doch der Grund für diese Entwicklung liegt nicht etwa in einem mangelnden Engagement „der Apotheker", die sich, anders als Ärzte oder Theologen, die Gelegenheit der Ausdifferenzierung eines Funktionssystems hätten entgehen lassen. Eine solche heroische Sichtweise überschätzt das Handlungspotenzial von Personen und Rollenvertretern angesichts gesellschaftsstruktureller Katastrophen. Der Grund ist vielmehr derselbe, aus dem sich aus der rein-wissenschaftlichen Disziplin der Chemie oder anderen Grundlagenwissenschaften sekundär keine bereichseinheitlichen Berufe[458] bilden lassen:

Die Ausdifferenzierung grundlagendisziplinärer Semantiken gelingt nur unter Rekurs auf Wahrheit und nicht unter zusätzlichem Rekurs auf bestimmte Anwendungsgebiete. Denn erstens liegt das Versprechen der Grundlagenwissenschaften gerade darin, für noch unbekannte Anwendungen wichtig zu sein, und zweitens sind keineswegs alle dieser Anwendungen trivialisiert. Chemie ist als Grundlagenwissenschaft frei zugänglich, in der Anwendung zur Herstellung von chemischen Kampfstoffen ist sie nur bedingt erlaubt. Die Chemie hat sich als sekundäre Disziplin aus der Pharmazie heraus entwickelt und dabei von der Pharmazie als einem nun speziellen Anwendungsgebiet gelöst. Als rein wissenschaftliche Disziplin ist sie aber nicht nur aus Gründen wissenschaftlichen Erfolgs der Disziplin auf Anwendungen angewiesen, sondern Anwendungen – und zwar unterschiedliche Anwendungen – sind die Ursache dafür und die Folge davon, dass Pharmakon-Kommunikation sich nicht als Funktionssystem ausdifferenzieren kann. Insofern bearbeitet die Chemie auch keine „wichtige" Funktion der Gesellschaft, sondern hält sich ihre Funktionen gerade offen, wobei ihr die ambivalenten Präferenzen der Pharmakon-Kommunikation erhalten bleiben.

Auf diese systematischen Veränderungen im Verhältnis von pharmazeutischer, wissenschaftlicher und medizinischer Kommunikation wurde an dieser Stelle deshalb theoretisch vertieft eingegangen, weil sich damit für den Fortgang

458 Stichweh bezeichnet es als „bemerkenswertes Faktum", dass eine solche theoretisch denkbare Entwicklung bereichseinheitlicher Berufe für primäre Disziplinen nicht erfolgt, vgl. Stichweh, 1994, Professionen und Disziplinen, S. 428.

der Untersuchung der Beobachtungsgegenstand verändert. Im zweiten Kapitel ging es um Pharmakon-Kommunikation im weiten Sinne des Wortes; um diejenige Kommunikation also, die Dinge zur Verwendung als Pharmaka unterscheidet. Es wurde deutlich, dass die Generalisierung von Pharmakon-Kommunikation über Extremsituationen hinaus eng mit ihrer Trivialisierung als medizinisch verbunden ist. Diese Konstellation ändert sich mit der Umstellung der Richtigkeitskriterien von Pharmakon-Kommunikation auf die reinwissenschaftlichen Unterscheidungen der Normaltheorie Chemie. Die Chemie als Grundlagenwissenschaft bezieht weder ihre Richtigkeitskriterien aus der Medizin, noch ist sie allein auf den medizinischen Verwendungskontext ausgerichtet. Stattdessen resultiert die Reputation der Chemie gerade aus der Vielfalt ihrer möglichen Anwendungskontexte. Für alle diese Verwendungszu-sammenhänge stellt sich die Herausforderung, die rein wissenschaftlichen Erkenntnisse der Chemie auf den jeweiligen Verwendungs-zusammenhang zu beziehen. Zur Bearbeitung dieser Herausforderung entsteht die Disziplin Pharmazie zugleich als Anwendungs-Disziplin der Chemie und als Reflexions-theorie Medizinischer Pharmakon-Kommunikation.

Während die Medizin nach und nach ihre Semantik auf die neuen Gegebenheiten umstellen kann und dank ihrer spezifischen Unterscheidung krank/gesund eindeutig wiedererkennbar bleibt, steht die Pharmazie als Disziplin vor dem Problem, Pharmakon-Kommunikation auf ihre medizinische Verwendbarkeit zu beziehen, also erstens Arzneimittel abzugrenzen und zweitens den nunmehr kontingenten Bereich Medizinischer Pharmakon-Kommunikation zu konstituieren. Die Herausforderung ist nicht mehr, Pharmakon-Kommunikation als Teil medizinischer Kommunikation erscheinen zu lassen, sondern vielmehr, *überhaupt* einen Bezug zwischen der normaltheoretischen Grundlagen-Chemie und der Medizin als einem kontingenten Verwendungszusammenhang herzustellen. Dazu muss die Disziplin Pharmazie zwei Unterscheidungen aufeinander beziehen: die normaltheoretischen Richtigkeitskriterien der wissenschaftlichen Teildisziplin der Chemie und die Unterscheidung krank/gesund der Medizin. Die Disziplin Pharmazie vermittelt somit zwischen der grundlagenwissenschaftlichen Disziplin der Chemie und dem außerwissenschaftlichen Verwendungszusammenhang der Medizin. Diese Doppelorientierung zeigt sich bereits am Fächerkanon: Die Disziplin Pharmazie hat von Anfang an einen starken Fokus auf das

Fach der Chemie,[459] impliziert aber zugleich dezidiert nicht-chemische Fächer von der Pharmakognosie[460] über die Galenik[461] bis hin zur Sozialpharmazie.[462]

Die Disziplin Pharmazie befindet sich in zweifacher Hinsicht in einer Spannungslage. Als Ausbildungsgang muss die Disziplin Pharmazie für einen Anwendungsberuf chemischen Wissens ausbilden, dessen Kernberufsrolle des Offizin-Apothekers in der praktischen Berufsausübung zunehmend pädagogische, technische und betriebswirtschaftliche statt anwendungs-chemische Kompetenzen erfordert. Vor allem aber steht die Disziplin Pharmazie vor dem Problem, mit der Grundlagenchemie und der Medizin zwei Unterscheidungen aufeinander beziehen zu müssen, deren Unterscheidungsbereiche sich zwar überschneiden, aber nicht in einem Unterordnungsverhältnis stehen. Die Medizin gibt keine Handhabe mehr für die Unterscheidung außeralltäglicher Wirksamkeit und die Chemie gibt keine Handhabe für deren medizinische Verwendbarkeit. Diesen Bezug herzustellen, ist nunmehr die Leistung der Pharmazie.

Das Kernproblem in beiden Fällen ist, dass der Disziplin Pharmazie ein eigenständiges Richtigkeitskriterium fehlt. Sie ist als Ausbildungsgang und als Disziplin unterschieden von grundlagenchemischer Wissenschaft und Medizin: Die Ausbildung zum Pharmazeuten bezweckt weder die Ausbildung zum reinen Wissenschaftler noch die Ausbildung zum therapierenden Mediziner; die Disziplin Pharmazie operiert weder primär nach chemisch-wissenschaftlichen Richtigkeitskriterien noch nach der medizinischen Unterscheidung krank/gesund. Vielmehr entnimmt die Disziplin Pharmazie Unterscheidungen und Ergebnisse aus anderen Disziplinen – Chemie, Botanik – und bereitet sie für die medizinische Verwendung vor, die sie selbst dann aber nicht vollzieht.

Für den Überschneidungsbereich, in dem Wirkstoffe medizinisch verwendbar sind und die Disziplin Pharmazie insofern der Chemie als Anwendungsfall nachgeordnet ist, bleibt diese Doppelorientierung unproblematisch. Dies legt den Unterscheidungsbereich Medizinischer Pharmakon-Kommunikation jedoch keineswegs abschließend fest. Vielmehr muss sie gerade auch die noch nicht medizinisch anwendbaren Bereiche der Chemie und die noch nicht chemisch begründbaren Mittel des Arztes mit einbeziehen. Dabei fehlen der Disziplin Pharmazie jedoch eigenständige Richtigkeitskriterien. Sie muss sich entweder gegenüber der Chemie auf „Tradition“ (Naturheilmittel – „wirksam nur aufgrund

459 Wolf, 1996, Über die Anfänge der Pharmaziegeschichtsschreibung, S. 47; Schmitz, 2005, Geschichte der Pharmazie 2, S. 614ff, 640. Die Abgrenzung von der Chemie erfolgte recht spät durch Ernst Schmidt, Hauptwerk 1877, vgl. Schmitz, 2005, Geschichte der Pharmazie 2, S. 661ff.

460 Schmitz, 2005, Geschichte der Pharmazie 2, S. 667f, 674.

461 Wimmer, 1994, Wir haben fast immer was Neues, S. 217; Schmitz, 2005, Geschichte der Pharmazie 2, S. 679.

462 Schmitz, 2005, Geschichte der Pharmazie 2, S. 693ff.

von Erfahrung“) oder gegenüber der Medizin auf „Wissenschaft“ (Suche nach der medizinischen Wirksamkeit von Giften) berufen. Die Grenzen des Unterscheidungsbereichs medizinischer Pharmakon-Kommunikation werden dadurch diffus. Sie umfassen potenziell den gesamten Bereich der Chemie und den gesamten Bereich der irgendwie auf die Unterscheidung krank/gesund beziehbaren Mittel.

Aus dieser Perspektive muss eine Kritik an „dem Apotheker“ relativiert werden: So wurde bemängelt, dass naturwissenschaftliche Disziplinen wie insbesondere die Chemie und die Biologie sich aus dem Berufsstand des Apothekers heraus entwickelt haben,[463] diese Prägung der Naturwissenschaften durch Apotheker aber nach einer Hochphase zwischen 1780 und 1830 spätestens um 1860 beendet ist.[464] Dass der Apothekerberuf zwar die „Keimzelle der Naturwissenschaft“[465] war, seit Ende des 19. Jahrhunderts für die Entwicklung dieser Naturwissenschaften aber quasi bedeutungslos wurde, ist nur scheinbar ein Widerspruch. Die Pharmazie kann die Entwicklung der Chemie nicht länger bestimmen, weil sich die Chemie von der Restriktion auf einen einzigen Verwendungszusammenhang und von der Notwendigkeit eines direkten Praxisbezugs emanzipiert. Der Apotheker als persönlicher Rollenvertreter kann die wissenschaftliche Entwicklung der Chemie nicht mehr wesentlich vorantreiben, weil er in seiner beruflichen Praxis zunehmend mit Verhaltensanforderungen ganz anderer Art konfrontiert ist und die Komplexität von Medizinischer Pharmakon-Kommunikation die Möglichkeiten der Einzelperson und des Apotheken-Laboratoriums übersteigt. Insofern ist es auch nicht richtig, den Apotheker als „den kuriosen Sonderfall einer rein der Medizin zuarbeitenden vermittelnden Profession mit akademischem Studium und faktischer Situierung im Einzelhandel“[466] zu beschreiben. Denn die Schizophrenie der Kernberufsrolle des Offizin-Apothekers resultiert gerade daraus, dass die Disziplin Pharmazie an chemischer Wissenschaft und medizinischem Verwendungszusammenhang zugleich ausgerichtet ist und die daraus resultierenden Anforderungen an den Fächerkanon der Disziplin Pharmazie den Ausbildungsgang zum Pharmazeuten mehr prägen als die praktischen Anforderungen der Berufsausübung.

463 Hickel, 1978, Der Apothekerberuf als Keimzelle naturwissenschaftlicher Berufe in Deutschland; Brauer, 1987, Apotheker in der Pharmaindustrie, S. 24ff; Schmitz, 2005, Geschichte der Pharmazie 2, S. 731f.

464 Berendes, 1967, Das Apothekenwesen, S. 253; Brauer, 1987, Apotheker in der Pharmaindustrie, S. 25f; Schmitz, 2005, Geschichte der Pharmazie 2, S. 733.

465 Hickel, 1978, Der Apothekerberuf als Keimzelle naturwissenschaftlicher Berufe in Deutschland.

466 Stichweh, 1994, Professionen und Disziplinen, S. 320.

## b) Arzneimittelabgrenzung zwischen Chemie, Medizin und Umverpackung

Die Differenzierung der wissenschaftlichen Chemie und der Medizinischen Pharmakon-Kommunikation als kontingentem Anwendungszusammenhang hat Konsequenzen für die Unterscheidung von Arzneimitteln. Aus dem Doppelbezug auf Chemie und Medizin resultieren diesbezüglich drei Schwierigkeiten: Erstens wird das vorantike Ambivalenzproblem von Pharmakon-Kommunikation auch bezüglich der Arzneimittel wieder freigesetzt, was mit dem Begriff der „Nebenwirkung" eher verharmlosend bezeichnet wird; zweitens verschärft sich mit der Wirkstoffbasierung der Arzneimittel das Problem des Arzneimittelmissbrauchs; drittens kann der Arzneimittelbereich nicht mehr als ontologisch gegeben angesehen, sondern muss aktiv abgegrenzt werden. Als vierte Schwierigkeit kommt hinzu, dass sich der Arzneimittelbereich aufgrund nicht-pharmazeutischer Kriterien wie Herstellername oder Packungsgröße vervielfältigt.

Für das zentrale Novum der Abgrenzung des Arzneimittelbereichs wird Ende des 19. Jahrhunderts der Begriff der „chemischen Ideosynkrasie" erfunden: Mittel des Arztes wirken nicht nur heilsam, sondern können krank machen. Bereits in der Ära der medizinischen Pharmazie wurden mit der Unterscheidung von Arzneimitteln drei Risiken verbunden: mangelnde Identität (Verwechslung oder Verfälschung), mangelnde Qualität (durch Überlagerung, minderwertige Herstellung etc.) und falsche therapeutische Verwendung (falsche Dosierung, falsche Indikation). Diese Risiken bleiben für wirkstoffbasierte Fertigarzneimittel bestehen: Zu wirkstoff-bezogenen Fehlern (Schwankungen im Gehalt, Verunreinigungen) und galenischen Fehlern (Verfärbung) kommen umverpackungsbezogene Fehler (falsche Etikettierung, falscher Aufdruck),[467] wohingegen Überlagerung als Fehlerquelle an Bedeutung verliert[468] und Dosierungsfehler eine andere Form annehmen.[469] Fälschung bezieht sich statt auf das Ersetzen von Substanzen auf den Vertrieb nicht verkehrsfähiger Arzneimittel.[470] Hinzu kommt nun jedoch

467 Vgl. Rubrik „Rückrufe" in der PZ seit 1978.

468 Überlagerung verliert in dem Maße an Bedeutung, in dem die Einflussgrößen für die Haltbarkeit von Arzneimitteln wissenschaftlich begründet werden, vgl. PZ 1989, 6, S.26f.

469 Mit den neuen Arzneiformen der Fertigarzneimittel sind Dosierungen wesentlich exakter und standardisierter möglich als früher. Die Unterschiedlichkeit der Präparate, Nichtberücksichtigung von Alter und Geschlecht sowie Schwierigkeiten bei der Teilung von Tabletten können dennoch zu risikoreichen Ungenauigkeiten führen, PZ 1978, 1, S. 11; PZ 1978, 10, S. 427; PZ 1994, 5, S. 9ff; PZ 2007, 3, S. 26.

470 PZ 1991, 36, S. 5; PZ 1995, 35, S. 16; PZ 2002, 15, PZ; PZ 2002, 28, von PZ. Als Nuance neu ist lediglich, dass Nicht-Pharmazeuten Arzneimittel fälschen können. Waren traditionell allein die Apotheker-Arzneimittel normativ als unverfälscht erwartbar und damit auch nur der Apotheker in der Position, diese Erwartung zu enttäuschen, so können Fertigarzneimittel ohne solche rollenbezogenen Beschränkungen gefälscht werden. Das galt lange als Problem der Entwicklungsländer, PZ 1994, 51/52, S. 32; PZ 1997, 4, S. 73; PZ

etwas Neues: Arzneimittel können auch (schädlich-)unintendierte Wirkungen haben, *obwohl* Identität, Qualität und richtige therapeutische Verwendung gegeben sind. Solche Beobachtungen werden erstmals Mitte des 19. Jahrhunderts gemacht und als „chemische Idiosynkrasie", als „secundäre oder Nachwirkungen der Arzneistoffe" sowie dann als Arzneimittelnebenwirkungen bezeichnet.[471] Mit dem Contergan-Schock rückt dieses neue Risiko der Arzneimittelverwendung auch in das öffentliche Bewusstsein.[472]

Das Besondere an der „chemischen Ideosynkrasie" ist, dass es sich hier nicht nur um ein aufgrund der Angaben des Beipackzettels kalkulierbares Risiko handelt,[473] sondern um eine immer zu erwartende Gefahr:[474] Keine Studie kann abschließend belegen, dass unbekannte Wirkungen nicht bestehen, zumal dabei Reaktionen mit anderen Wirkstoffen,[475] mit Nahrungsmitteln,[476] Entstehung von Abhängigkeit[477] oder Resistenzen[478] berücksichtigt werden müssten. Infolge drastischer Ereignisse – wie beispielsweise HIV-infizierte Blutprodukte[479] –

1997, 11, S. 24; PZ 1997, 15, S. 11ff; PZ 1998, 41, S. 102, wohingegen in Deutschland die Fälschungsgefahr für gering gehalten wurde, PZ 1978, 47, S. 2157; PZ 1982, 1, S. 8; PZ 1988, 27, S. 5. War durch den streng geregelten Vertriebsweg der Arzneimittel vom Hersteller über den Großhändler zur Apotheke (PZ 1983, 30, S. 1621f; PZ 1986, 13, S. 740; PZ 2002, 50, Becker) Fälschung allenfalls bei freiverkäuflichen Arzneimitteln zu erwarten (vgl. Schwarzbuch Arzneimittel sowie PZ 1978, 47, S. 2152f), so wird seit den 1970er Jahren der Aspekt der Arzneimittelfälschung gleichwohl diskutiert, PZ 1978, 45, S. 2066f; PZ 1989, 40, S. 5; PZ 1989, 41, S. 5. Eine Zunahme von Arzneimittelfälschungen wird mit dem neuen Vertriebsweg des Arzneimittelversandhandels in Verbindung gebracht, PZ 2000,15, S. 96; PZ 2004, 39, Gensthaler; PZ 2005, 23; PZ 2006, 12, Immel-Sehr; PZ 2007, 23, S. 36; PZ 2007, 32, S. 7f; PZ 2007, 37, S. 6; PZ 2007, 41, S. 8f.

471 Im Jahr 1881 erschien ein Buch mit dem Titel „Die Nebenwirkungen der Arzneimittel", das die Nebenwirkungen von 95 Drogen und Inhaltsstoffen beschreibt. In seiner dritten Auflage von 1899 beinhaltet es bereits 500 Drogen und Stoffe. Schon damals wurde formuliert: „Wenn behauptet wird, dass eine Substanz keine Nebenwirkung zeigt, so besteht der dringende Verdacht, dass sie auch keine Hauptwirkung hat", vgl. Schmitz, 2005, Geschichte der Pharmazie 2, S. 522f.

472 Dies galt selbst für die USA, obwohl dort erheblich weniger Personen von Contergan zugerechneten Nebenwirkungen betroffen waren, vgl. Krücken, 1997, Risikotransformation; Daemmrich, 2004, Pharmacopolitics, S. 60ff.

473 Kosten-Risiko-Abwägung, PZ 1978, 22, S. 955ff; PZ 1984, 7, S. 368f; PZ 1984, 24, S. 1393ff; PZ 1994, 7, S. 9ff; PZ 1997, 14, S. 44f.

474 Zur Unterscheidung von Risiko und Gefahr vgl. Luhmann, 1993, Risiko und Gefahr.

475 PZ 1978, 10, 428; PZ 1993, 7, S. 28; PZ 1998, 29, S. 11ff; PZ 2002, 16, S. 10ff; PZ 2006, 36, Wittig; PZ 2006, 36 Meyer; PZ 2007, 45, S. 26f; PZ 2007, 50, S. 34f; PZ 2007, 51/52, S. 24f.

476 PZ 2005, 31, Zagermann-Muncke.

477 PZ 1992, 44, S. 9ff; PZ 1996, 17, S. 24; PZ 1999, 10, 1999, S. 21; PZ 2007, 19, S. 34. Schon im 19. Jahrhundert wurde Opium-Sucht nicht als Nebenwirkung, sondern als Krankheit eingeordnet, vgl. Ridder, 1990, Im Spiegel der Arznei, S. 238f.

478 PZ 1992, 17, S. 42f; PZ 1993, 12, S. 9ff.

479 PZ 1994, 34, S. 21; PZ 1995, 6, S. 5; PZ 1995, 7, S. 50f.

können Zulassungsanforderungen erhöht werden (worin wiederum das Risiko des drug-lag liegt, also der Schäden durch vorenthaltene Arzneimittel).[480] Doch höhere Zulassungsanforderungen verschieben lediglich die Grenze zwischen dem kalkulierbaren Risiko der bekannten und statistisch erfassbaren Nebenwirkungen und der unkalkulierbaren Gefahr einer noch nicht bekannten Wirkung.[481] Für die Unterscheidung von Arzneimitteln resultiert daraus die Anforderung, diese nicht-intendierten und potenziell gefährlichen Wirkungen in der Unterscheidung des Arzneimittels als medizinisch-außeralltäglich wirksam aufgehen zu lassen. Dies gelingt durch die Neuschöpfung des Konzepts der „Nebenwirkung": Sie werden Verpackungs-, Dosierungs- oder Qualitätsmängeln als Teilaspekt der Arzneimittelsicherheit[482] zur Seite gestellt. Ein besonderer Stellenwert der Nebenwirkungen äußert sich allenfalls in einem etwaig höheren Sensations- und Emotionswert[483] und damit verbunden einem höheren Skandalisierungspotenzial.[484]

Die zweite Schwierigkeit einer Abgrenzung *medizinischer* Pharmaka liegt darin, dass Wirkstoffe nicht als auf die medizinische Verwendung festgelegt erwartet werden. Neu ist dabei das Ausmaß, in dem die Verwendung von Arzneimitteln für nicht-medizinische Zwecke möglich ist. Fertigarzneimittel sind nicht an die Apotheker Interaktion gebunden und werden unabhängig von einem konkreten medizinischen Bedarf produziert, so dass vergleichsweise geringe soziale oder zeitliche Zugangsbeschränkungen bestehen. Analog zum Konzept der Nebenwirkung werden *intendiert* nicht-medizinische Verwendungsmöglichkeiten über das Konzept des Arzneimittelmissbrauchs dem medizinischen Verwendungszweck der Arzneimittel semantisch zu- und untergeordnet. Als Arzneimittelmissbrauch gelten dabei sowohl trivialisierte Fehlverwendungen (wie der Gebrauch eines Abführmittels für eine Schlankheitskur)[485] als auch nicht-

480 PZ 1994, 7, S. 9ff; PZ 1996, 41, S. 11ff; PZ 2005, 34, Rücker. Zum drug-lag und entsprechenden Regulierungsproblemen vgl. Krücken, 1997, Risikotransformation.

481 Z. B. PZ 1978, 13, S. 541; PZ 1980, 9, S. 462; PZ 1982, 14, S. 784; PZ 1984, 4, S. 188; PZ 1986, 49, 3092ff; PZ 1987, 34, S. 2019; PZ 1991, 17, S. 5; PZ 1993, 22, S. 9ff; PZ 1993, 48, S. 9ff; PZ 2001, 21, S. 10ff; PZ 2003, 45, Hollstein; PZ 2003, 46, Bastigkeit; PZ 2006, 40, Wick-Urban; PZ 2007, 32, S. 29.

482 Vergleiche dazu Aufzählungen von Arzneimittelrisiken: PZ 1975, 50, S. 1996f; PZ 1989, 3, S. 22; PZ 1994, 44, S. 32f.

483 Neu bekannte Nebenwirkungen eigenen sich besonders gut als Medienthema, PZ 1975, 19, S. 427f; PZ 1987, 38, S. 2253f; PZ 1991, 34, S. 5; PZ 1990, 28, S. 5; PZ 1996, 39, S. 46; sowie als Thema des Verbraucherschutzes, PZ 1988, 26, S. 6.

484 Pharmazeutische Hersteller und Zulassungsbehörden können für Schäden durch solche Nebenwirkungen verantwortlich gemacht werden, PZ 1982, 33, S. 1729ff; PZ 1986, 49, 3092ff; PZ 2001, 33, S. 26.

485 Als Beispiele für entsprechend verwendete Arzneimittel mit starken nicht-medizinischen (Neben-)Wirkungen: PZ 1981, 46, S. 2358; PZ 1991, 34, S. 30.

trivialisierte Fehlverwendungen (wie Sterbehilfe[486] oder Doping) sowie die gewohnheitsmäßige Einnahme von Arzneimitteln wie vor allem Appetitzüglern, Lexantien oder Analgetika.[487] Der Begriff der Patienten-Compliance[488] leistet Ähnliches für die *versehentlich* nicht-medizinische Verwendung: Das Arzneimittel wird zwar mit dem Ziel seines medizinisch-therapeutischen Zwecks, allerdings nicht exakt die Anweisungen des Arztes oder der Packungsbeilage befolgend, verwendet.[489] Auf diese Weise wird die Verantwortung für einen Therapieerfolg erstmals dem Patienten zugerechnet statt wie bislang dem Arzt (Auswahl des richtigen Mittels) oder Apotheker (Bereitstellung erwünscht-wirksamer Mittel).[490]

Über die Konzepte des Arzneimittelmissbrauchs und der Compliance können intendiert und versehentlich nicht-medizinische Verwendungsweisen von als medizinisch bestimmten Pharmaka dem medizinischen Verwendungszweck als Fehlverwendung semantisch untergeordnet werden. Dies darf jedoch nicht darüber hinwegtäuschen, dass eine eindeutige Unterscheidung von Arzneimitteln über ihre medizinisch-außeralltägliche Wirksamkeit nicht mehr wie in der Ära der Humoralpathologie über eine ontologische Bestimmung der Dinge möglich ist. Außeralltägliche Wirksamkeit und Gesundheitsförderlichkeit sind semantisch nicht mehr zwangsläufig verbunden, sondern diese Verbindung muss durch *reflektierte* Definition hergestellt werden. Die ersten Bemühungen um eine Arz-

486 Als Missbrauch nur diskutiert, wenn sie bei der medizinischen Verwendung mit berücksichtigt werden können, etwa bei der Verschreibung von Anti-Depressiva. Mindestens 80% aller Suizidhandlungen geschehen durch Selbstvergiftung, PZ 1992, 6, S. 53.

487 PZ 1984, 4, S. 173ff.

488 Non-Compliance ist nicht nur die Nicht-Befolgung ärztlicher Anweisungen, sondern auch die Nicht-Befolgung der Empfehlungen des Herstellers, kommuniziert durch den Beipackzettel, PZ 1992, 22, S. 40f.

489 PZ 1975, 40, S. 1571; Schätzungen zufolge wird etwa die Hälfte der Fertigarzneimittel in diesem Sinne „nicht therapietreu“ (non-compliant) angewandt. PZ 1985, 4, S. 194; PZ 1988, 40, S. 9ff; PZ 1995, 19, S. 9ff. Nur die Hälfte der Patienten hält sich an die medizinischen Anweisungen, PZ 1981, 24, S. 1195; PZ 1981, 42, S. 2117; PZ 1990, 47, S. 24; PZ 1992, 22, S. 40f.

490 Dabei gibt es zwei Sichtweisen. Die eine Perspektive sieht den Patienten als überfordert an: Ihm fehlten die nötigen Informationen, um die Bedeutung der Therapietreue zu erkennen, er verliere bei einer komplexen Therapie den Überblick durch zu viele Medikamente oder aber habe Schwierigkeiten mit der Arzneiform oder Anwendungsschwierigkeiten, PZ 1978, 41, S. 1774; PZ 1981, 24, S. 1195; PZ 1983, 33, S. 1762; PZ 1985, 4, S. 194; PZ 1988, 18, S. 29; PZ 1990, 49, S. 26f; PZ 1991, 14, S. 5; PZ 1995, 19, S. 9ff. Eine andere Perspektive sieht das nicht therapietreue Verhalten des Patienten dagegen als „schlampig“ an: Die Einnahme zu vergessen, ein Medikament nicht griffbereit zu haben oder bei nachlassenden Beschwerden die Therapietreue aufzugeben sei eine „Sorglosigkeit“ und „Schlamperei“, die hohe Kosten verursache, PZ 1997, 17, S. 22.

neimitteldefinition liegen im 19. Jahrhundert,[491] offiziell wird eine abstrakte Arzneimitteldefinition jedoch erst mit dem Arzneimittelgesetz von 1961 (AMG 61).[492] Diese Definition formuliert Unterscheidungskriterien als Anforderungen an die Zurechnung als Arzneimittel[493] explizit, die bislang in der Bezeichnung als „Mittel des Arztes“ implizit vorausgesetzt waren:[494] Arzneimittel ist (in komplexer juristischer Formulierung) bestimmt als Stoff,[495] der mit einem Körper in Kontakt gebracht wird und medizinische Wirkungen hat.[496]

Diese Definition umfasst intendiert nicht nur diejenigen Mittel, die sowohl chemisch-wissenschaftlichen als auch medizinischen Richtigkeitskriterien entsprechen, sondern ist offen für alle Stoffe, die medizinisch angewendet werden können.[497] Daraus ergeben sich verschiedene Erweiterungen über Wirkstoff-Arzneimittel[498] hinaus: Erstens werden Mittel eingeschlossen, deren Wirksamkeit nicht chemisch-naturwissenschaftlich nachgewiesen ist, die aber dennoch

491 Eine frühe Definition stammt von Trommsdorff, der maßgebend für die akademisch-wissenschaftliche Fundierung der Pharmazie war, vgl. Schmitz, 2005, Geschichte der Pharmazie 2, S. 447f.

492 Stapel, 1988, Die Arzneimittelgesetze 1961 und 1976, S. 115.

493 Bis dahin wurden neben „Arzneimittel“ auch die Worte Arznei, Medikament, Heilmittel, Remedium und Pharmakon nebeneinander verwendet, ohne dass damit systematisch unterschiedliche Sachverhalte bezeichnet worden wären. Mit dem AMG 61 gewinnt das Wort Arzneimittel offiziellen Status, vgl. Stapel, 1988, Die Arzneimittelgesetze 1961 und 1976, S. 117f.

494 § 1 Abs. 1 AMG (1961): „Arzneimittel sind (...) Stoffe und Zubereitungen aus Stoffen, die vom Hersteller (...) dazu bestimmt sind, durch Anwendung am oder im (...) Körper 1/ die Beschaffenheit, den Zustand oder die Funktionen des Körper erkennen zu lassen oder zu beeinflussen, 2/ (...) Körperflüssigkeiten zu ersetzen oder 3/ Krankheitserreger (...) zu beseitigen (...).“ Dies ist bis heute weitgehend beibehalten. Verzichtet wird auf die Bestimmung „durch den Hersteller“, hinzu kommt die Zweckbestimmung Krankheiten (etc.) zu heilen. Die Definition findet sich hier in § 2 Abs. 2 AMG (2009): „Arzneimittel sind Stoffe und Zubereitungen aus Stoffen, die dazu bestimmt sind, durch Anwendung am (...) Körper 1/ Krankheiten (...) zu heilen, (...)“ (Satz 2 bis 4 entsprechen den Sätzen 1 bis 3 des AMG 1961).

495 Stoffe werden dann (§ 2 AMG 1961) näher definiert als chemische Elemente, Pflanzen (vegetabilia) und Körperprodukte (animalia) sowie als vierte Kategorie Mikroorganismen und Viren.

496 Arzneimittelspezialitäten als in ihrer Zusammensetzung gleichbleibend hergestellte und unter besonderer Bezeichnung in den Verkehr gebrachte abgabefertige Packungen werden unterschieden von den anderen Arzneimitteln, also Rezeptur und Defektur (§ 4 AMG 1961).

497 Zur Zielsetzung im AMG 1976 vgl. Stapel, 1988, Die Arzneimittelgesetze 1961 und 1976, S. 377ff, 465ff.

498 Bei chemisch-synthetischen Wirkstoff-Arzneimitteln sind die Wirkstoffe chemisch bestimmt, synthetisch hergestellt und exakt dosiert in die Form eines Arzneimittels gebracht. Ihre Wirkungen werden als heilender Eingriff in den Stoffwechsel verstanden und sind mit naturwissenschaftlichen Methoden nachprüfbar und reproduzierbar, vgl. Stapel, 1988, Die Arzneimittelgesetze 1961 und 1976, S. 378ff; Schmitz, 2005, Geschichte der Pharmazie 2, S. 511ff.

eine medizinische Wirksamkeit für sich in Anspruch nehmen. Dazu gehören ein Teil der Phytopharmaka sowie insbesondere die Arzneimittel der komplementären Medizin,[499] wenn sie ihre „therapeutische Wirksamkeit", also einen therapeutischen Effekt[500] in der ärztlichen Anwendung[501] nachweisen können. Zweitens werden die sogenannten Körperstoffe einbezogen,[502] also vor allem Hormone[503] und Blut.[504] Körperstoffe gelten nicht als heilsam im eigentlichen Sinne des Wortes, sondern ersetzen als fehlend beobachtete körpereigene Stoffe.[505] Die dritte Erweiterung begreift Mittel zur Behandlung neuer medizinischer Verwendungszwecke. Prominent diskutiert werden in dieser Hinsicht die Psychopharmaka.[506] Neue Felder der Arzneimitteltherapie können sich ergeben beispielsweise aus der pharmazeutischen Therapie bislang chirurgisch behandelter Krankheiten oder der Neudefinition bestimmter Körperzustände als Krankheit, etwa mangelnde Konzentrationsfähigkeit oder Fettleibigkeit. Die vierte Erweiterung schließlich ergibt sich aus der Kontingenz dessen, was als medizinisch wirksam unterschieden wird. Eine Vielfalt außeralltäglicher Wirkung bezieht sich auf die Veränderung von Körperzuständen, deren Zurechnung als „medizinisch" kontingent ist. Beispiele für solche Grenzfälle sind Potenzsteigerungsmit-

499 Schmitz, 2005, Geschichte der Pharmazie 2, S. 514.

500 Stapel, 1988, Die Arzneimittelgesetze 1961 und 1976, S. 380ff.

501 Stapel, 1988, Die Arzneimittelgesetze 1961 und 1976, S. 432ff (Zulassungsanforderungen), S. 377ff (Wirkung/Wirksamkeit).

502 Körperstoffe: „vom menschlichen Körper erzeugten Wirkstoffen und Körperflüssigkeiten" (§1, AMG 1961). Als „Stoffwechselprodukte von Mensch und Tier" sind Blutkonserven, künstliches Cortison oder Human-Insulin aus Kuhmilch bereits vom Stoffbegriff des AMG 1961 abgedeckt, vgl. (PZ 1986, 21, S. 1205ff).

503 Schmitz, 2005, Geschichte der Pharmazie 2, S. 468ff.

504 Blutopfer als religiöse Handlung finden sich in fast allen Kulturkreisen. Ansonsten war der einzige das Blut direkt betreffende Eingriff der Aderlass. Unterscheidung der Blutgruppen durch Karl Landsteiner um 1901; erster Bluttransfusionsdienst in London 1921. Zur Geschichte des Blutspendens vergleiche: www.blutspende.ch, 2008, 18. Juni, Historisches zur Bluttransfusion; www.charite.de, 2008, 18. Juni, Blutprodukte; www.roteskreuz.at, 2008, 18. Juni, Blutspende. Allerdings kann Blut bis heute nicht künstlich hergestellt werden. Risiken von Spenderblut wurden in den 90er Jahren mit Entdeckung des Hepatitis-C-Virus deutlich, der bislang mit Spenderblut(-produkten) übertragen wurde, und daneben kam es zu HIV-Infizierungen durch aus Spenderblut hergestellten Gerinnungspräparaten, PZ 1993, 45, S. 54. Als Folge dieses Skandals (PZ 1994, 51/52, S. 25f ) wird Blut auf Erreger getestet, werden Einweg-Kanülen verwendet und das Transfusionsgesetz erlassen, PZ 1995, 30, S. 27. Bislang unbekannte Erreger können dennoch übertragen werden, PZ 2002, 5; PZ 1999, 11, S. 52f.

505 Unterschied: Blut wird zwar heute naturwissenschaftlich-wirkstofforientiert statt mysthisch-religiös interpretiert, war aber schon bekannt – Hormone sind eine Entdeckung der Moderne, sie haben keine Vorläufer.

506 Als „Psychopharmaka" werden ursprünglich Trost- und Sterbegebete bezeichnet (Reinhardus Lorichius aus dem Jahr 1548), vgl. Laux, 1988, Psychopharmaka, S. 7.

tel/Mittel zur Behandlung erektiler Dysfunktion (Viagra)[507] oder Schlankheitsmittel/Mittel gegen Adipositas – die sogenannten Lifestyle-Präparate.[508] Die Kontingenz der Zurechnung als medizinisch betrifft darüber hinaus die Abgrenzung zwischen Arznei- und Lebensmitteln, können doch auch traditionell als Lebensmittel unterschiedene Dinge gesundheitsförderliche[509] und gesundheitsschädliche[510] Wirkstoffe enthalten. Gesetzlich liegt der Unterschied zwischen Lebensmitteln[511] und Arzneimitteln[512] letztlich nur in der *Bestimmung* zu heilen beziehungsweise dem Fehlen dieser Bestimmung.[513] Dadurch entsteht ein Graubereich von „gesundheitsförderlichen Lebensmitteln" (Nahrungsergänzungsmittel,[514] diätetische Lebensmittel,[515] „bilanzierte Diäten",[516] vitaminisierte Le-

507 PZ 1998, 28, S. 28; PZ 1998, 40, S. 30; PZ 1999, 42, S. 24. Zur Definition dieser Indikation *nach* Vorliegen des dieses Leiden behandelnden Arzneimittels Viagra vgl. Brandmeyer, 2003, Pharma trifft Marke, S. 54ff.

508 Frankhauser, 2002, Haschisch als Medikament, S. 238. Interessant ist in diesem Zusammenhang das Aufkommen der „happy pills". Solche das Wohlbefinden steigernde Medikamente sind in Deutschland und den USA zunehmend gefragt. Diese Präparate werden bei vielen psychischen Alltagsbeschwerden verordnet – „the herbal way of feeling good". Dazu gehören auch Johanniskrautpräparate, vgl. Tschupp, 2004, Johanniskraut, S. 454f.

509 Phytamine, PZ 2000, 11, S. 11f; PZ 2004, 8, Medizinticker; beta-Carotin, PZ 2001, 6, S. 39; Omega-3-Fettsäuren, PZ 2000, 30, S. 26.

510 Die Diskussion derartiger „böser" Lebensmittel-Wirkstoffe läuft zeitlich und strukturell parallel zu der über die „guten" Lebensmittel-Wirkstoffe mit gesundheitsförderlicher Wirkung: Acrylamid, PZ 2002, 44, Medizin; Salz, PZ 1999, 47, S. 36; Zucker, PZ 2004, 38, Pharmazie; Lakritz, PZ 1989, 49, S. 9ff; Kaffee, PZ 2003, 10, Medizin; rotes Fleisch, PZ 2005, 4, Medizinticker; Soja, PZ 2000, 41, S. 26ff; PZ 2006, 4, Medizin. Hinzu kommen gefährliche Fertigungsrückstände wie Pflanzenschutzmittel, PZ 2004, 41, Medizin; oder Antibiotika, PZ 2004, 14, Pharmazie; und gefährliche Zusätze, PZ 1994, 15, S. 38ff; PZ 1994, 21, S. 28ff; PZ 1994, 26, S. 37ff; PZ 1994, 33, S. 34ff; PZ 1994, 35, S. 36ff; intestinaler Laktasemangel, PZ 2006, 1, Titel; PZ 2007, 11, S. 38; Histaminunverträglichkeit, PZ 2006, 9, Medizin; allergische Unverträglichkeitsreaktionen, PZ 2007, 11, S. 28f; PZ 2007, 9, S. 36.

511 „Im Sinne dieser Verordnung sind „Lebensmittel" alle Stoffe oder Erzeugnisse, die dazu bestimmt sind oder von denen nach vernünftigem Ermessen erwartet werden kann, dass sie in verarbeitetem, teilweise verarbeitetem oder unverarbeitetem Zustand von Menschen aufgenommen werden", vgl. Art. 2 EG 178/2002 bzw. § 2 Abs. 2 LFGB (2009). Per definitionem gehören zu „Lebensmitteln" nicht: Arzneimittel, kosmetische Mittel, Tabak, Betäubungsmittel und Rückstände oder Kontaminationen (...).

512 § 2 Abs. 1 AMG (2009): „Arzneimittel sind Stoffe und Zubereitungen aus Stoffen, die dazu bestimmt sind, durch Anwendung am oder im Körper Krankheiten (...) zu heilen (...)." Auch hier diverse Ausschlüsse: Arzneimittel sind nicht Lebensmittel, kosmetische Mittel, Tabak, etc. § 2 Abs. 3 AMG (2009).

513 Obwohl das AMG (im Unterschied zum LFGB) seinen Stoffbegriff präzisiert (§ 3 AMG 2007), so könnten doch alle diese Stoffe auch Lebensmittel sein (chemische Verbindungen, Pflanzen, Tierkörper, Mikroorganismen).

514 Art. 2 EG 2002/46.

515 Wenn Verdauungsprozess, Resorptionsprozess oder Stoffwechsel gestört sind; bei kalorienarmer Ernährung oder intensiver Muskelanstrengung sowie bei Säuglingen und Kleinkindern. § 1 Abs. 1 und 2 DiätV (2008); AMG 2007; EWG 89/398.

bensmittel[517] und functional food[518]), die rechtlich zwar als Lebensmittel zugerechnet und vom Hersteller auch als Lebensmittel deklariert werden, sich zugleich aber über die gesundheitsförderliche Wirkung der in ihnen enthaltenen Wirkstoffe definieren.

Über die Unterscheidungskriterien der therapeutischen Wirksamkeit, der quasi-chirurgischen Verwendbarkeit von Körperstoffen, neuer medizinischer Anwendungsfelder und Gesundheitsförderlichkeit wird die gesetzliche Arzneimitteldefinition nach allen Seiten hin geöffnet. Diese Offenheit ist intendiert, um medizinische Therapiefreiheit nicht zu beschränken, aber auch um alle regulierungsbedürftigen Mittel gesetzlich zugreifbar zu machen. Das Prinzip einer Definition wird im Hinblick darauf quasi ad absurdum geführt: Obwohl kein „Stoff", werden verschiedene Strahlungen, obwohl nicht am Körper angewendet, werden Diagnostika als „fiktive Arzneimittel"[519] einbezogen. Eine Kombination aus Unterscheidungen, Erläuterungen, normativen Bestimmungen, aus Aufzählungen,[520] Ausschlüssen[521] und Verboten[522] sorgt dafür, dass letztlich jeder Stoff in den Arzneimittelbereich qua Verordnung einbezogen oder aus diesem ausgeschlossen werden kann.

Eine vierte und letzte Schwierigkeit der Abgrenzung des Arzneimittelbereichs resultiert aus dem Prinzip des Fertigarzneimittels als Regulierungsobjekt. Anders als das Arzneibuch-Rezept unterscheiden sich Fertigarzneimittel unter anderem nach Charakteristika der Umverpackung. Verschiedene Packungsgrößen, ver-

516 Medizinisch bedingter Nährstoffbedarf, erforderliche diätetische Behandlung, vgl. § 1 Abs. 4a DiätV.

517 Bereits 1942 wurde eine Verordnung über vitaminisierte Lebensmittel erlassen. Per Positivliste werden bestimmte Zusatzstoffe zur Vitaminisierung von Lebensmitteln allgemein zugelassen, vgl. § 1a LmvitV (2004).

518 Der Begriff wird Mitte der 1990er Jahre eingeführt zur Bezeichnung von Joghurt, dem zur Verbesserung der Verdauungstätigkeit Pro- oder Präbiotika zugesetzt wurden, PZ 1997, 28, S. 29; PZ 1997, 40, S. 24ff; PZ 2002, 39, Hohmann; Probiotika, PZ 2002, 30, Hohmann; Zusatz von Omega-3-Fettsäuren, PZ 2002, 39, Hoffmann; sekundäre Pflanzenstoffe (Nutrifood), PZ 1999, 7, S. 65; PZ 1997, 28, S. 29. Als zukünftige Neuentwicklung werden „Designer-Probiotika" diskutiert, PZ 2004, 22, Gießen. Auch bezeichnet als „nutraceuticals" (nutrician + pharmaceutical), „pharma food" und „food for specified health use" bzw. auf deutsch „Lebensmittel mit besonderem Gesundheitsaspekt, PZ 1997, 28, S. 29; PZ 1997, 50, S. 24ff.

519 Verbandstoffe sowie dauerhaft in den Körper eingebrachte Gegenstände, § 2 AMG (1961).

520 Nämlich: Beschaffenheit, Zustand oder Funktionen des Körpers oder der Seele erkennen oder beeinflussen; oder körpereigene Stoffe ersetzen; oder Krankheitserreger oder körperfremde Stoffe beseitigen oder unschädlich machen, § 1 Abs. 1 AMG (1961).

521 Lebensmittel § 1 Abs. 3 AMG 61, Kosmetik §1 Abs. 4, AMG (1961); „Stoffe zur Reinigung, Pflege oder Verschönerung des Körpers", es sei denn, sie verfolgen Heilungszwekke § 1 Abs. 4 AMG (1961).

522 §§ 5-11, AMG (1961).

schiedene Dosierungen, aber auch verschiedene Hersteller oder unterschiedliche Markenzeichen führen dazu, dass ansonsten identische Präparate als unterschiedliche Arzneimittel gelten. Daraus resultiert eine erhebliche Komplexitätssteigerung des als Arzneimittel zurechenbaren Gegenstandsbereichs. Im patentierten und registrierten Fertigarzneimittel fallen Wirkstoff und Arzneimittel zusammen. Doch nach Auslaufen des Patentschutzes[523] entsteht die Möglichkeit, das jeweilige Arzneimittel hinsichtlich seiner chemisch-medizinischen Eigenschaften nachzuahmen und unter einem anderen Markennamen, in einer anderen Pakkungsgröße und durch einen anderen Hersteller als *ein anderes* Fertigarzneimittel zuzulassen – die sogenannten „Nachahmerpräparate" oder Generika.[524] Dass durch Charakteristika der Umverpackung pharmazeutisch identische Präparate als unterschiedliche Fertigarzneimittel gelten, nimmt durch den Parallel- und Reimport von Arzneimitteln geradezu groteske Züge an: Im Ausland hergestellte Fertigarzneimittel, deren deutsche Produktion in Deutschland zugelassen ist (Parallel-Import) oder in Deutschland für das Ausland hergestellte und dann zurückimportierte Fertigarzneimittel (Re-Import) gelten als eigenständige und von ihren in und für Deutschland hergestellten Äquivalenten verschiedene Fertigarzneimittel.[525]

523 Generikahersteller können seit dem AMG (1976) nach Ablauf des Patentschutzes für ihre Nachahmungen in einem vereinfachten Zulassungsverfahren auf die Zulassungsunterlagen des Erstanmelders zurückgreifen. Patentzeit, effektive Nutzungszeit und gleichmäßig zwischen Erst- und Nachanmelder zu verteilende Lasten bei etwaigen Nachuntersuchungen sind seither umstritten, vgl. Stapel, 1988, Die Arzneimittelgesetze 1961 und 1976, S. 609ff. Auch biotechnologisch hergestellte Medikamente können nachgeahmt werden, die sogenannten „Biosimilars" (PZ 2006, 11, Gensthaler).

524 Der Begriff entsteht durch Bezug auf die Praxis früher Nachahmerpräparate, das Fertigarzneimittel nicht unter einem eigenständigen Markennamen, sondern unter der wissenschaftlichen (generischen) Wirkstoffbezeichnung, dem INN (international nonproprietary name) zuzulassen, PZ 1983, 27, S. 1452. In Deutschland bot die Firma Ratiopharm 1973 (seit 1974 Teil der Merck-Gruppe) als erster Generikahersteller erprobte pharmazeutische Substanzen in schlichter Verpackung unter deren chemischer Bezeichnung und erheblich billiger als das Original an (vgl. Schmitz, 2005, Geschichte der Pharmazie 2, S. 1045.). Ratiopharm, Stada und Hexal sind die größten Generikahersteller Deutschlands. Auch forschende Pharma-Unternehmen haben zunehmend im selben Konzern eine Generika- oder gar „discount-Generika"-Sparte, beispielsweise Bayer mit Bayer Basics, PZ 1996, 19, S. 7.

525 Stapel, 1988, Die Arzneimittelgesetze 1961 und 1976, S. 615ff.

### c) Erstattungsfähigkeit statt Gefährdungspotenzial als „dritte“ Richtigkeitskriterien

Aus den vier Schwierigkeiten der Abgrenzung medizinischer Pharmaka resultiert der Einschluss von allem, was nicht von vornherein weder einen Anspruch auf Chemie noch auf medizinische Verwendung erhebt. Diesen wenig spezifizierten Unterscheidungsbereich zu verwalten, ist die Aufgabe der Anwendungs-Disziplin Pharmazie. Doch für Medizinische Pharmakon-Kommunikation ist es mit einer solchen Komplexitätsverwaltung nicht getan. Während es in der Disziplin Pharmazie um Richtigkeitskriterien geht, erfordert Medizinische Pharmakon-Kommunikation, verwendbare Mittel als medizinisch-außeralltäglich wirksam für deren Verwendung zu unterscheiden. Es muss somit die Identität und Qualität medizinischer Pharmaka plausibel erwartbar sein. Dies erfordert, vergleichsweise konkreter als die Disziplin Pharmazie Arzneimittel von anderen Mitteln zu unterscheiden. Sozialstrukturen und die Stabilisierung von Sozialstrukturen wären überfordert, sollten sie für den gesamten Bereich der potenziell als Arzneimittel zurechenbaren Gegenstände deren verlässliche Identität und Qualität garantieren.

Für praktische Belange bedarf es eines „dritten Wertes“, um die Grenzen des als Arzneimittel im engeren Sinne – als „echte“ Arzneimittel“ – zurechenbaren Gegenstandsbereichs innerhalb des gesamten Bereichs der medizinischen Pharmaka zu bestimmen. Ein solcher dritter Wert ordnet das Verhältnis zwischen chemisch-außeralltäglicher Wirksamkeit und medizinisch-therapeutischer Heilsamkeit, indem er selbst weder chemisch-wissenschaftlich noch medizinisch begründet ist. Welche Unterscheidung als dritter Wert infrage kommt, ist nicht theoretisch ableitbar, wohl aber empirisch beobachtbar: die ordnungspolitische Unterscheidung des Gefährdungspotenzials und die bürokratische Unterscheidung der Erstattungsfähigkeit.

Bereits im Arzneimittelgesetz von 1961 (AMG 1961) wird zugleich mit der Definition des Arzneimittels das Unterscheidungskriterium der Gefährlichkeit zur Differenzierung innerhalb der Arzneimittel eingeführt. Lag die Unterscheidung der Gefährlichkeit auch der traditionellen Differenzierung der Gifte implizit zugrunde, so wird das Unterscheidungskriterium der Gefährlichkeit hier explizit formuliert, definiert und zur Kategorisierung unterschiedlicher Arzneimittelgruppen herangezogen.

Den „Normalfall“ bilden die apothekenpflichtigen Arzneimittel: Sie sind bei bestimmungsgemäßem Gebrauch ungefährlich, bergen aber bei gewohnheitsmäßigem Gebrauch Risiken. Sind Arzneimittel bei gewohnheitsmäßigem Gebrauch nicht gefährlich, werden sie als frei verkäuflich aus der Apothekenpflicht ausgenommen (§32 AMG 1961); gefährden Arzneimittel die Gesundheit auch bei bestimmungsmäßigem Gebrauch, werden sie zusätzlich zur Apothekenpflicht der

Rezeptpflicht unterstellt. Das Gefährdungspotenzial dient nicht nur der Differenzierung innerhalb der zugelassenen Arzneimittel, sondern bestimmt zudem die Grenzen der Arzneimittelzurechenbarkeit überhaupt. Arzneimittel werden in die eine Richtung von zwar gesundheitsförderlichen, aber nicht gefährlichen „apothekenfähigen" (der gesetzliche Begriff: apothekenüblich) Waren unterschieden; in die andere Richtung von den (wegen hohen Abhängigkeits- und Missbrauchspotenzials) „zu gefährlichen" Mitteln, die dem Betäubungsmittelgesetz (BtMG) unterstehen. Mittels Positivlisten (§ 1 BtMG)[526] wird innerhalb der Betäubungsmittel wiederum nach Gefährlichkeit differenziert zwischen „verschreibungsfähigen", nur „verkehrsfähigen" und schließlich gänzlich verbotenen Betäubungsmitteln.[527]

Gerade an der Graduierung des Arzneimittelbereichs wird deutlich, wie kontingent die Zurechnung als Arzneimittel geworden ist: An beiden Enden dieser Graduierung können neue Gegenstände hinzukommen, wenn es gelingt, die Verbindung von Wirkstoff und Heilzweck plausibel zu machen. Darüber hinaus fließen in die konkrete Zurechnung von Gegenständen implizit diverse andere Unterscheidungen mit ein, wie „die Möglichkeit zur Selbstmedikation", der größere Markt oder auch die Kontrolle von Abtreibungen.[528] Was als „gefährlich" eingeschätzt wird, ist eng verbunden mit der kontingenten gesellschaftlichen Legitimität unterschiedlicher Verwendungsweisen. Die Unterbindung gesellschaftlich nicht trivialisierter Verwendungsweisen erfolgt vor allem über die Definition des *Verwendungskontextes*: Es werden diejenigen Kontexte spezifiziert, in denen die Verwendung bestimmter, positiv aufgelisteter Mittel verboten ist. Derselbe Gegenstand, der allgemein als Arzneimittel zugerechnet wird, muss in diesen klar definierten Kontexten als „Doping-Mittel" oder „Droge" zuge-

526 Die Liste wird in der Betäubungsmittelgesetzgebung stetig erweitert. Das Opium-Gesetz von 1929 umfasste Opium, Morphin, Diacetylmorphin (Heroin) und Cocain. Später wurden andere, v. a. chemisch hergestellte Stoffe neu aufgenommen, vgl. Schmitz, 2005, Geschichte der Pharmazie 2, S. 540f.

527 Vgl. §1 Abs. 1 BtMG (2007) sowie die Anlagen I-III BtMG (2007). Die verschreibungsfähigen Betäubungsmittel nehmen dabei eine Art Zwischenstellung zwischen Arzneimitteln und Betäubungsmitteln ein: Sie dürfen – im Unterschied zu anderen Stoffen mit Abhängigkeitspotenzial – zu Heilzwecken verwendet und deshalb rezeptiert werden, sind aber gleichwohl an sich verboten und unterliegen deshalb zusätzlichen Anforderungen. Doch auch die nicht-verkehrsfähigen Betäubungsmittel bleiben in Bezug zum Arzneimittelbereich: Zwar sind sie im ersten Schritt als gesellschaftlich unerwünscht von der Verwendung ausgeschlossen, stehen dennoch für kontrollierte Forschung zur Verfügung, womit das Potenzial der medizinischen Anwendbarkeit und damit eine „Rezeptfähigkeit" des Verbotenen prinzipiell gegeben bleibt.

528 Selten nur wurde die Freistellung von der Rezeptpflicht beantragt, aber nicht gewährt – dies war aber der Fall hinsichtlich des Präparats duofem, einer „Pille danach", vgl. PZ 2002, 50; PZ 2003, 34.

rechnet werden.[529] Um welche Kontexte es sich dabei aber handelt, ist wiederum historisch und kulturell kontingent.

Zur Unterscheidung nach Gefährdungspotenzial kommt seit den 1970er Jahren als zusätzlicher dritter Wert die Erstattungsfähigkeit oder Nicht-Erstattbarkeit der Kosten für das Arzneimittel durch die gesetzlichen Krankenkassen hinzu. Hatte die gesetzliche Krankenkasse ursprünglich alle gesetzlich definierten Arzneimittel erstattet, entsteht mit steigendem Kostendruck und sich erweiterndem Arzneimittelbereich die Notwendigkeit einer Begrenzung der Erstattungsfähigkeit, wobei umstritten ist, nach welchem Kriterium diese erfolgen soll. Klar ist, dass alle „therapeutisch notwendigen" Arzneimittel den Versicherten zur Verfügung stehen sollen. Doch dieses Kriterium erweist sich als schwer operationalisierbar. Mit der Gesundheitsreform 2004 schließlich wird die Erstattungsfähigkeit auf die rezeptpflichtigen Arzneimittel beschränkt.

Zur Spezifizierung der Unterscheidung der Erstattungsfähigkeit von Arzneimitteln werden damit zwei grundsätzlich verschiedene Unterscheidungen gleichgesetzt: die Unterscheidung der Gefährlichkeit eines Arzneimittels und die Unterscheidung der therapeutischen Notwendigkeit dieses Arzneimittels. Durch deren Synchronisierung gelten Arzneimittel, die bei bestimmungsgemäßem Gebrauch nicht gefährlich sind, über das Vehikel der Nicht-Erstattungsfähigkeit als „unwirtschaftliche" und „Bagatell-" Arzneimittel. Dies mag ursächlich pragmatische Gründe haben. Über zwanzig Jahre waren Vertreter von Politik, Krankenkassen, Pharmaindustrie und Apothekerverbänden bemüht, eigenständige Kriterien für die Geringfügigkeit einer Erkrankung und damit die Erstattungsnotwendigkeit durch die Krankenkassen zu finden. Nachdem die Erstellung einer Positivliste mehrfach scheitert, ist die Gleichsetzung von Nicht-Verschrei-bungspflicht und Nicht-Erstattungsfähigkeit der wohl eindeutigste und juristisch sicherste Weg. Mit dieser Gleichsetzung gelten jedoch alle gefährlichen Arzneimittel als für schwere Erkrankungen bestimmt, nicht-erstattungsfähige Arzneimittel als harmlos – was beides vielleicht in der Tendenz, im Einzelfall aber nicht zwangsläufig der Fall sein muss. Die genuin bürokratische Unterscheidung

529 Der zeitlich am spätesten auftretende Begriff im Bereich der Arzneimittel ist der der „Droge". Mit diesem Wort wird seit dem hohen Mittelalter das zusammengefasst, was spätlateinisch unter „species" und „aroma", also Gewürzen, Duftstoffen sowie Apotheker- und Farbware verstanden worden war. Im Laufe des 15. Jahrhunderts taucht es in den romanischen Sprachen auf, im 16. Jahrhundert auch im Deutschen. Das Wort selbst leitet sich einerseits von dem arabischen Begriff „dawa" und dem mittelpersischen „daruk" für Arzneimittel her, andererseits von dem mittelniederdeutschen „droge vate" – trockene Fässer. Anders als die anderen Begriffe bezeichnet die „Droge" nicht unbedingt den gesamten Arzneimittelschatz, sondern vor allem trockene und zugleich wertvolle Grundstoffe und Zusammensetzungen, vgl. Schmitz, 1966, Mörser, Kolben und Phiolen, S. 103ff; Landesausstellung, 1991, Kunst des Heilens, S. 509; Schmitz, 1998, Geschichte der Pharmazie 1, S. 356f.

der Erstattungsfähigkeit wirkt auf die Zurechnung von Gegenständen als Arzneimittel zurück, indem nicht-erstattungsfähige Arzneimittel zunehmend als konsumgüterähnliche „Bagatell-Arzneimittel“ zugerechnet werden.

Differenzierungswert für die Zurechnung von Dingen als Arzneimittel gewinnt parallel zur Erstattungsfähigkeit die Unterscheidung der Gesundheitsförderlichkeit. Gesetzlich bestimmt sich die Grenze zwischen freiverkäuflichen Arzneimitteln und anderen, insbesondere (Lebens-) Mitteln über das Maß der zugerechneten Wirkung.[530] An dieser Stelle setzt die Unterscheidung der Gesundheitsförderlichkeit an. Sie verortet die so zugerechneten Mittel zunächst auf der Seite der Lebensmittel. Zugleich erfolgt eine Abgrenzung gegenüber „alltäglich wirksamen“ Lebensmitteln. Denn anders als normale Lebensmittel enthalten diese gesundheitsförderlichen Mittel als *Zusatz* einen Wirkstoff, dessen Gesundheitsförderlichkeit als erwiesen gilt. In diesen Bereich der Gesundheitsförderlichkeit fallen die Nahrungsergänzungsmittel, wie beispielsweise handelsübliche Vitamin-Tabletten aus dem Drogeriemarkt. Dazu gehören auch Lebensmittel für eine spezielle Ernährung, wie beispielsweise Diabetiker-Produkte. Und schließlich zählen hierzu Lebensmittel, die als normale Lebensmittel verwendet werden sollen, dennoch aber einen gesundheitlichen Zusatznutzen bieten – das sogenannte „functional food“. Das betrifft vitaminisierte Getränke, Joghurt mit zugesetzten Bakterien oder Brot mit zugesetzter Omega-3-Fettsäure. Weil diese Mittel nicht als Arzneimittel zugelassen sind, sondern rechtlich als Lebensmittel gelten, unterliegen sie nicht den Sicherheitsanforderungen an Arzneimittel (klinische Studien, Nebenwirkungs-Monitoring, etc.). Reklamation von „Gesundheitsförderlichkeit“ erlaubt so, Produkte in einem höheren Preissegment zu verorten, ohne die Kosten einer Arzneimittelzulassung einzugehen.

Mit dem Bedeutungszuwachs der beiden dritten Werte der Erstattungsfähigkeit und Gesundheitsförderlichkeit verschiebt sich die Zurechnung von Arzneimitteln. Die Differenzierung orientiert sich nun primär an der Rezeptpflicht: Rezeptpflichtige Arzneimittel werden pauschal als medizinisch-notwendige Arzneimittel, alle nicht rezeptpflichtigen, irgendwie gesundheitsbezogenen Mittel hingegen als „Konsum-Arzneimittel“ zugerechnet.[531]

530 Knoblauch-Tabletten, die nicht mehr Wirkstoff enthalten, als mit der normalen Nahrung aufgenommen werden könnte, sind demnach keine Arzneimittel, während höher dosierte Knoblauch-Tabletten durchaus als freiverkäufliche Arzneimittel gelten können. Dass es sich um *Zurechnung* von Wirksamkeit handelt, zeigt sich auch daran, dass die langjährige deutsche Rechtsprechung, die hochdosierte Knoblauchpräparate als Arzneimittel einordnete, nun von der europäischen Rechtsprechung aufgehoben wird, vgl. PZ 2005, 13, Politikticker; PZ 2007, 45, S. 9f; PZ 2007, 47, S. 14.

531 Ein Beispiel: „So ist es kaum verständlich, dass in Deutschland nicht nur die rezeptpflichtigen Medikamente, sondern auch die verschreibungsfreien Präparate apothekenpflichtig sind, so dass den öffentlichen Apotheken für etwa 45.000 Präparate ein Vertriebsmono-

Die Verkürzung der Zurechnungskriterien auf Rezeptpflicht oder Nicht-Rezeptpflicht verschiebt den als Arzneimittel zurechenbaren Gegenstandsbereich in Richtung der – gesetzlich nur bedingt rezeptfähigen – Betäubungsmittel. Ob es sich bei einem rezeptpflichtigen Arzneimittel um ein Betäubungsmittel handelt, wie im Falle von Ritalin beispielsweise (Betäubungsmittel, rezeptfähig als Psychopharmakon), oder um ein lediglich rezeptpflichtiges Arzneimittel, wie zum Beispiel Amoxicillin (Antibiotikum, rezeptpflichtig wegen potenzieller Nebenwirkungen auch bei richtiger Verwendung), ist für den Laien quasi nicht unterscheidbar. Diesen qua Rezeptpflichtigkeit erstattungsfähigen, „echten" Arzneimitteln stehen gegenüber die apothekenpflichtigen Arzneimittel, freiverkäuflichen Arzneimittel und das weite Spektrum der gesundheitsförderlichen Lebensmittel als für Laien schwer überschaubarer Bereich der „Konsum-Arzneimittel".

Zugleich tritt die Relevanz naturwissenschaftlicher und medizinischer Kriterien hinter ordnungspolitische, bürokratische und marketingorientierte Unterscheidungen zurück. Auf der Seite der rezeptpflichtigen Arzneimittel drängt sich das bürokratische Kriterium der Erstattungsfähigkeit vor die Unterscheidung der medizinisch-therapeutischen Notwendigkeit. Durch die Gleichsetzung der Erstattungsfähigkeit mit der Rezeptpflicht geht verloren, dass auch solche Arzneimittel als therapeutisch notwendig gelten können, die bei ordnungsgemäßer Verwendung als ungefährlich erwartbar sind (und gefährliche Arzneimittel therapeutisch unnötig sein können). Nicht gefährliche Arzneimittel erscheinen pauschal als Bagatell-Arzneimittel. Die Besonderheit apothekenpflichtiger Arzneimittel, zwar nicht bei ordnungsgemäßer, wohl aber bei unsachgemäßer Verwendung ebenfalls gesundheitsschädliche Wirkungen zu haben, tritt ebenso zurück wie der Umstand, dass auch frei verkäufliche Arzneimittel im Unterschied zu gesundheitsförderlichen Lebensmitteln vergleichsweise hohen Zulassungsanforderungen und laufenden Überwachungen unterliegen. Die Freigabe der Endverbraucherpreise für nicht-rezeptpflichtige, apothekenpflichtige Arzneimittel verstärkt den Bedeutungszuwachs der bürokratischen Unterscheidung der Erstattungsfähigkeit für die Arzneimittelzurechnung.

Auf die Entwicklung der Unterscheidung zwischen echten und Konsum-Arzneimitteln über die Erstattungsfähigkeit deutet auch die Veränderung der Werbemöglichkeiten für Arzneimittel hin. Beschränkungen der Publikumswerbung sind ursprünglich konstitutiv für die Unterscheidung der Fertigarzneimittel von Geheimmitteln.[532] Bis in die 1990er Jahre hinein ist für die meisten Arznei-

pol gewährt wird", vgl. Cassel, 2002, Reformoptionen im deutschen Arzneimittelvertrieb und ihre Effekte, S. 282.

532 Für die traditionellen Arzneimittel würde das keinen Sinn machen – höchstens ein Apotheker könnte werben, dass er sie besonders gut herstellt; gerade das ist aber bis heute

mittel nach dem Heilmittelwerbegesetz nur Werbung in Fachkreisen[533] erlaubt.[534] Lediglich für freiverkäufliche Arzneimittel darf der Hersteller auch beim Publikum werben. Mit der Gesundheitsreform von 2004 wurden die Bestimmungen des Heilmittelwerbegesetzes so gelockert,[535] dass nur noch rezeptpflichtige Arzneimittel sowie eine erheblich gekürzte Liste von Indikationsgebieten von der Publikumswerbung ausgeschlossen sind.[536]

Parallel zu den semantischen Verschiebungen der Grenzen des als Arzneimittel zurechenbaren Gegenstandsbereichs wächst die Missbrauchsanfälligkeit der Strukturen von Pharmakon-Kommunikation. Die Struktur-Identität des Fertigarzneimittels kann Arzneimittel nicht eindeutig von anderen umverpackten Dingen abgrenzen. Zwar sind Pflicht-Aufdrucke und das Verbot der Verwendung bestimmter Bezeichnungen möglich. De facto kann jedoch durch Rückgriff auf medizinisch anmutende Bezeichnungen oder entsprechende Farb- und Formgebung der Eindruck eines Arzneimittels erweckt werden, wo dies nicht mit der gesetzlichen Zuschreibung übereinstimmt.[537] Die Sozialstrukturen der Medizinischen Pharmakon-Kommunikation machen zwar die Identität und Qualität des jeweiligen Präparates plausibel erwartbar, doch es wird zunehmend Gegenstand von Aushandlungsprozessen, welche Arten von Produkten in diesen Strukturen erwartbar sein müssen.

### d) Inflation des Erfolgsmediums

Folge dieser Differenzierung unter Zuhilfenahme dritter Werte ist die inflationäre Verwendung des Erfolgsmediums der medizinisch-außeralltäglichen Wirksamkeit. Dieses Erfolgsmedium ist Kern und Vorbedingung der Pharmakon-Kommunikation. Zunächst unabhängig von konkreteren Verwendungszwecken

verboten, was als Strukturschutz auch funktional war; zu den Werbemöglichkeiten für Fertigarzneimittel, vgl. Urdang/Dieckmann, 1955, Einführung in die Geschichte der deutschen Pharmazie, S. 94f; Wimmer, 1994, Wir haben fast immer was Neues, S. 92.; PZ 2000, 25, S. 57; PZ 2006, 37, Löwen; PZ 2007, 37, S. 62.

533 Neben wissenschaftlichen Artikeln in Fachzeitschriften gehören vor allem Ärztemuster und Informationsveranstaltungen zu den Möglichkeiten der Fachkreis-Werbung. Werbung und Werbeausgaben stehen häufig in der Kritik, PZ 1981, 19, S. 930ff; PZ 1982, 38, S. 1983f; PZ 1984, 30, S. 1769; PZ 1984, 48, S. 2954; PZ 1985, 2, S. 65ff; PZ 1986, 8, S. 408f; PZ 1986, 10, S. 540ff; PZ 1986, 24, S. 1361; PZ 1994, 39, S. 102; PZ 1996, 2, S. 62; PZ 1996, 44, S. 66; PZ 2008, 7, dpa; PZ 2007, 33, S. 39.

534 PZ 1978, 27, S. 1192f; PZ 1998, 9, S. 25ff.

535 Noch Anfang der 1990er Jahre hieß es, dass an dem Werbeverbot im apothekenpflichtigen Bereich auf keinen Fall gerüttelt werden solle, PZ 1991, 31, S. 20.

536 Vgl. v. a. HWG, PZ 2004, 46 Hollstein; PZ 2005, 15, Rücker; PZ 2005, 16, Rücker.

537 PZ 1993, 1, S. 34ff.

wie dem Medizinischen, garantiert das Erfolgsmedium eine Art Grundbestand an Einzelkommunikationen, die auch ohne Verkettung der Kommunikation immer wieder Anlass für deren Ingangkommen bieten. Wie bei Erfolgsmedien generell handelt es sich um eine *symbolische* Generalisierung. Es geht nicht darum, ob ein Pharmakon tatsächlich in besonderer Weise wirkt, sondern ob und inwieweit auf die Zuverlässigkeit der symbolisierten Zurechnung vertraut wird. Trotzdem muss das Medium eine gewisse „Deckung" insofern aufweisen, als ein „Vertrauen in Bezug auf weitere Verwendung des durch die Kommunikation reduzierten Sinnes (Zirkulation)" besteht.[538] Damit aber entsteht die Möglichkeit einer Inflation, wenn Kommunikation mehr Vertrauen voraussetzt, als sie erzeugen kann, und einer Deflation, wenn Vertrauenspotenziale nicht ausgeschöpft werden. In den Fällen von Hyperinflation oder -deflation kommt die Annahme der Symbole zum Erliegen, so dass die ursprüngliche Unwahrscheinlichkeit der Kommunikation wieder auftaucht.[539]

Eine Inflation des Erfolgsmediums außeralltäglicher Wirksamkeit liegt vor, wenn damit Erwartungen geweckt werden, die von den unter diesen Voraussetzungen verwendeten Dingen eingehalten zu werden nicht erwartbar sind. Die Besonderheit der Pharmakon-Kommunikation, dass außeralltägliche Wirksamkeit im Paradigma der Wirkstoffe nicht auf einen einzigen Verwendungszusammenhang bezogen ist, impliziert zunächst eine Ausweitung der Verwendung dieses Erfolgsmediums insgesamt. Von Haushalts Chemikalien über Kunstdünger und Pflanzenschutzmitteln bis hin zu Lebensmittelfarben und Geschmacksverstärkern sind wir von obskur-außeralltäglichen Dingen geradezu umgeben. Die These einer inflationären Verwendung des Erfolgsmediums der außeralltäglichen Wirksamkeit bezieht sich jedoch auf Medizinische Pharmakon-Kommunikation im engeren Sinne: Es werden Dinge in der Erwartung einer medizinisch-außeralltäglichen Wirksamkeit verwendet, die nicht in gleicher Weise als gerechtfertigt gelten kann. Die Schwelle zwischen der Zurechnung außeralltäglicher und alltäglicher Wirksamkeit verschiebt sich, was den Bereich des Alltäglichen in den des Außeralltäglichen hinein ausweitet. Insbesondere zwei Entwicklungen verursachen diese Inflation des Erfolgsmediums medizinisch-außeralltäglicher Wirksamkeit: erstens Mimikry im Sinne einer parasitären Imitation der einer Zurechnung als Arzneimittel zugrunde liegenden Symbole sowie zweitens die Erweiterung quasi-medizinischer Verwendungsweisen.

Von „Mimikry" ist in der Biologie die Rede, wenn eine Tierart sich durch Imitation bestimmter äußerer Merkmale einen Vorteil verschafft, für den faktisch

538 Luhmann, 1999, Die Gesellschaft der Gesellschaft, S. 383; Luhmann, 2005, Bemerkungen zu einer Theorie symbolisch generalisierter Kommunikationsmedien.

539 Luhmann, 1999, Die Gesellschaft der Gesellschaft, S. 383f; Luhmann, 2002, Die Politik der Gesellschaft, S. 63f.

die Grundlage fehlt.[540] Eine ähnliche Mimikry wird betrieben, wenn Dingen durch ihre Umverpackung der Anschein eines Fertigarzneimittels gegeben wird, ohne dass diese als Arzneimittel zugelassen sind. Mimikry impliziert somit einen Missbrauch der Struktur-Identität des Fertigarzneimittels. Dies ist leicht möglich: Das Prinzip der Zurechenbarkeit eines Produktes auf den Hersteller durch eine rechtlich normierte und geschützte Umverpackung ist kein Privileg der Arzneimittel, sondern wird für Industrieprodukte ganz allgemein verwendet. Lediglich die Pflichtangaben unterscheiden sich je nach Produktart.

Bereits innerhalb des gesetzlich als Arzneimittel zugerechneten Gegenstandsbereichs sind Unterschiede kaum feststellbar. Für Arzneimittel aller Gefährlichkeitsstufen wird auf die Kombination von Originalverpackung, Produktbezeichnung, Chargennummer und Zulassung zurückgegriffen. Originalpräparate, Generika und homöopathische Arzneimittel sind lediglich durch besondere Aufdrucke auf den Außenverpackungen und im Beipackzettel, wie etwa „ausschließlich aufgrund langjähriger Anwendung", bzw. durch das Fehlen der Angabe des Indikationsgebiets unterscheidbar.[541] Darüber hinaus werden Nahrungsergänzungsmittel sowie Lebensmittel mit Zusatzstoffen in Originalverpackungen abgegeben. Bereits seit den 1930er Jahren besteht dazu sogar eine gesetzliche Verpflichtung: Lebensmittel mit zugesetzten Stoffen dürfen an Endverbraucher nur in einer eindeutig gekennzeichneten, verbrauchsfähigen Verpackung in den Verkehr gebracht werden. Dabei unterscheiden sich die Pflichtangaben, und es dürfen keine falschen Angaben gemacht werden – was Design und Aufmachung angeht, bestehen Einschränkungen jedoch nur durch den Markenschutz. Damit ist es möglich, ein Nahrungsmittel in einer als Arzneimittel aufgemachten Verpackung in Verkehr zu bringen. Nur in Einzelfällen liegt hier tatsächlich ein Gesetzesverstoß vor.[542] Völlig legale Kleinigkeiten, wie den Begriff „Arzneimittel" in den Firmennamen zu integrieren oder bei apothekenüblichen Waren den Aufdruck „nur in der Apotheke" anzubringen, genügen meist für die Mimikry. Im Ergebnis werden damit Mittel im Hinblick auf die Erwartung medizinisch-

540 „Mimikry" von engl. eigentlich „Nachahmung": Sonderfall einer tierischen Schutzanpassung, bei der ein gut geschütztes Tier, das über eine Warntracht verfügt, von einem ungeschützten Tier anderer Artzugehörigkeit in Körperform oder Farbe nachgeahmt wird, z. B. die Hornisse durch den (harmlosen) Hornissenschwärmer oder die giftige Korallennatter durch verschiedene harmlose Schlangen, vgl. Brockhaus, 2004, Der Brockhaus in fünf Bänden, S. 3135.

541 PZ 2005, 16, Politik, Rücker.

542 PZ 23, 1984/3, S. 1321: Apothekerkammer Schleswig-Holstein stellte Strafantrag gegen unangemessene Anpreisung eines Schlankheitstees; PZ 6, 1985/1, S. 321: Bundesgesundheitsamt gegen gefährliche Kombination von Rheumapräparaten und irreführende Arzneimittelwerbung; „Viagra Energy-Drink", vgl. Brandmeyer, 2003, Pharma trifft Marke, S. 58.

außeralltäglicher Wirksamkeiten verwendet, ohne dass diese Erwartung durch die offiziellen Erwartungsstrukturen gedeckt wäre.

Zur Inflation des Erfolgsmediums medizinisch-außeralltäglicher Wirksamkeit trägt außerdem die Erweiterung der als medizinisch zugerechneten Wirkungen bei. Der Fall, an dem diese Entwicklung am eindeutigsten deutlich wird, ist die „Medikalisierung" der Abtreibung. Über Jahrhunderte aus dem Bereich des Medizinischen explizit ausgeschlossen, wird der Schwangerschaftsabbruch im Laufe des 20. Jahrhunderts so weitgehend trivialisiert, dass diverse Pharmaka (Pille, Pille danach, tatsächliche Abtreibungspillen) als *medizinisch*-außeralltäglich wirksam legitimiert werden. Hinzu kommt eine Vielzahl anderer Verwendungszwecke von Pharmaka, die jedenfalls in bestimmtem Grade als *medizinisch* zugerechnet werden: Gewichtsreduktion bei Adipositas, Hautpflege bei Hautkrankheiten, Beruhigung und Stimmungsaufhellung bei psychischen Erkrankungen, geistige und körperliche Leistungssteigerung bei psychischen Erkrankungen oder körperlicher Degeneration. Mit dieser Erweiterung werden zugleich alte Menschheitsträume als medizinisch trivialisiert. Denn wo ist die Grenze zwischen Fettleibigkeit und Schlankheitswunsch als kulturelles Körperideal? Ab welchem Punkt wäre zu verlangen, dass im Sinne der ersten Säule der Medizin, der Diätetik, Lebensgewohnheiten umgestellt werden, wenn doch „zauberhafte" Mittel zur Verfügung stehen? Und warum sollte es sich bei diesen Wundermitteln nicht um Arzneimittel handeln, enthalten sie doch naturwissenschaftlich begründbare Wirkstoffe und haben einen körperverbessernden Effekt?

Mit der Inflation medizinisch-außeralltäglicher Wirksamkeit geht eine Verschiebung des als evident erwarteten Gegenstandsbereichs und der als alltäglich erwarteten Wirksamkeiten einher. Es erfolgt damit eine Umwertung von Verwendungszusammenhängen. Allgemeine Menschheitsträume wie seelische Ausgeglichenheit, Leistungsfähigkeit und Glück werden von Medizin und medizinischer Pharmazie nicht nur usurpiert, sondern zugleich auch verändert. Weil Ziel der Medizin allein die Überführung von Krankheit in Gesundheit ist, muss der Menschheitstraum in eine medizinische Zielsetzung umdefiniert werden: Was früher als ein Idealfall vom Normalfall aus angestrebt wurde – ewige Jugend, Schönheit, Glück –, erscheint nun umgekehrt als medizinisch-pharmazeutisch erreichbarer Gesundheitszustand, den nicht zu erfüllen ein Anzeichen von Krankheit ist. Nicht ein normaler Zustand wird durch göttliche oder teuflische Wunder übersteigert, sondern ein Krankheitszustand wird medizinisch behandelt – eine unter dem Stichwort „enhancement" diskutierte Entwicklung. Dabei spielt eine erhebliche Rolle, dass nicht nur der angestrebte Übersteigerungszustand als alltäglich trivialisiert wird, sondern auch die dazu verwendeten Mittel selbst veralltäglicht sind: Von Konsum-Arzneimitteln und trivialisierten Betäubungsmitteln wird erwartet, dass sie einen als alltäglich trivialisierten außeralltäglichen Zustand bewirken.

Nicht nur Mimikry als jedenfalls teilweise aus betriebswirtschaftlichen Gründen betriebener Missbrauch von Strukturen, sondern gerade auch diese Ausweitung der als medizinisch zugerechneten Verwendungszwecke bewirken eine inflationäre Entwicklung des Erfolgsmediums medizinisch-außeralltäglicher Wirksamkeit. Immer mehr Verwendungsofferten obskurer Gegenstände mit immer mehr unterschiedlichen Verwendungszwecken rekurrieren auf medizinisch-außeralltägliche Wirksamkeit. Nicht in allen Fällen können die sozialen Erwartungsstrukturen von Pharmakon-Kommunikation diese Erwartung decken. Folge ist eine Entwertung des Erfolgsmediums insgesamt.

## 2. *Politische Leistungen und unerreichbare Ziele*

Gesundheitspolitik sorgt chronisch für Schlagzeilen. Richtungsänderungen in der Ausrichtung von Gesundheitspolitik und damit einhergehende Maßnahmen betreffen Leistungserbringer (Ärzte, Apotheker, Krankenhäuser, Pflegepersonal, pharmazeutische Industrie, etc.), Finanzierungsträger (Krankenkassen) und die Gesamtbevölkerung als Krankenversicherte und Patienten gleichermaßen. In der öffentlichen und wissenschaftlichen Wahrnehmung stehen bei der Diskussion gesundheitspolitischer Veränderungen zumeist die ärztlichen Dienstleistungen im Mittelpunkt. Doch mit Bezug auf Medizinische Pharmakon-Kommunikation kommt Gesundheitspolitik eine eigenständige Bedeutung zu.

Für die Untersuchung des Verhältnisses zwischen Medizinischer Pharmakon-Kommunikation und Politik ist zu unterscheiden zwischen den Leistungen von Politik für Medizinische Pharmakon-Kommunikation und pharmaziepolitischen Zielsetzungen. Diese beiden Ebenen nehmen zwei Perspektiven in den Blick: Die erste Ebene, die Untersuchung von Leistungen, stellt Medizinische Pharmakon-Kommunikation in den Mittelpunkt und fragt, welche Leistungen Politik für den Erfolg dieser Kommunikation erbringt. Leistung darf hier nicht als „Dienstleistung" missverstanden werden. Für die Untersuchung von Leistungen ist irrelevant, ob Politik diese Leistung erbringen will oder auch nur reflektiert. Es wird lediglich beobachtet, dass und wie Politik für das Stattfinden Medizinischer Pharmakon-Kommunikation relevant ist.

Die zweite Ebene dagegen beobachtet umgekehrt aus der Perspektive der Politik. Rekonstruiert wird die Fremdbeobachtung Medizinischer Pharmakon-Kommunikation durch Politik. Diese Fremdbeobachtung kommt in den pharmaziepolitischen Zielsetzungen in ihrem Wandel zum Ausdruck. Gesundheitspolitische Untersuchungen konzentrieren sich auf diese zweite Perspektive, die nach politischen Beobachtungen, Intentionen und Steuerungsversuchen fragt. Pharmaziepolitische Zielsetzungen sind zunächst rein politische Maßnahmen – Gesundheitspolitik ist auf die „Verbesserung der Bevölkerungsgesundheit bezogene

Politik".[543] *Politik* diagnostiziert, therapiert oder pflegt aber nicht selbst. Ob und inwieweit politische Zielsetzungen über die Politik hinaus Relevanz gewinnen, ist davon abhängig, inwieweit sie dazu führen, dass andere kommunikative Zusammenhänge dadurch irritiert sind. Pharmaziepolitische Zielsetzungen sind derart der Spiegel, in dem Medizinische Pharmakon-Kommunikation politisch sichtbar wird.

### a) Gesundheitspolitik und Gesundheitsgesetzgebung

Durch die Verbindung von Politik und Recht sind aus der Perspektive der systemtheoretischen Gesellschaftstheorie für ganz unterschiedliche Lebensbereiche normative Erwartungen verfügbar. Normativ bedeutet in diesem Zusammenhang, dass eine Verhaltenserwartung aufrechterhalten wird, obwohl sie im Einzelfall enttäuscht wird. Diese mitunter kontrafaktische Aufrechterhaltung von Erwartungen basiert auf der Verbindung einer rechtlichen Deckung der Erwartung und einer politischen Durchsetzungsgarantie dafür, dass die rechtlich legitime Norm gilt und ein etwaiges Zuwiderhandeln bestraft wird.[544] Auch für Pharmakon-Kommunikation liegt darin eine unverzichtbare Ordnungsleistung. Diese komplexe Leistungsbeziehung darf jedoch nicht darüber hinwegtäuschen, dass Politik und Recht jeweils einer eigenen Rationalität, eigenen Unterscheidungskriterien und eigenen Strukturen folgen.

Für die politisch-rechtliche Gemeinschaftsleistung der Ermöglichung normativer Erwartungen ist es die Funktion der Politik, die Kapazität für kollektiv bindende Entscheidungen bereitzustellen.[545] Welche Entscheidungen das sachlich sind und wie weit Politik in das Alltagsleben hineingreift, ist historisch und kulturell kontingent. Unabhängig von Ausmaß und Inhalt der Entscheidungen bleibt das Grundproblem von Politik jedoch gleich, nämlich kollektive Verbindlichkeit für diese Entscheidungen durchzusetzen.[546] Nur indem Politik auf Machtüberlegenheit rekurriert – und das heißt ursprünglich: physische Gewalt – kann Verbindlichkeit auch dort erwartet werden, wo nicht ohnehin ein persönliches Interesse an einem bestimmten Verhalten besteht. Kollektive Verbindlichkeit reicht dann so weit, wie plausibel mit Sanktionen gedroht und diese Sanktionen antizipiert werden können. Politik vergrößert deshalb ihre Reichweite, wenn sie Macht symbolisiert: Eine politische Ämterstruktur erübrigt die Anwesenheit des bewaffneten Machthabers – physische Gewalt fungiert lediglich als

543 Rosenbrock/Gerlinger, 2006, Gesundheitspolitik, S. 12.
544 Luhmann, 1994, Das Recht der Gesellschaft, S. 122.
545 Luhmann, 2002, Die Politik der Gesellschaft, S. 84.
546 Luhmann, 2002, Die Politik der Gesellschaft, S. 87.

Drohmittel, auf dessen Anwendung in der Regel verzichtet werden kann.[547] Unter Bedingungen der Parteien-Demokratie verändert sich schließlich die Art und Weise, wie politische Entscheidungen zustande kommen: Eine Vielfalt von Parteien nimmt sachliche Themen auf und bereitet sie für die politische Entscheidung vor.[548] Über die Parteien und deren Interesse, Wahlen zu gewinnen, gelangt eine Vielfalt von Themen in die Politik,[549] die gleichwohl zu kollektiv verbindlichen Entscheidungen verdichtet werden. Gesellschaftliche Themen werden so politisiert und in Form einer verbindlichen Entscheidung an die Gesellschaft zurückgegeben.

Während Politik die kollektive Verbindlichkeit von Entscheidungen mittels Sanktionsandrohung garantiert, ist es die Funktion des Rechts, konkrete Verhaltenserwartungen normativ über die Zeit hinweg zu stabilisieren.[550] Das setzt voraus, dass rechtliche Forderungen hinreichend spezifiziert sind, um ein Wiederholen möglich zu machen.[551] Während Politik entscheiden kann, die „Verbesserung der Bevölkerungsgesundheit" anzustreben, muss eine rechtliche Norm konkretes Verhalten festlegen. Politische Ziele müssen deshalb in wesentlich kleinteiligere Vorschriften umgesetzt werden, beispielsweise Rauchverbot an bestimmten Orten oder Krankenversicherungspflicht für bestimmte Personengruppen.

Damit wird die wechselseitige Abhängigkeit von Politik und Recht deutlich: Einerseits muss eine politische Entscheidung in Rechtsnormen umgesetzt werden, um Verhalten zu steuern, andererseits müssen Rechtsnormen eine hinreichende Aussicht auf Durchsetzbarkeit haben. Trotz dieser beidseitigen Bedingtheit folgen Politik und Recht zugleich unterschiedlichen Logiken. Während Politik über politische Entscheidungsverfahren und in Orientierung an Wahlen von Regierungsparteien strukturiert ist, orientieren sich rechtliche als gerichtliche Entscheidungen an rechtlichen Normen.[552] Geht es in der Politik um das Gemeinwohl,[553] geht es im Recht um die Gerechtigkeit.[554] Während Politik sich an Werten und Interessen orientieren kann,[555] orientiert sich Recht an Falltypen, Rechtsinstituten und Prinzipien.[556]

547 Luhmann, 2002, Die Politik der Gesellschaft, S. 91ff.
548 Luhmann, 2002, Die Politik der Gesellschaft, S. 266ff.
549 Luhmann, 2002, Die Politik der Gesellschaft, S. 97, 102.
550 Luhmann, 1994, Das Recht der Gesellschaft, S. 126.
551 Luhmann, 1994, Das Recht der Gesellschaft, S. 118.
552 Luhmann, 1994, Das Recht der Gesellschaft, S. 194.
553 Luhmann, 2002, Die Politik der Gesellschaft, S. 120.
554 Luhmann, 1994, Das Recht der Gesellschaft, S. 214ff.
555 Luhmann, 2002, Die Politik der Gesellschaft, S. 177.
556 Luhmann, 1994, Das Recht der Gesellschaft, S. 359.

Gesundheitspolitik bezieht sich hier auf politische Entscheidungen, die auf Gesundheit im weitesten Sinne hinzielen. Dazu gehören politische Entscheidungen über gesundheitsbezogene Zielsetzungen wie beispielsweise Arzneimittelsicherheit. Dazu gehören die gesundheitsbezogenen Rechtsnormen als wiederum politisch legitimierte rechtliche Operationalisierung dieser Zielsetzungen. Es geht also um den gesamten Politikzyklus vom Einbringen des Themas in die Politik bis hin zur Implementation entsprechender Maßnahmen.[557] Dabei ist jedoch explizit zwischen politischen Entscheidungen, rechtlichen Normen und Pharmakon-Kommunikation zu unterscheiden. Obwohl vielfach von „politischer Steuerung" die Rede ist,[558] kann als Gemeinplatz gelten, dass erstens politische Ziele der Operationalisierung mittels rechtlicher Normen oder wirtschaftlicher Zahlungen als Steuerungsinstrumente bedürfen[559] und dass zweitens diese Instrumente keineswegs zwangsläufig zum Erreichen des politischen Ziels führen, sondern typischerweise mit „Implementationshindernissen" konfrontiert sind.[560] Politische Steuerung ist zwar insofern Steuerung, als politische Entscheidungen kollektiv verbindlich sind und jedenfalls zum Teil auch erzwungen werden (können). Dennoch bleiben politische Entscheidungen insofern *politische* Entscheidungen, als die Effekte von Steuerungsbemühungen außerhalb der Politik höchst unvorhergesehen sein können. Politische Steuerung ist also keineswegs als rational-vorausberechenbare, sondern bestenfalls als kybernetische Steuerung zu verstehen: Der Steuermann (gr. Kybernetes) steuert auf hoher See und reagiert auf Wind, Wellen und die Brüchigkeit seines Ruders.[561] Gesundheitspolitik macht keinen gesund. Gleichwohl sind politische Entscheidungen und rechtliche Normen unverzichtbar für medizinische Kommunikation und Medizinische Pharmakon-Kommunikation.

### b) Politische Leistungen: Trivialisierung und Strukturstabilisierung

Politisch-rechtliche Regulierung erbringt zwei konstitutive Leistungen, ohne die Pharmakon-Kommunikation nicht über einen durch die Arztrolle nebenher bewältigbaren Komplexitätsgrad hinaus generalisiert werden kann: Die Legitimie-

557 Rosenbrock/Gerlinger, 2006, Gesundheitspolitik, S. 12f.

558 „Der Staat ist das institutionelle Zentrum der Steuerung des Gesundheitswesens", vgl. Rosenbrock/Gerlinger, 2006, Gesundheitspolitik, S. 15.

559 Offe, 1972, Strukturprobleme des kapitalistischen Staates; Mayntz, 1983, Implementation politischer Programme II; Scharpf, 2000, Interaktionsformen; Rosenbrock/Gerlinger, 2006, Gesundheitspolitik, S. 16.

560 Rosenbrock/Gerlinger, 2006, Gesundheitspolitik, S. 250 (Implementationshindernisse), 274ff (Gesundheitspolitik seit den 1990er Jahren).

561 Foerster, 1993, Wissen und Gewissen.

rung von Pharmakon-Kommunikation und die Stabilisierung der Strukturen von Pharmakon-Kommunikation. Mit der Umstellung Medizinischer Pharmakon-Kommunikation auf die Doppelorientierung an wissenschaftlich-chemischen und medizinischen Richtigkeitskriterien sowie die Struktur-Identität des Fertigarzneimittels verändern sich die Mechanismen, die für die Erfüllung dieser Leistungen notwendig sind. Es wird umgestellt von der Kontrolle von Personen-Verhalten durch Gesetze auf die Kontrolle von Entscheidungs-Verhalten durch die Normierung von Produkten.

In der Antike wurden die beiden Kernanforderungen einer über Extremsituationen hinaus generalisierten Pharmakon-Kommunikation – Erwartbarkeit von Identität und Qualität sowie Beschränkung auf trivialisierte Verwendungszwecke – durch Mitbenutzung von auf die Medizin hin ausgerichteten Sozialstrukturen bearbeitet. Ein funktionales Äquivalent einer solchen Mitbenutzung liegt vor mit der Bereitstellung normativer Erwartungen durch politisch entscheid- und durchsetzbare sowie rechtlich formulierbare Regulierungen. Pharmakon-Kommunikation entwickelt historisch betrachtet dann eine generalisierungsfähige Eigenkomplexität und eigenständige Strukturen, wenn ein Staat besteht, der Pharmakon-Kommunikation legitimiert und deren Strukturen als zuverlässig kontrolliert rückversichert.

Die politische Legitimierung und Stabilisierung setzt zunächst an der Apothekerrolle an. Die Verbreitung der Apothekerrolle in Arabien[562] und im europäischen Mittelalter korreliert mit der Entstehung politisch-administrativ durchsetzungsfähiger Staaten.[563] Arzneibuch und Medizinal- bzw. später Apothekerordnung bleiben bis Ende des 19. Jahrhunderts die beiden Instrumente, mittels derer Pharmakon-Kommunikation legitimiert und stabilisiert wird: Im Arzneibuch sind diejenigen Pharmaka positiv aufgezählt, deren Verwendbarkeit politisch erlaubt und erwünscht ist. Es handelt sich nicht um medizinische Zusammenfassungen der materia medica, sondern um eine direkte politisch-rechtliche Regulierung des Umfangs trivialisierter Pharmaka, wie beispielsweise das Verschwinden der als „Hexensalben“ geltenden Solanaceen aus den Arzneibüchern im 17. Jahrhundert verdeutlicht.[564] In der Medizinalordnung werden die Verhaltenserwartungen an den Apotheker rechtlich normiert, deren Erfüllung politisch durchgesetzt wird. Die Apothekerrolle wird sowohl für die Erwartbarkeit der Identität und Qualität herangezogen (kein „quid pro quo“ etc.)[565] als auch für die Verwendungsbeschränkung auf medizinische Zwecke (Herstellung nur aufgrund ärztlicher Re-

562 Schmitz, 1998, Geschichte der Pharmazie 1, S. 269; Ridder, 2000, Der wahre Charakter des Apothekers, S. 70ff.

563 Luhmann, 2002, Die Politik der Gesellschaft, S. 198.

564 Schmitz, 1998, Geschichte der Pharmazie 1, S. 409ff; Wittlin, 1999, Mandragora, S. 1.

565 Adlung, 1931, Vergleichende Zusammenstellung der ältesten deutschen Apothekerordnungen, S. 7.

zepte,[566] keine Pharmakon-Abgabe an „unbekannte Weiber“[567]). Die Kontrolle des Apothekers erfolgt gerade nicht durch den Arzt als medizinischen Rollenvertreter, sondern seit den ersten Medizinalordnungen liegt die Verantwortung dafür bei der *Amts*person, die zu dieser Beaufsichtigung *politisch* eingesetzt ist.[568]

Die Leistung politisch-rechtlicher Regulierung für Pharmakon-Kommunikation liegt gerade darin, sie von medizinischer Kommunikation und deren Struktur-Identität der Arztrolle unabhängig zu legitimieren und zu stabilisieren. Politisch durchgesetzte Rechtsnormen erbringen in diesem Zusammenhang mehr die Leistung, Verhaltensmöglichkeiten zu eröffnen als einzuschränken:[569] Erst wenn die Apothekerrolle als vertrauenswürdig etabliert ist, können sich der Einzelne und die Gesellschaft die Verwendung und Verfügbarkeit komplexerer Pharmaka erlauben. Ermöglicht wird so Erwartungssicherheit angesichts absehbarer Enttäuschungen.[570] Wie andere gesellschaftliche Bereiche ist Pharmakon-Kommunikation auf diese „Subvention“ durch das politisch durchgesetzte Recht angewiesen, das besagt, dass „Menschen sich tatsächlich so verhalten müssen, wie das Recht es vorschreibt.“[571]

Mit dem Bedeutungszuwachs der organisierten Programme der pharmazeutischen Industrie greifen diese rollen- und personenorientierten Regulierungsinstrumente nicht mehr. Es bedarf nun der Normen, die Arzneimittel zu eigenständigen Regulierungsobjekten machen. Mit dem gewerblichen Rechtsschutz durch Schutz der Marken und Warenbezeichnungen gewinnen Pharmaka als originalverpackte Fertigarzneimittel soweit Unabhängigkeit von Rollen und Personen, dass Anforderungen an deren Eigenschaften separat reguliert werden können. Durch Bild, Verpackung (Etikett), Wort oder Titel können die betreffenden Güter als eingetragene Waren eines bestimmten Herstellers kenntlich gemacht werden.[572] Erreicht wird, dass eine solche geschützte Ware auf eine rechtsfähige (natürliche oder juristische) Person zugerechnet werden kann, ohne dass diese Verantwortung interaktiv bestätigt werden müsste. Marken und Markenzeichen

566 Schmitz, 1998, Geschichte der Pharmazie 1, S. 530.

567 Adlung, 1931, Vergleichende Zusammenstellung der ältesten deutschen Apothekerordnungen, S. 23f (Regensburg), 30 (Basel).

568 Nicht umsonst wird in den Constitutiones Medicinalis der amtliche Aufsichtsführer bei einem Vergehen gegen seine Amtspflicht mit dem Tode bestraft, der Apotheker dagegen nur mit der Konfiskation seiner Güter, vgl. Adlung, 1931, Vergleichende Zusammenstellung der ältesten deutschen Apothekerordnungen, S. 10.

569 Luhmann, 1994, Das Recht der Gesellschaft, S. 136, 158.

570 Luhmann, 1994, Das Recht der Gesellschaft, S. 153.

571 Luhmann, 1994, Das Recht der Gesellschaft, S. 157.

572 Die grundsätzlichen gesetzlichen Regelungen stammen in Deutschland aus dem Jahr 1874 und 1894; in Paris wurde 1883 eine internationale Vereinbarung zur gegenseitigen Anerkennung von Warenzeichen durch 25 Länder unterzeichnet, vgl. Urdang/ Dieckmann, 1955, Einführung in die Geschichte der deutschen Pharmazie, S. 94.

symbolisieren die Zurechenbarkeit und ersetzen funktional äquivalent die persönliche Übergabe.

Pharmaka derart mit einem interaktionsunabhängigen Objektcharakter auszustatten, ist die Grundvoraussetzung dafür, dass sich politisch-rechtliche Regulierung auf die neuen Strukturen Medizinischer Pharmakon-Kommunikation einstellen kann. Statt am Verhalten von Personen selbst setzt Regulierung an den *Resultaten* organisierten Verhaltens an, indem die von Fertigarzneimitteln zu erfüllenden Eigenschaften reguliert werden. Weil Fertigarzneimittel über ihr Warenzeichen auf den Hersteller zurechenbar sind, steht der Hersteller als natürliche oder juristische, in jedem Fall aber sanktionsfähige Person zur Verfügung. (Entscheidungs-) Verhalten der Organisation wird nur insofern reguliert, als deren Ergebnis – das Arzneimittel – den Anforderungen entsprechen muss. *Wie* diese Anforderungen an das Arzneimittel erfüllt werden, kann dem Hersteller überlassen bleiben.[573] Zunächst bezieht sich diese Ergebnisregulierung lediglich darauf, dass Fertigarzneimittel registriert und deren Inhaltsstoffe offengelegt werden müssen;[574] später kommen klinische Prüfungen als Zulassungsanforderungen hinzu.[575] Alle diese Anforderungen stellen erhebliche Eingriffe in das Entscheidungsverhalten der pharmazeutischen Organisationen dar, ohne aber dieses Verhalten selbst konkret festzulegen.[576]

573 Unerwünschte Konsequenzen dieser Erwartungsregulierung werden im 20. Jahrhundert unter dem Stichwort der „externen Effekte“ diskutiert – wie vor allem die Umweltbelastungen auch der chemischen Industrie.

574 Die Geheimmittelverordnung des Bundesrates von 1903 richtet sich vor allem gegen bestimmte Formen der Werbung sowie nicht offengelegte oder wechselnde Zusammensetzung; seit der Kaiserlichen Verordnung von 1872 enthielt diese Verordnung über die Apotheken zwei Listen mit Mitteln, die nur in Apotheken abgegeben werden durften: Verzeichnis A enthält alle gebräuchlichen Arzneiformen, Verzeichnis B Drogen und chemische Stoffe – ein Problem der Positivlisten war jedoch schon damals, dass neue Fertigarzneimittel bis zur nächsten Revidierung der Liste frei verkäuflich waren, vgl. Stapel, 1988, Die Arzneimittelgesetze 1961 und 1976, S. 73ff; Wimmer, 1994, Wir haben fast immer was Neues, S. 81ff; Schmitz, 2005, Geschichte der Pharmazie 2, S. 882f.

575 Registrierungspflicht besteht seit dem AMG 1961, Voraussetzung waren zunächst das Belegen des Arzneimittel-Charakters sowie das Einreichen verschiedener Unterlagen – auf eine materielle Prüfung der Wirksamkeit wurde verzichtet. Die Registrierung diente primär der Transparenz. Erst nach dem Contergan-Schock wurde im AMG 1964 eine klinische Prüfung gesetzlich gefordert sowie in der Folge erheblich höhere Zulassungsanforderungen formuliert, vgl. Stapel, 1988, Die Arzneimittelgesetze 1961 und 1976, S. 247ff, 270ff, 482ff.

576 Zur Entwicklung von politischen Anforderungen an Fertigarzneimittel seit Mitte des 20. Jahrhunderts, insbesondere zu klinischen Studien als Zulassungsbedingung und Monitoring nach der Markteinführung, vgl. Daemmrich, 2004, Pharmacopolitics. Daemmrich vernachlässigt jedoch für Deutschland sowohl die erheblich restriktiveren Möglichkeiten der Publikumswerbung als auch insbesondere für die Anfänge der Fertigarzneimittelregulierung in Deutschland die Verpflichtung auf den Vertriebsweg Apotheke.

Im Vergleich zur Regulierung des persönlichen Apotheker-Verhaltens werden die politisch-rechtlichen Regulierungsmechanismen in zweifacher Hinsicht abstrakter: Sie regulieren Verhaltensergebnisse – das Fertigarzneimittel – statt konkreten Verhaltens; und sie legen dabei abstrakte Charakteristika fest, statt ontologische Eindeutigkeit zu normieren. Damit gelingt es politisch-rechtlicher Regulierung, die Leistung der Strukturstabilisierung funktional äquivalent zur Regulierung der Apothekerrolle zu erbringen, aber ein wesentlich größeres Komplexitätsniveau zuzulassen. Es kann zugelassen werden, dass organisierte Programme auf unterschiedlichste Art ineinandergreifen und eine erhebliche Komplexität erzeugen, weil sie indirekt über die abstrakte Produktregulierung politisch-rechtlich kontrollierbar sind.

### c) Politische Fremdbeobachtung: Pharmaziepolitische Zielsetzungen

Von den Leistungen der Legitimierung und Strukturstabilisierung von Pharmakon-Kommunikation durch politisch-rechtliche Regulierung ist die Ebene der politischen Zielsetzungen zu unterscheiden. Politische Entscheidungen über Zielsetzungen sind zunächst rein innerpolitische Konstruktionen. Für Pharmakon-Kommunikation sind sie gleichwohl in doppelter Hinsicht bedeutsam: Einmal werden Regulierungsinstrumente auf politische Zielsetzungen hin ausgewählt und wird deren Steuerungswirkung hinsichtlich des Erreichens dieser Zielsetzung bewertet.[577] Darüber hinaus ist Pharmakon-Kommunikation politisch nur in der Form überhaupt sichtbar, in der Politik in Form von Zielsetzungen eine politische Fremdbeschreibung von Pharmakon-Kommunikation anfertigt.

Das Verhältnis zwischen politischer Evolution und der Evolution (Medizinischer) Pharmakon-Kommunikation ist nicht eines der einseitigen Steuerung, sondern vielmehr eines der beidseitigen Irritation: Pharmakon-Kommunikation ist irritierbar durch Gesetze oder z. B. Subventionen, mit denen Politik aufgrund ihrer Zielsetzungen zu steuern beansprucht. Umgekehrt ist aber auch Politik irritierbar, wenn Veränderungen von Pharmakon-Kommunikation mit politischen Zielsetzungen kollidieren und damit eine innerpolitische (Fremd-) Beschreibung von Pharmakon-Kommunikation anregen. Es entsteht so ein „structural drift", eine sich wechselseitig beeinflussende Entwicklung von Pharmakon-Kommunikation und politischen Eingriffen.[578]

577 Zu diesem Rückkopplungs-Mechanismus vgl. der Public Health Action Cycle: Problemdefinition–Strategieformulierung–Umsetzung–Bewertung, vgl. Rosenbrock/Gerlinger, 2006, Gesundheitspolitik, S. 25.

578 Luhmann bezieht diese Leistung einer strukturellen Kopplung vor allem auf Organisationen: „Organisationssysteme eignen sich, ihren Funktionsbereich an Politik zu koppeln, also politische Aufmerksamkeit auf sich zu ziehen und ein structural drift auszulösen, das

In der historischen Perspektive wird deutlich, dass sich parallel zur Komplexitäts- und Generalisierungssteigerung von Pharmakon-Kommunikation auch die politischen Zielvorstellungen erweitert haben und heute wechselseitig in ihrer Umsetzung behindern. Pharmakon-Kommunikation ist von Anfang an von „staatlichem" Interesse – sie erscheint in der politischen Fremdbeschreibung als ein potenziell die bestehende Ordnung gefährdender Unsicherheitsfaktor. Daraus resultiert als erste Zielsetzung der Durchgriff auf die Verwendung von Pharmaka: Nur für bestimmte Personengruppen oder nur für bestimmte Zwecke solle die Verwendung von Pharmaka erlaubt sein.

Neben das politische Ziel des Durchgriffs auf die Verwendung tritt mit der Engführung der Pharmakon-Kommunikation auf medizinische Verwendungszwecke das Ziel der sicheren Erwartbarkeit von Identität und Qualität der trivialisierten Pharmaka. Mit der staatlich stabilisierten Apothekerrolle geht es um eine Komplexitätssteigerung der materia medica *und* die Vermeidung ordnungsgefährdender Verwendung. Das Durchgriffsziel wird überformt als Ziel, die *Sicherheit* von *Arzneimitteln* zu gewährleisten.

Als dritte Zielsetzung entsteht, ausgelöst durch die europäischen Seuchenzüge[579] im Mittelalter, die Zielsetzung der Arzneimittelverfügbarkeit für den Bedarfsfall. Im Hinblick auf diese Zielsetzung wird das Regulierungsinstrument der Verhaltensnormierung über Rollenregulierung um das Instrument der Privilegierung ergänzt.[580] Über direkte Subvention,[581] Vorrechte zum Verkauf bestimmter Güter oder Betriebsmonopole von Apotheken werden Anreize geschaffen, um auch in weniger lukrativen Gegenden die gesamte materia medica auf verlässlichem Niveau verfügbar zu machen. Für Pharmakon-Kommunikation hat diese

bewirkt, dass die gekoppelten Systeme nach einiger Zeit sich in Zuständen befinden, die so aussehen, als ob sie durch planmäßige Koordination zustande gekommen wären. Es gibt dann im politischen System ein Themensegment Schulpolitik oder Gesundheitspolitik, in dem laufend auf die eigene Geschichte und neu anfallende Probleme reagiert wird, obwohl keine Rede davon sein kann, dass diese politischen Aktivitäten ihrerseits erziehen oder Kranke heilen." (Luhmann, 2002, Die Politik der Gesellschaft, S. 400.). Obwohl durch Organisationen – insbesondere die Ende des 19. Jahrhunderts entstehenden Interessenverbände – die Komplexität der Einflussnahme wie der Regulierung zugenommen hat, fand eine Selbstirritation der Politik aufgrund ihrer eigenen Beschreibungen bereits vorher statt. Die Irritation der politischen Kommunikation wird dort – funktional äquivalent, wenn auch auf niedrigerem Komplexitätsniveau – durch die Personen der Amtsinhaber und ihrer Wahrnehmungs- und Beobachtungsfähigkeit erreicht. Nicht umsonst ist es die Aufgabe des „guten Fürsten", für das Wohl seiner Untertanen zu sorgen.

579 Zum Zusammenhang von Seuchen und Apothekerpflicht, vgl. Schmitz, 1966, Mörser, Kolben und Phiolen, S. 100. Zur Bedeutung der Seuchenzüge für die Gesundheitsgesetzgebung, vgl. Attali, 1981, Die kannibalische Ordnung, S. 72ff.

580 Zur Ausweitung staatlicher Regulierung seit etwa 1500, vgl. Schmitz, 1978, Ist Deutschland noch „die Apotheke der Welt"?.

581 Zu Regal, Leihe, Privileg und Niederlassungsfreiheit, vgl. Schmitz, 1998, Geschichte der Pharmazie 1, S. 534ff.

politische Intervention die Konsequenz, dass die Kommunikationsdichte zunimmt.[582] Dies ist jedenfalls eine Voraussetzung für die Komplexitätssteigerung, die mit der Polypragmasie im 16. Jahrhundert einsetzt.

Seit Ende des 19. Jahrhunderts kommt zu Verwendungsdurchgriff, Sicherheit und Verfügbarkeit als vierte pharmaziepolitische Zielsetzung die allgemeine Arzneimittelversorgung. Sichere Arzneimittel sollen nicht nur für eine privilegierte Oberschicht, sondern für jedermann verfügbar sein. Diese Zielsetzung ist im Zusammenhang mit einer allgemeinen politischen Umstellung in Richtung Sozial- bzw. später Wohlfahrtsstaat zu sehen.[583] Mit den sogenannten Armen-Pharmakopoen bestehen historische Vorläufer – „preadaptive advances"[584] – einer allgemeinen Arzneimittelversorgung.[585] Zu einem Rechtsanspruch wird der Zugang zur Arzneimittelversorgung jedoch erst, als dieses Ziel mit den Wirkstoff-Arzneimitteln tatsächlich erreichbar wird. Über synthetische Herstellbarkeit, höhere Wirksamkeit und leichtere Transportfähigkeit sind Wirkstoff-Fertigarzneimittel erheblich einfacher in entsprechenden Mengen herstellbar als die auf ganzen Pflanzen als Ausgangsstoff beruhende materia medica der Humoralpathologie. Aufgrund der politischen Zielsetzung allgemeiner Arzneimittelversorgung werden Implementierungsinstrumente geschaffen, die Entwicklungen in der Pharmakon-Kommunikation freisetzen, auf die zu reagieren Pharmakon-Kommunikation lange vorbereitet ist. Erst damit entsteht Gesundheitspolitik im eigentlichen Sinne, also als gesellschaftlicher Anspruch, die gesamte Gesellschaft gleichermaßen in den Genuss von Gesundheit zu bringen.[586]

### d) Defizite pharmaziepolitischer Zielerreichung und Nachbesserungsversuche

Seit den 1960er Jahren erweisen sich die bisherigen Regulierungs-, Normierungs- und Anreizinstrumente als unzureichend. Was sich für Medizinische

582 Exemplarisch die Entwicklung in Zürich, vgl. Mannetstätter, 2004, Diethelm Lavater II.

583 Attali, 1981, Die kannibalische Ordnung, S. 147ff; Rosenbrock/Gerlinger, 2006, Gesundheitspolitik, S. 35.Vgl. auch Luhmann, 2002, Die Politik der Gesellschaft, S. 417ff, Kapitel 11: Politische Evolution, Abschnitt III zum Wohlfahrtsstaat.

584 Luhmann, 1999, Die Gesellschaft der Gesellschaft, S. 512. Luhmann zitiert Robert MacAdams, The Evolution of Urban Society; Early Mesopotamia and Prehispanic Mexico, London 1966, S. 41 sowie zur Herkunft des Begriffs L. Cuénot, L'adaptation, Paris 1925.

585 Armenpharmakopöoen entstanden erst im 18. Jahrhundert; darüber hinaus gab es geschlossene Armenpflege in entsprechenden Einrichtungen, vgl. Adlung, 1931, Vergleichende Zusammenstellung der ältesten deutschen Apothekerordnungen, S. 84; Ridder, 1990, Im Spiegel der Arznei, S. 185; Gleiche, 1998, Die Apotheke im Allgemeinen Krankenhaus St. Georg, Hamburg 1823-1973, S. 6ff; Schmitz, 2005, Geschichte der Pharmazie 2, S. 91; Mannetstätter, 2004, Diethelm Lavater II, S. 23f.

586 Rosenbrock/Gerlinger, 2006, Gesundheitspolitik, S. 103.

Pharmakon-Kommunikation als Schwierigkeit der eindeutigen Unterscheidung von Arzneimitteln darstellt, erscheint im Spiegel der politischen Fremdbeobachtung als Gefährdung pharmaziepolitischer Zielsetzungen. Zugleich entsteht ein zunehmender öffentlicher Druck auf Politik, eben diese pharmaziepolitischen Zielsetzungen zu erreichen: Die Verantwortung für Gesundheitsgefährdung durch Nebenwirkungen von Arzneimitteln wird als Regulierungsversagen zumindest auch der Politik zugerechnet;[587] allgemeine Arzneimittelversorgung gilt zunehmend als normatives Beurteilungskriterium für die Gerechtigkeit eines demokratischen Staates.[588] Zudem ist erfolgreiche Pharmaziepolitik nicht zuletzt wirtschafts- und forschungspolitisch relevant, geht es doch um Arbeitsplätze und eine wichtige Zukunftsbranche. Politik kann sich deshalb nicht auf eine Anpassung der Erwartungen zurückziehen, sondern muss mit Blick auf ihre Legitimation das Steuerungsinstrumentarium ausbauen. Dies geschieht hinsichtlich aller vier pharmaziepolitischen Zielsetzungen.

Wirkstoff-Fertigarzneimittel bergen für die Zielsetzung des Verwendungsdurchgriffs (also die Verhinderung von intendierter oder versehentlicher Fehlverwendung von Arzneimittel) die Schwierigkeit, dass sie unabhängig vom konkreten medizinischen Bedarf und unabhängig von einem konkreten Interaktionskontext zur Verfügung stehen. Hier setzt als zentrales pharmaziepolitisches Regulierungsinstrument die Festlegung von Apothekenpflicht für Fertigarzneimittel an. Während die „Apotheker-Arzneimittel" zwangsläufig an die Apotheke gebunden waren,[589] geschieht dies für Fertigarzneimittel qua politisch-rechtlicher Regulierung zunächst über Positivlisten,[590] dann über allgemeine Apothekenpflicht neu registrierter bzw. zugelassener Fertigarzneimittel.[591] Damit verändert

587 Stapel, 1988, Die Arzneimittelgesetze 1961 und 1976, S. 271.

588 Für die Bewertung der Gerechtigkeit eines Staates zählt der Zugang zu gesundheitlichen Leistungen zu den zentralen Indikatoren, vgl. Punkt 2 des Handouts „Central Human Capabilities": „Bodily Health. Being able to have good health, including reproductive health; to be adequately nourished; to have adequate shelter" in: Nussbaum, 2002, Für eine aristotelische Sozialdemokratie, S. 9.

589 Allenfalls stellte sich die Frage, inwieweit der Apotheker das Arzneimittel auf eigene Verantwortung abgeben darf: Ursprünglich wurden alle Arzneimittel vom Apotheker unter Aufsicht des Arztes, später auf ein ärztliches Rezept hin hergestellt. Erst im 16. Jahrhundert wurde diskutiert, inwieweit der Apotheker weniger gefährliche Arzneimittel auch ohne Anweisung des Arztes abgeben darf, vgl. Schmitz, 2005, Geschichte der Pharmazie 2, S. 224.

590 Nachteil der Positivlisten ist, dass neu entwickelte Fertigarzneimittel für den Freiverkehr offen waren; eine weitere Schwierigkeit lag in der Zweckbestimmung als Heilmittel durch den Hersteller, was zu langwierigen Einzelfallprüfungen führte. Zudem betraf die Kaiserliche Verordnung nicht den Großhandel, vgl. Stapel, 1988, Die Arzneimittelgesetze 1961 und 1976, S. 73ff, 192, 200; Schmitz, 2005, Geschichte der Pharmazie 2, S. 901.

591 § 28 AMG (1961). Zugleich ist der Apotheker laut § 15 ApBtrO (2007) verpflichtet, zu verschiedenen Indikationen zumindest eine Ausführung des Arzneimittels in ausreichender Menge auf Lager zu halten, um die Bevölkerung seines Einzugsbereichs für eine Wo-

die Apothekenpflicht ihren Charakter: Im Mittelalter war die Apothekenpflicht vor allem eine Verpflichtung des Apothekers, die in einer Liste positiv erfassten Grundstoffe verfügbar zu halten. Bezüglich der Fertigarzneimittel ist sie eine Verpflichtung des Herstellers auf den Vertriebsweg Apotheke. Für den Apotheker hingegen gewinnt die Apothekenpflicht vor allem den Charakter eines Privilegs gegenüber Drogerien oder anderen möglichen Endvertriebsstellen.[592]

Die Apothekenpflicht reicht jedoch nicht aus, um unerwünschte Verwendung von Fertigarzneimitteln zu verhindern. Der Bezug zwischen medizinisch-therapeutischem Anlass und konkreter Verwendung ist durch die längere Haltbarkeit der Fertigarzneimittel entzerrt; eine interaktive Verwendungskontrolle kann mangels persönlicher Bekanntheit kaum stattfinden. Die Apothekenpflicht hat wesentlich eine symbolische Funktion; aktiv verhindern kann der Apotheker bestenfalls eine versehentliche Fehlverwendung.[593] Versandhandel von Arzneimitteln oder Drogerie-Pick-up-Stellen sind insofern keine „Bagatel-lisierung", sondern werden erst aufgrund der Annäherung von Arzneimitteln und anderen (Fertig-)Produkten überhaupt möglich, obwohl mit der Bindung an die Offizin-Apotheke eine traditionelle Zugangsbarriere entfällt.[594] Hinsichtlich besonders unerwünschter Verwendungsweisen von Pharmaka – vor allem als Rausch-[595] und Dopingmittel[596]– werden Apothekenpflicht und Rezeptpflicht um eine je-

che ordnungsgemäß zu versorgen, vgl. Stapel, 1988, Die Arzneimittelgesetze 1961 und 1976, S. 191ff.

592 „Revidierte Apothekerordnung" von 1801 und Kaiserliche Verordnungen 1871 bis 1901: zubereitete Arzneimittel (nur in Apotheken), verschiene rohe Arzneiwaren in bestimmten Quantitäten (auch von Materialisten und Drogisten). Kaiserliche Verordnung von 1901 (im Wesentlichen gültig bis zum AMG 1961): Verzeichnis A – Freiverkauf nach Arzneiformen, Verzeichnis B – Apothekenpflicht nach Drogen und chemischen Stoffen, vgl. Schmitz, 2005, Geschichte der Pharmazie 2, S. 826 (Revidierte Apothekerordnung), 882f (Kaiserliche Verordnung).

593 PZ 1984, 4, S. 173ff; PZ 2008, 7, von PZ.

594 Beispiele für die Argumentation gegen den Versandhandel bzw. Pick-up-Stellen mit dem Gefahrpotenzial von Arzneimitteln, PZ 2006, 46, Rücker; PZ 2007, 10, S. 9.

595 Bereits 1929 wird von Apothekern, Ärzten und Industrie ein genauer Nachweis über die Verwendung von Betäubungsmitteln verlangt. Grundsätzlich ist die Verwendung von Betäubungsmitteln verboten. Lediglich für einige – positiv aufgelistete – Betäubungsmittel ist die medizinische Verwendung erlaubt, dann aber an das Vorliegen eines Rezeptes sowie eine genaue Dokumentation aller Beteiligten gebunden, vgl. Ridder, 1990, Im Spiegel der Arznei, S. 238; Schmitz, 2005, Geschichte der Pharmazie 2, S. 539ff.; – was den Missbrauch jedoch nicht verhindert, PZ 1981, 16, S. 793ff; PZ 1994, 18, S. 9ff; PZ 1995, 21, S. 9ff; PZ 1995, 42, S. 9ff; PZ 2004, 18, Becker.

596 Mit dem Tod der Siebenkämpferin Birgit Dressel im Jahr 1987 wird Doping kriminalisiert und werden entsprechende Gesetze erlassen, PZ 2004, 32, Rücker. Erst 1998 wird die Verwendung von Arzneimitteln zu Dopingzwecken im Sport im Arzneimittelgesetz verboten, vgl. Schmitz, 2005, Geschichte der Pharmazie 2, S. 532ff. Doch bereits seit Anfang der 90er Jahre bemühen sich nationale und internationale Doping-Agenturen um die

weils eigenständige Gesetzgebung ergänzt, die eine strafrechtliche Verfolgung ermöglicht. Wo dies nicht möglich ist – wie beim Fehlgebrauch von Psychopharmaka, Schmerzmitteln, Appetitzüglern oder Laxantien –[597] bleibt Pharmaziepolitik nur die Möglichkeit, durch Aufklärung auf ein arzneimittel- und therapiegerechtes Verhalten hinzuwirken.[598]

Die Erwartbarkeit der Sicherheit und Qualität von Arzneimitteln als zweite pharmaziepolitische Zielsetzung erscheint im Lichte potentieller Nebenwirkungen ebenfalls als unzureichend. Die beiden Arzneimittelskandale um das Schlafmittel Contergan und den Appetitzügler Menocil verdeutlichen drastisch, dass die bestehenden Instrumente ergänzungsbedürftig sind.[599] Bis in die 1960er Jahre bestand lediglich eine Registrierungspflicht von Fertigarzneimitteln, die nicht einmal die Verpflichtung beinhaltet, eine registrierte Zusammensetzung unverändert zu lassen.[600] Erst mit dem AMG 76 wird die klinische Prüfung der Wirksamkeit, Qualität und Unbedenklichkeit Zulassungsvoraussetzung für Fertigarzneimittel.[601] Die Einführung von Zulassungsanforderungen für Fertigarzneimittel erfolgt seit dem Contergan-Schock international[602] und ist in der EU

Erstellung von Listen verbotener Substanzen und Methoden sowie entsprechende Kontrollen, PZ 2002, 29, Richter; PZ 2004, 32, Gräfe; PZ 2006, 51/52, Weber.

597 PZ 1981, 13, S. 586; PZ 2000, 11, S. 24; PZ 2003, 14, Gensthaler; PZ 2003, 14, Bastigkeit.

598 PZ 1978, 6, 245f; PZ 1986, 8, S. 412; PZ 1996, 17, S. 24; PZ 2002, 13, Gensthaler.

599 PZ 1975, 19, S. 427f; vgl. Stapel, 1988, Die Arzneimittelgesetze 1961 und 1976, S. 261ff, 301, 305ff.

600 Stapel, 1988, Die Arzneimittelgesetze 1961 und 1976, S. 247f, 251, 254ff. Die Eintragung unter dem Herstellernamen impliziert zudem, dass Mittel, die unter ihrer chemischen Bezeichnung in Verkehr gebracht werden – wie dies bei Generika der Fall ist – nicht erfasst werden.

601 Anforderungen nach der Contergan-Novelle 1964, vgl. Stapel, 1988, Die Arzneimittelgesetze 1961 und 1976, S. 275f, 313ff. Zu Anforderungen nach AMG 1978 (bis heute gültig), wobei für einzelne Arzneimittelgruppen statt der klinischen Prüfung andere Wirksamkeitsnachweise möglich sind, vgl. Stapel, 1988, Die Arzneimittelgesetze 1961 und 1976, S. 339, 351ff, 395ff, 432ff, 472ff; Schmitz, 2005, Geschichte der Pharmazie 2, S. 538. Beim Wirksamkeitsnachweis dürfen sich Generika auf das nachgeahmte Originalpräparat beziehen, die sogenannte Zweitanmelderproblematik, vgl. Stapel, 1988, Die Arzneimittelgesetze 1961 und 1976, S. 49s, 512ff, 609. Die letzten Nachzulassungen sind erst im Herbst 2005 abgeschlossen, PZ 2005, 10, Hollstein.

602 In den USA sind klinische Prüfungen bereits wesentlich länger Zulassungsbedingung für Fertigarzneimittel, als in Deutschland: Infolge eines Arzneimittelskandals sind klinische Prüfungen seit 1938 vorgeschrieben. In Deutschland besteht die Verpflichtung zu klinischen Prüfungen erst seit 1978, die Höhe der Anforderungen ist seitdem jedoch trotz unterschiedlicher Verfahren in beiden Ländern ähnlich, vgl. Stapel, 1988, Die Arzneimittelgesetze 1961 und 1976, S. 313ff; Daemmrich, 2004, Pharmacopolitics, Kapitel 2. Allerdings ist zu berücksichtigen, dass in Deutschland Fertigarzneimittel bereits seit dem ausgehenden 19. Jahrhundert durch die Kaiserlichen Verordnungen reguliert werden. Im Unterschied zu den USA sind Fertigarzneimittel in Deutschland somit auf den Vertriebsweg Apotheke festgelegt. Zugleich ist Publikumswerbung für Fertigarzneimittel ebenfalls

heute weitgehend angeglichen.[603] Mit neuen Anforderungen geht zumeist eine entsprechende Kennzeichnung der Umverpackung einher.[604] Die mit dem Warenbezeichnungsschutz bereits entstandene Struktur-Identität des Fertigarzneimittels wird so genutzt, um die an diese Struktur-Identität gerichteten Erwartungen an Identität und Qualität normativ erwartbar zu machen. Ein weiteres Instrument im Umgang mit der Nebenwirkungsproblematik ist das Nebenwirkungs-Monitoring. Weil die Gefahr des Vorliegens einer bislang unbekannten Wirkung nie gänzlich beseitigt werden kann,[605] sollen Einzelbeobachtungen so schnell wie möglich auf bislang nicht bekannte Wirkungen hin ausgewertet werden. Das AMG 76 sieht zu diesem Zweck einen sogenannten Stufenplan vor, der die Stellen der Informationsweiterleitung verbindlich vorgibt.[606] Abgesehen von Nebenwirkungen bleibt das traditionelle Risiko der versehentlichen Herstellungsfehler und der beabsichtigten Fälschung von Arzneimitteln bestehen. Zur Gewährleistung von Chargenkonformität und -homogenität[607] wird die traditio-

im Unterschied zu den USA in Deutschland verboten. Vgl. Ernst, 1975, Das „industrielle“ Geheimmittel und seine Werbung; Stapel, 1988, Die Arzneimittelgesetze 1961 und 1976; Schmitz, 2005, Geschichte der Pharmazie 2, S. 819ff.

603 PZ 1998, 40, S. 36ff; PZ 2007, 41, S. 34. In Europa können Arzneimittel national, in nationalem Verbund oder für Gesamteuropa über die EMEA (European Medicines Evaluation Agency) zugelassen werden, PZ 1995, 4, S. 26; PZ 1995, 5, S. 24; vgl. auch Rosenbrock/Gerlinger, 2006, Gesundheitspolitik, S. 188ff.

604 Stapel, 1988, Die Arzneimittelgesetze 1961 und 1976, S. 371ff.; PZ 1995, 6, S. 5. Als Anforderungen an die Umverpackung kommen hinzu: der Hinweis auf etwaigen Alkoholgehalt, PZ 1978, 18, S. 803; PZ 1985, 22, S. 1356; PZ 1986, 12, S. 677f; Aufdruck eines Verfallsdatums, PZ 1982, 13, S. 677; PZ 1987, 35, S. 2069; kindergerechte Verpakkung, PZ 1980, 39, S. 1828; PZ 1981, 51, S. 2639; PZ 1982, 7, S. 378; PZ 1986, 7, S. 360; PZ 1986, 29, S. 1691; PZ 2006, 21, Ziegler. Insgesamt steigen die Anforderungen an die Umverpackung, PZ 1984, 45, S. 2779; PZ 1985, 43, S. 2795; PZ 1985, 48, S. 3102ff; PZ 1985, 49, S. 3139; PZ 1989, 49, S. 47f. Die Bedeutung der (Um-)Verpackung für das Arzneimittel wird in verschiedenen Zusammenhängen explizit betont, PZ 1990, 35, S. 5; PZ 1991, 5, S. 48; PZ 1991, 30, S. 5; PZ 1999, 9, S. 24f; PZ 2002, 45, Bacher. Schwierigkeiten ergeben sich bei Zusatzbezeichnungen durch den Hersteller, PZ 1994, 14, S. 40f; PZ 1999, 7, S. 40ff; sowie im Zusammenhang mit der Verpackungsverordnung, PZ 1990, 50, S. 15; PZ 1992, 7, S. 21f; PZ 1992, 11, S. 5; PZ 1992, 50, S. 23f.

605 PZ 1987, 22, S. 1310ff; PZ 1989, 16, S. 40f.

606 PZ 1975, 50, S. 1996f) sowie Stapel, 1988, Die Arzneimittelgesetze 1961 und 1976, S. 299. Das Bundesinstitut für Arzneimittel und Medizinprodukte, die Arzneimittelkommission der deutschen Ärzteschaft sowie die Arzneimittelkommission der deutschen Apotheker sind heute die zentralen Stellen, PZ 2008, 34, ABDA; PZ 1990, 51/52, S. 6; PZ 1991, 1/2, S. 6; PZ 1991, 3, S. 6; PZ 1991, 4, S. 6; PZ 1991, 5, S. 6; PZ 1996, 41, S. 11ff. Pharmazeutische Hersteller müssen jeweils einen Stufenplanbeauf-tragten stellen, PZ 2008, 5, Kurzlechner.

607 Schmitz, 2005, Geschichte der Pharmazie 2, S. 1044f. In den 70er Jahren hatte es bei mehreren Handelspräparaten zum Teil bedeutende Abweichungen hinsichtlich der Rein-

nelle Apothekenvisitation um die staatliche Arzneimittelüberwachung durch das Bundesamt für Arzneimittel und Medizinalprodukte (BfArM) erweitert.[608] Der Unterbindung von Arzneimittelfälschungen dient der gesetzlich vorgesehene Vertriebweg vom Hersteller über Großhandel und Apotheke zum Patienten.

Die dritte pharmaziepolitische Zielsetzung – die Arzneimittelverfügbarkeit für den Bedarfsfall – ist die bislang unproblematischste. Verfügbarkeit verändert zwar ihren Charakter von „Verfügbarkeit der Grundstoffe" hin zu „Verfügbarkeit der Fertigarzneimittel", doch gerade die ist dank der Synthesechemie zunächst unproblematisch. Seit den 1980er Jahren zeichnet sich ab, dass die Forschung der pharmazeutischen Industrie nicht primär am medizinischen Bedarf ausgerichtet ist und das Geschäftsmodell des vollsortierten Großhandels an seine Grenzen kommt. Damit wird die Zielsetzung der Arzneimittelverfügbarkeit neu relevant:

Mit der semantischen Umstellung auf die Richtigkeitskriterien der naturwissenschaftlichen Chemie geht eine Umstellung dessen einher, was unter „Arzneischatz" zu verstehen ist: Während die traditionelle materia medica trotz möglicher Erweiterungen als prinzipiell vollständig und positiv in der Pharmakopöe bestimmt angesehen wurde, so ist der Arzneischatz nun zukunftsoffen konzipiert. Arzneimittelverfügbarkeit impliziert nicht mehr nur die Verfügbarkeit der für die offizielle materia medica erforderlichen Grundsubstanzen, sondern zusätzlich die Erforschung noch nicht bekannter Arzneimittel. Diese Erweiterung des Verfügbarkeitsziels wird problematisch in dem Maße, als pharmazeutische Forschung aufwendiger, teurer und betriebswirtschaftlich risikoreicher wird.[609] Nicht mehr jeder pharmazeutische Hersteller betreibt unter diesen Umständen Forschung[610], und wo Forschung betrieben wird, ist sie nicht zwangsläufig medizinisch-therapeutisch innovativ. Gegenüber der Erforschung von Arzneimitteln für seltene Krankheiten oder Krankheiten in Ländern mit geringer Kaufkraft lohnt es betriebswirtschaftlich eher, Fertigarzneimittel geringfügig modifiziert mit einem neuen Patent auf den Markt zu bringen, um mit ihnen in einem umsatzstarken

heit und des Wirkstoffgehalts innerhalb einzelner Chargen und im Vergleich von Chargen zueinander gegeben, PZ 1989, 2, S. 24f.

608 Mit der 14. AMG-Novelle ab dem 01.01.2006 sollte das BfArM in die Arzneimittelagentur DAMA umgewandelt werden (PZ 2005, 10, Hollstein), was jedoch bislang nicht erfolgt ist, PZ 2007, 44, S. 10. Für die Zulassung und Chargenprüfung biomedizinischer Arzneimittel, von Impfstoffen, Blutprodukten und ähnlichen nicht chemisch-synthetischen Arzneimitteln ist das Paul-Ehrlich Institut verantwortlich.

609 Ridder, 1990, Im Spiegel der Arznei, S. 70ff; Bartmann, 2003, Zwischen Tradition und Fortschritt, S. 442.

610 Schmitz, 2005, Geschichte der Pharmazie 2, S. 1045ff.

Indikationsgebiet als patentgeschützt höhere Preise zu erzielen.[611] Diese sogenannten „me-too-Präparate" oder „Schein-Innovationen" gewinnen mit staatlichen Eingriffen in die Herstellerpreisgebung an Gewicht.[612] Pharmaziepolitisch wird durch die Entwicklung dreier Steuerungsinstrumente reagiert, die *medizinisch-therapeutisch* relevante Forschung *betriebswirtschaftlich* rational machen sollen: Erstens die gezielte Förderung bestimmter Forschungsrichtungen durch „Orphan-Drug"-Gesetzgebung[613] oder Unterstützung von Aids-[614] und biotechnologischer Forschung;[615] zweitens Erweiterung der Patent-Nutzungszeit[616] und Beschleunigung von Zulassungsverfahren;[617] sowie drittens die unabhängige Beurteilung des therapeutischen Neuigkeitswertes eines neu patentierten Fertigarzneimittels.[618]

Arzneimittelverfügbarkeit wird außerdem problematisch durch die Vervielfältigung der Fertigarzneimittel. Schon seit Langem ist der Apotheker auf Organisa-

611 Als kostentreibende „Strukturkomponente" wird dies von Krankenkassen und Generikaherstellern, die so Marktanteile verlieren, beklagt, vgl. z. B. ProGenerika, 2005, Pharma-Daten 2005/2006, S. 18.

612 Analogpräparate, me-too-Präparate als Strategie zur Umgehung der Festbetragsregelungen, vgl. Rosenbrock/Gerlinger, 2006, Gesundheitspolitik, S. 198.

613 Staatliche Fördergelder für bestimmte Forschungs- und Entwicklungsschwerpunkte im Arzneimittelbereich gibt es bereits seit Ende der 1970er Jahre, PZ 1978, 27, 1188ff. Die orphan-drug-Gesetzgebung beginnt in den USA in den 1970er Jahren, PZ 1985, 32, S. 1976f; PZ 2003, 39, Heyn. In Europa wird eine entsprechende Gesetzgebung seit den 1980er Jahren diskutiert (PZ 1987, 50, S. 3169) und seit den 1990er Jahren an einer entsprechenden europäischen Verordnung gearbeitet, PZ 1999, 50, S. 20f. Nach Verabschiedung dieser Verordnungen (Verordnung EG 141/2000; Verordnung EG 847/2000) werden innerhalb kurzer Zeit viele Anträge auf Förderung aufgrund dessen gestellt, PZ 2001, 11, S. 67; PZ 2001, 31, S. 22.

614 PZ 1988, 18, S. 16.

615 PZ 2002, 37, Politikticker; PZ 2007, 31, S. 14.

616 Die nutzbare Patentlaufzeit war durch längere Zulassungsverfahren infolge höherer Anforderung gesunken (PZ 1989, 44, S. 17; PZ 1990, 19, S. 39f; PZ 1990, 36, S. 42; PZ 1990, 50, S. 26; PZ 2003, 15, von PZ), weil das Patent bereits angemeldet, das Arzneimittel aber noch nicht auf dem Markt ist, PZ 1988, 15, S. 38; PZ 1990, 50, S. 5.

617 Es wird eine europäische Zulassungsbehörde eingerichtet, die vergleichsweise schnell an sie gestellte Zulassungsanträge bearbeitet. Die EU garantiert einen 15-jährigen Patentschutz ab dem Zeitpunkt der Marktzulassung, vgl. PZ 1995, 4, S. 26; PZ 1995, 5, S. 24; PZ 1995, 7, S. 56f; PZ 1995, 5, S. 52; PZ 1998, 40, S. 36f; PZ 2005, 10, Politik; sowie Rosenbrock/Gerlinger, 2006, Gesundheitspolitik, S. 192. Zudem entsteht Wettbewerb unter den nationalen Zulassungsbehörden, PZ 1996, 17, S. 26; PZ 1999, 2, S. 22f. Als Folge wird eine sinkende Sorgfalt in der Prüfung befürchtet (PZ 2006, 20, von PZ was nicht unbedingt gerechtfertigt sein muss, PZ 1999, 29, S. 50; PZ 1999, 39, S. 24; PZ 2007, 46, S. 10.

618 Zuständig ist das IQWIG (Institut für Qualität und Wirtschaftlichkeit im Gesundheitswesen), vgl. PZ 2005, 5, Rücker; PZ 2005, 11, Morck; PZ 2005, 35, Politikticker; PZ 2005, 43, Hohmann; PZ 2006, 9, Pharmazieticker; PZ 2006, 11, PZ: IQWiG; PZ 2006, 11, PZ: IQWiG II; PZ 2007, 9, S. 26; PZ 2007, 42, S. 12f; PZ 2007, 46, S. 42; PZ 2007, 50, S. 9; PZ 2008, 5, Grossmann.

tionen des pharmazeutischen Großhandels[619] als logistische Dienstleister[620] angewiesen. Doch bereits in den 1980er Jahren wenden sich einige Großhändler vom Prinzip der Vollsortierung, also der Belieferung der Apotheken mit allen Fertigarzneimitteln, ab. Mit der Konzentration auf umsatzstarke Fertigarzneimittel wird die sogenannte Teilsortierung zum Geschäftsmodell, das vollsortierte Großhändler mit ihren ungünstigeren Kostenstrukturen herausfordert.[621] Arzneimittelimporteure und ihre Präparate direkt vertreibende pharmazeutische Hersteller profitieren ebenfalls von ihrer selektiven Kostenstruktur.[622] Analog zu den sprichwörtlichen „Apothekerpreisen“ entstehen sozusagen „Vollsortimentspreise“, deren Höhe sich in beiden Fällen aus der mit einer Vollsortierung einhergehenden Mischkalkulation ergeben.[623]

Die Entwicklung des pharmazeutischen Großhandels ist pharmaziepolitisch bislang vergleichsweise unbedeutsam, weil trotz der ersten großen Konsolidierungswelle im pharmazeutischen Großhandel Ende der 1970er Jahre – anders als befürchtet – das Modell der Vollsortierung bislang von einzelnen Großhandlungen beibehalten wurde.[624] Die Verteilung von Fertigarzneimitteln ist seitdem zwar die Kern*tätigkeit*,[625] nicht mehr aber das Kern*geschäft* eines vollsortierten Großhändlers, das eher mit apothekenüblichen Waren, Apothekensoftware, Seminaren und eng an sie gebundenen Apotheken gemacht wird.[626] Doch die logistischen und betriebswirtschaftlichen Effizienzpotenziale können als ausgereizt

619 Zur Geschichte der Branche: PZ 1984, 21, S. 1202ff; zum Konzentrationsprozess: PZ 1978, 10, 429; PZ 1978, 21, S. 933; PZ 1980, 26, S. 1259f; PZ 1989, 2, S. 5; PZ 1990, 2, S. 18; PZ 1994, 17, S. 63f; PZ 1994, 35, S. 54f; PZ 2003, 41, Bellartz; PZ 2006, 48, Bellartz; PZ 2006, 51/52, Bellartz; PZ 2007, 12, S. 50; PZ 2007, 26, S. 42; PZ 2008, 7, von PZ.

620 PZ 1978, 23, S. 1023ff; Lagerhaltung der Apotheken ist auf eine häufigere Belieferung durch den Großhandel angewiesen, PZ 1978, 26, S. 1140: 31; PZ 1987, 22, S. 1307.

621 PZ 1978, 27, S. 1182ff; PZ 1980, 26, S. 1261f; PZ 1980, 33, S. 1583f; PZ 1980, 36, S. 1698; PZ 1980, 40, S. 1891f; PZ 1981, 1, S. 9ff; PZ 1981, 4, S. 135; PZ 1985, 6, S. 322.

622 PZ 2005, 30, Bellartz; PZ 2005, 36, Bellartz; PZ 2005, 38, Bellartz; PZ 2005, 41, Bellartz; PZ 2006, 4, Bellartz; PZ 2006, 44, Bellartz; PZ 2007, 10, S. 46; PZ 2007, 26, S. 45f.

623 Bereits Adam Smith – der ja keineswegs im Rufe eines Protektionisten steht – weist darauf hin, dass der Vorwurf der „Apothekerpreise“ wegen der zugrunde liegenden Mischkalkulation ungerechtfertigt ist, vgl. Smith, 1991, Wealth of Nations, S. 108.

624 PZ 1978, 34, S. 1433ff; PZ 1978, 41, S. 1735ff.

625 Anfang der 1990er Jahre sind von den im Jahr 1960 noch 160 pharmazeutischen Großhändlern lediglich 23 übrig geblieben, PZ 1990, 26, S. 36.

626 Schon 1980 konstatiert die Wiveda-Wigesa: weitgehend ausgereiztes Rationalisierungspotenzial, ausgefeilte Einkaufsplanung, optimale Lagerhaltung – und Ertragsverfall trotz Umsatzzuwachs. Verstärkte Nebengeschäfte sind eine der Strategien, vgl. PZ 1980, 26, S. 1261f; PZ 1980, 47, S. 2301; PZ 1982, 1, S. 9ff; PZ 1982, 42, S. 2299; PZ 1994, 8, S. 54ff; PZ 1999, 8, S. 22f; PZ 1999, 9, S. 50; PZ 2001, 40, S. 79; PZ 2005, 15, Gensthaler; PZ 2005, 20, Bellartz; PZ 2006, 10, Rücker.

gelten. Mit weiter sinkenden Großhandelsspannen,[627] einem verstärkt „wirtschaftlichen“ Einkaufsverhalten der Apotheker[628] sowie dem Direktvertrieb pharmazeutischer Hersteller stößt das Geschäftsmodell der Vollsortierung betriebswirtschaftlich an seine Grenzen.[629] Diese Lage macht das Interesse verschiedener pharmazeutischer Großhändler am Betrieb eigener Apothekenketten nur zu verständlich. Eine Verpflichtung pharmazeutischer Hersteller, den pharmazeutischen Großhandel mit allen Arzneimitteln zu beliefern,[630] ermöglicht zwar, das Prinzip der Vollsortierung aufrechtzuerhalten, ist aber hinsichtlich der Kernproblematik der Vollsortierung nicht mehr als ein Tropfen auf den heißen Stein.

Im Mittelpunkt der politischen und öffentlichen Diskussion steht seit den 1990er Jahren die vierte pharmaziepolitische Zielsetzung der allgemeinen Arzneimittelversorgung. Mitte des 20. Jahrhunderts sind alle Bevölkerungsgruppen von der Krankenversicherung berücksichtigt, so dass ein allgemeiner Anspruch besteht auf zweckmäßige, wirtschaftliche und nötige diagnostische und therapeutische Maßnahmen sowie die Vorhaltung entsprechender Kapazitäten.[631] Doch dieser Erfolg wird zunehmend durch die sogenannte „Kostenexplosion“ der Krankenkassen gefährdet.[632] Die vielfältigen gesetzgeberischen Maßnahmen im

627 In den „Eckpunkten zur Neuordnung des Arzneimittelmarktes“ von 1975 wird der Großhandel mit einer Höchstspannenregelung explizit mit einbezogen. Diese Überlegungen münden 1980 in die Arzneimittelpreisverordnung, PZ 1988, 27, S. 42; PZ 1993, 34, S. 54f; PZ 2004, 9, Bellartz; PZ 2006, 50, Bellartz.

628 Apotheker sind verpflichtet, einen bestimmten Anteil Import-Arzneimittel abzugeben, vgl. PZ 2007, 27, S. 50; sowie Rosenbrock/Gerlinger, 2006, Gesundheitspolitik, S. 201.

629 PZ 2007, 20, S. 66f; PZ 2007, 37, S. 46.

630 Mihm, 20.12.2008, Regierung will Pharmagroßhandel schützen.

631 Rosenbrock/Gerlinger, 2006, Gesundheitspolitik, S. 100ff.

632 Eine Diskussion über die wachsende Schere zwischen Einnahmen und Ausgaben gibt es seit Entstehung der Krankenversicherungen. Darauf wurde zunächst mit Rabattverhandlungen mit den Apothekern reagiert. Bereits im Zuge der Wiedererrichtung der sozialen Sicherungssysteme nach dem zweiten Weltkrieg werden Instrumente wie Zuzahlungen, Beteiligung an Arztkosten, etc. entwickelt. Erst infolge der Rezession der 1970er Jahre werden Beschränkungen bei der Finanzierung der Krankenversicherung zum dominanten politischen und öffentlichen Thema, vgl. Schmitz, 2005, Geschichte der Pharmazie 2, S. 865f, 956f; Rosenbrock/Gerlinger, 2006, Gesundheitspolitik, S. 113. Als Schwierigkeiten gelten insbesondere: Ausweitung des Leistungskatalogs und des Versichertenkreises, Rückgang der Lohnquote und Gebrauch der Krankenkassen als „Verschiebebahnhof“ (Rosenbrock/Gerlinger); hinzu kommen „Großtrends“, v. a. Veränderungen in der Morbidität und Mortalität in Richtung längeres Leben, neue Erkrankungen, eine Zunahme chronischer Krankheiten bei zugleich demografischem Wandel sowie sozial bedingte Ungleichheit von Gesundheitschancen, vgl. Illich, 1995, Die Nemesis der Medizin; Rosenbrock/Gerlinger, 2006, Gesundheitspolitik, S. 113ff,139ff. Für steigende Arzneimittelausgaben sorgt außerdem die Erhöhung der Mehrwertsteuer, PZ 1982, 31, S. 1625; PZ 1985, 48, S. 3094; PZ 1987, 10, S. 552; PZ 1991, 35, S. 5; PZ 1993, 4, S. 14f; PZ 2005, 44, Politik; PZ 2007, 2, S. 13.

Hinblick auf diese Entwicklung im Gesundheitswesen[633] können als drei Phasen der Gesundheitspolitik unterschieden werden: klassische Kostensenkungspolitik;[634] sektorale Budgetierung;[635] sowie Verstärkung wettbewerblicher Elemente.[636] Für den Arzneimittelbereich steht über die verschiedenen Phasen hinweg die Nachbesserung an drei inhaltlichen Punkten im Vordergrund, nämlich die Gestaltung von Herstellerabgabepreisen, die Eingrenzung der Erstattungsfähigkeit und die Veränderung der Rahmenbedingungen von Arzneimittelnachfrage.

Obwohl Arzneimittelpreise seit dem 13. Jahrhundert staatlich reguliert werden, dürfen Preise für Fertigarzneimittel vom Hersteller frei festgelegt und müssen in dieser Form von den Krankenkassen erstattet werden. Regulierungen der Arzneimittelpreise beschränken sich auf die Preisgestaltung der Apotheker sowie später der Großhändler.[637] Fertigarzneimittel hingegen werden analog zu den Grundstoffen behandelt, die der Apotheker seit dem Mittelalter einkauft: Wie die mittelalterlichen Grundstoffpreise nicht von der Arznei-Taxe berücksichtigt wurden, so liegen auch die Herstellerabgabepreise außerhalb der staatlichen Preisregulierung.[638] Sollte mit der freien Preisfestlegung ursprünglich erreicht werden, dass Hersteller ihre Forschungskosten einkalkulieren können,[639] so verliert dieses Argument mit den Generika an Relevanz. Ende der 1980er Jahre beginnt entsprechend eine indirekte Regulierung von Herstellerabgabepreisen.[640] Zentrales Instrument ist die Festlegung sogenannter Festpreisgruppen für therapeutisch vergleichbare, nicht patentgeschützte Fertigarzneimittel,[641] womit un-

633 Schmitz, 2005, Geschichte der Pharmazie 2, S. 958.

634 „Gesetz zur Dämpfung der Ausgabenentwicklung und Strukturverbesserung in der gesetzlichen Krankenversicherung“ (KVKG) von 1977 und „Gesundheitsreformgesetze“ (GRG) von 1989.

635 „Gesundheitsstrukturgesetz“ (GSG) von 1992

636 „GKV-Solidaritätsstärkungsgesetz“, „GKV-Strukturgesetz“. Zu den verschiedenen Gesundheitsreformen vgl. Schmitz, 2005, Geschichte der Pharmazie 2, S. 957f; Rosenbrock/Gerlinger, 2006, Gesundheitspolitik, S. 274f.

637 Schmitz, 2005, Geschichte der Pharmazie 2, S. 958. Die Deutsche Arzneitaxe regelt die Aufschläge des Apothekers gesetzlich, seit 1920 ist ebenfalls in der Deutschen Arzneitaxe ein einheitlicher Rabatt festgelegt, den die Apotheker den gesetzlichen Krankenkassen gewähren müssen. Für die Apotheker ist diese einheitliche Rabattverpflichtung zunächst ein Vorteil: Vorher mussten Rabatte frei ausgehandelt werden, was zu großen Unterschieden und teilweise existenziellen Rabattkämpfen geführt hatte, vgl. Schmitz, 2005, Geschichte der Pharmazie 2, S. 864f, 927.

638 Schmitz, 2005, Geschichte der Pharmazie 2, S. 865.

639 Dieses Argument der Finanzierung künftiger Forschung, also der Verfügbarkeit des Noch-nicht-Verfügbaren, wird wieder angeführt, als in den 1980er Jahren die Herstellerpreise direkt politisch gedeckelt werden, PZ 1988, 20, S. 20.

640 PZ 1987, 50, S. 3164ff.

641 Die Gruppenbildung erfolgt nach drei verschiedenen Kriterien: Der erste Typ enthält Gruppen von Präparaten, die nur einen und zwar denselben Wirkstoff enthalten; der zweite Typ bildet Gruppen nach dem Kriterium der pharmakologisch-therapeutisch ver-

mittelbar Einspareffekte erzielt werden.[642] Aufgrund der Verschreibung von Wirkstoff und Packungsgröße durch den Kassenarzt wählt der Apotheker ein innerhalb der Festbeträge liegendes Arzneimittel aus (aut idem).[643] Festbeträge wirken so für die Hersteller de facto wie Höchstpreise.[644] Nur für neu patentierte Fertigarzneimittel mit einem signifikanten therapeutischen Zusatznutzen sollen Herstellerpreise frei festlegbar bleiben, was seit 2006 vom IQWIG überprüft wird.[645]

Die Ausweitung des als Arzneimittel zurechenbaren Gegenstandsbereichs[646] gilt als wesentlicher Faktor der steigenden Arzneimittelausgaben. Entsprechend erfolgt seit den 1970er Jahren eine sukzessive Eingrenzung der von den gesetzlichen Krankenkassen erstattungsfähigen Arzneimittel.[647] Leitorientierung ist die Unterscheidung zwischen Arzneimitteln der „Bagatell- und Luxusmedizin"[648] einerseits und „therapeutisch notwendigen" Mitteln andererseits. Obwohl zur Operationalisierung des „bagatell-medizinischen" Charakters von Arzneimitteln

gleichbaren Wirkstoffe; der dritte Typ schließlich fasst Präparate mit vergleichbarer pharmakologisch-therapeutischer Wirkung, v. a. Arzneimittelkombinationen, zusammen, PZ 1988, 42, S. 15. Trotz vieler Gegenargumente: Lagerwertverluste, PZ 1989, 20, S. 19; Forschungsfeindlichkeit („stillschweigender Generationenvertrag gebrochen", PZ 1989, 25, S. 17), unterschiedliche Bioverfügbarkeit, PZ 1989, 30, S. 9ff; Wettbewerbsfeindlichkeit, PZ 19, 1989, S. 19ff.; und andere marktverzerrende Effekte, PZ 1989, 46, S. 26. Der Rechtscharakter der Festbeträge ist anfangs ebenso strittig (PZ 1988, 38, S. 18) wie die medizinisch-wissenschaftlichen Kriterien einer solchen Gruppenbildung, PZ 1988, 40, S. 16. Gegen die Bildung von Festbeträgen klagen 1992 mehrere pharmazeutische Hersteller auf deutscher und europäischer Ebene, PZ 1992, 48, S. 5. Erst im Jahr 2003 steht endgültig fest, dass die Festbeträge verfassungskonform sind, PZ 2003, 1/2, von PZ.

642 Die ersten Festbeträge liegen 20% bis 60% unter den Preisen der Originalpräparate, PZ 1989, 18, S. 18. Dies führt zu erheblichen Preissenkungen, PZ 1991, 12, S. 28; PZ 1993, 24, S. 5. In den folgenden Jahren werden die Festbeträge insgesamt mehrfach gesenkt, PZ 1991, 12, S. 28; PZ 1993, 24, S. 5.

643 Seit 2006 sind bei der Auswahl des Arzneimittels außerdem die Versorgungsverträge zwischen Herstellern und Krankenkassen zu berücksichtigen. Der Therapiefreiheit des Arztes ist allerdings dadurch Rechnung getragen, dass er das Originalpräparat verschreiben kann, wenn er explizit den Handelsnamen des Präparates spezifiziert, PZ 2006, 27, Rücker.

644 Rosenbrock/Gerlinger, 2006, Gesundheitspolitik, S. 196.

645 So wurden Mitte 2006 kurz wirksame Insulinanaloga aus der GKV-Versorgung ausgeschlossen, wenn sie teurer sind als Humaninsuline, PZ 2006, 30, Rücker; PZ 2007, 1, S. 8.

646 Für die pharmazeutische Industrie schlägt sich dies in steigenden Branchenumsätzen während des gesamten 20. Jahrhunderts nieder, vgl. Bartmann, 2003, Zwischen Tradition und Fortschritt, S. 217.

647 Aus gesundheitspolitischer Perspektive gilt diese Unterscheidung über die Erstattungsfähigkeit durch die GKV als das wichtigste Steuerungsinstrument der Arzneimittelversorgung, vgl. Rosenbrock/Gerlinger, 2006, Gesundheitspolitik, S. 193.

648 PZ 1982, 40, S. 2077; „Anwendung bei geringfügigen Gesundheitsstörungen", PZ 1978, 34, S. 1433ff.

ursprünglich eine Vielzahl von Unterscheidungen diskutiert wurden,[649] ist die Erstellung einer Positivliste das erklärte Ziel von Politik, Krankenkassen und Hausärzten.[650] Das Bemühen um eine Positivliste scheiterte[651] am Widerstand der Pharmaindustrie, EU-Richtlinien und dem Grundgesetz.[652] Behelfsweise wird die Eingrenzung der Erstattungsfähigkeit über Indikationsgebiete,[653] die Anzahl der pharmazeutisch wirksamen Bestandteile sowie per Negativliste[654] vorgenommen. Mit der Gesundheitsreform 2003/2004 wird mit der Eingrenzung der Erstattungsfähigkeit über das Kriterium der Verschreibungspflicht vorerst ein Schlussstrich gezogen.[655]

Auf den verstärkten Rückgriff auf Arzneimittelverwendung als Therapieform[656] wird politisch durch eine Umgestaltung der Rahmenbedingungen der Arzneimittelverwendung reagiert: Patienten, Ärzte, Apotheker und Krankenkassen sollen angereizt sein, sich „wirtschaftlich" im Sinne von krankenkassenkostenbewusst zu verhalten.[657] Zur Beeinflussung des Patienten- bzw. Versichertenverhaltens sind Zuzahlungen zu Arzneimitteln das zentrale Instrument.[658] Ärzte kommen als Einflussfaktor der Arzneimittelnachfrage erst wesentlich später in den Blick. Anfang der 1990er Jahren sollen Budgetierung[659] und Um-

649 Arzneiform, Indikationsgebiet, Präparategruppe, Betreiben von Laienwerbung und Apothekenpflichtigkeit: Arzneiform, PZ 1978, 34, S. 1433ff; vgl. v. a. S. 1438f.

650 Z. B. die „Berliner Positivliste" von Dr. Ellis Huber von 1995, PZ 1995, 32, S. 5; PZ 1995, 33, S. 22; PZ 1995, 35, S. 18f; PZ 1995, 41, S. 16f; PZ 1995, 48, S. 21.

651 PZ 1999, 2, S. 19; PZ 2001, 27, Brückner; Rosenbrock/Gerlinger, 2006, Gesundheitspolitik, S. 195.

652 PZ 1989, 25, S. 16; PZ 2000, 36, S. 66; PZ 2001, 6, S. 21.

653 Seit 1983 werden Arzneimittel zur Anwendung bei Erkältungskrankheiten und grippalen Infekten, Mund- und Rachentherapie, Abführmittel und Arzneimittel gegen Reisekrankheit nicht erstattet, PZ 1983, 5, S. 226; PZ 1983, 12, S. 623ff.

654 Dies hat jedoch eine geringe Bedeutung, weil viele Arzneimittel seitdem vom Markt verschwunden sind, vgl. Rosenbrock/Gerlinger, 2006, Gesundheitspolitik, S. 194.

655 PZ 2003, 43, Rücker.

656 Rosenbrock/Gerlinger, 2006, Gesundheitspolitik, S. 182.

657 PZ 1985, 29, S. 1831.

658 Diskutiert seit Anfang der 1950er Jahre (Schmitz, 2005, Geschichte der Pharmazie 2, S. 956.), eingeführt 1978 (PZ 1978, 16, S. 676f). Richtgröße ist zunächst der Arzneimittelpreis (PZ 1993, 43, S. 24f), dann die Packungsgröße (PZ 1993, 43, S. 24f). Seit 1997 erfolgt eine Dynamisierung der Zuzahlungsregelungen (PZ 1996, 60, S. 26), 2003/2004 eine grundlegende Vereinfachung: Nunmehr zahlen gesetzlich Versicherte bei erstattungsfähigen Arzneimitteln 10% des Arzneimittelpreises selbst, dabei aber mindestens fünf und höchstens zehn Euro, PZ 2003, 43, Rücker.

659 Krankenkassen und Kassenärztliche Vereinigung (KV) vereinbaren eine jährliche Obergrenze des Arzneimittelbudgets. Angedroht wurde der – trotz Überschreitung nie vollzogene – Kollektivregress. Seit 2001 gilt die abgewandelte Form vereinbarter Obergrenzen und begleitender Kontrolle der Arzneimittelausgaben vgl. Rosenbrock/Gerlinger, 2006, Gesundheitspolitik, S. 199f.

stellung auf Wirkstoff-Verordnung[660] deren Verordnungsverhalten beeinflussen. Ärzte sollen weniger und kostengünstiger verordnen. Das aut-idem – die Verordnung von Wirkstoffen anstelle konkreter Fertigarzneimittel – erwies sich jedoch als nur mäßig erfolgreich.[661] Zentrales Regulierungsinstrument hinsichtlich der Apotheker ist die Umwandlung der degressiv-prozentualen Aufschläge auf die Einkaufspreise rezeptpflichtiger Arzneimittel in fixe Preisaufschläge.[662] Nicht-rezeptpflichtige Arzneimittel werden aus der Festpreisbildung entlassen. Obwohl die nicht-rezeptpflichtigen Arzneimittel ohnehin nicht mehr erstattet werden, soll der freie Wettbewerb Großhandel und Apotheker zu einem Preiswettbewerb in diesem Bereich anregen. Die gesetzlichen Krankenkassen schließlich sollen zur Ausgabenbegrenzung beitragen, indem sie mit pharmazeutischen Herstellern Verträge über bestimmte Präparate abschließen und entsprechende Rabattverhandlungen führen.[663]

### e) Komplexitätsreduktion als pharmaziepolitische Zielsetzung?

In Deutschland sind Anfang des 21. Jahrhunderts 50.000 Arzneimittel zugelassen.[664] Dies ist als wissenschaftlicher und medizinischer Fortschritt durchaus erwünscht. Aber nicht nur der einzelne Patient, Arzt und Apotheker ist von die-

660 Schmitz, 2005, Geschichte der Pharmazie 2, S. 899. Die Verschreibung des Wirkstoffs ist zwar bereits seit 1989 möglich, wird aber wenig genutzt, PZ 1987, 50, S. 3164ff. Diese Möglichkeit wurde bereits in den 1980er Jahren diskutiert, und es wurden regional Versuche durchgeführt, PZ 1985, 25, S. 1554ff; PZ 1985, 46, S. 2983; PZ 1985, 27, S. 1687f; PZ 1985, 44, S. 2863f; PZ 1986, 25, S. 1427f. Das Modell scheiterte lange am Widerstand von Ärzteschaft (PZ 1984, 50, S. 3125f; PZ 2001, 42, S. 21f) und Pharma-Industrie, PZ 1987, 29, S. 1739; PZ 2002, 14, Vollmer; PZ 2002, 15, Rücker; PZ 2002, 32, Rücker; PZ 2002, 33, Rücker. Seit 2004 sind die Rezeptformulare auf Wirkstoff-Verordnung ausgerichtet, PZ 2004, 14, Sorge; PZ 2004, 40, Sorge.

661 Geringe Kosteneinsparung: PZ 2002, 29, Politik; PZ 2003, 11, Politikticker; viele praktische Probleme: PZ 2002, 40, Kleine-Weischede; PZ 2002, 41, Hasan-Boehme.

662 Schmitz, 2005, Geschichte der Pharmazie 2, S. 958f. Der Verdienst des Apothekers an einem erstattungsfähigen Fertigarzneimittel berechnet sich aus dem Einkaufspreis zuzüglich Aufschlag je Packung abzüglich Kassenrabatt.

663 Nach anfänglichen rechtlichen Unklarheiten (PZ 2007, 12, S. 14; PZ 2007, 16, S. 18; PZ 2007, 36, S. 10; PZ 2007, 44, S. 6f; PZ 2007, 47, S. 6; PZ 2007, 51/52, S. 6; PZ 2008, 1/2, Biermann) werden seit 2007 zunehmend Rabattverträge abgeschlossen, PZ 2005, 3, Rücker; PZ 2007, 7, S. 8; PZ 2007, 9, S. 8; PZ 2007, 9, S. 9; PZ 2007, 10, S. 10; PZ 2007, 39, S. 14; PZ 2007, 45, S. 12.

664 Die Anzahl hat sich seit dem 2. AMG durch Anforderungen an Neuzulassungen, Notwendigkeit der Nachzulassung bzw. -registrierung sowie Neubewertung der „Altarzneimittel" bereits verringert – 1978 waren es rund 140.000 Arzneimittel, wobei jede Stärke und Darreichungsform einzeln gezählt wurde, PZ 1998, 1/2, S. 48ff; gegenüber nur 7.700 in Frankreich, vgl. Rosenbrock/Gerlinger, 2006, Gesundheitspolitik, S. 188.

ser Vielfalt überfordert – selbst die Großorganisationen des pharmazeutischen Großhandels finden sich in der Komplexität der „gesundheitsförderlichen" Mittel nicht mehr ohne Weiteres zurecht.[665] Angesichts dessen zeichnet sich zunehmend die Frage ab, ob und inwieweit die Komplexitätsreduktion des als Arzneimittel zurechenbaren Unterscheidungsbereichs selbst Gegenstand pharmaziepolitischer Zielsetzung werden muss.

Pharmaziepolitisch können Auswirkungen der Komplexität Medizinischer Pharmakon-Kommunikation relevant werden, wenn es zu nennenswerten Schäden aufgrund von Fehleinschätzung[666] der Arzneimittel oder zu einer Über-, Fehl- und Unterversorgung der Bevölkerung kommt.[667] Wenn die Arzneimittelsicherheit unmittelbar als gefährdet erwartet wird, gilt die Politik als direkt verantwortlich.[668] Doch bestimmte Wirkstoffe oder Fertigarzneimittel zu verbieten, ist angesichts der Heterogenität des Arzneimittelbereichs nur in Ausnahmefällen eine Option.[669] Stattdessen sind es insbesondere die Einführung des Bioäquivalenzkriteriums, die Standardisierung von Packungsgrößen und das Bemühen um Arzneimittellisten, die als Regulierungsinstrumente in Richtung einer Komplexitätsreduktion des Arzneimittelbereichs wirken.

Die politisch-rechtliche Definition der Bioäquivalenz reduziert die Komplexität, die mit der Entstehung wirkstoffgleicher Fertigarzneimittel, also der Differenzierung von Originalpräparaten und Generika, einhergeht. Zentrale Frage ist, ob *wirkstoff*gleiche Präparate (gleiche Wirkstoffe, gleiche Dosierung) auch *wirkungs*gleich sind – also sich tatsächlich nur nach nicht-pharmazeutischen Kriterien unterscheiden.[670] Nach der wissenschaftlichen Definition[671] der Bioverfügbarkeit gelten Fertigarzneimittel als wirkungsgleich, wenn der Wirkstoff beider Präparate für den aufnehmenden Organismus annähernd gleich gut verfügbar ist.[672] Dieses Kriterium wird in eine politisch-rechtliche Regulierung überführt, indem das Vorliegen von Bioäquivalenzstudien Zulassungskriterium für Generi-

665 Phagro empfiehlt ihren Mitgliedern, den Bezug von Nahrungsergänzungsmitteln und apothekenüblichen Lebensmitteln vom Abschluss einer Rahmenvereinbarung mit dem Anbieter abhängig zu machen, in der dieser die Verkehrfähigkeit dieser Produkte explizit bestätigt, PZ 2001, 42, S. 76f.

666 PZ 1996, 17, S. 103f.

667 Rosenbrock/Gerlinger, 2006, Gesundheitspolitik, S. 209f.

668 PZ 2001, 34, S. 17f; PZ 2005, 11, Kietzmann; PZ 2006, 13, Hohmann.

669 PZ 1991, 17, S. 5 ; PZ 1995, 39, S. 28.

670 PZ 1978, 47, S. 2149ff; PZ 1986, 30, S. 1767.

671 An den Diskussionen ist wesentlich auch das Zentrallaboratorium deutscher Apotheker beteiligt (vgl. die Berichte über die Expertentreffen des Zentrallaboratoriums zu diesen Fragen in den 80er Jahren in der PZ).

672 Generikum und das entsprechende Referenzarzneimittel werden Probandengruppen verabfolgt und die Aufnahme, Aufnahmegeschwindigkeit etc. des Wirkstoffs in das Blut verglichen, PZ 1978, 47, S. 2149ff.

ka wird.[673] Damit kann die Austauschbarkeit pharmazeutisch äquivalenter Fertigarzneimittel genutzt werden für die Bildung von Festpreisgruppen, Substitutionsgruppen und Rabattverträgen.[674] Mit dem zentralen Zulassungsverfahren werden solche Anforderungen für den EU-Raum vereinheitlicht.[675]

Eine weitere Komplexitätsreduktion hinsichtlich nicht-chemisch-medizinischer Vervielfältigung des Arzneimittelbereichs ist die Einführung standardisierter Packungsgrößen.[676] Derart standardisierte Packungsgrößen sollen nicht nur die Vergleichbarkeit der Herstellerpräparate gewährleisten, sondern vor allem einem übermäßigen Arzneimittelverbrauch sowie einer unsachgemäßen Anwendung von Arzneimitteln entgegenwirken.[677] Eine entsprechende Regelung über Standardpackungen wurde Mitte 1980 zwischen dem Deutschen Apotheker Verein und den Krankenkassen vereinbart[678] und ist seit den 1990er Jahren verbindlich vorgeschrieben.[679]

Orientierung bieten außerdem bereits seit Jahrzehnten unterschiedlich legitimierte Listen. [680] Den Ärzten stehen verschiedenste Preisvergleichs- und Transparenzlisten,[681] Informationssysteme und Handbücher[682] sowie die Arzneimittelkommission der deutschen Ärzteschaft zur Verfügung[683] Auch Apotheker greifen auf Zuarbeit ihrer Standesorganisation in Form von geeigneter Software, Fortbildungen und laufenden Informationen zurück.[684] Dem Patienten schließlich stehen (neben Ärzten und Apothekern) Vergleiche und Empfehlungen von Ver-

673 Vgl. viertes Gesetz zur Änderung des AMG vom 11. April 1990 sowie dazu PZ 1990, 17, S. 72ff.

674 Vergleichbarkeitsdiskussion verläuft ähnlich hinsichtlich der gentechnisch hergestellten Arzneimittel; Generika werden hier als „Biosimilars" bezeichnet, PZ 2006, 38, Gensthaler; PZ 2007, 50, S. 50.

675 PZ 1995, 24, S. 46f; PZ 1995, 26, S. 40; PZ 1999, 15, S. 34ff; PZ 2000, 17, S. 36; sowie Rosenbrock/Gerlinger, 2006, Gesundheitspolitik, S. 188f.

676 Unterschieden wird als Orientierung zwischen der Probierpackung, der Normalpackung für Krankheiten mit voraussichtlich mittlerer Behandlungsdauer und der Langzeitpakkung für die Dauertherapie, für die die Kürzel N1, N2 und N3 eingeführt werden, PZ 1978, 43, S. 1967ff.

677 PZ 1980, 8, S. 395.

678 PZ 1980, 37, S. 1733.

679 PZ 1993, 24, S. 16.

680 Liste der wichtigsten Arzneimittel der WHO, PZ 2002, 43, von PZ.

681 PZ 1978, 4, S. 147ff; PZ 1978, 43, S. 1970ff; PZ 1980, 17, S. 840ff; PZ 1980, 17, S. 840ff; PZ 1981, 29, S. 1431; PZ 1983, 28, S. 1525ff; PZ 1985, 5, S. 257; PZ 1985, 11, S. 665; PZ 1985, 17, S. 1025; PZ 1986, 9, S. 467; PZ 1986, 30, S. 1752; PZ 1987, 6, S. 287; PZ 1988, 15, S. 5; PZ 1988, 34, S. 19ff; PZ 1990, 7, S. 5; PZ 1990, 50, S. 18.

682 PZ 1995, 33, S. 25; PZ 1996, 45, S. 23f; PZ 2003, 15, Becker.

683 PZ 1978, 5, S. 199.

684 PZ 1986, 36, S. 2091ff; PZ 1990, 39, S. 9ff.

braucherschützern[685] und diversen Medien unterschiedlicher Seriosität,[686] sowie die Werbeinformationen pharmazeutischer und anderer Hersteller zur Verfügung.

Gerade seriösere Informationshilfen wie das „Handbuch Selbstmedikation" zeigen, wie voraussetzungsvoll die informierte Verwendung von Arzneimitteln geworden ist. Den Verbraucher können Listen, Handbücher, Internetforen und Gesundheitssendungen für Unterschiede allenfalls sensibilisieren, eine Unterscheidbarkeit von apothekenpflichtigem Arzneimittel und frei verkäuflicher apothekenüblicher Ware im Einzelfall aber nicht garantieren. Das gilt umso mehr, indem sich Darreichungsformen angleichen[687] und Graubereiche zu Marketing- und Vertriebszwecken genutzt werden.[688] Politisch-rechtlich wird darauf reagiert, indem vom Hersteller verlangt wird, dass die Werbung für ein Produkt mit dessen Zwecksetzung übereinstimmt.[689] Die Möglichkeit eines versehentlichen Arzneimittelmissbrauchs durch Fehleinschätzung des Produktes bleibt jedoch gegeben. Die hier verborgenen Risiken werden von neuen wissenschaftlichen Disziplinen – der Versorgungsforschung[690] und der Arzneimittelepidemiologie[691] – in ihrer Dimension untersucht. Die Frage ist offen, unter welchen Umständen daraus pharmaziepolitischer Handlungsbedarf erwächst.

685 PZ 1988, 26, S. 6; PZ 1988, 51/52, S. 7; PZ 1989, 18, S. 7; PZ 1990, 23, S. 5; PZ 1999, 4, S. 59.

686 Beispielsweise Gesundheitszeitschriften, Sendungen und entsprechende Beilagen, die zum Teil von Werbung schwer zu unterscheiden sind. Hinzu kommen zahllose Internetplattformen. Zum Beispiel: PZ 2003, 19, Drude; PZ 2000, 12, S. 24; PZ 2001, 28, S. 20f; PZ 2005, 25, Hollstein; PZ 2005, 31, Rücker; PZ 2006, 51/52, Becker.

687 Bereits für die ersten ergänzten Nahrungsmittel ist die Fertigverpackung Pflicht: § 2 LmvitV (2004); § 4 Abs. 1 DiätV (2008); Nahrungsergänzungsmittel: Art. 1 EG 2002/46; § 2 NemV (2007); Art. 1 Abs. 2 EG 1924/2006.

688 Zu frühen Versuchen in diese Richtung vgl. Stapel, 1988, Die Arzneimittelgesetze 1961 und 1976, S. 73f. Heute regt der BPI explizit an, Mittel im Zweifel als Nahrungsergänzungsmittel oder ergänzte bilanzierte Diät zu deklarieren, vgl. BPI-Service, 2003, Nahrungsergänzungsmittel, Bilanzierte Diäten, S. 5ff. Weshalb sich auch Lebensmittelkonzerne mitunter ein Forschungsinstitut erlauben: Danone – wissenschaftliches Forschungsinstitut (PZ 2002, 50, Gießen)

689 Nahrungsergänzungsmittel: Art. 6 EG 2002/46. Am weitesten geht die health-claims-Verordnung: Freiwillige nährwert- oder gesundheitsbezogene Angaben sind nur erlaubt, wenn sie in einer Liste von erlaubten „claims" aufgeführt sind, den Nährwertprofilen entsprechen, die von der EU festgelegt werden und durch anerkannte wissenschaftliche Nachweise abgesichert sind, VG. EG 1924/2006.

690 Die Versorgungsforschung fragt, wie nützlich Präparate in der täglichen Praxis tatsächlich sind – werden sie doch unter Laborbedingungen getestet, PZ 2005, 13, Rücker.

691 Die Arzneimittelepidemiologie untersucht die Auswirkungen der Arzneimittelanwendung in der Bevölkerung und versteht sich als Basiswissenschaft der Arzneimittelsicherheit, PZ 1996, 1, S. 11ff.

### f) Unerreichbare Ziele – Gefährdung Medizinischer Pharmakon-Kommunikation

Die Defizite im Erreichen der pharmaziepolitischen Zielsetzungen und insbesondere die daraufhin entwickelte Regulierungsaktivität zeigen, dass mit der doppelten Strukturumstellung auf naturwissenschaftliche Chemie und organisationsgarantierte Fertigarzneimittel alle vier pharmaziepolitischen Zielsetzungen zu Fässern ohne Boden werden. Damit ist nicht gesagt, dass politische Ziele früher leicht erreichbar gewesen wären. Pharmakon-Kommunikation kann nur verhindert werden, wenn dazu auch Maßnahmen eingeleitet, also beispielsweise parapharmazeutische Strukturen unterbunden werden. Die Absicherung der Sicherheitserwartung von Arzneimitteln erfordert neben dem Drohpotenzial der Politik zudem eine Verwaltung, die Gesetze umsetzt und deren Befolgung kontrolliert. Die Erweiterung regionaler Verfügbarkeit ist über Monopole oder Vorkaufsrechte ganz unmittelbar mit Kosten verbunden. Doch Ende des 19. Jahrhunderts kommt nicht nur die vierte Zielsetzung der allgemeinen Arzneimittelversorgung hinzu. Unter den neuen semantisch-sozialstrukturellen Bedingungen wird jedes einzelne Ziel letztlich unerreichbar und ist die Annäherung an jede einzelne pharmaziepolitische Zielsetzung vom Erreichen auch der anderen abhängig – doch zugleich konkurrieren sie um finanzielle Ressourcen.

Wirkstoffe sind per definitionem nicht ausschließlich die – guten – Mittel des Arztes. Fertigarzneimittel können zwar für bestimmte Verwendungszwecke zugelassen, nicht aber auf diese Zwecke festgelegt werden. Diese neue Schwierigkeit kann durch den Rückgriff auf die alte Apothekerrolle nicht bearbeitet werden: Der entscheidende Vorteil der Struktur-Identität liegt gerade in seiner rollenunabhängigen Handhabbarkeit. Ausweitung der Verschreibungspflicht, Strafgesetzgebung und restriktive Betäubungsmittelgesetzgebung sollen dieser Entwicklung Rechnung getragen. Doch jede dieser weiteren Kontrollen der Wirkstoff-Arzneimittel ist mit neuen Kosten verbunden.[692] Zugleich kann Kontrolle systematisch nicht annähernd mehr vollständig sein – und je weiter der Durchgriff auf die Verwendung in dieser ebenfalls voranschreitenden „Rhizomisierung" der Fertigarzneimittel gehen soll, desto größer werden die Kosten.

Die sichere Erwartbarkeit der Identität und Qualität von Arzneimitteln unter Bedingung der Nebenwirkungsproblematik zu gewährleisten, ist ebenfalls mit Kosten verbunden. Nach Contergan ist die Möglichkeit von Nebenwirkungen nicht mehr mit Hinweis auf die wirtschaftlichen Interessen und die Seriosität der Hersteller von der Hand zu weisen (wie dies im Vorfeld des Arzneimittelgeset-

692 Das AMG 76 will Wirksamkeit, Qualität und Unbedenklichkeit sicherstellen. Weil das als nicht absolut erreichbar gilt, ist das Ziel, Risiken zu minimieren, vgl. Stapel, 1988, Die Arzneimittelgesetze 1961 und 1976, S. 339.

zes von 1961 der Fall war),[693] wenn Politik nicht ein grundsätzliches Legitimierungsproblem bekommen soll.[694] Doch die möglichen Hürden für die Zulassung von Arzneimitteln und die damit verbundenen Kosten sind potenziell unendlich – kein Sicherungssystem kann die Möglichkeit von Neben- und Wechselwirkungen hinsichtlich aller Lebens- und Medikationszustände völlig ausschließen. Eine Umstellung des derzeitigen Spontanerfassungssystems auf die systematische Beobachtung der erwünschten und unerwünschten Wirkungen könnte an dieser grundsätzlichen Gefahr nichts ändern.[695]

Arzneimittelverfügbarkeit für den Bedarfsfall ist in der Ära der Wirkstoff-Pharmazie ebenfalls strukturell unerreichbar. Vollständige Verfügbarkeit impliziert die Erforschung und Verfügbarkeit des noch nicht Erforschten. War im Mittelalter das Hauptproblem der Betrieb von Apotheken in abgelegenen Gegenden, so geht es bei Verfügbarkeit nun vor allem um die Erforschung von unlukrativen Wirkstoff-Arzneimitteln. Das Ziel, für alle auch künftigen Leiden die in jeder Hinsicht optimale pharmazeutische Wirkung verfügbar zu machen, kann immer nur annäherungsweise erreicht werden, und mit jeder Annäherung sind wiederum Kosten verbunden. Darüber hinaus steht die Infrastruktur eines vollsortierten Großhandels mit steigender Anzahl der Fertigarzneimittel und Konkurrenz durch Teilsortimenter, Arzneimittelimporteure und direkt vertreibende Hersteller auf der Kippe. Alle Arzneimittel zu erforschen und alle bekannten Arzneimittel überall und zu jeder Zeit verfügbar zu halten, wird zunehmend kostenintensiv.

Schließlich impliziert auch das Ziel einer allgemeinen Arzneimittelversorgung letztlich unbegrenzte Kosten. In dem Maße, in dem der Anspruch einer allgemeinen Krankenversicherung(-spflicht) der Bevölkerung besteht, wird deutlich, dass das Umlagesystem Grenzen hat. Ob dies über höhere Beiträge oder staatliche Zuschüsse gelöst wird – in jedem Fall ist der Staat aus Legitimitätsgründen in der Pflicht. Zunehmend unkalkulierbare Kosten resultieren dabei nicht zuletzt aus der Anforderung, Zugang zu medizinischer Versorgung für alle zu ermöglichen; damit gehen Prävention und Abbau gesundheitlicher Ungleichheit mit wiederum neuen Kosten einher. Bezogen auf Arzneimittel kann das heißen, Kenntnisse um Unterschiede und Eigenschaften von Arzneimitteln für deren gesundheitsbewusste Verwendung jedermann zugänglich zu machen.

Jede einzelne dieser Zielsetzungen erweist sich als Fass ohne Boden – darüber hinaus bedingen die Verfolgungen dieser Ziele einander. Vertrauen in die Identi-

693 Stapel, 1988, Die Arzneimittelgesetze 1961 und 1976, S. 247ff.

694 Es handelt sich um eine Erwartungshaltung gerade auch gegenüber der Politik, PZ 1984, 44, S. 2724ff.

695 PZ 1975, 50, S. 1996f; PZ 1987, 22, S. 1310ff; PZ 1997, 14, S. 44f; sowie Rosenbrock/Gerlinger, 2006, Gesundheitspolitik, S. 191.

tät und Qualität der (medizinischen) Pharmaka ist nach wie vor Grundlage ihrer Verwendung über Extremsituationen hinaus. Die Auswirkungen eines Vertrauensverlusts deuteten sich in den 1960er Jahren mit der „grünen Welle" an, als chemisch-synthetische Stoffe unter Pauschalverdacht gestellt wurden.[696] Erst die politische Regulierungsaktivität hat das „Systemvertrauen"[697] bezüglich Medizinischer Pharmakon-Kommunikation wieder hergestellt. Die Strukturstabilisierung Medizinischer Pharmakon-Kommunikation durch politisch-rechtliche Regulierung erweist sich als zunehmend voraussetzungsvoll. In den 1970er Jahren ist mit den Verordnungen über Positiv- und Sperrlisten ein kompliziertes Geflecht von Regelungen entstanden, das zumindest für die Praxis keine gute Überwachungsgrundlage darstellt.[698] Obwohl die gesundheitspolitische Diskussion zunehmend die Beschränkung der Krankenkassenkosten beherrscht, dürfen die anderen drei politischen Zielsetzungen nicht vergessen werden. Sie sind die Voraussetzung für die vierte. Man kann aber auch die vierte nicht aufgeben, wenn man nicht Wahlen und internationales Ansehen verlieren will. Pharmaziepolitische Steuerung hat einen Zielkonflikt, dessen Kernproblem darin besteht, dass es kein Konflikt der Ziele, sondern eine Konkurrenz der Ziele um Finanzierung ist. Dieses Dilemma ist nicht wirtschaftlich-rational lösbar.

### 3. *Versagen des Arzneimittelmarktes*

Arzneimittel als Wirtschaftsgüter zu betrachten, ist uns heute eine Selbstverständlichkeit geworden. Der Apotheker gilt als de facto Einzelhändler, und spätestens seit Anfang der 1980er Jahre mehren sich die Stimmen, die „mehr Wettbewerb" im Arzneimittelbereich anstelle des „staatlichen Dirigismus" fordern.[699] Diese Entwicklung scheint überfällig. Aus Sicht der Verfechter eines liberalisierten Arzneimittelmarktes sind die alten Strukturbesonderheiten des Arzneimittelsektors von der Arzneimittel-Preisbindung über eingeschränkte Werbemöglichkeiten bis hin zur Apotheke als Vertriebsmonopol Eingriffe, die der positiven Ordnungsmacht der unsichtbaren Hand des freien Marktes unnötig entgegensteht. Unverständlich, wie sich diese kostentreibenden, ineffizienten Behinderungen so lange haben halten können – und dysfunktional, dass sie sich aufgrund berufsständischer Partikularinteressen noch immer nicht ganz haben beseitigen lassen.

696 Stapel, 1988, Die Arzneimittelgesetze 1961 und 1976, S. 308.
697 Luhmann, 2000, Vertrauen.
698 Stapel, 1988, Die Arzneimittelgesetze 1961 und 1976, S. 205.
699 PZ 1983, 36, S. 1983.

Hier wird die These vertreten, dass diese ökonomische Sichtweise zwar mit der Umstellung auf wirkstoffbasierte Fertigarzneimittel möglich wird, deren Verteilung aber nicht effizient über freie Marktmechanismen erreicht werden kann. Arzneimittel sind nach wie vor „gefährliche Waren besonderer Art". Sie als Wirtschaftsgüter zu beobachten, setzt vielfältige Invisibilisierungsleistungen voraus, die Marktmechanismen ebenso wenig leisten können, wie der Markt eine medizinisch, politisch und gesellschaftlich effiziente Allokation dieser Güter erreicht. Aus wirtschaftssoziologischer Perspektive werden, so zeigt die Untersuchung des Arzneimittelbereichs, Ursachen für das Versagen der Marktlogik deutlich.

### a) Arzneimittel-Knappheit

Die Mikroökonomie geht von dem für sie interessanten Fall aus, dass Güter knapp sind,[700] also nicht jeder über alles nach Belieben verfügen kann. Die resultierende Leitfrage ist, wie eine optimale Verteilung dieser knappen Güter zustande kommt. Gegenüber staatlicher oder monopolistischer Preissetzung erweist sich der freie Markt als am wirtschaftlich effizientesten: Die Nachfrage bildet sich nach dem verfügbaren Einkommen sowie den Präferenzen des Nachfragers; das Angebot nach technischen Möglichkeiten, Produktionskosten und der Marktbeschränkung.[701] Wenn sich die Nachfrage nach einem knappen Gut und das Angebot dieses Gutes auf einem Markt treffen, dann entsteht ein Marktgleichgewicht. Das Marktgleichgewicht spiegelt den Preis wider, zu dem keiner besser gestellt werden kann, ohne dass jemand anderes schlechter gestellt würde (sogenannte Pareto-Effizienz).[702] Dieses ökonomische Gleichgewicht ist damit eine Situation, in der alle Akteure die bestmögliche Handlung für sich selbst wählen und in der das Verhalten jeder einzelnen Person mit dem der anderen übereinstimmt.[703] Obwohl Effizienz in diesem Sinne wenig über Einkommensverteilung oder ökonomische Gerechtigkeit aussagt – wie auch die Ökonomie

700 „Wenn man es sich recht überlegt, sind die meisten Güter wie Schokoladenkuchen und Eiscreme – man kann von fast allem zuviel haben. Im allgemeinen würden es sich die Leute aber nicht freiwillig aussuchen, zuviel von den konsumierten Gütern zu haben. Warum würde man sich mehr aussuchen, als man will. Der interessante Bereich vom Standpunkt der ökonomischen Wahl ist daher jener, bei dem man von den meisten Gütern weniger hat, als man möchte. Die Entscheidungen, welche die Menschen bewegen, sind von dieser Art, und das sind auch die Entscheidungen, mit denen wir uns beschäftigen werden.", vgl. Varian, 1995, Grundzüge der Mikroökonomik, S. 41.

701 Varian, 1995, Grundzüge der Mikroökonomik, S. 68 (Nachfrage), 350 (Angebot).

702 Varian, 1995, Grundzüge der Mikroökonomik, S. 1ff.

703 Varian, 1995, Grundzüge der Mikroökonomik, S. 273.

weiß –, gilt die Marktpreisbildung bis auf wenige Ausnahmefälle[704] als die jedenfalls effizienteste Lösung des Knappheitsproblems: Nur hier bestehen Anreize, das Optimum zu produzieren, nur hier entstehen keine Wohlfahrtsverluste, nur so gelingt eine Verteilung der Güter nach den Präferenzen und Möglichkeiten der Konsumenten und nur so ist ein erhaltender Umgang mit dem Kapital gewährleistet.[705] Diese Annahmen liegen zugrunde, wenn argumentiert wird, der freie Markt sei gegenüber anderen Möglichkeiten der Verteilung knapper Güter vorzuziehen.

Die Ökonomie als wissenschaftliche Disziplin legt ihren Modellen die Knappheitsannahme als Bedingung wirtschaftlicher Kommunikation zugrunde und reflektiert diese theoretisch auf universelle Mechanismen hin.[706] Die Soziologie dagegen kann Knappheit, Zahlung und Märkte als mögliche soziale Strukturen neben anderen beobachten und daran wirtschaftssoziologisch oder auch gesellschaftstheoretisch anschließen:[707] wirtschaftssoziologisch, indem sie wirtschaftliche Phänomene mit Hilfe soziologischer (statt ökonomischer) Prämissen und Konzepte anders beobachtet;[708] und gesellschaftstheoretisch, indem sie Wirtschaft auf Gesellschaft bezieht und damit nach deren Bedingungen oder Funktion fragt, nach Strukturähnlichkeiten zu anderen gesellschaftlichen Bereichen und nach Beziehungen zu diesen anderen Bereichen ebenso wie zur Gesellschaft insgesamt.[709]

704 Bei hohen Fix- aber niedrigen Grenzkosten, wie etwa im Bahnverkehr, spricht man von einem natürlichen Monopol, vgl. Varian, 1995, Grundzüge der Mikroökonomik, S. 393.

705 Varian, 1995, Grundzüge der Mikroökonomik, S. 15ff, 273f, 393ff, 518ff, 546ff.

706 „Reflexionstheorien unterstellen sich ihrerseits dem Code des Systems, das sie beschreiben, und operieren insofern in dem System. (...) Wer den Code seines Gegenstandes akzeptiert, gibt eben damit die Absicht auf, von außen zu beschreiben.“, vgl. Luhmann, 1990, Die Wissenschaft der Gesellschaft, S. 475, 485.

707 Der wesentliche und unhintergehbare Unterschied liegt im Stellenwert der Prämissen: Im Falle der Ökonomie gelten die Prämissen als Grundlage der Analyse, im Falle der Wirtschaftssoziologie sind die Prämissen selbst Analysegegenstand. Insofern muss ein Brükkenschlag von Ökonomie und Wirtschaftssoziologie – wie er etwa von Mikl-Horke erwünscht wird – ein soziologisches Unterfangen bleiben, vgl. Mikl-Horke, 2008, Klassische Positionen der Ökonomie und Soziologie und ihre Bedeutung für die Wirtschaftssoziologie.

708 So vor allem new economic sociology: Granovetters Anspruch einer Neuen Wirtschaftssoziologie, die auf der Basis genuin soziologischer Konzepte eine Erklärung der Kernbereiche der Marktwirtschaft wie Konkurrenz, Markthandeln von Unternehmen und Preisbildung leisten sollte, vgl. Granovetter, 1985, The Problem of Embeddedness. Im Anschluss auch: Burt, 1992, Structural Holes. Als Überblick: Baecker, 2006, Wirtschaftssoziologie, S. 39ff, Kapitel 33; Beckert/Aspers, 2008, Märkte; Mikl-Horke, 2008, Klassische Positionen der Ökonomie und Soziologie und ihre Bedeutung für die Wirtschaftssoziologie, S. 37.

709 Weber, 1921/1972, Wirtschaft und Gesellschaft; Parsons/Smelser, 1984, Economy and Society; Luhmann, 1999, Die Wirtschaft der Gesellschaft; Baecker, 2006, Wirtschaftsso-

Als Wirtschaftsgut kann Gegenstand dieser ökonomischen Sichtweise alles werden, bei dem ein Angebot und eine Nachfrage aufeinandertreffen – und das ist, wenn man so beobachtet, immer der Fall.[710] Nicht nur Äpfel oder Taschenuhren sind in diesem Sinne Wirtschaftsgüter, sondern auch die Dienstleistungen der Kirche[711] und selbstverständlich Arzneimittel. Das gilt unabhängig davon, ob Arzneimittel als wirkstoffbasierte Fertigarzneimittel oder als traditionelle materia medica vorgestellt werden – dass die Bestandteile aus dem Orient und Mittelmeerraum im Mittelalter nördlich der Alpen schwer verfügbar waren und Fertigarzneimittel hergestellt werden müssen, macht in beiden Fällen die Knappheitsannahme unmittelbar naheliegend. Geht man jedoch soziologisch nicht von Güterknappheit als Grundannahme aus, sondern fragt, was unter welchen Bedingungen als knapp zugerechnet wird, dann werden mehrere Besonderheiten deutlich:

Damit wirtschaftliche Kommunikation als Verteilung knapper Güter überhaupt ansetzen kann, muss zunächst ein Ding als Gut angeboten und von anderer Seite nachgefragt werden. Dass eine derartige Kommunikation zustande kommt, ist bereits für evidente Dinge höchst unwahrscheinlich. Die Wirtschaftsanthropologie zeigt, gegen wieviel Misstrauen und Vorsicht sich erste Tausch- und Handelsbeziehungen zwischen einander Unbekannten durchsetzen mussten.[712] Auch in der modernen Mikroökonomie spielen diese Aspekte der unterschiedlichen Information über die Qualität von Produkten eine Rolle.[713] Bei obskuren Dingen, deren wesentliche Eigenschaften als gerade nicht direkt erkennbar gelten, stehen dem Erfolg einer derartigen Kommunikation umso größere Hindernisse entgegen. Kann man das Qualitätsproblem für evidente Güter auf die Formel bringen: „Was die <Novizen> nach dem Kauf überprüfen können, das müssen die <Experten> vor dem Kauf garantieren“[714], so gilt im Falle obskurer Mittel, dass die „Novizen“ die Qualität weder vor noch nach dem Kauf, sondern überhaupt nicht überprüfen können. Sie können nicht einmal die Identität beurteilen.

Durch die Erwartung außeralltäglicher Wirksamkeiten wird diese Behinderung keineswegs behoben. Denn wenn ohnehin schon Betrug erwartet wird, so hätte ein solcher hier völlig untragbare Konsequenzen. Dass überhaupt theoretisch Interesse daran besteht, auf ein Pharmakon als obskures Ding mit außeralltäglicher Wirkung zuzugreifen, setzt voraus, dass die Identität und Qualität die-

ziologie, S. 50f; Mikl-Horke, 2008, Klassische Positionen der Ökonomie und Soziologie und ihre Bedeutung für die Wirtschaftssoziologie, S. 30.

710 Daraus resultiert der Ansatz von Gary Becker, soziales Verhalten insgesamt ökonomisch zu modellieren, vgl. Becker, 1976, The Economic Approach to Human Behaviour.

711 Stöber, 2005, Kirche - gut beraten?; Henkel, 2009, Die Funktion der Gemeinde.

712 Baecker, 2006, Wirtschaftssoziologie, S. 100.

713 Varian, 1995, Grundzüge der Mikroökonomik, S. 589ff.

714 Baecker, 1988, Information und Risiko in der Marktwirtschaft, S. 100.

ses Pharmakons trotz seiner Obskurität als verlässlich erwartet wird. Wenn ein obskures, außeralltäglich wirksames Ding als Arzneimittel trivialisiert ist, so hat das die weitere Implikation, dass Mängel in der Identität und Qualität nicht nur pharmazeutische und wirtschaftliche Kommunikation beeinträchtigen. Medizinische Kommunikation setzt verlässliche Wirksamkeit der Mittel des Arztes für die Therapie voraus. Täuschung und Betrug[715] haben somit auch medizinische Konsequenzen.

Damit eine Knappheitskommunikation bezüglich Arzneimitteln ansetzen kann, müssen erheblich höhere Hürden bereits genommen sein, als das bei wirtschaftlicher Kommunikation über evidente Dinge der Fall ist. Doch selbst wenn diese Grundvoraussetzungen gegeben sind, wenn ein obskur-außeralltäglich wirksames Pharmakon als Arzneimittel trivialisiert und dessen Identität und Qualität als verlässlich erwartet wird, ist das konkrete Arzneimittel noch immer nicht knapp: Nachgefragt wird ein Arzneimittel vielmehr erst, wenn die medizinische Therapie genau dieser außeralltäglichen Wirksamkeit als Therapeutikum bedarf. Dies benennt bereits zwei weitere Besonderheiten der Knappheit von Arzneimitteln: Erstens ist die konkrete Nachfrage normativ medizinisch bestimmt und zweitens ist weniger das konkrete Ding knapp als vielmehr die *Verfügbarkeit* des bekannten Arzneischatzes insgesamt. Während die Besonderheit, ein Pharmakon als risikofrei erwartbar zu machen, generell gilt, also für Haarwuchsmittel, Abtreibungsmittel und Arzneimittel gleichermaßen, so beziehen sich diese weiteren Besonderheiten allein auf Arzneimittel.

Arzneimittel zeichnen sich seit Hippokrates und bis mindestens ins 16. Jahrhundert per definitionem dadurch aus, dass sie vom Arzt als eine seiner Möglichkeiten zur Heilung von Krankheiten eingesetzt werden. Es ist deshalb zwar der Patient, dem das Arzneimittel nützen soll und der es im Zweifel auch bezahlt. Doch der Patient fragt nicht ein konkretes Arzneimittel nach, sondern die richtige medizinische Therapie zur Heilung seiner Krankheit. Weder das Arzneimittel noch die therapeutische Nützlichkeit des Arzneimittels steht im Beurteilungsvermögen des Patienten. Die Nachfrage nach einem Arzneimittel basiert deshalb nicht auf den Präferenzen des Patienten. Der Zugriff auf das Arzneimittel wird nicht wirtschaftlich, sondern medizinisch ausgelöst.[716] Knapp ist ein Arzneimittel deshalb nicht für den Patienten, sondern für den Arzt bezie-

715 Baecker, 2006, Wirtschaftssoziologie, S. 48f.

716 Wenn der Patient vermittelt über den Arzt auf das Arzneimittel zugreift, so vergrößert sich nicht sein Bestand an Arzneimitteln, denn er verwendet es ja; zugleich kann zwar kein anderer mehr darauf zurückgreifen, aber wer nicht krank ist, hat daran auch kein Interesse. Schließlich findet der Zugriff auf das Arzneimittel nicht aus wirtschaftlichen Gründen (Eigentum, Zahlung) Zustimmung, sondern weil dem Kranken geholfen werden muss, gesund zu werden. Vgl. zur Operation Knappheit: Baecker, 2006, Wirtschaftssoziologie, S. 14.

hungsweise die medizinische Kommunikation: knapp für den Arzt, wenn er es benötigt, um die beste medizinische Therapie durchführen zu können, erforderlich für den Erfolg medizinischer Kommunikation, weil es die Möglichkeiten der Krankenbehandlung ausweitet.

Macht man diesen Perspektivwechsel mit und akzeptiert, dass die Nachfrage nach Arzneimitteln jeweils medizinisch ausgelöst ist, wird die zweite Besonderheit der Knappheit von Arzneimitteln sichtbar: Knapp ist die Verfügbarkeit von Arzneimitteln. Krankenbehandlung zeichnet sich durch eine besondere Unvorhersehbarkeit bei gleichzeitiger Dringlichkeit aus. Wer krank wird, wird dies in der Regel unvorhergesehen, braucht dann aber sofort Hilfe. Erfolgreiche Krankenbehandlung setzt aus diesem Grund voraus, dass die Mittel zur Behandlung von Krankheiten in diesem konkret unvorhersehbaren, dann aber dringlichen Fall zur Verwendung bereitstehen. Die Nachfrage nach Arzneimitteln ist deshalb nicht ausreichend beschrieben, wenn man sie allein auf die dann eingetretene dringliche Nachfragesituation bezieht. Hinzu kommt die Nachfrage nach der *Verfügbarkeit* des gesamten bekannten Arzneischatzes *für* diesen Fall. Um seiner Aufgabe, die jeweils bestmögliche Krankenbehandlung durchzuführen, gerecht zu werden, muss der Arzt nicht nur über ein umfangreiches Wissen verfügen, sondern im dann unvorhergesehen eintretenden Fall auf alle bekannten Mittel zurückgreifen können. Die Komplexität medizinischer Kommunikation kann nur aktualisiert werden, wenn die von ihr vorgesehenen Mittel auch verfügbar sind.

Mit dieser jeweils medizinisch ausgelösten Nachfrage nach Arzneimitteln bzw. nach dem Arzneischatz insgesamt geht einher, dass die Verteilung knapper Arzneimittel nach medizinischen Effizienz-Gesichtspunkten erfolgen muss. Diese ist nicht mit einer mikroökonomisch effizienten Güterverteilung kompatibel, nach der sich die Nachfrage für das jeweilige Gut aus dem verfügbaren Einkommen und der jeweiligen Präferenz ergibt. Wer todkrank ist und deshalb eine absolute Präferenz für die medizinische Therapie hat, die ihn retten soll, müsste – wirtschaftlich rational – sein gesamtes Einkommen für diese Therapie einsetzen. Medizinische Kommunikation legitimiert sich jedoch bereits seit dem hippokratischen Eid mit der Selbstverpflichtung, die medizinische Kunst jedem, der ihrer bedarf, zur Verfügung zu stellen – oder doch zumindest derartige Notsituationen nicht auszunutzen. Dementsprechend bildet sich der Preis für medizinische Dienstleistungen traditionell nicht nach Marktgesichtspunkten. Der Arzt erhält ein Honorar als Ehrengeschenk oder als fixes „Verfügbarkeitsendgeld“, das unabhängig davon gezahlt wird, ob man seiner bedarf oder nicht.[717] Honorare in diesem Sinne sind die Lösung überall da, wo zwar ein Sachverhalt auf

717 Ridder, 1990, Im Spiegel der Arznei, passim; Schmitz, 2005, Geschichte der Pharmazie 2, S. 563.

Knappheit hin beobachtet werden kann, eine im wirtschaftlichen Sinne effiziente Verteilung aber zu unerwünschten Ergebnissen führt.[718]

Zusammenfassend sind drei Besonderheiten der Knappheit von Arzneimitteln festzuhalten: Erstens ist Bedingung für Knappheit von Arzneimitteln, dass deren Identität und Qualität normativ als gegeben erwartet werden kann. Qualitätsunterschiede und Betrug müssen ausgeschlossen sein, damit eine Nachfrage überhaupt zustande kommt. Zweitens ist die Nachfrage nach einem konkreten Arzneimittel immer medizinisch ausgelöst. Nachfrage resultiert nicht aus dem Zugriff anderer, sondern aus der medizinischen Diagnose einer Krankheit und der Verwendung des Arzneimittels als Therapeutikum. Drittens schließlich ist nicht das einzelne Arzneimittel der sinnvolle Gegenstand von Knappheitsbeobachtungen, sondern die Verfügbarkeit des bekannten Arzneischatzes insgesamt. Nur wenn der Medizin alle Mittel zur Verfügung stehen, kann sie beim Eintreten des konkret unvorhersehbaren Krankheitsfalls auf das jeweils gebotene Mittel auch zurückgreifen.

### b) Entstehung des Arzneimittels als Wirtschaftsgut

Wie für die Preisbildung der ärztlichen Dienstleistung, so muss auch die Preisbildung der Arzneimittel medizinischen Effizienzkriterien entsprechen. Schwierigkeiten ergeben sich aus der unterschiedlichen „Wirtschaftlichkeit" der einzelnen Arzneimittel: Jeweils für sich betrachtet unterscheiden sich Arzneimittel danach, wie aufwendig ihre Beschaffung ist und wie häufig sie zum Einsatz kommen. Daraus ergeben sich zwei Extremfälle: einerseits besondere Arzneimittel, die sehr teuer in der Beschaffung sind und zugleich sehr selten für eine Therapie tatsächlich benötigt werden; andererseits Standard-Arzneimittel, die unproblematisch nach Bedarf beschafft werden können und zugleich sehr häufig therapeutische Verwendung finden.[719] Solange, wie in der Antike, unter Pharmaka

718 Dass diese Möglichkeit, eingetretene Notfälle gerade auch finanziell auszunutzen, für Ärzte immer noch besteht, zeigt ein (besonders krasser) Beitrag, den Karl Lauterbach aus einem geschlossenen Internetforum für Ärzte zitiert: „An einem angekündigten Tag legen wir Chirurgen, alle gemeinsam, ohne Notversorgung und Notdienste die Skalpelle zur Seite, im ganzen Deutschland. (...) An einem anderen Tag sind die Frauenärzte dran. Die Wehen kommen, die Geburt geht nicht klar, die Hebamme kommt nicht weiter und der Frauenarzt ... keiner da! Schaaade! Dann die Anästhesisten. Die Milz ist zerrissen, der Verletzte verblutet, der Narkosearzt ist nicht da! Schaaade! Usw. (...). Es (das Volk, K. L.) wird begreifen, dass der Arzt Geld kostet und zwar *soviel wie dieser möchte* <Hervorhebung AH> (...).", vgl. Lauterbach, 2008, Der Zweiklassenstaat, S. 77.

719 Die Oberbezeichnung Standard-Arzneimittel verwendet im 20. Jahrhundert der Arzneimittelhersteller Stada für sein Sortiment besonders häufig verwendeter Generika. Hier bezieht sich der Begriff nicht auf dieses spezifische Hersteller-Sortiment, sondern auf ge-

Gegenstände verstanden werden, die leicht und ohnehin nach Bedarf beschaffbar sind, wirkt sich diese Besonderheit nicht aus. Setzt sich der Arzneischatz aber zu einem erheblichen Teil aus teuren Handelsgütern und aufwendigen Zubereitungen zusammen, entstehen Beschaffungs- und Lagerkosten für die Verfügbarkeit der materia medica. Um die gesamte materia medica auf dem Komplexitätsniveau bereitzuhalten, das sie in der arabischen Weiterentwicklung erreicht hat, bedarf es des Handels, also der Abenteurer, die solche Dinge beschaffen, transportieren und auf einem Markt anbieten.

Es entsteht die Situation, dass die Medizin der Wirtschaft für die Herstellung der Verfügbarkeit der Gesamtheit ihrer Therapiemöglichkeiten bedarf und zugleich umgekehrt die Wirtschaft auf die Medizin angewiesen ist, damit überhaupt eine Nachfrage entsteht. Auf diese Weise geraten die Gewalttätigkeit der Knappheit[720] und die normative Friedfertigkeit der Therapie miteinander in Konflikt. Wenn Arzneimittel nicht ohne Weiteres verfügbar sind, liegen drei Gewaltmöglichkeiten in der Logik der Knappheitskommunikation: Erstens die Sortimentsbeschränkung in dem Sinne, dass nur verfügbar gehalten wird, was oft genug nachgefragt wird, um einen vernünftigen Marktpreis zu erzielen; zweitens die Marktpreisnutzung in dem Sinne, dass der jeweils maximale Preis auch verlangt wird; und drittens schließlich der Betrug in dem Sinne, dass Dinge minderer Qualität oder mangelnder Identität angeboten werden. Diese drei Gewalttätigkeiten der Knappheitskommunikation laufen den Interessen medizinischer Kommunikation zuwider: Sortimentsbeschränkung ist nicht erwünscht, weil die Medizin dann nicht alle Therapiemöglichkeiten nutzen kann, die ihr potenziell zu Gebote stehen; Marktnutzung ist unerwünscht, weil dies der altruistischen Selbststilisierung der Medizin zuwiderliefe; und der Betrug ist unerwünscht, weil er den Erfolg der medizinischen Therapie infrage stellt. Nachfrage besteht also nach dem Gesamtsortiment in verlässlicher Qualität und das zu medizinisch gerechten Preisen – Marktpreise für einzelne Arzneimittel gibt es deshalb allein für „Wundermittel", die aber nur in Ausnahmefällen (wie dem Theriak in der Pestzeit) zur materia medica gehören.

Der Bereithaltung des gesamten bekannten Arzneischatzes zu medizinisch (statt wirtschaftlich) insgesamt effizienten Preisen ist in der Ära der humoralpathologischen Arzneimittel ohne politisch-rechtliche Regulierung nicht möglich. Zentrale Regulierungsadresse ist die Apothekerrolle:[721] Gewährleistung von

nerell häufig verwendete und zugleich günstig herstellbare Arzneimittel. Auch die Standard-Arzneimittel der Stada gehören jedoch – als besonders häufig verwendete – zu den Standard-Arzneimitteln im hier definierten Sinne.

720 Baecker, 2006, Wirtschaftssoziologie, S. 27ff.

721 Adlung, 1931, Vergleichende Zusammenstellung der ältesten deutschen Apothekerordnungen, S. 7ff; Schmitz, 1966, Mörser, Kolben und Phiolen, S. 87; Schmitz, 1998, Ge-

Identität und Qualität, Abgabe nur nach ärztlicher Anordnung, Bereithaltung eines staatlich festgelegten Sortiments[722] und die staatlichen Arzneimittelabgabepreise der Arzneitaxe[723] operationalisieren die Verpflichtung des Apothekers auf Einhaltung medizinischer Effizienzkriterien. Vom Apotheker als „Kaufmann" kann insofern keine Rede sein – er ist gerade *nicht* frei in der Gestaltung der Qualität, der Abgabe- bzw. Dispensierbedingungen, des Sortiments und des Preises,[724] das bleibt so bis Ende des 19. Jahrhunderts.[725] Allerdings ist vom Verfügbarkeitsstandpunkt her diese Regulierung des Arzneimittelbereichs nur hinsichtlich der besonderen Arzneimittel erforderlich. Über das Prinzip der Mischkalkulation, wie es mit einer Arzneitaxe für besondere und Standard-Arzneimittel einhergeht, gelingt es jedoch, dass sich die Bereithaltung des Gesamtsortiments zu medizinisch-effizienten Preisen selbst finanziert.

Das Prinzip der Selbstfinanzierung durch Mischkalkulation stößt mit weiter werdenden Handelswegen und entsprechend höheren Anschaffungskosten und Lagerwertverlusten der ohnehin schon teureren und zudem selten verwendeten Arzneimittel an seine Grenzen. Eine Anpassung des Preisniveaus der Arzneitaxe kann dies nur teilweise kompensieren: Solche „Apothekerpreise"[726] hinsichtlich der Standard-Arzneimittel zu unterbieten, liegt für Ärzte und ähnliche Personengruppen[727] nahe. Bleiben der Apotheke aber nur die unlukrativen besonderen Arzneimittel, wird ihr Betrieb unrentabel und die Verfügbarkeit des gesamten

schichte der Pharmazie 1, S. 451; Ridder, 2000, Der wahre Charakter des Apothekers, S. 74.

722 Nicht umsonst leitet sich der Begriff Apotheke ab von gr. αποτιθημι – ich lege nieder, vgl. Schmitz, 1966, Mörser, Kolben und Phiolen, S. 27, 80.

723 Der Begriff der „Taxe" bezeichnete dabei ursprünglich eine Gebühr für die Inanspruchnahme eines Priesters für bestimmte sakrale Amtshandlungen, vgl. Schmitz, 1998, Geschichte der Pharmazie 1, S. 564. Die Titel 46 und 47 der Constitutiones Medicinalis regeln diese Verpflichtungen und Befugnisse der Rolle des „confectionarius" und seiner „statio", also des Apothekers und der Apotheke, vgl. Schmitz, 1966, Mörser, Kolben und Phiolen, S. 87; Schmitz, 1998, Geschichte der Pharmazie 1, S. 507ff, 525ff.

724 Bei den staatlichen Kontrollen bleibt es bis Ende des 19. Jahrhunderts, insbesondere in Preußen haben dabei jedoch oft auch Mediziner die Oberaufsicht, vgl. Schiedermair, 1981, Die Apotheke und ihre Überwachungsbehörde; Hügel/Spegg, 1983, Apothekenbesichtigung, S. 12; Schmitz, 2005, Geschichte der Pharmazie 2, S. 918ff.

725 Adlung, 1931, Vergleichende Zusammenstellung der ältesten deutschen Apothekerordnungen; Schmitz, 1998, Geschichte der Pharmazie 1, S. 568ff; Schmitz, 2005, Geschichte der Pharmazie 2, S. 858ff.

726 Auf das Ungerechtfertigtsein des Vorwurfes der „Apothekerpreise" weist bereits Adam Smith hin, vgl. Smith, 1991, Wealth of Nations, S. 108.

727 Schon im 14. Jahrhundert begann mit umherziehenden ungarischen Zigeunern der Olitätenhandel. Davon abgesehen machten auch „heilige Nothelfer" den Ärzten und Apotheker Konkurrenz, vgl. Landesausstellung, 1991, Kunst des Heilens, S. 447f; Bernschneider-Reif, 2001, Laboranten, Destillatores, Balsamträger, S. 43; Anagnostou, 2003, Jesuitenapotheken vom 16. bis 18. Jahrhundert und ihr Publikum, S. 62.

Arzneischatzes in zuverlässiger Qualität gefährdet.[728] Ist diese Verfügbarkeit politisch erwünscht, so ist eine Lösung die Hofapotheke: Hier ist der Apotheker bei Hofe angestellt[729] und der Fürst trägt die Kosten für die Verfügbarkeit medizinisch-pharmazeutischer Hilfe.[730] Die Alternative dazu ist die Vergabe von Privilegien für den Apothekenbetrieb, insbesondere in Form einer Begrenzung der Apothekenzahl[731] (Monopolstellung des Apothekers)[732] oder durch Sonderrechte für die Abgabe bestimmter Produkte (v. a. Schankrecht und Zucker).[733] Mitunter wird gar eine Anschubfinanzierung für Apothekengründung angeboten.[734] Bis Ende des 19. Jahrhunderts bleibt der Betrieb einer Apotheke vielfach auf diese zusätzlichen Verdienstquellen angewiesen.[735]

728 Die Bedeutung, die ein ausreichendes Einkommen des Apothekers nicht zuletzt für den Arzt hat – denn die Wirksamkeit seiner Therapie ist von der Wirksamkeit der von ihm verschriebenen Pharmaka abhängig –, wird beispielsweise für die Stadt Zürich deutlich herausgearbeitet, vgl. Mannetstätter, 2004, Diethelm Lavater II, S. 21ff.

729 Berendes, 1967, Das Apothekenwesen, S. 93.

730 Man könnte hier von einem Marktpreis insofern sprechen, als der Preis der Hofapotheke sich aus dem verfügbaren Einkommen des Fürsten und dessen Präferenz für Verfügbarkeit medizinischer Hilfe ergibt.

731 Adlung, 1931, Vergleichende Zusammenstellung der ältesten deutschen Apothekerordnungen, S. 9f; Urdang/Dieckmann, 1955, Einführung in die Geschichte der deutschen Pharmazie, S. 27ff; Stoll, 2000, Die Apotheken am bayerischen Untermain, S. 13; Krafft, 2002, Christus ruft in die Himmelsapotheke, S. 63.

732 Die Berechtigung zum Betrieb einer Apotheke beruhte auf der Vergabe eines Privilegs, einer Real- oder Personalkonzession durch Landesherrn oder Stadtrat. Zwar bestand bis in das 15. Jahrhundert vielerorts Niederlassungsfreiheit, doch diese wurde durch die Notwendigkeit der staatlichen Genehmigung, die Einrichtung stadt- oder hofeigener Apotheken sowie die exklusive Erlaubnis des Verkaufs bestimmter Produkte soweit eingeschränkt, dass de facto doch Niederlassungsbeschränkung bestand, vgl. Berendes, 1967, Das Apothekenwesen, S. 88; Schmitz, 1998, Geschichte der Pharmazie 1, S. 534ff.

733 Apotheker erhielten schon früh Sonderberechtigungen für die Bereitung und den Ausschank von Spirituosen und Gewürzweinen, den Verkauf von Parfümerien und Räucherwerk, die Anfertigung von Zuckerwerk und Marzipan. Apotheker hatten in der Neuzeit meist das Arznei- und Giftmonopol sowie oft die Erlaubnis zum Gewürz- und Materialhandel. Nachdem infolge der Niederlassungsfreiheit unter französischer Besatzung die Qualität stark gesunken war, durften nur noch privilegierte und approbierte Apotheker Arzneimittel und Gifte für den Endvertrieb handeln. Von der Gewerbeordnung 1861 wurden die Apotheker explizit ausgenommen, wobei jedoch Rezeptsammelstellen und Botendienste eingeschränkt erlaubt wurden, vgl. Peters, 1910, Aus pharmazeutischer Vorzeit, S. 26ff; Berendes, 1967, Das Apothekenwesen, S. 85f, 254; Wolf, 1996, Über die Anfänge der Pharmaziegeschichtsschreibung, S. 60; Schmitz, 2005, Geschichte der Pharmazie 2, S. 834f. 870ff; Landgraf, 2004, Heilen außerhalb der Medizinal-Ordnung, S. 16.

734 Diese staatliche Privilegierung des Apothekenbetriebs ging mitunter soweit, dass einige Städte (im 14./15. Jahrhundert) einen Apotheker anstellten, ihm Räume zur Verfügung stellten oder eine Anschubfinanzierung leisteten, vgl. Schmitz, 1998, Geschichte der Pharmazie 1, S. 543.

735 Schmitz, 1966, Mörser, Kolben und Phiolen, S. 104-111; Schmitz, 2005, Geschichte der Pharmazie 2, S. 727f.

Mit der Umstellung auf wirkstoffbasierte Fertigarzneimittel verändern sich die Bedingungen dieses Regulierungszusammenhangs: Erstens wird mit der Originalverpackung der technisch reproduzierbare Wirkstoff als Fertigarzneimittel unabhängig von der jeweils persönlichen Prüfung durch einen Apotheker. Als Fertigarzneimittel tritt das Arzneimittel in das Zeitalter der technischen Reproduzierbarkeit ein.[736] Zweitens stellt sich die mit Naturrohstoffen einhergehende Knappheitsproblematik nicht mehr. Bislang lag die Schwierigkeit gerade darin, dass zwar einige Arzneimittel als Wirtschaftsgüter betrachtet werden konnten, dies aber nicht für *jedes* Arzneimittel galt. Die Synthesechemie ermöglicht die synthetische Nachbildung natürlicher Wirkstoffe,[737] so dass *alle* wirkstoffbasierten Fertigarzneimittel – einmal entdeckt – relativ einfach und billig herzustellen sind.[738] Zudem können Wirkstoffe in wesentlich lager- und transportfähigere Arzneiformen gebracht werden als die meist flüssigen Zubereitungen der alten materia medica.[739] Die Nachfrage nach jedem einzelnen Wirkstoff-Fertigarzneimittel wird zeitlich (größere Lager- und Transportfähigkeit), sachlich (größere Wirksamkeit) und sozial (da insgesamt billiger) erheblich erweitert. Die Entstehung der allgemeinen Krankenversicherung fördert die Ausweitung der sozialen Verfügbarkeit zusätzlich.[740]

Die Unterscheidung zwischen besonderen und Standard-Arzneimitteln wird hinfällig. Konkrete Arzneimittelnachfrage ist nach wie vor medizinisch ausgelöst, aber mit Originalverpackung und Synthesechemie gibt es kein Gefälle mehr, das eine Mischkalkulation notwendig macht. Mit der Umstellung auf Wirkstoff-Fertigarzneimittel ist es möglich, Arzneimittel als Wirtschaftsgüter zu betrachten. Wenn der gesamte Arzneischatz sich aus Wirkstoff-Fertig-arzneimitteln zusammensetzt, dann kann jedes dieser Arzneimittel einzeln als Wirtschaftsgut betrachtet werden, weil alle gleichermaßen kostengünstig herstellbar

736 Walter Benjamin beschreibt die Auswirkungen der „technischen Reproduzierbarkeit" auf Kunstwerke. Bei allen Unterschieden zwischen Kunstwerken und Pharmaka treffen seine Überlegungen etwa hinsichtlich der schwindenden „Autorität der Sache" und der schwindenden „Aura" analog auch hier zu, vgl. Benjamin, 1963, Das Kunstwerk im Zeitalter seiner Technischen Reproduzierbarkeit, S. 13.

737 Die erste Voll-Synthese gelang für das Alkaloid Coniin im Jahr 1886, vgl. Schmitz, 2005, Geschichte der Pharmazie 2, S. 474ff.

738 Nach Auslaufen des Patents liegen Inhaltsstoffe und Herstellungsverfahren offen. Es entstehen dann Nachahmerprodukte, die Generika, vgl. Stapel, 1988, Die Arzneimittelgesetze 1961 und 1976, S. 609ff; Schmitz, 2005, Geschichte der Pharmazie 2, S. 1045.

739 Geradezu symbolisch für solche Arzneiformen: die Tablette, vgl. Ridder, 1990, Im Spiegel der Arznei, S. 326; Schmitz, 2005, Geschichte der Pharmazie 2, S. 495ff.

740 Schon im Jahr 1914 sind 25% der Bevölkerung krankenversichert und haben damit Zugang zu bislang einer Oberschicht vorbehaltenen Gesundheitsleistungen wie Arzneimitteln, vgl. Tauschnitz, 1999, Krankenkassen – Zwang oder Segen?, S. 52ff.

sind. Es entfällt die Notwendigkeit, die Bereithaltung der besonderen durch die Standard-Arzneimittel zu subventionieren.

### c) Besonderheiten der Arzneimittelverfügbarkeit

Über den Strukturwandel zum wirkstoffbasierten Fertigarzneimittel hinweg bleiben die historisch gewachsenen, pharmaziepolitischen Zielsetzungen relevant: Es soll gewährleistet sein, dass die Identität und Qualität bzw. Wirksamkeit (gesundheitlicher Verbraucherschutz) von Arzneimitteln verlässlich erwartbar ist und diese regional (Versorgungssicherheit) wie sozial (wirtschaftlicher Verbraucherschutz) verfügbar sind.[741] Unter Bedingung der Wirkstoff-Fertigarzneimittel scheinen diese Kriterien pharmaziepolitischer Effizienz mit auf pareto-Effizienz hinzielenden Marktmechanismen erreichbar. Doch diese Erwartung ist nicht zutreffend: Erstens ist Nachfrage nach (Fertig-) Arzneimitteln nach wie vor eine medizinische Nachfrage, zweitens erweitert sich Knappheit mit dem Verfügbarkeitsanspruch auf neu zu erforschende Arzneimittel, drittens sind bezüglich Arzneimitteln im Unterschied zu anderen Industrieprodukten Qualitätsunterschiede normativ ausgeschlossen und viertens bewirkt ein freier Wettbewerbsmarkt die Fehlleitung von Forschungsinvestitionen.

Mit den Wirkstoff-Fertigarzneimitteln scheinen die Effekte der besonderen Form der Nachfrage nach Arzneimitteln über den Markt regelbar. Dies ist jedoch ein Fehlschluss. Das mittelalterliche Verfügbarkeitsproblem ist zwar zunächst gelöst, doch es verstärkt sich die Möglichkeit nicht-medizinischer Arzneimittelnachfrage: Gerade weil Fertigarzneimittel vergleichsweise billig sind, ist es möglich und liegt es nahe, sie auch bei leichten oder sehr leichten Befindlichkeitsstörungen zu verwenden. Derartige nicht-medizinische Verwendung von Arzneimitteln läuft als intendierter oder versehentlicher Arzneimittelmissbrauch pharmaziepolitischen Zielsetzungen zuwider. Jedem kranken Menschen sollen alle Möglichkeiten der Medizin zur Verfügung stehen, aber nur für die medizinische Verwendung. Im Falle der verschreibungspflichtigen Arzneimittel ist dies offensichtlich. Nachfrage kann nur entstehen, wenn der Arzt die medizinische Therapieentscheidung der Arzneimitteltherapie wählt. Im Falle der nicht verschreibungspflichtigen Arzneimittel trifft zwar der Patient die Nachfrageentscheidung, doch ist auch dies eine Entscheidung mit Bezug auf die Heilung einer Krankheit. Dem trägt der Begriff der „Selbst*medikation*" Rechnung. Nur weil Nachfrage nach Arzneimitteln normativ als medizinisch gilt, besteht der ethische Anspruch, dass die Gemeinschaft für die Kosten dieser Therapie aufkommt. Insofern mag

741 Vgl. auch Prinz, 2004, Apothekenabgabepreise, S. 183.

man unter Annahme eines misstrauischen Menschenbildes mithilfe von Eigenbeteiligungen dafür Sorge tragen wollen, dass Patienten medizinische Leistungen nur dann nachfragen, wenn sie *wirklich* krank sind – gerade das verdeutlicht aber den normativ medizinischen Charakter der Arzneimittelnachfrage.[742]

Der zweite Grund, aus dem heraus eine reine Marktlogik im Arzneimittelbereich versagt, liegt darin, dass die sofortige Verfügbarkeit aller bekannten Arzneimittel mehr denn je pharmaziepolitische Zielsetzung und damit Effizienzkriterium der Arzneimitteldistribution ist.[743] Wirkstoffbasierte Fertigarzneimittel erleichtern dank der Synthesechemie im ersten Schritt diese Verfügbarkeit. Doch mit der pharmazeutischen und nicht-pharmazeutischen Komplexitätssteigerung des als Arzneimittel zurechenbaren Gegenstandsbereichs wird die Gewährleistung der Verfügbarkeit der *gesamten* materia medica zunehmend aufwendig. Seit Langem ist dieser Verfügbarkeitsanspruch nur durch den pharmazeutischen Großhandel möglich. Eine Aufrechterhaltung der Vollsortierung wird jedoch logistisch und betriebswirtschaftlich immer anspruchsvoller. Hinzu kommt, dass Verfügbarkeit des gesamten Arzneischatzes nunmehr auch die Erforschung medizinisch einsetzbarer Wirkstoffe impliziert. Die Verfügbarkeits-Knappheit verschiebt sich von der Bereithaltung bekannter Mittel in die Erforschung noch unbekannter Mittel. Die Besonderheiten von Arzneimitteln gegenüber anderen Dingen einschließlich anderer Pharmaka tauchen so in neuem Gewand wieder auf.

Produktmärkte zeichnen sich aus ökonomischer sowie wirtschaftssoziologischer Perspektive durch eine Differenzierung über qualitätsbegründete Preisunterschiede aus.[744] Der dritte Grund für das Versagen reiner Marktlogik ist, dass im Arzneimittelbereich Wettbewerb auf der Qualitätsebene strukturell ausgeschlossen ist. Im Falle patentgeschützter Arzneimittel kann per definitionem kein Qualitätswettbewerb stattfinden, weil mit der Patentierung einem innovativen Produkt oder Verfahren eine zeitlich befristete Monopolstellung eingeräumt wird. Zudem müssen die Krankenkassen für patentgeschützte Arzneimittel den vom Hersteller *gesetzten* Preis zahlen. Die Höhe des Absatzes hängt deshalb nicht vom Preis, sondern von der Verordnungshäufigkeit ab. Die Budgetierung der 1990er Jahre zielte genau auf diese Schwierigkeit und ist auch genau an dieser Schwierigkeit gescheitert. Denn wenn ein Arzneimittel als innovativ im Sinne therapeutischer Verbesserung patentiert ist, kann von verantwortungsvol-

742 Rosenbrock/Gerlinger, 2006, Gesundheitspolitik, S. 109.

743 Das heißt: Eine Versorgung ist bedarfsgerecht, wenn jedem Bürger Heilmittel in Qualität und Quantität entsprechend seiner Krankheit zur Verfügung stehen; sie ist ausreichend schnell, wenn innerhalb von 24 Stunden jedes verschriebene Medikament zur Verfügung steht, PZ 1978, 41, S. 1827ff.

744 White, 1981, Where do Markets come from?; Baecker, 2006, Wirtschaftssoziologie, S. 113; Beckert/Aspers, 2008, Märkte, S. 234ff.

len Ärzten nicht sinnvoll erwartet werden, dass sie beurteilen, ob *wirklich* eine therapeutische Verbesserung vorliegt und sie im Zweifel ein altes – also therapeutisch nicht verbessertes – Arzneimittel verordnen. Die Einrichtung des IQWIG zur unabhängigen Beurteilung neu patentierter Arzneimittel entlastet insofern in erster Linie die Ärzte von einer Entscheidung, die sie objektiv nicht treffen können und medizinisch im Zweifel immer in Richtung des „noch besser" treffen müssen.

Mit Auslaufen eines Patents können mit den Generika substitutionsfähige Alternativen zum Originalpräparat auf den Markt kommen. Dies impliziert jedoch keine Preis-/Qualitätsdifferenzierung: Seit Anfang der 1990er Jahre müssen Generika im Zulassungsverfahren ihre Bioäquivalenz (also ihre therapeutisch äquivalente Verwendbarkeit) mit dem Referenzarzneimittel nachweisen. In pharmazeutisch-therapeutischer Hinsicht sind Originalpräparat und Nachahmerpräparate somit identisch.[745] Jede irgendwie therapeutische Differenz, mit der geworben werden könnte (leichtere Verwendbarkeit, bessere Verträglichkeit etc.) würde das Arzneimittel als neues Arzneimittel – und damit nicht als Generikum – zulassungspflichtig machen. Zudem sind auch geringfügige Änderungen in der Zusammensetzung anzeige- und gegebenenfalls genehmigungspflichtig. Geworben werden kann deshalb tatsächlich nur mit dem Preis („zuzahlungsfrei"),[746] der Reputation des Herstellers („Billig aber Bayer")[747] bzw. dem Sortiment des Herstellers[748] oder suggestiven Bildern.[749]

Aus diesen Besonderheiten der Preisbildung folgt als vierte Besonderheit die Fehlsteuerung der Forschung unter freien Marktbedingungen. Die Erforschung eines neuen Arzneimittels muss sich für den Hersteller zunehmend aus den Erträgen dieses Arzneimittels während dessen Patentlaufzeit vollständig rentieren. Nach der Patentfrist kann die forschende Pharmaindustrie nur in geringem Maße höhere Preise gegenüber Nachahmerpräparaten durchsetzen, weil Festpreisgruppen, Substitutionsgruppen und Herstellerverträge der Krankenkassen als formale Entscheidungskriterien für Prestige-Kriterien unempfindlich sind. Betriebswirtschaftlich liegt es deshalb nahe, für häufig vorkommende Indikationen zu forschen: Weil sich der erwartbare Gewinn aus Preis und Absatzvolumen ergibt, ist der erwartete Absatz die relevante Variable. Den Preis eines patentierten, erstattungsfähigen Arzneimittels kann der Hersteller ohnehin setzen, unabhängig da-

745 Ob ein Antibiotikum als Tablette oder Brausetablette vorliegt, mag für den Patienten einen haptischen Unterschied machen; in medizinischer Hinsicht ist dies höchstens relevant, wenn es wegen besonderer Patientengruppen auf diesen Unterschied ankommt.

746 PZ 1983, 17, S. 893; PZ 1989, 31, S. 5; PZ 2001, 35, S. 23; PZ 1990, 38, S. 11f.

747 PZ 1989, 42, S. 19; PZ 1996, 19, S. 7.

748 PZ 2007, 1, S. 11; PZ 2007, 1, S. 18.

749 PZ 2005, 1/2, PZ; PZ 2003, 13, Wagner; PZ 1994, 28, S. 54; PZ 1998, 31, S. 63f; PZ 1999, 14, S. 51.

von, ob in der entsprechenden Indikation therapeutisch zufriedenstellende Präparate bereits verfügbar sind oder nicht. Die sogenannten Schein-Innovationen stellen hier einen offensichtlich missbräuchlichen Grenzbereich dar. Doch auch „echte“ Innovationen in einem bereits gut versorgten Indikationsgebiet sind im Hinblick auf die Erweiterung der Verfügbarkeit therapeutischer Möglichkeit eine Fehlallokation wertvoller Forschungsressourcen.

Solche Besonderheiten des Arzneimittelbereichs sind keine ökonomischen Ineffizienzen, sie ergeben sich vielmehr aus gesellschaftlichen Gerechtigkeitsvorstellungen. Politische Zielsetzungen wie gesundheitliche Gerechtigkeit sind keine „natürlichen“ Anforderungen im Sinne von Smith,[750] sie ergeben sich aus den Legitimierungserfordernissen eines demokratischen Staates. In die Modelle der gesundheitsökonomischen Befürworter einer Liberalisierung des Arzneimittel- und Apothekenmarktes gehen die Besonderheiten der Arzneimittelnachfrage nicht ausreichend ein.

### d) Marktversagen

Etwa seit den 1990er Jahren findet die ökonomische Beschreibung des Arzneimittelmarktes und im Zuge dessen des Apothekenmarktes ein verstärktes Interesse. Mit der aktiven Einforderung von Arzneimittel-Versandhandel und Apothekenketten als alternativen Vertriebswegen zur klassischen Offizin-Apotheke entstehen die Semantik des Apothekenmarktes und die Frage, wie Apothekenabgabepreise sich bilden sollen. Diese Diskussion wird insbesondere aus einer gesundheitsökonomischen Perspektive geführt. In Experten-Tagungen,[751] Gutachten[752] und eigenständigen Publikationen zur Regulierung im Gesundheitswesen geht es zunehmend um Wettbewerb und Regulierung auf dem Apothekenmarkt.[753] In diesen noch jungen Diskussionen sind einige wenige Fachvertreter der Gesundheitsökonomie führend, die sich für mehr Wettbewerb auf dem Apothekenmarkt einsetzen. Es ist deshalb möglich, den Kern dieser Argumentations-

750 Smith, 1991, Wealth of Nations, S. 106ff, Chapter 10, Part 1: Inequalities arising from the nature of the employment themselves.

751 Wille/Albring, 2000, Rationalisierungsreserven im Deutschen Gesundheitswesen; Wille/Albring, 2002, Konfliktfeld Arzneimittelversorgung.

752 IGES/Cassel et al., 2006, Steuerung der Arzneimittelausgaben und Stärkung des Forschungsstandortes für die pharmazeutische Industrie.

753 Cassel, 2002, Reformoptionen im deutschen Arzneimittelvertrieb und ihre Effekte; Stein, 2002, Perspektiven zur Regelung des Internetversandhandels von Arzneimitteln; Cassel, 2004, Wettbewerb und Regulierung im Gesundheitswesen, S. 79.

linie exemplarisch zusammenzufassen[754] und im Anschluss die Defizite der ökonomisch zugrunde gelegten Annahmen aufzuzeigen:

Die gesundheitsökonomische Betrachtung der Endvertriebsebene des Arzneimittel- und Apothekenmarktes geht davon aus, dass für den Arzneimittelbereich besondere Marktbedingungen gelten. Es bestünden die gesundheitspolitischen Anforderungen der Versorgungssicherheit, des gesundheitlichen und wirtschaftlichen Verbraucherschutzes.[755] Aus einer informationsökonomischen Perspektive zeige sich weiterhin der Charakter von Arzneimitteln als Vertrauensgut[756] sowie das Moral-Hazard-Problem[757] der Arzneimittelverordnung.[758] Mit Vertrauensgut ist gemeint, dass es dem Konsumenten im Falle von Arzneimitteln auch ex post nicht möglich sei, die Qualität und Wirksamkeit des Gutes zu bestimmen. Das Moral-Hazard-Problem bezieht sich darauf, dass aufgrund der Absicherung aller Arzneimittelausgaben durch die Krankenkassen die Nachfrage nach Arzneimitteln bis zur Sättigungsgrenze steige, weil der Konsument keinen Anreiz zu effizientem Arzneimittelge- und -verbrauch habe. Im Falle verschreibungspflichtiger Arzneimittel, in dem der Arzt den Arzneimittelverbrauch des Patienten effizient steuern könnte, würde durch das Principal-Agent-Verhältnis zwischen Patient und Arzt das Moral-Hazard-Problem dennoch nicht aufgehoben, weil der Patient den Arzt wechseln könnte, wenn dieser seinen Wünschen und Bedürfnissen nicht nachkäme.[759]

Aufgrund dieser Annahmen wird ein mikroökonomisches Modell der Vergütungsregulierung des Arzneimittelvertriebs entwickelt. Dieses Modell gründet auf der Prämisse, dass die Nachfrage des Patienten nach einem Arzneimittel preisabhängig sei, wobei sich die Preisabhängigkeit auch aus der Budgetbeschränkung der Krankenkasse ergeben könne. Als zweite Setzung gilt, dass die nachgefragte Menge mit steigendem Apothekenabgabepreis sinke. Ausgangspunkt ist somit eine Preissensitivität der Arzneimittelnachfrage. Bezüglich der

754 Ich beziehe mich bei der folgenden Darstellung vor allem auf Prinz, 2004, Apothekenabgabepreise.. Dieser Aufsatz ist in einem Sammelband erschienen (Cassel, 2004) und wurde von den Mitgliedern des Gesundheitsökonomischen Ausschusses redigiert. Der Beitrag von Prinz eignet sich deshalb für die exemplarische Verwendung.

755 Prinz, 2004, Apothekenabgabepreise, S. 183; Vogel, 2007, Pharmaceutical Economics and Public Policy, S. 14ff.

756 Prinz bezieht sich auf: Nelson, 1970, Information and Consumer Behaviour; Darby/ Karni, 1973, Free Competition and the Optimal Amount of Fraud.

757 „Moral Hazard" bezeichnet in der Mikroökonomie das insbesondere im Zusammenhang mit Versicherungen aufkommende Problem des mangelnden Sorgfaltsanreizes: Wer sein Fahrrad versichert hat, ist weniger bemüht, es diebstahlsicher anzuschließen, als dies für rationale Akteure ohne Fahrradversicherungsschutz gilt, vgl. Varian, 1995, Grundzüge der Mikroökonomik, S. 594ff.

758 Prinz, 2004, Apothekenabgabepreise, S. 185.

759 Prinz, 2004, Apothekenabgabepreise, S. 186f.

Apotheken wird weiter angenommen, dass die Kosten der Apotheken von der Zahl der Transaktionen und deren Service-Niveau abhingen sowie alle Apotheken dieselbe Kostenfunktion hätten. Hinzu kommen verschiedene weitere Annahmen wie die Distanz zwischen Apotheken und die Berücksichtigung der Zeitkosten des Aufsuchens einer Apotheke aufseiten des Patienten. In dem Modell wird zudem unterschieden zwischen der Nachfrage des Patienten nach Arzneimitteln und den Transaktionen mit Arzneimitteln auf der Ebene der Apotheken.[760]

Aufgrund der Modellannahmen wird die Effizienz der Verteilung bei gesetzlich fixierter Apothekenvergütung und bei freier Apothekenpreisbildung verglichen.[761] Das Modell berücksichtigt, dass die Entscheidung der Hersteller- und Großhandelspreise der Apothekenverkaufspreisbildung vorgelagert ist.[762] Die Effizienz der Verteilung bezieht sich auf die Produktivität bzw. Effizienz der Apotheken. Als „begründbares Kriterium" zur Messung dieser Effizienz werden Apothekenspanne und Zahl der verkauften Packungen zueinander ins Verhältnis gesetzt.[763]

Aufgrund der mikroökonomischen Analyse dieser verschiedenen Effekte kommt der Beitrag zu dem Ergebnis, dass aufgrund des Vertrauensgut-Charakters der Arzneimittel sowie der Moral-Hazard-Probleme die Existenz von Apotheken als spezialisierte Verkaufseinrichtungen für Arzneimittel begründet werden könnten. Allerdings sei daraus nicht ableitbar, dass die Vergütung der Leistungen der Apotheken gesetzlich fixiert und der Apothekenabgabepreis bundeseinheitlich festgelegt sein müsse. Vielmehr führe die freie Apothekenpreisbildung dazu, dass bei Wettbewerb unter den Apotheken die Preise im Vertrieb auf die Grenzkosten des Vertriebs beschränkt blieben. Bei der Frage, ob die Apothekenabgabepreise ohne staatliche Verordnung der Zuschläge konstant bleiben, steigen oder sinken würden, sei aufgrund der Erfahrungen in anderen Bereichen davon auszugehen, dass die Preise tendenziell sinken. Die Freigabe der Apothekenpreise führe zwar wahrscheinlich dazu, dass eine bestimmte Anzahl von Apotheken aus dem Markt ausscheide, damit müsse jedoch keine Verschlechterung der Versorgung mit Arzneimitteln einhergehen, wenn Versand und Lieferungen von Arzneimitteln in die Wohnungen der Patienten zulässig seien.[764]

Diesem Modell liegen vier Fehlannahmen zugrunde. Erstens ist anstelle der Preiselastizität der Nachfrage von einer „Krankheitselastizität" auszugehen,

760 Prinz, 2004, Apothekenabgabepreise, S. 188f.
761 Prinz, 2004, Apothekenabgabepreise, S. S. 189ff (gesetzlich), S. 192ff (frei).
762 Prinz, 2004, Apothekenabgabepreise, S. 189.
763 Prinz, 2004, Apothekenabgabepreise, S. 185.
764 Prinz, 2004, Apothekenabgabepreise, S. 197ff.

zweitens muss die Unteilbarkeit der Arzneimittelverfügbarkeit zugrunde gelegt werden, drittens sind Arzneimittel gerade keine Vertrauensgüter und viertens sind in diesem Modell Schein-Innovationen rational:

Bereits die erste Modellprämisse dieses exemplarisch vorgestellten, mikroökonomischen Modells des Arzneimittel- und Apothekenmarktes ist eine Fehlannahme. Legt man zugrunde, dass Arzneimittel nachgefragt werden, weil durch deren medizinische Verwendung als Therapeutika kranke Menschen aufgrund ebenfalls medizinischer Diagnose geheilt werden sollen, so muss die Annahme der Preiselastizität durch die einer „Krankheitselastizität" ersetzt werden. Ein Gesunder hat auch dann keine Präferenz für Arzneimittel, wenn sie kostenfrei sind. Die Sättigungsgrenze eines Gesunden mit Arzneimitteln ist Null – ebenso wie im Übrigen die Sättigungsgrenze eines Kranken für alle außer den therapeutisch notwendigen Arzneimitteln Null ist. Es überrascht deshalb keineswegs, dass ein Zusammenhang von Zuzahlungen und gesundheitsbewusstem Verhalten bislang nicht nachgewiesen werden konnte.[765] Darüber hinaus missachtet die Annahme eines Principal-Agent-Problems zwischen Patient und Arzt die gesamte professions- und gesundheitssoziologische Auseinandersetzung mit Arzt-Patienten-Verhältnissen. Mindestens mit gleichem Recht auf empirische Evidenz kann ein Abhängigkeitsverhältnis des Patienten gegenüber seinem Arzt angenommen werden, das sich sowohl in einer Informationsasymmetrie als auch in einer psychologischen und faktischen Expertenabhängigkeit niederschlägt.[766]

Gegen die Kritik an der Prämisse der Preiselastizität der Arzneimittelnachfrage kann eingewendet werden, dass es sich um eine normativ-unrealistische Annahme handele. Dieser Einwand ist berechtigt: Die Zurechnung von Arzneimitteln orientiert sich zunehmend an der Unterscheidung der Rezeptpflicht. Für den wachsenden Bereich der nicht-rezeptpflichtigen „Konsumarzneimittel" könnte eine Preiselastizität der Nachfrage konstatiert werden.[767] Doch gerade darin liegt ein Problem. Das Konzept der Preiselastizität impliziert, dass die Nachfrage nach einem Wirtschaftsgut insgesamt steigt, wenn der Preis dieses Gutes sinkt.[768]

765 Rosenbrock/Gerlinger, 2006, Gesundheitspolitik, S. 109.

766 Als besonders starke These der Asymmetrie zwischen Professionellen und Laien vgl. Oevermann, 1996, Theoretische Skizze einer revidierten Theorie professionalisierten Handelns. Auch das potenziell höhere Informationsniveau von Patienten durch gesellschaftliche, medizinische und technologische Einflüsse ändert prinzipiell nichts am paternalistischen Beziehungsstil zwischen Arzt und Patient, das sich durch Wissensasymmetrie, Vertrauen und Verantwortungsübernahme auszeichnet, vgl. Tezcan-Güntekin, 2010, Wie Ärzte mit informierten Patienten umgehen.

767 Prinz bezieht sich hinsichtlich „Erfahrungen in anderen Bereichen" auf die Aufhebung der Preisbindung der zweiten Hand im Lebensmitteleinzelhandel, vgl. Prinz, 2004, Apothekenabgabepreise.

768 Die Ausnahme der Mikroökonomie ist das „Giffen-Gut", das mit fallendem Preis weniger nachgefragt wird, vgl. Varian, 1995, Grundzüge der Mikroökonomik, S. 98ff.

Wenn also sinkende Apothekenabgabepreise das Ziel sind und die Nachfrage nach Arzneimitteln bei sinkendem Apothekenabgabepreis steigt, dann impliziert dies, dass mehr Arzneimittel nachgefragt und – wie man annehmen muss – auch verwendet werden. Wenn auf die Verwendung des Arzneimittels bei höherem Preis aber hätte verzichtet werden können, muss man fragen, ob bei diesem Mehrverbrauch aufgrund niedrigerer Preise das Arzneimittel noch medizinisch oder bereits missbräuchlich verwendet wird.[769] Arzneimittelmissbrauch aber ist nicht nur eine Belastung der Krankenkassen durch die Finanzierung der Folgeschäden, es stellt auch einen volkswirtschaftlichen, gesundheitlichen und ethischen Schaden dar.

Die Ausgangsprämisse der Preiselastizität der Arzneimittelnachfrage, nach der die Nachfrage nach Arzneimitteln mit dem Preis des Arzneimittels variiert, liegt aus einer mikroökonomischen Perspektive nahe – wird doch als Standardfall von normalen Gütern ausgegangen, bei denen genau dies der Fall ist.[770] Dies überträgt jedoch unreflektiert eine theoretische Annahme auf ein Phänomen, dessen Nachfrage empirisch anders zustande kommt. Dass Besonderheiten hinsichtlich Arzneimitteln vorliegen, wird zwar konstatiert,[771] jedoch werden daraus keine Konsequenzen für die Prämissen der Modellierung gezogen. Um sinnvolle Aussagen über den Arzneimittel- und Apothekenmarkt treffen zu können – wenn man ihn denn weiter so bezeichnen möchte –, muss ein mikroökonomisches Modell erstens den Faktor der Krankheitselastizität der Nachfrage berücksichtigen, zweitens die Annahme eines Moral Hazard relativieren und drittens die Annahme einer Preiselastizität der Arzneimittelnachfrage mit einer negativ zu gewichtenden Missbrauchselastizität korrelieren.

Die zweite Unzulänglichkeit des gesundheitsökonomischen Modells des Arzneimittel- und Apothekenmarktes liegt darin, die einzelnen Arzneimittel als Untersuchungseinheit zu wählen. Dass sich Arzneimittelnachfrage auf die Verfügbarkeit des Arzneischatzes bezieht, kommt im oben beschriebenen, exemplarischen Modell durch die Einbeziehung von Wegkosten zum Tragen. Daraus werden jedoch keine Konsequenzen hinsichtlich der besonderen Anforderungen an die Versorgungsdichte gezogen. Wegkosten oberhalb einer bestimmten Grenze sind ethisch nicht vertretbar: Aus dem Effizienzkriterium der allgemeinen regionalen Verfügbarkeit von Arzneimitteln ergibt sich als kritische Apothekendichte die Dichte der Apotheken, die außerhalb der üblichen Öffnungszeiten die

769 Zu den Konsequenzen für die Werbung von Arzneimitteln z.B. (PZ 1993, 13, S. 51).

770 Mit einer ähnlichen Selbstverständlichkeit argumentiert Vogel, 2007, Pharmaceutical Economics and Public Policy.

771 Prinz, 2004, Apothekenabgabepreise, S. (moral hazard); Vogel, 2007, Pharmaceutical Economics and Public Policy, S. 106 (need instead of demand).

Arzneimittelverfügbarkeit gewährleisten. Diese Notdienstbereitschafts-Dichte ist gesetzlich geregelt.[772]

Die Annahme gleicher Kostenfunktionen für alle Apotheken ist unter Einbeziehung der Dienstbereitschaftsverpflichtung nicht haltbar. In einem regulierten Markt ist diese Prämisse zwar weitgehend richtig, weil die Unterschiede zwischen Apotheken in verschiedenen örtlichen Lagen nicht zu groß werden können. Bereits für Versandhandelsapotheken entstehen jedoch Verschiebungen daraus, dass sich die Notdienstverpflichtung auf das regionale Einzugsgebiet bezieht, der Umsatz jedoch im Zweifel deutschlandweit erfolgt. Das Gleichgewicht der Kostenfunktionen kommt so erheblich durcheinander: Nimmt man an, dass infolge dieser Entwicklung entlegenere Apotheken mit weniger Umsatz als Markteffekt schließen, so steigen für die verbleibenden, schon weniger entlegenen Apotheken die Fixkosten der Dienstbereitschaft noch einmal, denn diese müssen dann verstärkt die Bereitschaftsdienste übernehmen. Der zwangsläufige Effekt wäre damit eine Ausdünnung der Apotheken in weniger lukrativen Gebieten wie insbesondere ländlichen Räumen und Wohngebieten.[773] Im Unterschied zu anderen Branchen ist dann der Staat in der Bringschuld: Gesetzlich ist der staatliche Betrieb von Apotheken bei zu großem Abstand hinsichtlich der Notdienstbereitschaft vorgesehen. Der Staat wäre somit verpflichtet, die unlukrativen Apotheken zu betreiben. Apotheken in guten Lagen hätten damit die Gemeinschaftskosten der flächendeckenden Notdienstbereitschaft an den Staat externalisiert.

Die Typik des Marktversagens im Arzneimittelbereich ist in der Mikroökonomie bekannt. Es handelt sich um den Fall der sogenannten Unteilbarkeiten als Abweichung von der Annahme des vollständigen Wettbewerbsmarktes, dass sämtliche Güter beliebig teilbar seien.[774] Der typische Fall bei Unteilbarkeiten ist, dass zum Angebot eines Produkts (wie dem Schienenverkehr) hohe Anfangsinvestitionskosten mit geringen Betriebskosten verbunden sind.[775] In anderen Fällen (wie dem Bus-Nahverkehr) liegt die Unteilbarkeit im Anspruch der Auf-

772 Ab einer bestimmten Anzahl von Apotheken in einem Gebiet rotiert die Dienstbereitschaft nach einem Bereitschaftsplan. Ist der Abstand zwischen Apotheken vergleichsweise groß, haben die einzelnen Apotheken häufiger Bereitschaftsdienst. Werden die Abstände zu groß, sieht das Apothekengesetz vor, dass die betroffene Kommune erst versucht, einen Apotheker für den Betrieb einer Apotheke zu gewinnen, und dass sie bei Misslingen dieses Versuchs die Apotheke selbst betreibt, §§ 16 und 17, ApoG (2008). Aber noch gilt: „Apothekenbusse“ bleiben vorerst in der Garage, weil sie als ungeeignet für die Notversorgung gelten, PZ 2007, 50, S. 7.

773 Ähnlich vermutet auch Gesundheitsökonom Oberender Schwierigkeiten für insbesondere „die kleinen Apotheken“, am Markt zu bestehen, PZ 2004, 6, Bellartz.

774 Fritsch/Wein et al., 2001, Marktversagen und Wirtschaftspolitik, S. 221.

775 Varian, 1995, Grundzüge der Mikroökonomik, S. 397f; Fritsch/Wein et al., 2001, Marktversagen und Wirtschaftspolitik, S. 186ff.

rechterhaltung einer umfassenden Versorgung. Werden einzelne Buslinien separat auf Angebot und Nachfrage hin betrachtet, wird als Markteffekt die Verbindung zu entlegenen Orten sehr teuer, während innenstädtische Verbindungen eher billig sind. Dieser Effekt kann als Marktversagen beobachtet werden, wenn die Erreichbarkeit aller Orte einer Kommune mit öffentlichen Verkehrsmitteln Effizienzkriterium ist. Analog ist auch Arzneimittelverfügbarkeit eine Unteilbarkeit, wobei im Falle der medizinischen Versorgung die ethische Dringlichkeit dieser Verfügbarkeit allgemein ungleich höher eingeschätzt wird, als die Verhinderung regionaler Isolierung. Eine mikroökonomische Modellierung des Arzneimittel- und Apothekenmarktes muss deshalb als Prämisse von der Gewährleistung der Verfügbarkeit aller Arzneimittel zu jeder Zeit in zumutbarer Entfernung im Sinne einer Unteilbarkeit ausgehen, um sinnvolle Aussagen über die Auswirkungen von Regulierungs- oder Deregulierungseingriffen machen zu können.

Die dritte Unzulänglichkeit des exemplarischen Arzneimittelmarktmodells betrifft die Annahme von Arzneimitteln als Vertrauensgut. Beschrieben wird mit dieser Charakterisierung die kommunikative Ausgangs-Unwahrscheinlichkeit der Pharmakon-Kommunikation. Hinsichtlich der Fertigarzneimittel ist dieses Problem der Identität und Qualität jedoch durch die Regulierung der Zulassungsbedingungen von Arzneimitteln längst bearbeitet. Im Falle von Gebrauchtwagen mag der Staat in Kauf nehmen, dass es sich um Vertrauensgüter handelt und der Kunde im Zweifelsfall eine „lemon" erwischt.[776] Im Falle von Arzneimitteln aber garantiert der Staat, dass die Identität und Qualität normativ erwartbar ist – alles andere hätte erhebliche Auswirkungen auf den Gesundheitszustand der Bevölkerung und die Reputation des Wirtschaftsstandorts Deutschland. Allerdings spielt der Apotheker, anders als im Modell postuliert, für die Bearbeitung dieses Problems heute eine zu vernachlässigende Rolle. Die Erwartbarkeit der Identität und Qualität von Arzneimitteln wird durch das Ineinandergreifen von Zulassung, Kontrolle, Vertriebsweg und anderen Programmen gewährleistet, in die der Patient ganz im Sinne eines Systemvertrauens vertraut.[777] Es mag viel für Apotheken und Apotheker sprechen – gerade dies ist mit der Umstellung auf die Struktur-Identität des Fertigarzneimittels kein Argument mehr.

Eine mikroökonomische Modellierung des Arzneimittel- und Apothekenmarktes muss die Annahme von Fertigarzneimitteln als Vertrauensgütern aufgeben. Die Annahme ist für Pharmaka ganz allgemein zutreffend. Im Falle eines Fertigarzneimittels muss dieses Problem jedoch immer schon gelöst sein, damit sich überhaupt ein wie auch immer zu gestaltender Markt bilden kann. Stattdessen ist zu berücksichtigen, dass Arzneimittel insbesondere durch staatliche Zu-

776 Varian, 1995, Grundzüge der Mikroökonomik, S. 589.
777 Luhmann, 2000, Vertrauen.

lassungsverfahren dahingehend normiert sind, dass nicht nur deren Identität und Wirksamkeit normativ als beurteilbar erwartet werden, sondern außerdem, dass ein Qualitätswettbewerb zwischen einzelnen Fertigarzneimitteln qua Alleinstellung als Patent oder qua Bioäquivalenz als Zulassungsanforderung ausgeschlossen ist.

Die vierte Unzulänglichkeit schließlich ist, dass das exemplarische Arzneimittelmarktmodell systematisch die Rationalität von Schein- und Quasi-Innovationen außer Acht lässt. Die Diskussion der (End-)Vertriebsebene wird mit der erwünschten Erforschung noch nicht bekannter Arzneimittel durch die Forderung in Verbindung gebracht, Innovationen durch Einsparungen auf der Endvertriebsebene zu finanzieren[778] oder Innovation durch Preiswettbewerb auf der Endvertriebsebene zu stärken.[779] Solche Analysen vernachlässigen jedoch, dass die Effizienzpotenziale auf der pharmazeutischen Groß- und Einzelhandelsebene weitgehend ausgeschöpft sind. Bereits seit den 1980er Jahren finanziert der vollsortierte Großhandel seine Leistung der Gewährleistung einer allgemeinen Verfügbarkeit des gesamten Arzneischatzes[780] trotz des Trittbrettfahrerphänomens des teilsortierten Großhandels über Nebengeschäfte. Auch im Einzelhandelsbereich dürfte das Einsparpotenzial mittlerweile gering sein, wenn man die übergreifende Verfügbarhaltung für den Notfall und ähnliche regulierungsbedingte Fixkosten mit einrechnet. Wenn tatsächlich echte Innovationen das Ziel sind, dann müssen entsprechende Fehlanreize in Angriff genommen werden, wie sie durch die Preisfestsetzung des Herstellers bei erwartungsgemäß ungleichen Mengen in unterschiedlichen Indikationsgebieten entstehen. Eine freie Marktgestaltung der Apothekenabgabepreise verstärkt stattdessen bestehende, innovationsfeindliche Anreize – bei insgesamt sinkenden Preisen gewinnt der Aspekt der Absatzmenge an Bedeutung. Hinzu kommen Fehlanreize, wie sie aus den Absatzinteressen von Großabnehmern im Sinne von Versandhändlern oder Kettenapothekern entstehen: Auch diese hätten vor allem ein Interesse an großen Stückabsatzzahlen. Um Innovationen zu finanzieren, ist die Vertriebsebene ungeeignet. Einsparpotenziale und Innovationspotenziale liegen gleichermaßen in einer Veränderung der Anreize für die forschende pharmazeutische Industrie. Das IQWIG ist ein Schritt in diese Richtung. Begrenzungen der Preissetzungs-

778 Hermann, 2002, Innovationsfinanzierung durch strukturelle Änderungen der Arzneimittelausgaben, S. 117ff.

779 IGES/Cassel et al., 2006, Steuerung der Arzneimittelausgaben und Stärkung des Forschungsstandortes für die pharmazeutische Industrie, S. 433ff.

780 Allerdings ist dieses „gesamt" einzuschränken, denn besonders kurz lagerbare Arzneimittel gehören nicht dazu. Für diese „besonderen Arzneimittel" im traditionellen Sinne der kurzen Lagerbarkeit und seltenen Nachfrage betreiben die Apotheker die sogenannten Notfalldepots, PZ 1978, 26, S. 69; PZ 1982, 11, 622; PZ 1997, 42, 40f; PZ 1997, 42, 42ff.

freiheit für neue Präparate in bereits gut therapierten Indikationsgebieten könnten ein weiteres Instrument sein.

### e) Ineffiziente Allokationen rationaler Akteure aus soziologischer Perspektive

Wegen der Besonderheiten des Arzneimittelbereichs greifen Konzepte nicht, welche die Verteilung von Arzneimitteln unter Knappheitsgesichtspunkten beschreiben. Die mikroökonomische Beschreibung der Arzneimittel-Verteilung ist nicht sinnvoll anwendbar, weil Marktmechanismen medizinisch-normativ ausgeschlossen sind und sich die Nachfrage auf die Verfügbarkeit eines nachfrageunabhängigen Angebots richtet. Die beiden soziologisch beschriebenen Funktionen der Duplikation von Knappheit in Geld[781] laufen bezüglich Arzneimitteln systematisch ins Leere: Die Knappheit des einzelnen Arzneimittels kann in Geld nicht ausgedrückt werden, weil es für den Gesunden wertlos, für den Bedürftigen aber unendlich wertvoll ist und medizinisch sich die Knappheit auf die Verfügbarkeit der gesamten materia medica bezieht. Zugleich führt das Bezahlen für ein Arzneimittel nur dann zur allgemeinen Akzeptanz dieses Zugriffs auf ein knappes Gut, wenn derjenige, der zugreift, medizinisch-objektiv dieses Arzneimittels bedarf. Damit geht einher, dass Eigentum[782] an Arzneimitteln nur bedingt erstrebenswert ist: Weil man nicht weiß, ob, und wenn ja, wann und woran man erkrankt, ist Eigentum im Sinne eines Vorrats für jeden Bedarfsfall zu erwerben mit einem hohen Aufwand verbunden. Nur als „Hofapotheke" gewährleistet Eigentum an Arzneimitteln, dass im Krankheitsfall das Erforderliche zur Verfügung steht.

Die Besonderheiten der Arzneimittelknappheit verdeutlichen, wie voraussetzungsvoll es ist, überhaupt von einem Arzneimittel*markt* zu sprechen. Die gängigen Variablen zur Beobachtung von Märkten (vor allem Produktqualität und Absatzvolumen)[783] sind hier systematisch nicht anwendbar: Qualität – und zwar standardisierte Qualität – ist normative Voraussetzung dafür, dass das Arzneimittel überhaupt nachgefragt wird; Volumen ergibt sich gerade nicht aus dem Markt, sondern aus medizinischen Therapieerfordernissen. Selbst die Risiken[784]

781 Baecker, 2006, Wirtschaftssoziologie, S. 62f.

782 Malinowskis Diktum, dass Eigentum der Name für eine komplexe Beziehung zwischen einem Gegenstand und einer Gemeinschaft sei, in der sich dieser befindet, trifft also mehr denn je zu, vgl. Baecker, 2006, Wirtschaftssoziologie, S. 56 (Malinowski), 48f.

783 White, 1981, Where do Markets come from?; Baecker, 2006, Wirtschaftssoziologie, S. 113; Beckert/Aspers, 2008, Märkte, S. 234ff.

784 „Risiken werden überdies ihrerseits beobachtet: sie informieren über aktuelle und virtuelle Zustände des Wirtschaftssystems und können gemieden oder übernommen werden", vgl. Baecker, 1988, Information und Risiko in der Marktwirtschaft, S. 13.

dieses „Marktes“ werden über festgelegte Verfügbarkeit, festgelegte Preise, festgelegte Qualität und über bislang noch weitgehend staatlich festgesetzte Verdienstspannen normativ ausgeschlossen. Schließlich liegt der Kern des Allokationsproblems von Arzneimitteln nicht in der tatsächlichen Transaktion auf dem Markt,[785] wie die Ökonomie als Prämisse zugrunde legt, sondern in der latenten Verfügbarkeit für den medizinisch ausgelösten, unvorhersehbaren, dann aber konkret dringenden Nachfragefall. Selbst das genuine Grundproblem wirtschaftlicher Transaktion, einen Transaktionspartner zu finden,[786] ist hier vorab außerhalb von Marktmechanismen gelöst: Die Leistung besteht gerade darin, die Leistung verfügbar zu halten.

Es gehört zu den Kernfragen der Wirtschaftssoziologie, unter welchen Umständen im Sinne der Mikroökonomie rational handelnde Akteure zu ineffizienten Resultaten gelangen und für welche Fälle keine rationale Strategie für die Allokation von Ressourcen besteht. Für diese Fragestellungen wird Potenzial der Wirtschaftssoziologie gesehen, einen Beitrag zur Aufklärung solcher auch von der Ökonomie selbst beobachteten Unregelmäßigkeiten zu leisten. Unter Berücksichtigung der verschiedenen wirtschaftssoziologischen Traditionen können drei Typen von Handlungssituationen ausgemacht werden, in denen das Prinzip rational handelnder Akteure zu ineffizienten Ergebnissen führt: Situationen der Kooperation, Handeln unter Bedingungen von Ungewissheit und Innovation.[787] Dem kann im Anschluss an die Untersuchung der Besonderheiten von Arzneimitteln als Wirtschaftsgüter eine vierte Konstellation hinzugefügt werden: Die Situation nämlich, in der Güter nicht einzeln betrachtet werden können, sondern es um die Verfügbarkeit einer *Gütergesamtheit* geht. In diesen Fällen bewirkt die Marktpreisbildung für jedes einzelne Gut, dass die Verteilung bezogen auf die Gütergesamtheit ineffizient wird, weil einzelne Güter nunmehr nicht zuverlässig verfügbar sind.[788]

Insofern ist die These, dass Märkte immer „Gütermärkte“ sind, weiter zu relativieren: Denn „Güter“ können nicht nur „falsche“ Güter im Sinne von Polanyi sein,[789] sondern auch Verfügbarkeitsansprüche. Das „Gut“, um das es im Arzneimittelbereich geht, ist die Verfügbarkeit aller medizinisch-pharmazeutischen Möglichkeiten. Analog wären andere Güter wie etwa die Verfügbarkeit von Grundnahrungsmitteln, von Bildung, Elektrizität oder Wohnraum denkbar. In allen diesen Fällen kann das abstrakte „Verfügbarkeits-Gut“ nur über wesentlich

785 Geld kann als Kommunikationsmedium nur zureichend begriffen werden, wenn man von seiner Funktion in der Transaktion ausgeht, vgl. Baecker, 1988, Information und Risiko in der Marktwirtschaft, S. 98.

786 Baecker, 1988, Information und Risiko in der Marktwirtschaft, S. 99.

787 Beckert, 1997, Grenzen des Marktes, S. 13.

788 Fritsch/Wein et al., 2001, Marktversagen und Wirtschaftspolitik.

789 Polanyi, 1978, Great Transformation, S. v.a. 224ff , 243ff.

konkretere und selbst kontingente Güter bereitgestellt werden. Das Verhältnis dieser beiden Ebenen hat Auswirkungen auf mögliche Ineffizienzen oder notwendige Eingriffe in freie Marktpreisbildung.

Eine weitere Überlegung schließt hier an: Dass sich die Frage der Verteilung und des Verteilungsmechanismus stellt, setzt voraus, dass Güter einzeln oder als Gütergemeinschaft überhaupt als knapp beobachtet werden. Soziologisch betrachtet ist Knappheit in diesem Sinne aber keineswegs ontologisch gegeben. Eine für die Untersuchung von Allokationsmechanismen weiterführende Frage ist deshalb, welche die jeweiligen Kriterien für die Knappheitszurechnung von Gütern sind. „Embeddedness" gilt auch hier: Nicht nur Arbeit, Boden und Geld sind in ihre jeweilige Gesellschaft eingebettet, sondern aus der Einbettung ergibt sich, welche Dinge unter welchen Voraussetzungen und wie als knapp unterschieden werden.

### *4. Komplexitätssteigerung durch Organisation*

Gesellschaftlich treten mit der Entstehung originalverpackter Fertigarzneimittel zunehmend Organisationen als Adresse der Erwartungen und Regulierungen an die Stelle von Personen. Das hat weitreichende Konsequenzen für die Komplexität von Pharmakon-Kommunikation. Komplexität ist nicht mehr beschränkt auf das von einer Person Leistbare, sondern auf das durch die Organisation Entscheidbare.

#### a) Gesellschaft und Organisation

Im Unterschied zu Rollen sind Organisationen eigenständige soziale Einheiten. Wie Personen werden Organisationen als gesellschaftliche „Akteure" angesehen.[790] Dem entspricht, dass nicht nur „natürliche Personen" rechtsfähig sind, sondern auch „juristische Personen". Während Rollen auf Personen angewiesen

790 Als Voraussetzung gilt, dass die „Intention" intentionalen Handelns sich auf die von den beteiligten Individuen erwartete gemeinsame Wirkung koordinierten Handelns bezieht, vgl. Scharpf, 2000, Interaktionsformen, S. 101. Bereits Ende der 1970er Jahre beschreibt Karl Weick demgegenüber, dass Organisation im Sinne eines „komplexen Akteurs" keineswegs auf gleichgerichtete Interessen der Organisationsmitglieder angewiesen ist, worin einer ihrer Stabilitätsvorteile gesehen werden kann, vgl. Weick, 1985, Der Prozess des Organisierens, S. 133ff.

bleiben, sind Organisationen selbst adressierbar. Darüber hinaus entwickeln Organisationen jeweils eigenständige Komplexität.[791]

In den klassischen betriebswirtschaftlichen und soziologischen Organisationstheorien wird diese eigenständige Komplexität zurückgeführt auf Aspekte wie eine bewusste gemeinsame Zwecksetzung, geplante Koordination von Leistungen oder hierarchische Ämterorganisation.[792] Ohne dem zu widersprechen, legt die Systemtheorie diese Beobachtung eine Ebene tiefer. Die Selbstständigkeit der (formalen) Organisation[793] wird zunächst auf einen eigenständigen Kommunikationstypus zurückgeführt, mithilfe dessen Organisation sich selbst reproduziert: die Entscheidung. Unter Entscheidung ist dabei zu verstehen, dass eine Handlung auf eine an sie gerichtete Erwartung reagiert, indem sie dieser Erwartung entweder entspricht oder von der Erwartung abweicht.[794] Entscheidungen in diesem Sinne finden nicht nur in Organisationen statt. Im Unterschied zu Einzelentscheidungen jedoch verknüpfen sich Entscheidungen in Organisationen zu einem Entscheidungszusammenhang. Die Entscheidungen einer Organisation schließen jeweils an die eigenen Entscheidungen an und berücksichtigen sowohl vergangene Entscheidungen als auch mögliche künftige Entscheidungen. Eine Entscheidung ist dabei zugleich die Wahl innerhalb von Alternativen und die

791 Luhmann, 1999, Die Gesellschaft der Gesellschaft, S. 830. Prominente Beobachter dieser neuen kommunikativen Adresse in der Hochzeit ihrer Entstehung sind einerseits betriebswirtschaftliche Autoren wie Taylor und Fayoll und andererseits soziologische Beobachter wie insbesondere Max Weber.

792 Luhmann, 1995, Funktionen und Folgen formaler Organisation, S. 31f; Kieser/Walgenbach, 2003, Organisation, S. 1 "formale Struktur" als abstrakter Bezugspunkt zum Vergleich verschiedener Zugänge zu Organisation.

793 Anfangs wird Organisation noch als formale Organisation unterschieden. Unter „formal" wird implizit von Anfang an das eigendynamische Entscheidungsverhalten von Organisation verstanden. So heißt es: „Die Wahl derjenigen Funktionen, die verteilt werden sollen, die auf formale Erwartungen gebracht, in spezifische Aufgaben gefasst, in exklusive Kompetenzen verwandelt und in dieser Form einzelnen Mitgliedern oder Mitgliedergruppen zur Erledigung zugewiesen werden, prägt das Gesicht der Organisation. Sie ist eine *Entscheidung*, die *formal* [Hervorhebung AH] getroffen werden muss und an all den Problemen der Formalisierung teilnimmt (...).", vgl. Luhmann, 1995, Funktionen und Folgen formaler Organisation, S. 85, vgl. auch 29ff, 75ff. Später verschwindet das Adjektiv „formal": Organisation wird als ein Differenzierungstypus sozialer Systeme neben Interaktion und Gesellschaft gestellt, vgl. Luhmann, 1999, Die Gesellschaft der Gesellschaft, S. 829; Luhmann, 2000, Organisation und Entscheidung; Luhmann, 2005, Orgnisation und Entscheidung. Obwohl „formale Organisation" zur Differenzierung besser geeignet ist als „Organisation" an sich, weil der Terminus „Organisation" auch in anderen Zusammenhängen verwendet werden kann (zum Beispiel „die Organisation des Tagesablaufs"), wird im Folgenden aus Gründen einer Vereinfachung der Sprache der theorieästhetischen Reduktion Luhmanns von formaler Organisation auf Organisation gefolgt.

794 Luhmann, 1984, Soziale Systeme, S. 400; Luhmann, 1999, Die Wirtschaft der Gesellschaft, S. 272-301.

Alternative selbst.[795] Die Alternativen früherer Entscheidungen können für die anschließenden Entscheidungen unbeachtet bleiben (Unsicherheitsabsorption).[796]

Formale Strukturen wie Zwecksetzung, Leistungsplanung und Hierarchie kommen in der Systemtheorie erst an zweiter Stelle ins Spiel: Indem Organisation über die Prämissen ihrer eigenen Entscheidungsfindung entscheidet, entstehen diese jeweils organisationseigenen Strukturen. Entscheidungsprämissen entstehen, indem die Organisation entscheidet, wie sie künftig entscheiden wird und darüber eine Regel etabliert. Wenn eine künftige Entscheidung in den so geregelten Bereich fällt, muss sie sich an die Regel halten. Ihrerseits kann die Entscheidungsprämisse wiederum nur durch Entscheidung verändert werden.[797] Dabei sind insbesondere zwei Typen von Entscheidungsprämissen zu unterscheiden, nämlich Kommunikationswege und Entscheidungsprogramme.[798] Entscheidungsprämissen über Kommunikationswege beziehen sich vor allem auf den Dienstweg, also die Hierarchie der Organisation: Hier ist entschieden, wer welche Entscheidung treffen darf und wer gegebenenfalls bei einer Entscheidung zuvor angehört werden muss. Im Unterschied dazu geht es bei Entscheidungsprogrammen um die Bedingungen sachlich richtigen Entscheidens.[799]

Entscheidungsprogramme können entweder regeln, was zu passieren hat, wenn bestimmte Bedingungen eintreten, oder aber regeln, auf welche Ziele die Mittel der Organisation ausgerichtet werden sollen (Konditional- bzw. Zweckprogramme). Solche Programme können inhaltlich eine ganz unterschiedliche Reichweite haben. Sowohl die Investitionsstrategie der Organisation als auch die einzelnen Handgriffe am Fließband erscheinen in diesem Sinne als Programme. Die verschiedenen Programme der Organisation sind wiederum über Kommunikationswege und Programme miteinander verbunden. In jedem Fall aber handelt es sich um organisationsinterne Strukturen. Entscheidungsprämissen gelten nur innerhalb der Organisation, die über sie entschieden hat, und nur die eigenen Entscheidungen dieser Organisation können sie verändern.

Organisationsbildung setzt voraus, dass sich die Entscheidungen nach den Entscheidungsprämissen richten. Wenn der Dienstweg nicht beachtet und Programme nicht ausgeführt werden, verliert die Organisation nach außen ihre

795 Luhmann, 2002, Die Politik der Gesellschaft, S. 236f.

796 Luhmann, 2000, Organisation und Entscheidung, S. 183ff; Luhmann, 2002, Die Politik der Gesellschaft, S. 240.

797 Entscheiden wird reflexiv – Erwartungen werden zu Entscheidungsprämissen, vgl. Luhmann, 1999, Die Wirtschaft der Gesellschaft, S. 295f; Luhmann, 1999, Die Gesellschaft der Gesellschaft, S. 834; Luhmann, 2000, Organisation und Entscheidung, S. 222ff: "Organisationen ermöglichen sich die Erzeugung interner, noch bestimmungsbedürftiger Komplexität durch die Entscheidung über Entscheidungsprämissen für weitere Entscheidungen."; Luhmann, 2002, Die Politik der Gesellschaft, S. 240.

798 Luhmann, 2000, Organisation und Entscheidung, S. 225.

799 Luhmann, 2000, Organisation und Entscheidung, S. 257.

Kommunikationsfähigkeit und nach innen ihre Stabilität. Es kann entschieden werden, nicht zu entscheiden – aber auch diese Entscheidungsprämisse muss beachtet werden. Für Organisation stellt sich so dasselbe Problem wie für Strukturen allgemein: Jede Erwartung kann enttäuscht werden.[800] Erwartungen bedürfen deshalb der Stabilisierung. Gesellschaftlich sind bezüglich dieses Problems drei Mechanismen der Sicherung von Verhaltenserwartungen zu unterscheiden:

Die erste und unmittelbarste Form der Erwartungssicherung ist die interaktive Kontrolle.[801] Man spricht nicht mit jedem über alles, sondern richtet sich nach dem Kreis der Anwesenden. Auf gesellschaftlicher Ebene sind zweitens Moral und sanktionsfähiges Recht weitere Mittel der Sicherung von Verhaltenserwartungen. Moralisch und rechtlich können Verhaltenserwartungen über eine einzelne Interaktion hinaus gesichert werden. Organisation schließlich bearbeitet dieses Problem auf eine dritte Art und Weise: durch die Einführung der Mitgliedschaftsrolle. Mitgliedschaft in einer Organisation ist daran gebunden, dass die Entscheidungsprämissen der Organisation befolgt werden. Organisation sichert ihre Strukturen mithin, indem sie über Mitgliedschaft entscheidet, Mitglieder an die Erfüllung bestimmter Verhaltenserwartungen bindet und nur Entscheidungen von eigenen Mitgliedern als Entscheidungen der Organisation anerkennt.[802]

Mitgliedschaftsrollen unterscheiden sich von der Struktur-Identität Rolle auf gesellschaftlicher Ebene in vor allem drei Hinsichten: Erstens sind Mitgliedschaftsrollen auf die Organisation bezogen. Die Verpflichtung auf bestimmte Verhaltenserwartungen gilt nur für Mitglieder der Organisation im Rahmen ihrer Tätigkeit in der Organisation. Zugleich werden die relevanten Verhaltenserwartungen von der Organisation selbst entschieden. Gesellschaft kann über Gesetze zwar Vorgaben dafür geben, diese müssen aber durch Entscheidungen der Organisation in Entscheidungsprämissen umgesetzt werden. Der zweite Unterschied besteht darin, dass die Mitgliedschaftsrolle dezidiert auf Entscheidung beruht. Weder gesellschaftliche Schicht noch Familie geben Mitgliedschaft in einer

800 Luhmann bezeichnet dies mit Parsons als doppelte Kontingenz und setzt es als Grundproblem des Sozialen an, vgl. Luhmann, 1984, Soziale Systeme, S. 148ff; Luhmann, 1995, Funktionen und Folgen formaler Organisation, S. 27. Schon 1964: „Alle Systemprobleme lassen sich letztlich auf Probleme der Erwartungsstabilisierung zurückführen".

801 So bereits in „Funktionen und Folgen" für „elementare Gruppen", vgl. Luhmann, 1995, Funktionen und Folgen formaler Organisation, S. 34ff; Luhmann, 2005, Interaktion, Organisation, Gesellschaft.

802 Luhmann, 1995, Funktionen und Folgen formaler Organisation, S. 35, 39ff; Luhmann, 1999, Die Wirtschaft der Gesellschaft, S. 295f (Zitat S. 296): "Die Organisation gibt sich selbst damit das Recht, davon auszugehen, dass in diesem formal organisierten Bereich alles Verhalten Entscheiden ist und gegebenenfalls gerechtfertigt werden muss."; Luhmann, 2000, Organisation und Entscheidung, S. 80ff, 112ff.

bestimmten Organisation vor.[803] Drittens schließlich entsteht mit der Mitgliedschaftsrolle eine neuartige Form des Zugriffs auf Personen. Gesellschaftliche Strukturrollen sind auf Personen zugeschnitten und berücksichtigen Rollenanhäufungen (Kaufmann und Bürger, Pfarrfrau und Mutter). So hat die Person in ihren und durch ihre Rollen die Möglichkeit der persönlichen Selbstdarstellung. Die Mitgliedschaftsrollen der Organisation dagegen sind über die Entscheidungsprämissen der Organisation spezifiziert. Die Rolle ist nicht primär auf die Person, sondern primär auf die Hierarchie und die Programme der Organisation ausgerichtet. Die Rolle impliziert abstrakt die Erfüllung der Entscheidungsprämissen der Organisation. Damit sind dem Mitglied die Mittel zur Selbstdarstellung zumindest teilweise entzogen.[804] Zugleich regelt die Rolle nur den Ausschnitt des Verhaltens, der für die Organisation relevant ist. Persönliche Rollenkombinationen sind dem Zufall überlassen.[805] Die Kompatibilität der Erwartungen verschiedener Rollen ist so nicht ohne Weiteres gegeben, sondern kann und muss vom Individuum hergestellt werden.

Für frühere Gesellschaftsformen[806] lassen sich mit Kirche oder Militär zwar institutionelle Vorformen von Organisation beobachten.[807] Die wesentlichen Charakteristika, nämlich die Mitgliedschaftsrolle als freiwillige und zugleich von beiden Seiten widerrufbare Entscheidung[808] sowie die Orientierung der Organisation an ihren eigenen Entscheidungen entwickeln sich jedoch erst in der Neuzeit:[809] Die Entstehung der Mitgliedschaftsrolle und damit die Entstehung des

803 „Das Mitglied erhält dadurch einen besonderen Status, der als solcher verliehen und entzogen oder aufgegeben werden kann je nachdem, ob das Mitglied gewisse Erwartungen teilt oder nicht. Die Mitgliedschaft gewinnt eine erkennbare, diskutierbare, also bewusstseinsfähige Form", vgl. Luhmann, 1995, Funktionen und Folgen formaler Organisation, S. 35.

804 „Entfremdung hieße dann, dass Menschen durch die Bedingungen des sozialen Systems, in dem sie sich zu verhalten haben, zu konsistenter Selbstdarstellung, schließlich zu jeder Selbstdarstellung unfähig sind. (...) Nicht der Verlust an sozialer Wertschätzung, an Autonomie oder an Werkfreude ist das Entscheidende, sondern dass man die Symbole nicht mehr beherrscht und in eigener Regie hat, die eine Selbstdarstellung, und sei es als Diener, Buchhalter oder Tagelöhner, tragen könnten", vgl. Luhmann, 1995, Funktionen und Folgen formaler Organisation, S. 390f.

805 Luhmann, 1995, Funktionen und Folgen formaler Organisation, S. 66.

806 „Historische Organisation", vgl. Luhmann, 2002, Die Politik der Gesellschaft, S. 230, 241.

807 Baecker, 2007, Epochen der Organisation, S. 40ff.

808 Bedingung ist die Entstehung der „Mitgliedschaftsrolle als vermittelnde Institution der relativen Invarianz von personalen und sozialen Aktionssystemen.", vgl. Luhmann, 1995, Funktionen und Folgen formaler Organisation, S. 42ff; Luhmann, 2000, Organisation und Entscheidung, S. 107.

809 „Organisationen sind hochmoderne Sachverhalte", „... auch das, was an Organisationen in traditionalen Gesellschaften gebildet wird, hält sich an das Muster der Korporation –

Prinzips der Organisation setzt voraus, dass Personen frei sind, diese Rolle zu übernehmen, dass über Geldlöhne ein verlässlicher Anreiz für Organisationsmitgliedschaft geschaffen werden kann und dass über ein Rechtssystem die Erfüllung von Verhaltenserwartungen vertraglich regelbar ist. Erst mit der Auflösung von Schichten sowie der Entstehung eines unabhängigen Wirtschafts-, Rechts- und Erziehungswesens sind die Voraussetzungen für Organisation geschaffen.[810]

Unter diesen Bedingungen entstehen Organisationen als selbstständige soziale Einheiten. Dem tragen die Beschreibungen als „Akteur" oder als „soziales System" gleichermaßen Rechnung. Umgekehrt hat die Entstehung von Organisation jedoch auch Konsequenzen für Gesellschaft. Es besteht kein Kausalitätsverhältnis zwischen Organisation und funktionaler Differenzierung, sondern eines der Co-Evolution.[811] Verhaltenserwartungen können nicht mehr nur an Personen, sondern auch an Organisationen gerichtet werden. Trotz der parallel geführten Semantik („juristische Personen", Organisationen als „Akteure") besteht ein gravierender Unterschied. Erwartungen an Organisationen beziehen sich auf *Entscheidungen.* Es handelt sich hier ebenfalls um Verhaltenserwartungen: Die Organisation wird als handlungsfähig angesehen, die Entscheidung als Handlung, die auch anders möglich wäre. Doch ist es nicht persönliches Verhalten, sondern „Entscheidungsverhalten". Die Gründe für Handlungen werden nicht in der Person, sondern in den Entscheidungsprämissen der Organisation gesucht, in ihren Programmen, Zwecken und Dienstwegen.[812]

Von Organisationen ist grundsätzlich anderes erwartbar als von Personen: In Organisationen kann eine Vielzahl von Interaktionen aufeinander abgestimmt[813] und damit das Verhalten mehrerer Personen geregelt und erwartbar gemacht werden.[814] Entscheidungsprogramme zeichnen sich deshalb dadurch aus, dass sie die Begrenzung durch die Verhaltensmöglichkeiten einer Einzelperson aufgeben. Das einzelne Programm ist allein deshalb bereits systematisch komplexer als eine nur auf eine Person begrenzte Verhaltenserwartung. Indem Programme aufeinander abgestimmt sind, kann sich die Organisation zudem intern differenzieren. In Untersystemen werden spezifische Funktionen für das System erfüllt

Mitgliedschaft heißt Vollinklusion", vgl. Luhmann, 1999, Die Gesellschaft der Gesellschaft, S. 835 (moderne Sachverhalte), 846 (Vollinklusion).

810 Weber, 1921/1972, Wirtschaft und Gesellschaft, S. 551ff; Luhmann, 1995, Funktionen und Folgen formaler Organisation, S. 45f; Luhmann, 1999, Zweckbegriff und Systemrationalität, S. 478f, 826ff; Luhmann, 2000, Organisation und Entscheidung, S. 380ff.

811 Luhmann, 1999, Zweckbegriff und Systemrationalität S. 202; Luhmann, 1999, Die Gesellschaft der Gesellschaft, S. 847.

812 Soziologische Einsichten zum Verhältnis von Organisation und Gesellschaft sowie Organisation und Profession vgl. Tacke, 2001, Organisation und gesellschaftliche Differenzierung; Klatezki/Tacke, 2005, Organisation und Profession.

813 Luhmann, 1999, Die Gesellschaft der Gesellschaft, S. 837.

814 Luhmann, 1984, Soziale Systeme, S. 432.

und dennoch die Beziehungen zwischen diesen Untersystemen integriert. Arbeitsteilung ist der klassische Begriff dafür.[815] Über die Sicherung von organisationsspezifischen Verhaltenserwartungen durch die Mitgliedschaftsrolle erreicht die Organisation – und zugleich die Gesellschaft – eine potenziell höhere Komplexität, als allein über Strukturrollen realisierbar ist. Schließlich ist mit Organisation ein Komplexitätsgewinn verbunden. Indem Mitgliedschaft in einer Organisation nicht angeboren oder in anderer Hinsicht „natürlich" ist, sondern auf einer beidseitig widerrufbaren Entscheidung beruht, gewinnt Mitgliedschaft eine erkennbare, diskutierbare, also bewusstseinsfähige Form.[816] Insofern kommt mit der kontingenten Mitgliedschaft der neuzeitlichen Organisation der Übergang von einer bloß operativen Beobachtung erster Ordnung zu einer auch reflektierenden Beobachtung zweiter Ordnung in die Welt.

In der Systemtheorie werden diese Überlegungen zum Verhältnis von Organisation und Gesellschaft insbesondere bezüglich der Funktionssysteme und „ihrer" Organisationen weitergeführt. Für die Zwecke dieser Untersuchung genügt, dass mit Organisation eine neuartige Möglichkeit der Adressierung und Regulierung von Verhaltenserwartungen entsteht.

### b) Der Apotheker in seiner Apotheke

„Der Apotheker in seiner Apotheke" ist ein geflügeltes Wort in der Auseinandersetzung um die Liberalisierung der Abgabewege von Arzneimitteln. Gemeint ist, dass der Betrieb einer Apotheke in jeder – einschließlich nicht-pharmazeutischer – Hinsicht von einem Apotheker persönlich verantwortet wird.[817] Diese traditionelle Apotheke ist aber gerade keine Organisation im Sinne eines eigenständigen und selbstständig adressierbaren Entscheidungszusammenhangs, sondern Lager und Arbeitsstätte des Apothekers.

Die Apothekerrolle ist als gesellschaftliche Struktur-Identität von Anfang an und notwendig ein „Apotheker in seiner Apotheke", ist er doch auf einen von ihm verantworteten Ort angewiesen, an dem er Grundstoffe lagern und verarbeiten kann. Im Zuge der Spezifikation und Regulierung der Apothekerrolle wird daher auch die Einrichtung und der Betrieb der Apotheke Gegenstand gesetzlich-staatlicher Regulierungen. Schon in Arabien entstehen Ende des 11. Jahrhunderts Handbücher zum sachgerechten Apothekenbetrieb.[818] In Europa gewinnen die

815 Luhmann, 1995, Funktionen und Folgen formaler Organisation, S. 73ff; Luhmann, 1999, Zweckbegriff und Systemrationalität, S. 171ff.

816 Luhmann, 1995, Funktionen und Folgen formaler Organisation, S. 35, 382ff.

817 § 2 ApBetrO (2008); § 1 Abs. 3 ApoG (2008); §§ 1-3 BApO (2007).

818 Schmitz, 1998, Geschichte der Pharmazie 1, S. 269f; Ridder, 2000, Der wahre Charakter des Apothekers, S. 73.

Bestimmungen über den Betrieb der Apotheke mit der Weiterentwicklung der Medizinalgesetzgebung an Bedeutung.[819] Es entstehen selbstständige *Apotheker*-ordnungen, die bezüglich *Apotheken* vor allem die Lagerhaltung von Arzneimitteln und die behördliche Überwachung der Apotheke regeln.[820] Mit den Apothekenbetriebsordnungen werden diese apothekenbezogenen Bestimmungen seit Beginn des 19. Jahrhunderts separat geregelt.[821]

Der Apothekenbetrieb ist konstitutiv an die Apothekerrolle gebunden. Die Apothekenbetriebsordnung ist zwar eine zunehmend eigenständige Bestimmung *über* die Apotheke, *adressiert* aber nicht die Apotheken: Nicht die Apotheke wird verpflichtet, bestimmten Kriterien zu entsprechen, sondern der Apotheker wird verpflichtet, die Apotheke nach diesen Kriterien zu betreiben, und Personen der behördlichen Aufsicht werden verpflichtet, genau das zu überprüfen. Die *Apotheke* wird visitiert – kontrolliert wird der *Apotheker*. Ihm wird die Verantwortung für etwaige Mängel zugerechnet, er wird mit Sanktionen für den Fall bedroht, dass er diesen Verpflichtungen nicht nachkommt. Das gilt seit dem Mittelalter[822] bis einschließlich der aktuellen Regelung.[823] Die Apotheke ist gerade kein eigenständiger Akteur, keine juristische Person, der selbst Entschei-

819 Schmitz, 1998, Geschichte der Pharmazie 1, S. 521ff, 538.

820 Schmitz, 1998, Geschichte der Pharmazie 1, S. 507-552 (Grundzüge Apothekengesetzgebung); Schmitz, 2005, Geschichte der Pharmazie 2, S. 221ff (Überwachung).

821 Schmitz, 2005, Geschichte der Pharmazie 2, S. 825f, 904ff. Seit 1968 ist der ordnungsgemäße Betrieb einer Apotheke bundesweit einheitlich in der Apothekenbetriebsordnung festgelegt. Sie regelt den Betrieb der öffentlichen Apotheken, legt Mindestgrößen für die Räumlichkeiten sowie die Anforderungen an das Apothekenpersonal fest und bestimmt die apothekenüblichen Waren, vgl. Schmitz, 2005, Geschichte der Pharmazie 2, S. 954ff.

822 Bereits in den Constitutiones Medicinalis von Friedrich II werden diese beiden Adressen gewählt: der Apotheker und die mit der behördlichen Aufsicht verpflichtete Person. Die mittelalterlichen Apotheker-Eide und -Ordnungen im 14. Jahrhundert beziehen sich primär auf den Apotheker, vgl. Schmitz, 1998, Geschichte der Pharmazie 1, S. 516, S. 538f. Seit dem 15. Jahrhundert ist in den Apothekerordnungen aber auch die behördliche Überwachung der Apotheke explizit geregelt (Einsetzung bestimmter Personen zur Beaufsichtigung der Defektur, Einführung regelmäßiger Apothekenvisitationen, Eidverpflichtung, Anzeigepflicht von gegen die Ordnung handelnden Apothekern), vgl. Schmitz, 2005, Geschichte der Pharmazie 2, S. 221ff, 399f (Preußen), 821ff (revidierte ApO); Schmitz, 1998, Geschichte der Pharmazie 1, S. 412ff (Constitutiones), 514, 538f (Mittelalter).

823 Ein Apothekengesetz existiert seit 1960. In einer aktuellen Fassung heißt es: „Wer eine Apotheke (...) betreiben will, bedarf der Erlaubnis der zuständigen Behörde. (...) Die Erlaubnis gilt nur für den Apotheker, dem sie erteilt ist, und für die in der Erlaubnisurkunde bezeichneten Räume.“, vgl. § 1 Abs. 2 und 3 AMG (2009). Das Gesetz befasst sich ausführlich damit, wer unter welchen Umständen Inhaber einer Apotheke sein darf und wie Arzneimittel abgegeben werden dürfen. Die Apothekenbetriebsordnung regelt den Betrieb der Apotheke und legt fest, wer Apothekenleiter sein darf und dass auch der Apothekenbetreiber für die Apotheke persönlich verantwortlich ist, vgl. § 2 ApBetrO (2008). Entsprechend richten sich die Vorschriften über Ordnungswidrigkeiten im vierten Abschnitt ApBetrO (2008) vor allem an den Apothekenleiter.

dungen zugerechnet werden könnten. Sie ist deshalb keine Organisation im Sinne einer eigenständig komplexen und eigenständig adressierbaren sozialen Einheit.

Über die mangelnde eigenständige Adressierbarkeit der Apotheke hinaus ist die zentrale Vorbedingung der formalen Mitgliedschaft auf die Apotheker-Apotheke nicht anwendbar. Die Mitgliedschaftsrolle wird vor allem durch die Möglichkeit des Ein- und Austritts in die Organisation konstituiert. Der Apotheker kann aber nicht Mitglied einer „Organisation Apotheke" werden, weil die Apotheke erst durch ihn überhaupt adressierbar wird. Ohne Apotheker ist die Apotheke eine Anhäufung von diversen Gegenständen, deren Vollständigkeit, Qualität und Verwendbarkeit gerade nicht unmittelbar ersichtlich ist und die entsprechend nicht verwendbar sind. Ein Apotheker kann seine Apotheke einem anderen Apotheker übergeben – es ist dann aber eine andere Apotheke. Die „Mitgliedschaft" des Apothekers ist deshalb nicht kontingent, sondern konstitutiv.[824] Darüber hinaus wird der Apotheker nicht durch eine Mitgliedschaft an die Erfüllung von Verhaltenserwartungen gebunden, sondern durch seine gesellschaftliche Strukturrolle; seine Pflichten sind gesetzlich geregelt, nicht vertraglich.[825]

Das Prinzip des Apothekers in seiner Apotheke ist für die Entstehung einer pharmazeutischen Industrie nicht geeignet. So gehen gerade zu Beginn des 19. Jahrhunderts pharmazeutische Entdeckungen auf einzelne Apotheker zurück,[826] aus denen Firmen wie Schering oder Merck hervorgehen.[827] Die Produk-

824 Der Betrieb einer Apotheke ist bereits im Mittelalter gebunden an die Verpflichtung des Apothekers in Apothekeneid und -ordnung – unabhängig davon, ob Niederlassungsfreiheit besteht oder zusätzlich zum Eid ein Apothekenprivileg Betriebsvoraussetzung ist. Wo Apotheken nicht von einem Apotheker betrieben werden, sind es „staatseigene" Apotheken, also Stadt-, Rats- und Hofapotheken. Seit dem 16. Jahrhundert werden für Apotheken Konzessionen vergeben, die entweder als Personalkonzession strikt an einen konkreten Apotheker für den Betrieb einer konkreten Apotheke vergeben werden, oder als Realkonzession Verkäuflichkeit und Vererbbarkeit der Apotheke implizieren. Verkauf und Vererbung sind dabei allerdings immer nur an wiederum einen Apotheker möglich, wobei für Apothekerwitwen Ausnahmeregelungen bestehen, vgl. Schmitz, 2005, Geschichte der Pharmazie 2, S. 155ff (bis 1800), 1819ff (ab 1800); Schmitz, 1998, Geschichte der Pharmazie 1, S. 534ff.

825 Apothekengesetz, Bundes-Apothekerordnung; wenn man einwendet, dass auch die Pharma-Industrie gesetzlich reguliert ist, so wird gerade daran der Unterschied deutlich: Gesetzliche Regelungen beziehen sich auf die Organisation, die dann ihrerseits ihre Mitglieder auf ein bestimmtes Verhalten verpflichten muss. Dieser Zwischenschritt entfällt hinsichtlich des Apothekers.

826 Schmitz, 2005, Geschichte der Pharmazie 2, S. 459ff. Die spätere Entwicklung der chemischen Industrie war jedoch kaum noch von Pharmazeuten mitbestimmt: Die Chemie war ein selbstständiges Hochschulfach geworden und die Farben- und Teerfabriken beschäftigten für ihre Neuentwicklungen Chemiker, vgl. Huhle-Kreutzer, 1989, Die Entwicklung arzneilicher Produktionsstätten aus Apothekenlaboratorien, S. 37f, 42; Ridder,

tion und die weitere Forschung finden aber nicht in der Apotheke statt, sondern werden in selbstständige Organisationen ausgelagert.[828] Komplexe Herstellung und Forschung sind mit der Apotheker-Apotheke offensichtlich inkompatibel. Der Betrieb der Apotheke ist zu genau geregelt, als dass eine Umstellung auf die Eigendynamik der Entscheidung möglich wäre. Zwar ist die Eigenherstellung von Arzneimitteln in der Apotheke bis heute erlaubt, aber nur in dem Maße, in dem dies im Rahmen des „normalen Betriebs" der Apotheke und damit im Rahmen dessen erfolgt, was der Apotheker persönlich überblicken und verantworten kann.[829]

Indem die Apotheke an die Person des Apothekers gebunden ist, bleibt die Komplexität der Apotheke auf das beschränkt, was über die Rolle des Apothekers regelbar und von der Person des Apothekers leistbar ist.[830] Die Apotheke selbst ist tatsächlich nur der Ort des „Niederlegens", wie ihr Name schon sagt, hat aber weder Eigenkomplexität noch Eigenständigkeit.

1990, Im Spiegel der Arznei, S. 63; Schmitz, 2005, Geschichte der Pharmazie 2, S. 1015; Bartmann, 2003, Zwischen Tradition und Fortschritt, S. 45.

827 Schmitz, 2005, Geschichte der Pharmazie 2, S. 985ff.

828 Neben der begrenzten Kapazität des Apothekenlaboratoriums spielt dafür v. a. eine Rolle, dass die Apotheke reglementiert und an den Apotheker persönlich gebunden ist, während für die Industrie solche Regelungen nicht bestehen. So wurden chemische Fabriken gerade auch von solchen Apothekern gegründet, die aufgrund der Niederlassungsbeschränkung selbst keine Apotheke führen konnten. Georg Urdang beobachtet dies 1931 so: „Die Industrie hat die Apotheke vielfach bereichert und erzogen, die Apotheke dagegen war die Keimzelle der Industrie. Sie hat ihr die besten Männer geschenkt, über die sie verfügte, und ständig strömen neue Adepten aus der Pharmazie in die Stätten der Großherstellung (...)", vgl. Schmitz, 2005, Geschichte der Pharmazie 2, S. 978 (Urdang-Zitat), 983f.

829 Arzneimittel im Rahmen des üblichen Apothekenbetriebs, Chargengrößen bis zu hundert abgabefertigen Packungen, vgl. § 8 ApBetrO (2008). Für die Großherstellung gelten besondere Regelungen für Herstellung und Prüfung, wobei jeweils zu bezeichnende Apotheker sowie der Betreiber persönlich verantwortlich sind, vgl. §§ 9 und 10 ApBetrO (2008).

830 Dem widerspricht keineswegs die seit 2004 gegebene Möglichkeit, Filialapotheken zu betreiben und dazu einen Apotheker als Apothekenleiter anzustellen. Im Gegenteil: Erstens muss der Betreiber auch der Filialapotheken selbst ein Apotheker sein, der zudem seine Stammapotheke selbst leitet. Und zweitens bleibt die Verantwortung persönlich zurechenbar: Auch für alles, was in seinen Filialapotheken geschieht, ist der Betreiber-Apotheker persönlich verantwortlich. Dem entspricht, dass die Erlaubnis des Filialapothekenbetriebs so beschränkt ist, dass diese persönliche Verantwortung auch realistisch bleibt (nur drei Filialen, im regionalen Einzugsgebiet zur Stammapotheke), vgl. §§ 1 und 7 ApoG (2008): Die Erlaubnis verpflichtet zur persönlichen Leitung der Apotheke in eigener Verantwortung. Im Falle der Filialapotheke obliegen dem vom Betreiber benannten Apotheker dieselben Pflichten wie dem Betreiber, wobei die Verpflichtungen des Betreibers unberührt bleiben, vgl. § 2 Abs. 4 ApoG (2008).

### c) Pharma-Industrie: Programmierung Medizinischer Pharmakon-Kommunikation

Organisationen der chemisch-pharmazeutischen Industrie[831] werden seit Anfang des 19. Jahrhunderts entweder direkt als chemische Großbetriebe gegründet,[832] gehen aus der Teerfarbenindustrie hervor[833] oder entstehen aus der von Apothekern betriebenen Präparateindustrie. Während chemische Großbetriebe und Betriebe aus der Teerfarbenindustrie auf chemische Grundstoffe bzw. Wirkstoff-Arzneimittel ausgerichtet waren, so konzentrierte sich die Präparateindustrie auf die Massenherstellung traditioneller Arzneimittel.[834] Die Gründung chemisch-pharmazeutischer Unternehmen geht durchweg auf Einzelunternehmer zurück,[835] doch basieren sie alle auf dem Prinzip der Mitgliedschaftsrolle[836] und sind eigenständig adressierbar.[837] Die Organisation entwickelt Eigenkomplexität. Produkt-

831 Zur Definition, Abgrenzung und historischen Einordnung vgl. Schmitz, 2005, Geschichte der Pharmazie 2, S. 995ff.

832 Die älteste ist der Betrieb von Johann Glauber aus dem Jahr 1654, dazu gehören auch Boehringer, Merck und Trommsdorff, vgl. Schmitz, 2005, Geschichte der Pharmazie 2, S. 998.

833 Huhle-Kreutzer, 1989, Die Entwicklung arzneilicher Produktionsstätten aus Apothekenlaboratorien, S. 37f, 42; Ridder, 1990, Im Spiegel der Arznei, S. 63; Schmitz, 2005, Geschichte der Pharmazie 2, S. 1015; Bartmann, 2003, Zwischen Tradition und Fortschritt, S. 45.

834 Ernst, 1975, Das „industrielle" Geheimmittel und seine Werbung, S. 37ff, 69. Zur Entstehung und Entwicklung der Chemieindustrie und ihren Organisationen, vgl. Tacke, 1997, Rationalitätsverlust im Organisationswandel, Kap. 3: Rationalisierungsverläufe in der Chemieindustrie.

835 „Neben handwerklich geschulten Laboranten oder Färbern lassen sich vor allem Apotheker als Gründer früher chemischer Fabriken nachweisen", vgl. Schmitz, 2005, Geschichte der Pharmazie 2, S. 978.

836 Mitglieder wurden bereits in den frühesten Fabriken angestellt: Eine Fabrik beschäftigte 1832 bereits 55 Arbeiter und Angestellte (S. 980); „Mangel an qualifiziertem Personal" (für die Fabrik von Trommsdorff) (S. 981), ein Apotheker als bezahlter Angestellter zur Leitung einer staatlich betriebenen Fabrik, 1825 beschäftigt diese Fabrik 70 Arbeiter (S. 981), vgl. Schmitz, 2005, Geschichte der Pharmazie 2.

837 Organisationen sind eigenständig adressierbar, indem sie als eigenständige Rechtspersonen firmieren, das gilt schon für die frühesten Gründungen, zum Beispiel: Fabrik „Dingler & Arnold" und die „Königlich Preußische Chemische Fabrik" sind von Anfang an eigenständig, mit einem Apotheker als angestelltem „Manager" (S. 980f), „Chemische Fabrik Märklin & Comp." (1811) (S. 982), „Friedr. Bayer et comp." als offene Handelsgesellschaft (S. 1020), vgl. Schmitz, 2005, Geschichte der Pharmazie 2. Obwohl also bereits in der Anfangszeit nicht der Einzelunternehmer, sondern die Organisation in den verschiedenen Rechtsformen der OHG oder KG Rechtsträger sind, so manifestiert sich die Eigenständigkeit auch darin, dass pharmazeutische Organisationen bald von solchen, noch stärker Eigentümer-orientierten und damit auf bestimmte Personen hin orientierten Rechtsformen zunehmend in die „anonyme" Aktiengesellschaft umgewandelt werden (frz. „societé anonyme), zum Beispiel Bayer 1881 (S. 1020), Nestlé (1875 vom Gründer Henri Nestlé verkauft) (S. 984), Firma Riedel wurde 1905 in eine AG umge-

erstellung erfolgt arbeitsteilig gemäß organisationsinternen Programmen.[838] Damit werden die Produkte in dem Sinne komplexer, als die Bedingungen ihrer Herstellung komplexer sind im Vergleich zu der Produktion durch lediglich eine Person.[839] Die deutsche Pharmaindustrie war bis in die 1930er Jahre weltweit führend.[840]

In Bezug auf die Komplexität und die Unterscheidung des Arzneischatzes machen die pharmazeutischen Organisationen zunächst keinen Unterschied: Die chemische Industrie stellt lediglich Vorprodukte her, die dann vom Apotheker geprüft und zum Arzneimittel weiterverarbeitet werden;[841] die galenische Industrie stellt lediglich Präparate der traditionellen materia medica her, die so bereits bekannt sind.[842] Das ändert sich erst, als vermittelt über das Prinzip der Original-

wandelt (S. 990), die Firma von Ernst Schering wird bereits 1871 in eine AG umgewandelt (S. 991), die Firma Friedr. Bayer & Co. wurde 1881 nach dem Tod des Gründers in eine AG umgewandelt (S. 1020), selbst die Stada – der ursprünglich genossenschaftlich organisierte, standeseigene Arzneimittelhersteller der Apotheker – wird 1959 in eine GmbH, 1970 in eine AG umgewandelt (S. 1013f), vgl. Schmitz, 2005, Geschichte der Pharmazie 2.

838 Eigenkomplexität und interne Programme: „Herstellung erfolgte mit Hilfe moderner Maschinen in Massenfertigung“ (S. 978), bereits für frühe Gründungen gilt, dass sie in speziell dafür hergerichteten Räumen stattfanden (S. 979), „dass ganze ist so eingerichtet, dass, nach handelsmännischen Bestellungen, die größten Parthien in kurzer Zeit gefertigt werden können“ (Goethe über eine pharm. Fabrik, 1896) (S. 989), beispielhaft dafür auch die Ausweitung und Veränderung von Produktpaletten wie etwa für Oetker, Nestlé oder Schering (S. 984, 992), vgl. Schmitz, 2005, Geschichte der Pharmazie 2, S. 977ff Abschnitt: Pharmazeutische Industrie und Großhandel.

839 Komplexere Produkte waren anfänglich einfache chemische Substanzen wie Schwefelsäure; die Komplexität besteht hier eher in der Anzahl der Produkte: Eine Fabrik hatte bereits 1803 ein Sortiment von 200 chemischen Produkten; Riedel hat 1844 bereits 570 Präparate; seit Ende des 19. Jahrhunderts werden auch die einzelnen Produkte komplexer, vgl. Schmitz, 2005, Geschichte der Pharmazie 2, S. 980, 991f, 1012ff. Zur Komplexitätssteigerung der Produktion in Organisationen der chemischen Industrie sowie zur These eines Rationalitätswandels aufgrund des Erfolgs technologischer Rationalisierungsprozesse, vgl. Tacke, 1997, Rationalitätsverlust im Organisationswandel, S. 78ff (Entwicklung der Chemieindustrie), S. 22 sowie 195ff (Rationalisierungsthese).

840 Die Metapher „Apotheke der Welt“ brachte die zuverlässige Produktion von Wirkstoffen und genormten Medikamenten sowie die Führungsrolle deutscher Unternehmen zum Ausdruck. Im Jahr 1913 bestritt die deutsche Pharmaindustrie ca. 30,3 % des Welthandels mit Pharmazeutika, im Jahr 1938 waren es sogar 43%. Bartmann, 2003, Zwischen Tradition und Fortschritt, S. 33.

841 „Die frühen pharmazeutischen Fabriken hatten sich (...) zunächst auf die Herstellung von Chemikalien und Arzneistoffen beschränkt, die sie dem Apotheker lieferten, der anschließend daraus Arzneimittel bereitete.“, vgl. Schmitz, 2005, Geschichte der Pharmazie 2, S. 998. Zur Entwicklung vgl. Schmitz, Band II, S. 977ff.

842 „Galenika“ bezeichnen einfache zusammengesetzte Arzneimittel der Humoralpathologie, der Begriff bezieht sich auf den römischen Arzt Galen, der im 2. Jahrhundert n. Chr. die Humoralpathologie neu ordnete. Zur galenischen Industrie vgl. Schmitz, 2005, Geschichte der Pharmazie 2, S. 998 (Zitat), 977ff (zur Entwicklung).

verpackung die Verantwortung für Identität und Qualität der Fertigarzneimittel direkt auf den pharmazeutischen Hersteller zugerechnet werden kann. Die Organisation als meist juristische Person wird dafür verantwortlich gemacht, dass ihre Forschungs-, Herstellungs- oder Kontrollverfahren – ihre Programme – bestimmten gesetzlichen Vorgaben entsprechen, jedenfalls hinsichtlich des Ergebnisses. Die Verantwortungszurechnung verschiebt sich auf der allgemeinen Ebene: Statt dem Apotheker z. B. vorzuwerfen, Grundstoffe zu ersetzen[843] oder die Apotheke nicht sauber zu betreiben, wird nun den Organisationen der pharmazeutischen Industrie vorgeworfen, zu wenig Arzneimittel für seltene Krankheiten zu entwickeln, Dritte-Welt-Ländern Arzneimittel vorzuenthalten oder Nebenwirkungen zu verheimlichen.[844]

Die Komplexitätsmöglichkeiten formaler Organisation werden unter diesen Bedingungen für Medizinische Pharmakon-Kommunikation relevant. Das abgestimmte Ineinandergreifen des Verhaltens vieler Personen ermöglicht neue Methoden der Arzneistoffentwicklung[845] und Herstellung neuer Arzneiformen wie der Tablette.[846] Entwicklung findet in Gruppen statt und greift auf die Ergebnisse früherer Forschungsgruppen zurück; Herstellung erfolgt arbeitsteilig und an verschiedenen Orten zugleich.[847] Die Programme der Organisation ermöglichen

843 Dies ist der alte „Quid-pro-quo" Vorwurf, auf den bereits in salernitischen Zeiten mit einer entsprechenden Tabelle reagiert wurde und der in fast allen Apothekerordnungen thematisiert wird.

844 Dazu vor allem Anfang der 80er zum Beispiel: Langbein/Martin et al., 1981, Gesunde Geschäfte; Langbein/Martin et al., 1983, Bittere Pillen. Vor Kurzem wurden Risiken medienwirksam deutlich bei einer klinischen Studie mit fast tödlichem Ausgang sowie dem Schmerzmittel Vioxx, vgl. FAZ, 2005, 22. August, Millionenstrafe für Merck wegen Schmerzmittel Vioxx; FAZ, 2006, 17. März, Zwei Probanden in Lebensgefahr.

845 Verfahren der kombinatorischen Chemie und später des Hochdurchsatz-Screenings sowie des molecular modelling/Computer Aided Drug Designs erfordern an sich organisierte Bedingungen wie auch die Einbettung in eine Organisation, in der entsprechende Tests und Zulassungsverfahren durchgeführt werden können, vgl. Schmitz, 2005, Geschichte der Pharmazie 2, S. 485ff.

846 Flüssige Arzneiformen, Pulver und Pillen werden bereits um die Jahrhundertwende v. a. durch Tabletten ersetzt, also Komprimate mit hochwirksamen Arzneistoffen. Die Tablette erfordert das Pressen und geht als Technologie auf andere Komprimaterzeugnisse wie Briketts zurück. Damit ist die Tablette technisch wesentlich voraussetzungsvoller als traditionelle Arzneiformen. Entsprechend entsteht sie nicht aus der Apothekenpraxis, sondern der Fabrikpraxis heraus. Im 20. Jahrhundert sollen Arzneiformen eine gezielte und zeitlich gestaffelte Arzneistoffabgabe ermöglichen – die Herstellung solcher Retard- und Depotarzneiformen ist endgültig abhängig von organisierten Programmen, vgl. Schmitz, 2005, Geschichte der Pharmazie 2, S. 495ff, 504ff.

847 Von der Erfindung einer neuen Wirksubstanz bis zur Einführung eines marktreifen Medikaments vergehen ca. zwölf Jahre. Zugleich sind die Erfolgsraten für die Entwicklung eines Medikaments ab der Selektion des Wirkstoffs nur 11%; hinzu kommen Kosten von durchschnittlich 800 Mio. US$ je Medikament. Die steigenden Forschungs- und Entwicklungskosten sowie die hohen Risiken bei der Arzneimittelentwicklung führen seit Ende

sachlich (sachlich unterschiedliche Einzelaufgaben), zeitlich (Verwendung organisationseigener Vorprodukte) und sozial (Arbeitsteilung) eine erhebliche Komplexität.[848]

Relevant für Medizinische Pharmakon-Kommunikation werden diejenigen Organisationen, die – im Unterschied zur Geheimmittelindustrie[849] – in ihren Entscheidungsprämissen zentrale Erwartungen von Pharmakon-Kommunikation berücksichtigen. Zwischen den (Entscheidungs-) Programmen der Organisation und den – hier als Richtigkeitskriterien bezeichneten – (Richtigkeits-) Programmen von Medizinischer Pharmakon-Kommunikation ist eindeutig zu unterscheiden. Bei den Programmen der Organisation geht es um Kriterien richtigen Entscheidens, bei den Programmen Medizinischer Pharmakon-Kommunikation um die Kriterien richtigen Zurechnens obskurer Dinge. In beiden Fällen handelt es sich um die Spezifikation einer abstrakten Codierung,[850] die beiden Programmbegriffe beziehen sich aber auf unterschiedliche Systemreferenzen. Für Medizinische Pharmakon-Kommunikation gewinnen die Programme der Organisation nur dann Bedeutung, wenn sie die Richtigkeitskriterien und Strukturen von Medizinischer Pharmakon-Kommunikation in ihrer Regulierung von organisationalem Entscheidungsverhalten berücksichtigen.[851] Dazu gehören erstens die Offenlegung und damit (staatliche) Kontrollierbarkeit von Inhaltsstoffen und Verfahren, zweitens die Einbeziehung der etablierten Struktur-Identitäten von Arzt und

der 1960er Jahre zu einer zunehmenden Konzentration der pharmazeutischen Industrie in einigen wenigen Groß-Unternehmen, vgl. Schmitz, 2005, Geschichte der Pharmazie 2, S. 1047f; Roche, 2003, Der kleine LaRoche, S. 59; Daemmrich, 2004, Pharmacopolitics, S. 2f.

848 Für die Organisationen der entstehenden pharmazeutischen Industrie gilt somit dasselbe wie für die science-based industry insgesamt: die Einrichtung eigener Forschungs- und Entwicklungslaboratorien, die Beschäftigung von Wissenschaftlern (bis heute neben Chemikern und Medizinern auch Pharmazeuten) und die Abstimmung von Forschung mit wirtschaftlichen Unternehmenszielen. Mit der so entstehenden Unternehmensforschung gehen Veränderungen im Verhältnis von akademischer Forschung und Industrie einher, im speziellen Fall der Pharmaindustrie, verbunden mit besonderen ethischen Fragen. Zur science-based industry vgl. grundlegend: Rammert, 1983, Soziale Dynamik der technischen Entwicklung, v.a., S. 94ff. Zur wissenschaftssoziologischen Problematik der Unternehmensforschung vgl. aktuell: Weingart/Carrier et al., 2007, Nachrichten aus der Wissensgesellschaft, S. 55ff, v.a. Kap. II.3 (Unternehmensforschung - zum Verhältnis öfentlicher und privater Wissensproduktion). Zum Aspekt der Ethik in Bezug auf Pharmaindustrie vgl. Prinz, 2008, Ethik und Ökonomik in der pharmazeutischen Industrie.

849 Urdang/Dieckmann, 1955, Einführung in die Geschichte der deutschen Pharmazie, S. 93; Ernst, 1975, Das „industrielle" Geheimmittel und seine Werbung, S. 28, 189.

850 Luhmann, 1995, Die Kunst der Gesellschaft, S. Kapitel 3.

851 Für Funktionssysteme spricht Luhmann in analogen Fällen von einer „Übernahme des Funktionsprimats", vgl. Luhmann, 1999, Die Gesellschaft der Gesellschaft, S. 841. Die größten und wichtigsten Organisationen bildeten sich innerhalb der Funktionssysteme und übernehmen deren Funktionsprimat sowie deren binäre Codierung.

Apotheker sowie drittens die vorsichtige und dann wissenschaftlich argumentierende Laienwerbung.[852]

Wenn sich eine Organisation *entscheidet*, bestimmte gesellschaftliche Codierungen zu berücksichtigen, gewinnen ihre Programme ihrerseits Relevanz für die Entwicklung der Richtigkeitskriterien dieser gesellschaftlichen Kommunikationsbereiche. Kein gesellschaftlicher Teilbereich kann insgesamt organisiert werden,[853] und keine Organisation kann ausschließlich *eine* Codierung berücksichtigen.[854] In dem Maße jedoch, in dem Organisationen sich primär an einer bestimmten gesellschaftlichen Codierung orientieren, werden die Programme und damit auch die Komplexität der Organisation relevant für die Programme und die Komplexität des jeweiligen gesellschaftlichen Teilbereichs. Gesellschaftliche Richtigkeitsprogramme für eine bestimmte Codierung werden durch die zwischen Interaktion und Gesellschaft geschobene Ebene der Organisation und ihrer Programme respezifiziert.[855]

Für Medizinische Pharmakon-Kommunikation impliziert dies, dass für die Unterscheidung außeralltäglicher Wirksamkeit nunmehr die Komplexität organisierter Programme mit einbezogen werden kann. Die Komplexität dessen, was als außeralltäglich wirksam und zugleich als in seiner Identität und Qualität erwartbar erwartet werden kann, erlebt einen zweiten Komplexitätssprung. Der erste Sprung war in der hocharabischen Epoche durch die Ausdifferenzierung der eigenständigen Struktur-Identität Apothekerrolle ermöglicht worden und implizierte eine Komplexitätssteigerung im Rahmen des von einer Strukturrolle Leistbaren. Dieser zweite Sprung wird durch die Ausdifferenzierung der Struktur-Identität des Fertigarzneimittels ausgelöst und impliziert eine Komplexitätssteigerung auf das von eigenkomplexen Organisationen und ihren Programmen

852 Wimmer, 1994, Wir haben fast immer was Neues.

853 Dass Funktionssysteme niemals vollständig organisiert sind, gilt selbst für das Wirtschaftssystem und erst recht für Funktionssysteme, die weniger stark auf Organisation angewiesen sind: Nur „im Normalfall" ist Geld programmatisch fixiertes und damit organisiertes Geld (S. 312), Konsum ist nicht organisiert, „die Differenz von Medium und Organisation kann nicht aufgegeben werden – es sei denn in einem Kollaps der Wirtschaft" (S. 316), „sehr viele, nahezu alle Funktionssysteme verwenden die Systembildungsform der Organisation, um sich unwahrscheinliche Motivation zu beschaffen" (S. 321), Luhmann, 1999, Die Wirtschaft der Gesellschaft.. Nicht alle Operationen eines Funktionssystems finden also in Organisationen und erst recht nicht in einer einzigen Organisation statt.

854 So sind alle Organisationen einschließlich Museen, Schulen oder Kirchen auf die Verwendung von Geld für die Zahlung von Gehältern (und damit Wirtschaft) sowie auf das Abfassen rechtlich gültiger Arbeitsverträge (und damit auf Recht) angewiesen.

855 Die Organisation schiebt sich zwischen Interaktion und Gesellschaft, vgl. Luhmann, 1999, Die Gesellschaft der Gesellschaft, S. 166; Luhmann, 2005, Interaktion, Organisation, Gesellschaft, S. 13.

Leistbare. Damit fällt die Beschränkung auf den Umfang persönlichen Verhaltens weg, der mit dem Prinzip der Apothekerrolle einherging.

### d) Pharmazeutischer Großhandel: Sekundäre Organisierung

Im Unterschied zu pharmazeutischen Herstellungsunternehmen greifen die Organisationen des pharmazeutischen Großhandels auf Arzneimittel als Handelsware und das heißt: wirtschaftlich zu. Von den organisationalen Ursprüngen her gehen die Organisationen des späteren pharmazeutischen Großhandels aus den para-pharmazeutischen Konkurrenten der Apotheker, insbesondere den Materialisten hervor.[856] Solange Apotheker ohnehin Messestädte selbst aufsuchen, um auch die regional nicht verfügbaren Grundsubstanzen einzukaufen, kommen Zulieferer allenfalls als regionale Kräutersammler infrage. Fabriken bieten ihre Produkte aber nicht in zentralen Messestädten an, sondern Standorte entstehen zufällig oder richten sich nach industriellen Hauptabnehmern. Damit werden Zwischenhändler interessant. Großhändler gewinnen als Engroshändler von Chemikalien, Apothekengeräten, Einrichtungsgegenständen, selbst hergestellten Präparaten oder umgefüllten/umgepackten Drogen etwa seit den 1830er Jahren an Bedeutung.[857] Etwa zu dieser Zeit wird der Bezug von Vorprodukten nicht nur geübte, sondern auch gesetzlich legitimierte Praxis. Der Großhandel erhält mit dieser Erlaubnis seine rechtliche Grundlage.[858] Mit dem Bedeutungszuwachs der Fertigarzneimittel gewinnt der pharmazeutische Großhandel an Bedeutung.

Anders als die Organisationen der pharmazeutischen Industrie können sich die des pharmazeutischen Großhandels in ihren Entscheidungsprämissen an nicht-pharmazeutischen Aspekten orientieren. Erst im Arzneimittelgesetz von 1961 wird der Arzneimittelgroßhandel überhaupt in die Arzneimittelgesetzgebung einbezogen: Der Vertriebsweg von Fertigarzneimitteln ist seitdem dahingehend

856 Gaude, 1981, Die alte Apotheke, S. 58ff; Schubert, 1995, Apotheker - wozu?; Wolf, 1996, Über die Anfänge der Pharmaziegeschichtsschreibung, S. 81ff; Schmitz, 2005, Geschichte der Pharmazie 2, S. 225ff; Bernschneider-Reif, 2001, Laboranten, Destil-latores, Balsamträger.

857 Wüllrich, 1987, Geschichte der Hageda, S. IV; Schmitz, 2005, Geschichte der Pharmazie 2, S. 1048ff.

858 Es entstehen die Firma Gehe (1835), die Material- und Farbware Handlung Firma Noris Zahn (1841), die als Firma Anzag bis heute den pharmazeutischen Großhandel mitbestimmt. Reichelt (1852) entsteht als Spezialitäten- und Medicinal-Chemikalien Grosso-Handlung, die Firma Schulze (1899) als Arznei-Weinhandlung, eingegangen in die Firma Phönix. Schließlich entstehen mit der Hageda (1902), Sanacorp (1921) und Wiweda (1956 bzw. 1983) die zunächst genossenschaftlich betriebenen und bis heute apothekennahen Großhändler, vgl. Wüllrich, 1987, Geschichte der Hageda, S. 269 (zur Hageda); Schmitz, 2005, Geschichte der Pharmazie 2, S. 1049ff.

geregelt, dass Großhändler Arzneimittel nur an bestimmte Abnehmer – vor allem Apotheker – abgeben dürfen. Der Großhandel wird explizit Teil des dreiteiligen Vertriebswegs des Arzneimittels.[859] Der Großhandel von Arzneimitteln bleibt ansonsten relativ frei von gesetzlichen Vorgaben: Großhändler sind nicht zu einem bestimmten Sortiment verpflichtet, die pharmazeutische Industrie ist nicht verpflichtet, Großhändler zu beliefern, der Apotheker ist nicht verpflichtet, Waren von Großhändlern oder gar von bestimmten Großhändlern zu beziehen. In die Preisgebung wird erst im Jahr 1976 mit der Spezifikation einer Großhandelsspanne eingegriffen.[860]

Die Rahmenbedingungen vergleichsweise geringer regulativer Vorgaben erlauben, dass die Organisationen des pharmazeutischen Großhandels primär gewinnorientiert und damit wirtschaftlich ausgerichtet sind – spätestens der Verdrängungswettbewerb seit den 1960er Jahren schließt jede andere Primärorientierung aus.[861] Zielsetzungen wie Vollsortierung oder Berücksichtigung der Apothekerbelange müssen sich an dieser Primärzielsetzung orientieren. Entsprechend haben die Entscheidungsprogramme der Organisationen des pharmazeutischen Großhandels anders als die der pharmazeutischen Industrie keine Wirkungen auf die Unterscheidung und Zurechnung außeralltäglicher Wirksamkeit. Vielmehr setzt die Entstehung eines pharmazeutischen Großhandels voraus, dass Fertigarzneimittel eigenständig handelbar sind. Der pharmazeutische Großhandel ist insofern ein Phänomen sekundärer Organisierung, als er originalverpackte Fertigarzneimittel und die Verantwortungszurechnung auf pharmazeutische Hersteller voraussetzt. Lediglich indirekt wird die Entstehung des Großhandels für Medizinische Pharmakon-Kommunikation relevant: Die wirtschaftlich-logistische Leistung der Organisationen des pharmazeutischen Großhandels stellt sicher, dass eine Vielfalt verschiedener Fertigarzneimittel in den Apotheken verfügbar gehalten werden kann. Damit werden größere Differenzierungen und Unterschiede innerhalb dieser Fertigarzneimittel möglich. Mit seinen organisierten Programmen fängt der pharmazeutische Großhandel die Komplexität der organisierten pharmazeutischen Industrie auf.

859 Dass der Großhandel nicht den Apothekenverordnungen unterlag, wurde bereits Anfang des 20. Jahrhunderts deutlich. Weil sich gezeigt hatte, dass der ungesetzliche Arzneimittelhandel von Großhändlern gefördert wurde, wurde bereits im Arzneimittelgesetz von 1961 der Vertriebsweg von Arzneimitteln unter Einbeziehung der Großhändler reglementiert: Erstmalig wurde der Vertriebsweg des Arzneimittels, beim Hersteller beginnend, gesetzlich festgelegt – Hersteller, Vertriebsunternehmer und Großhändler durften Arzneimittel nur einem positiv bestimmten Abnehmerkreis abgeben, vgl. Stapel, 1988, Die Arzneimittelgesetze 1961 und 1976, S. 79, 223ff.

860 PZ 1975, 43, S. 1717ff.

861 PZ 1978, 10, S. 429.

### e) Krankenkassen: Indirekter Einfluss durch Programmierung der Verwendung

Zur Beurteilung aktueller Entwicklungen ist ein dritter Organisationstypus zu beachten: Krankenkassen als Organisationen der Krankenversicherung gewinnen über die Programmierung der Verwendung von Arzneimitteln indirekt Einfluss auf Medizinische Pharmakon-Kommunikation. Vorformen von Krankenversicherung gehen bis auf die Antike zurück.[862] Doch erst im 19. Jahrhundert entstehen Krankenkassen als staatlich geschützte Einrichtungen, [863] die einen bedeutenden Teil der Bevölkerung umfassen[864] und für ihre Mitglieder die kostenlose ärztliche Behandlung und die freie Abgabe von Arzneimitteln übernehmen.[865]

Mit dem Prinzip der Versicherung und der Bildung von Krankenkassen wird gesellschaftlich darauf reagiert, dass mit zunehmender Erwerbsarbeit[866] die traditionellen Mechanismen der Vorsorge für den Krankheitsfall zerbrechen und das Fehlen solcher Mechanismen als problematisch angesehen wird.[867] Politik übernimmt funktional äquivalent diverse Leistungen der sich auflösenden Familienverbünde. Krankenversicherungen weisen bereits im 19. Jahrhundert die wesentlichen Charakteristika auch ihrer modernen Nachfolger auf: zwangsweise vom Lohn abgezogene Arbeiterbeiträge und Beitragszwang für Arbeitgeber, Durchführung durch Krankenkassen als Körperschaften des öffentlichen Rechts, Selbstverwaltungselemente der Beteiligten in der Versicherung unter staatlicher

862 So finden sich im alten Rom oder auch im Mittelalter auf zwangsläufiger Mitgliedschaft beruhende Organisationen, die das Ziel der Krankenfürsorge beispielsweise für Zunftmitglieder oder im Bergbau verfolgen. Von diesen speziellen Organisationen abgesehen war der Großteil der Bevölkerung jedoch auf Armenarzneibücher und Hausarzneibücher sowie die karitative Hilfe vonseiten der Klöster oder auch Ärzte und Apotheker angewiesen, vgl. Urdang/Dieckmann, 1955, Einführung in die Geschichte der deutschen Pharmazie, S. 96; Ridder, 1990, Im Spiegel der Arznei, S. 184.

863 Auf Anweisung Kaiser Wilhelms II. erließ der Reichstag neben Unfall-, Invaliditäts- und Altersversicherung das Gesetz betreffend die Krankenversicherung der Arbeiter. Es folgte das Krankenkassengesetz von 1883 und eine Novelle dieses Gesetzes im Jahr 1892 für Arbeiter und einige Angestellte, vgl. Urdang/Dieckmann, 1955, Einführung in die Geschichte der deutschen Pharmazie, S. 96ff; Schmitz, 2005, Geschichte der Pharmazie 2, S. 901; Tauschnitz, 1999, Krankenkassen – Zwang oder Segen?, S. 52, 57f.

864 Ridder, 1990, Im Spiegel der Arznei, S. 186. Eine sozial-historische Überlegung zur Bedeutung von „Volksgesundheit" ist, dass die Förderung der Gesundheit der Arbeiter auf die Vorstellung des Körpers als Maschine zurückzuführen sei. Nur der gesunde Körper, also die funktionierende Maschine, könne der Industrie seine Arbeitsfähigkeit voll zur Verfügung stellen, vgl. Attali, 1981, Die kannibalische Ordnung.

865 Ridder, 1990, Im Spiegel der Arznei, S. 190; Schmitz, 2005, Geschichte der Pharmazie 2, S. 901.

866 Rosenbrock/Gerlinger, 2006, Gesundheitspolitik, S. 31, 34f.

867 Die literarische Quelle dazu: Zola, 1983, Germinal.

Aufsicht und Beitragseinziehung durch die Kassen auf dem Verwaltungsweg.[868] Sukzessive wachsen Versichertenkreis[869] und Bedeutung der Krankenkassen,[870] die sich zunehmend in wenigen großen Institutionen konzentrieren.[871]

Die Entscheidungsprogramme der Organisation Krankenkasse gewinnen Einfluss auf die Verwendung von Arzneimitteln. Krankenkassen übernehmen nicht nur die Kosten der medizinisch notwendigen Versorgung ihrer Versicherten, sondern legen zudem über ihren Leistungskatalog fest, für *welche Leistungen* sie die Kosten übernehmen. Dieser Aspekt wird mitunter vernachlässigt, wenn auf ein „Auseinanderfallen von Nachfrageentscheidung und Kostenverantwortung"[872] hingewiesen wird. Denn welche medizinischen Leistungen einschließlich der Arzneimitteltherapie für eine Nachfrage zur Verfügung stehen, wird von deren Erstattungsfähigkeit mit beeinflusst. Nachgefragt werden vor allem erstattungsfähige Leistungen, und deshalb werden primär erstattungsfähige Leistungen angeboten. Über diesen Rückkopplungseffekt von Leistungsangebot und Leistungsnachfrage unter Berücksichtigung der Erstattungsfähigkeit beeinflussen die Krankenkassen das Spektrum der Leistungen. Die Kriterien, die die Krankenkassen für die Aufnahme in den Leistungskatalog anlegen, wirken zurück auf die Kriterien für die Anerkennung von Leistungen insgesamt. Dieser Einfluss ist bereits Ende des 19. Jahrhunderts zu bebachten, als Krankenkassen gezielt die Verschreibung und Abgabe von Fertigarzneimitteln forcieren.[873] Durch Versicherungssysteme werden deshalb nicht nur Nachfrageansprüche berücksichtigt, die bislang zurückgewiesen wurden,[874] sondern über die Steuerung der Nachfrage nimmt die Organisation der Versicherung Einfluss auf die Art der professionellen Leistung. Hinzu kommt ein Effekt sekundärer Organisierung: In den Ver-

868 Tauschnitz, 1999, Krankenkassen – Zwang oder Segen?, S. 52.

869 Schon 1886 gehörten den Kassen 10% der Gesamtbevölkerung an, im Jahr 1914 sind es bereits 25% und 1924/25 etwas mehr als 50%. Zwischen 1930 und 1981 werden nach und nach nicht versicherte Familienmitglieder, Rentner, Landwirte, Behinderte, Studierende und Künstler in den Versichertenkreis einbezogen. Seit 1975 liegt der Anteil der gesetzlich Krankenversicherten bei fast 90%, wobei nur knapp 0,2% nicht versichert und die verbleibenden ca. 10% in der PKV versichert sind, vgl. Berendes, 1967, Das Apothekenwesen, S. 276; Tauschnitz, 1999, Krankenkassen – Zwang oder Segen?, S. 59; Rosenbrock/Gerlinger, 2006, Gesundheitspolitik, S. 35f, 99ff.

870 Um 1907 beträgt der Anteil der Umsätze, die die Apotheken mit Kassen-Patienten machen, etwa 15%, nach dem ersten Weltkrieg waren es bereits 50-60%, vgl. Ridder, 1990, Im Spiegel der Arznei, S. 196f; Schmitz, 2005, Geschichte der Pharmazie 2, S. 904, 956f.

871 Rosenbrock/Gerlinger, 2006, Gesundheitspolitik, S. 110.

872 Eekhoff/Bünnagel et al., 2008, Bürgerprivatversicherung, S. 25ff.

873 Urdang/Dieckmann, 1955, Einführung in die Geschichte der deutschen Pharmazie, S. 95ff; Berendes, 1967, Das Apothekenwesen, S. 276; Brauer, 1987, Apotheker in der Pharmaindustrie, S. 28, 34f; Ridder, 1990, Im Spiegel der Arznei, S. 18, 130, 193; Wimmer, 1994, Wir haben fast immer was Neues, S. 94.

874 Zur Entstehung professioneller Märkte zwischen Wissenschaft und Markt vgl. Stichweh, 1994, Professionen und Disziplinen, S. 290.

handlungen mit den Krankenkassen erweist sich für Ärzte[875] und Apotheker[876] schnell, dass sie nur eine Chance haben, wenn sie sich ihrerseits in Interessenvertretungen organisieren.

Der Leistungskatalog der gesetzlichen Krankenkassen ist indirekt politisch beeinflusst, indem Kriterien für die Erstattungspflicht in historisch unterschiedlichem Maße politisch vorgegeben werden.[877] Hatten Krankenkassen anfänglich erheblichen Einfluss auf die Kriterien der Erstattungsfähigkeit, so ist später der überwiegende Teil des Leistungskatalogs von Krankenkassen als Regelleistung politisch vorgegeben.[878] Politisch liegt ein Vorteil der Eigenkomplexität von Krankenkassen darin, dass Politik lediglich Vorgaben machen muss, deren Ausgestaltung und Umsetzung aber nicht selbst vornimmt. Nachteile entstehen, wenn die Ausgestaltung der Vorgabe nicht der politischen Intention entspricht. Das Verhältnis von Politik und Krankenkassen oszilliert seit dem ausgehenden 19. Jahrhundert zwischen einer politischen Präferenz für mehr Eigenkomplexität der Krankenkassen und mehr Einflussnahme auf deren Entscheidungsverhalten.

Mit der Entstehung von Krankenkassen entscheidet nicht mehr der einzelne jeweils direkt und persönlich, für welche Leistungen er etwas zu zahlen bereit ist. Auch der Staat gibt nicht mehr alles staatlich zu Regelnde durch Verordnungen und Gesetze direkt vor. In beiderlei Hinsicht ist nun eine Krankenkasse zwischengeschaltet: Politische Gesetze und Verordnungen regeln nicht direkt das Verhalten, sondern beziehen sich auf die Entscheidungsprämissen der Organisation Krankenkasse; Versicherte nehmen nicht direkt Zugriff auf Leistungen, sondern lösen zunächst Entscheidungen der Organisation Krankenkasse aus, was antizipiert wird und damit die Leistungsnachfrage und auch das Leistungsangebot verändert.

Während in der Ära der Apothekerrolle die Komplexität des Pharmazeutischen auf das von der Person des Rollenvertreters als garantiert erwartbare Maß beschränkt blieb, kommt mit der Umstellung auf Fertigarzneimittel das Komplexitätspotenzial formaler Organisation zum Tragen. Die Entscheidungsprogramme von Organisationen der pharmazeutischen Industrie stimmen Verhalten aufeinander ab, so dass Fertigarzneimittel entstehen, die das Komplexitätsverarbei-

875 Rosenbrock/Gerlinger, 2006, Gesundheitspolitik, S. 27.

876 Hinter diesen Maßnahmen stand auch der Versuch, sich als Krankenkassen von den Apotheken unabhängig zu machen. Die Tätigkeit der Apotheken sollte auf die Anfertigung von Rezepten mit stark wirkenden Mitteln beschränkt werden. Für alle anderen Rezepte und Präparate sollten kasseneigene Dispensierstellen zuständig sein, vgl. Berendes, 1967, Das Apothekenwesen, S. 278.

877 Zu den Organisationsprinzipien der GKV, vgl. Rosenbrock/Gerlinger, 2006, Gesundheitspolitik, S. 110ff.

878 Rosenbrock/Gerlinger, 2006, Gesundheitspolitik, S. 100f.

tungspotenzial von Einzelpersonen weit übersteigen. Als Effekte sekundärer Organisation erweitern die Organisationen des pharmazeutischen Großhandels die Verfügbarkeit von Fertigarzneimitteln, und Krankenkassen als formale Organisation beeinflussen Pharmakon-Kommunikation über die Programmierung der Verwendung von Pharmaka.

## 5. *Funktionsverlust und double-bind des Apothekers*

Die Strukturkatastrophe der Pharmakon-Kommunikation hat Auswirkungen auf die Positionierung der Pharmazie, die Erreichbarkeit pharmaziepolitischer Zielsetzungen, den wirtschaftlichen Zugriff auf Arzneimittel und die Relevanz von Organisationen. Doch für wohl keinen Aspekt ist der Wandel so im Wortsinn katastrophal (zumindest emotional) wie für einen: für die Apothekerrolle und deren persönliche Vertreter.

Hinsichtlich der Frage nach den Verwendungsbedingungen von Pharmaka erweist sich die Apothekerrolle als höchst kontingente Struktur-Identität. Die Rolle entsteht, als Pharmakon-Kommunikation schon längst in Gang gekommen ist – und verliert ihre Kernfunktion mit dem Prinzip des originalverpackten Fertigarzneimittels. Was bleibt, sind Residualfunktionen. Die als „post-adaptive retard" beibehaltene Strukturrolle wird zunehmend in einen organisierten Kontext eingebettet und auf die Möglichkeit der Weiterentwicklung hin zum Arzneimittelberater reflektiert. Dabei geraten die Apotheker als Berufsvertreter zunehmend in eine double-bind-Situation zwischen Anforderungen an gesundheitsorientierte und betriebswirtschaftliche Effizienz, was für Medizinische Pharmakon-Kommunikation nicht folgenlos bleibt.

### a) Funktionsverlust als Ausgangslage

Seit der Vorantike ist die Erwartbarkeit von Pharmakon-Kommunikation in der Interaktion an die Anwesenheit konkreter Personen und das Stattfinden an bestimmten Orten gebunden. Zu einer Generalisierung von konkreten Personen auf Personen als Rollenvertreter kommt es mit Ausdifferenzierung erst der Arzt-, dann der Apothekerrolle. Interaktion kann jetzt auf bereits stabilisierte Strukturen zurückgreifen. Dennoch bleibt Pharmakon-Kommunikation interaktiv auf die Anwesenheit bestimmter Personen (den Rollenvertreter) an bestimmten Orten (den staatlich legitimierten Apotheken) angewiesen. Die Entstehung der Chemiatrika verstärkt diese Entwicklung: Mit dem Laboratorium sind Apotheken deutlicher unterscheidbar;[879] Arzneimittel werden vom Apotheker nicht mehr nur beschafft und bestätigt, sondern *erschaffen*. Es entwickelt sich die spezifische Rollenasymmetrie[880] zwischen Apotheker und Publikum[881] als Interaktionsform von Pharmakon-Kommunikation. Erst mit Entstehung originalverpackter Fertigarzneimittel verlieren persönliche Rollenvertreter und besonders legitimierte Orte an Bedeutung. Der Laie ist ebenso gut wie der Apotheker in der Lage, die Originalverpackung eines Fertigarzneimittels zu identifizieren und sich damit dessen Identität und Qualität zu vergewissern – originalverpackte Fertigarzneimittel können auch von einem Informatiker angeboten und per Versandhandel oder im Supermarkt abgegeben werden.

Zugleich mit dem Verlust der rollenspezifischen Interaktionsgebundenheit gewinnen in der Ära des originalverpackten Fertigarzneimittels die Erwartungen an Komplexität, die in einer solchen Interaktion implizit aktualisiert werden. Während ein Arzt ausschließlich die Arzt-Patienten-Kommunikation benötigt, um zu einer Diagnose und einem Therapievorschlag zu kommen, impliziert die Apotheker-Publikums-Interaktion eine zeitliche und sachliche Komplexität, die mitunter mehrere Jahre und eine Vielfalt von Arbeitsschritten umfasst. Schon im Mittelalter liegen für die Garantie der Identität und Qualität von Pharmaka wesentliche Handlungen – wie Einkauf und Lagerung – außerhalb der Interaktion. Mit den Chemiatrika reduziert sich die Interaktion auf Entgegennahme des Rezepts und Abgabe des Arzneimittels, mit erwartet wird eine Vielfalt komplexer vorangegangener Handlungen, vor allem die chemische Erschaffung des Arzneimittels.[882] Die Komplexität des in der Interaktion Mit-Erwarteten steigt mit der Umstellung auf die Struktur-Identität des originalverpackten Fertigarzneimittels erheblich. In der Apotheker-Publikums-Interaktion wird implizit mit erwartet, dass eine Vielfalt organisierter Programme der Grundlagenforschung, klinischen Prüfung, Herstellung, Verblisterung, Verpackung, der Prüfung, Lieferung, Lagerung und schließlich der Abgabe richtig durchgeführt wurden.

Schon die Handlungen des frühneuzeitlich-chemiatrischen Apothekers entzogen sich nicht nur der Sichtbarkeit, sondern auch der konkreten Verständlichkeit

879 Nachdem das Vorhandensein eines Laboratoriums für Apotheken obligatorisch geworden ist, also seit dem 17. Jahrhundert, befinden sich Apotheken in Häusern oder Gewölben, vgl. Peters, 1910, Aus pharmazeutischer Vorzeit, S. 51; Schmitz, 2005, Geschichte der Pharmazie 2, S. 175; Friedrichs/Müller-Jahncke et al., 2003, Publikum, S. 14f.

880 Stichweh, 1992, Professionalisierung, Ausdifferenzierung von Funktionssystemen, Inklusion, S. 273ff.

881 Der Fachjargon: Apotheker haben weder „Kunden“ noch „Patienten“, sondern ein „Publikum“, vgl. Friedrichs/Müller-Jahncke et al., 2003, Publikum.

882 In Biografien, Lebenserinnerungen, Tagebüchern oder Erzählungen von Apothekern kommt die Angst, einer solchen Erwartung nicht zu entsprechen, immer wieder zum Ausdruck, vgl. Friedrichs, 1995, Die Apotheke von Innen gesehen; Willi-Hangatner, 1999, Pharmazeutischer Briefwechsel.

und Nachvollziehbarkeit durch das Publikum. Sie entziehen sich nun sogar der unmittelbaren Sichtbarkeit des Apothekers selbst. Bislang fungierte die Person des Apothekers als Klammer für die zeitlich, örtlich und sachlich außerhalb der Apotheker-Publikums-Interaktion stattfindenden Handlungen. Diese Klammer-Funktion geht nun auf das Fertigarzneimittel über. Für die Handlungen, die in den Forschungs- und Herstellungsprogrammen der pharmazeutischen Industrie, den Zulassungsverfahren sowie Kontrollprogrammen der Gesundheitsbürokratie und den Logistikprogrammen des pharmazeutischen Großhandels unzählige Interaktionen miteinander verbinden, kann der Apotheker die Verantwortung nicht mehr übernehmen. Dies übernimmt funktional äquivalent die Struktur-Identität des Fertigarzneimittels, womit die Komplexität vorangehender Handlungen nicht mehr an die Kapazität von Personen gebunden ist, sondern an das, was als durch Programme noch kontrollierbar erwartet wird.

Der Apothekerrolle verbleiben Residualfunktionen. Durch die Kombination aus Apothekenpflicht von Arzneimitteln und Sortimentsbeschränkung erfüllt die Apotheker-Apotheke eine Art Filterfunktion. Der Zugriff auf Arzneimittel wird beschränkt und zugleich deren Verwendung als Arzneimittel nahegelegt. Eine zweite Residualfunktion liegt in der Bereithaltung von Arzneimitteln für den konkret stets unerwarteten (medizinischen) Bedarfsfall durch Pflichtsortiment und Bereitschaftsdienst. Apotheker sind hinsichtlich der Beschaffung und Lagerung zunehmend auf die Organisationen des pharmazeutischen Großhandels angewiesen,[883] doch allein der Apotheker ist auf ein gesetzlich vorgegebenes Sortiment festgelegt. Schließlich halten Apotheker Kapazitäten für den Katastrophenfall bereit. Apotheker sind gesetzlich verpflichtet, ein bestimmtes Spektrum an Fertigarzneimitteln und Prüfstoffen für den Bedarf einer Woche auf Lager zu halten.[884] Auf den Katastrophenfall hin ausgerichtet ist außerdem die umfangreiche Ausstattung der Apotheke, etwa in Form eines Laboratoriums.

883 Inwieweit die Kostenverantwortung zwischen diesen drei Akteuren gleichmäßig verteilt ist, zeigt sich am Umgang mit den Lagerwertverlusten durch die Einführung von Festpreisen: Diese Verluste werden zwischen den drei Akteuren in einvernehmlicher Regelung geteilt. Mitte der 1990er Jahre finden die Standesvertretungen von Industrie (BPI), Großhandel (Phagro) und Apothekern (DAV) eine langfristige Lösung zur leichteren Abwicklung des Lagerwertausgleichs, bei der alle Daten rasch zwischen den Beteiligten ausgetauscht werden, PZ 1993, 17, S. 5. Dieses wird angepasst, etwa an die Veränderung bestehender Festbeträge, PZ 1997, 10, S. 28; PZ 2000, 50, S. 28.

884 Vgl. §15 ApBetrO; der „Lieferfähigkeit“ kommt ein hoher Imagewert zu, PZ 1998, 19, S. 76ff.

## b) Organisierung als Berufsstand

Die Apothekerrolle ist bis heute in wesentlichen Aspekten eine direkt gesellschaftlich koordinierte Struktur-Identität, doch bereits seit Ende des 19. Jahrhunderts erfolgt eine Organisierung des Berufsstandes. Rahmenbedingungen dieser Entwicklung sind steigende gesetzliche Anforderungen an die betriebswirtschaftliche Apothekenführung,[885] vor allem aber eine neue Konkurrenzsituation. Die traditionellen Konkurrenten der Apotheker verschwinden Ende des 19. Jahrhunderts:[886] Den „wilden Apotheken" wird die Herstellung[887] und den Ärzten das Dispensieren von Arzneimitteln mit dem Krankenkassengesetz wirksam untersagt.[888] Umso heftiger wird jedoch die Konkurrenz zu den Drogerien. Drogerien als Spezialgeschäfte für alle „freien" pharmazeutischen Produkte sind bereits im 19. Jahrhundert gewinnorientierte Unternehmen. Wenig beschränkt durch staatliche Regulierung, werben sie für sich und ihre Produkte, organisieren sich früh in einem eigenen Interessenverband und bemühen sich soweit wie möglich, „Marktanteile" zu gewinnen.[889] Dabei werden sie durch die Krankenkassen unterstützt.[890] Das Ziel, Apotheke 2. Klasse zu werden, wird zwar zunächst nicht erreicht;[891] doch hinsichtlich der apothekenüblichen Waren von Gewürzen und Prophylaktika bis zu kosmetischen Mitteln sind Apotheker sehr bald betriebswirtschaftlich nicht mehr konkurrenzfähig.[892] In Richtung Organisierung wirkt außerdem die Entstehung der Krankenkassen als organisierte Großkunden. Einzelverhandlungen zwischen einem Apotheker und der oder den Kassen führten

885 In der Pharmacopoea Borussica von 1801 wird erstmals zwischen Einkaufs-, Herstellungs- und Abgabepreisen differenziert, vgl. Schmitz, 2005, Geschichte der Pharmazie 2, S. 858. Zu den traditionellen Pflichten kommt die Anforderung einer käufmännischen Buchführung der Apotheke, vgl. Schmitz, 2005, Geschichte der Pharmazie 2, S. 820ff.

886 Bernschneider-Reif, 2001, Laboranten, Destillatores, Balsamträger, S. 71, 322, 349; Landgraf, 2004, Heilen außerhalb der Medizinal-Ordnung, S. 77.

887 Landgraf, 2004, Heilen außerhalb der Medizinal-Ordnung, S. 96.

888 Ridder, 1990, Im Spiegel der Arznei, S. 34.

889 Urdang/Dieckmann, 1955, Einführung in die Geschichte der deutschen Pharmazie, S. 68; Schmitz, 2005, Geschichte der Pharmazie 2, S. 883ff.

890 Ernst, 1975, Das „industrielle" Geheimmittel und seine Werbung, S. 25; Ridder, 1990, Im Spiegel der Arznei, S. 174.

891 Die Nationalsozialisten sprechen die Arzneimittelabgabe ausschließlich den Apothekern zu. Mit der Aufhebung der Niederlassungsbeschränkung nach dem Zweiten Weltkrieg entfällt durch die so ermöglichte, steigende Apothekendichte ein etwaiges Versorgungsdefizit und damit ein zentrales Argument der Drogisten, die Arzneimittelabgabe über die Apotheken hinaus auszuweiten, vgl. Urdang/Dieckmann, 1955, Einführung in die Geschichte der deutschen Pharmazie, S. 68; Ridder, 1990, Im Spiegel der Arznei, S. 131; Schmitz, 2005, Geschichte der Pharmazie 2, S. 883ff.

892 Urdang/Dieckmann, 1955, Einführung in die Geschichte der deutschen Pharmazie, S. 76. Zur Entwicklung der Konkurrenz von Apothekern und Drogisten, vgl. Schäfer, 2008, Apotheker und Drogist.

zu regelrechten Kämpfen um die Höhe des Kassenrabatts.[893] Erforderlich wurde eine Interessenvertretung der Apotheker, um eine überregionale Rabatt-Festsetzung zu ermöglichen.[894]

Um Interessen der Apotheker in der Verhandlung mit Drogisten-Verband, Krankenkassen sowie der Staatsverwaltung direkt durchzusetzen, entstehen die Standesorganisationen der Apotheker. Aus den fachlich-wissenschaftlichen Vereinigungen, die sich seit Ende des 18. Jahrhunderts bilden,[895] entsteht der Deutsche Apothekerverein, der zur politischen Interessenvertretung umfunktioniert wird.[896] Seit Ende des zweiten Weltkrieges dienen die Apothekerkammern der Selbstverwaltung, die Apothekervereine vertreten die wirtschaftlichen Interessen[897] und die ABDA Bundesvereinigung Deutscher Apothekerverbände vertritt als Spitzenorganisation die Apothekerinteressen nach außen.[898] Anders als Apotheken sind die Standesorganisationen formale Organisationen und als solche selbst adressierbar. Die Approbation eines Apothekers ist an die Mitgliedschaft in der jeweils regionalen Apothekerkammer gebunden, die ihrerseits Mitglied der Spitzenorganisation ABDA ist. Über diese Mitgliedschaft in der Standesorganisation kann der Apotheker zur Erfüllung bestimmter Verhaltenserwartungen verpflichtet werden. Diese Form der Organisationsmitgliedschaft unterscheidet sich von der durch einen kontingenten Vertrag begründeten Mitgliedschaft, indem die Mitgliedschaft im Falle des Apothekers verpflichtend ist. Zudem ergänzen die Entscheidungsprämissen der Organisation Standesvertretung die gesetzlichen Rollenvorgaben, ersetzen sie aber nicht. Die Apothekerrolle bleibt eine gesellschaftlich konzipierte Rolle. Doch in dem Maße, in dem der Apotheker die Entscheidungen seiner Standesorganisation seinem Verhalten zugrunde legt, ist

893 Schmitz, 2005, Geschichte der Pharmazie 2, S. 901ff.

894 Anfangs verhandelten regionale Apothekervereine; 1920 kam es mit der „Deutschen Arzneitaxe" zu einer einheitlichen Regelung, vgl. Schmitz, 2005, Geschichte der Pharmazie 2, S. 864f, 927.

895 Schmitz, 2005, Geschichte der Pharmazie 2, S. 771ff; Mannetstätter, 2004, Diethelm Lavater II, S. 31.

896 Im Jahr 1890 wurde die Umfunktionierung offiziell, indem die „Pharmazeutische Gesellschaft" (seit 1895 „Deutsche Pharmazeutische Gesellschaft") für die wissenschaftlichen Belange neu gegründet wurde. Von diesen Verbänden werden auch pharmazeutische Zeitschriften für den Berufsstand und über wissenschaftliche Entwicklungen herausgegeben. Dazu gehören vor allem die Pharmazeutische Zeitung (PZ), die Deutsche Apothekerzeitung (DAZ, seit 1861 das offizielle Organ der Apothekerschaft), „Die Pharmazeutische Industrie" (seit 1933) und „Die Pharmazie" (seit 1946), vgl. Schmitz, 2005, Geschichte der Pharmazie 2, S. 561ff, 807ff.

897 Schmitz, 2005, Geschichte der Pharmazie 2, S. 802f.

898 Die „Arbeitsgemeinschaft der Berufsvertretungen Deutscher Apotheker", für die das Kürzel „ABDA" steht, wurde 1982 umbenannt, wobei das Kürzel jedoch erhalten blieb, vgl. Schmitz, 2005, Geschichte der Pharmazie 2, S. 800f, 930ff, 934ff.

der Apotheker und damit seine Apotheke Teil dieser Organisation, was als Organisierung des Berufsstandes beobachtet werden kann.[899]

Von der Standesorganisation der Apotheker sind die verschiedenen standeseigenen oder standesnahen Organisationen zu unterscheiden.[900] Dies sind klassische Mitgliedschaftsorganisationen, die mit dem Apothekerstand vor allem über die Finanzierung verbunden sind. Zu einer Organisierung des Berufsstandes tragen die standeseigenen Organisationen insofern bei, als seit den 1970er Jahren vormals ausschließlich in der Apotheke durchgeführte Tätigkeiten zunehmend in solchen Organisationen zentralisiert werden. Für die Erfüllung des gesetzlichen Auftrags ordnungsgemäßer Arzneimittelversorgung ist die Unterstützung durch solche Organisationen heute unverzichtbar.[901] So übernehmen die Arzneimittelkommission der Deutschen Apotheker, das Zentrallaboratorium Deutscher Apotheker (ZL)[902] und der Verein Deutsches Arzneiprüfungsinstitut (DAPI) wesentliche pharmazeutisch-wissenschaftliche Tätigkeiten wie die Prüfung von Arzneimittelqualität oder epidemiologische Dienstleistungen. Darüber hinaus stehen der Govi-Verlag, die Werbe- und Vertriebsgesellschaft Deutscher Apotheker mbH und die MGDA Marketing-Gesellschaft Deutscher Apotheker mbH für die zentrale Entwicklung von Werbemitteln, Vertriebswegen und Qualitätsverbesserung zur Verfügung. Dienstleistungen sind weiterhin „aponet"[903], die standesin-

899 Zum Verhältnis von Berufsgruppen, die professionssoziologisch nicht als Profession eingeordnet werden, und deren Standesorganisationen vgl. Etzioni, 1969, The Semi-Professions and Their Organisation.

900 Schmitz, 2005, Geschichte der Pharmazie 2, S. 700.

901 Das gilt keineswegs für alle Unternehmen und Institutionen der Apothekerschaft. Das Deutsche Apothekenmuseum oder die Deutsche Pharmazeutische Zentralbibliothek bewahrt zwar Kulturgut im Sinne der Apothekerschaft, spielt aber für den Apotheker in seiner Apotheke keine Rolle. Auch die Deutsche Apotheker-Stiftung oder die Versicherungsvermittlung für die Apotheker GmbH arbeiten nicht selbst pharmazeutisch. Gleichwohl sind auch dies Aufgaben, die zu bündeln und für den Berufsstand zentral zu erbringen sinnvoll ist.

902 Zu den Aufgaben des ZL gehören konkret die Untersuchung von Grundstoffen und Vergabe von Prüfzeichen, vergleichende Reihenuntersuchungen von Fertigarzneimitteln, Entwicklung von Analyseverfahren, Durchführung von Forschungsaufträgen sowie die Entwicklung und Prüfung von Geräten und Packmaterialien, vgl. PZ 1981, 20, S. 987; PZ 1985, 22, S. 1359ff; PZ 1980, 12, S. 600; PZ 1999, 12, S. 46ff; PZ 2003, 29; PZ 2004, 43, Jung. „Nur mit dieser gemeinschaftlichen Einrichtung und seiner den modernen Anforderungen der Analytik entsprechenden Ausstattung konnten die Apotheker ihrer Schlüsselrolle als letzte Instanz in puncto Arzneimittelsicherheit gerecht werden.", PZ 1991, 50, S. 34ff; PZ 2003, 46, Kaunzinger.

903 PZ 2001, 15, S. 17f; zudem Angebote von Großhändlern, vgl. PZ 2000, 49, S. 80.

terne Internetplattform, sowie Datenbanken[904] und ein Internetauftritt der Apotheker für Fachleute und Endverbraucher.[905]

Die Organisierung des Berufsstandes der Apotheker findet ihre Grenzen in der Verbindlichkeit berufsständischer Entscheidungsprämissen. Anders als ein Angestellter ist der Apotheker nach wie vor persönlich verantwortlich für seine Apotheke.[906] Die Standesorganisations-Mitgliedschaft verpflichtet ihn lediglich auf bestimmte Entscheidungsprämissen wie etwa die Höhe der Kassenrabatte oder Art und Ausmaß von Werbung,[907] die Angebote der standeseigenen Organisationen kann er annehmen oder nicht. Diese Doppelverpflichtung der Apotheker qua Rolle und qua Zwangsmitgliedschaft führt zu drei Beschränkungen hinsichtlich der Verhaltensprogrammierung durch die Standesorganisation: Erstens müssen Entscheidungsprämissen bezüglich Einzelapothekern so gestaltet sein, dass sie von jeweils einzelnen Personen umgesetzt werden können – der zentrale Komplexitätsvorteil der organisierten Programme entfällt damit weitgehend. Zweitens sind verpflichtungsfähigen Entscheidungen sachliche Grenzen gesetzt, sie dürfen nicht mit gesetzlichen Verpflichtungen des Apothekers kollidieren. Drittens schließlich dürfen Verpflichtungen durch die Standesorganisation auch in die betriebswirtschaftliche Gestaltungsfreiheit des Apothekers nicht ungebührlich eingreifen, liegt doch die wirtschaftliche Verantwortung für den Betrieb der Apotheke nach wie vor beim Apotheker.

Diese Besonderheiten können als Ursache für eine „mangelnde Verpflichtungsfähigkeit der Spitzenorganisation der Apotheker“[908] angesehen werden. Insbesondere hinsichtlich wirtschaftlicher Aspekte entstehen strukturelle Schwierigkeiten daraus, dass die Standesorganisation primär an Standesinteressen orientiert ist, während der einzelne Apotheker um die Mitbeachtung betriebswirtschaftlicher Notwendigkeiten nicht umhin kommt. Darüber darf die Bedeutung der Standesorganisationen nicht übersehen werden. Neue Tätigkeiten des Apothekers, die im Zuge der Gesundheitsreformen entstanden sind, wären ohne die Vermittlung durch die Standesorganisation in der Apotheke nicht umsetzbar: Die Handhabung der Zuzahlungen von Patienten, das aut-idem oder auch die Umsetzung der Rabattverträge der Krankenkassen sind dafür Beispiele. Solche Vorgaben müssen in handhabbare Formate gebracht werden, um tatsächlich durchführbar zu sein. Zugleich sind Apotheker über die Vermittlung der

904 PZ 2005, 29, von PZ.
905 PZ 2007, 15, S. 14 ; PZ 2007, 17, S. 12 ; PZ 2007, 27, S. 13; PZ 2007, 33, S. 9; PZ 2007, 35, S. 10.
906 PZ 2007, 49, S. 7; PZ 2008, 1/2, Jung.
907 Über die Einhaltung dieser verpflichtungsfähigen, standeseigenen Vorschriften wacht eine eigene Berufsgerichtsbarkeit, vgl. z. B. PZ 1987, 32, S. 1930ff.
908 Rosenbrock/Gerlinger, 2006, Gesundheitspolitik, S. 206f.

Standesorganisation funktional äquivalent zu direkten Gesetzesänderungen verpflichtungsfähig.

c) Konstruktion des Apothekers als unabhängiger Arzneimittelberater

Der Funktionsverlust der Apothekerrolle wird vonseiten einzelner Apotheker bereits Ende des 19. Jahrhunderts beobachtet. Betrieben auf Initiative von Einzelpersonen, vor allem aber durch die sich etablierende Standesorganisation der Apotheker, beginnt ein Prozess der Reflexion des Apothekers. In Deutschland gewinnt diese Reflexion und nunmehr zugleich Neupositionierung Ende der 1970er Jahr an Dynamik.[909] Die sich heute mit Versandhandel und Infragestellen des Fremdbesitz- und Mehrbetriebsverbots zuspitzende Situation wurde von den Apothekern deutlich vorhergesehen.[910]

Im Zentrum der Reflexion des Apothekers als Berufsstand steht eine Umdefinition. Der gesetzlich verankerte Auftrag des Apothekers ist, die „ordnungsgemäße Versorgung der Bevölkerung mit Arzneimitteln" im Dienste „des einzelnen Menschen und des gesamten Volkes" zu gewährleisten.[911] Stand dabei lange das Arzneimittel im Vordergrund, geht es nun um das Verhältnis von Arzneimittel und Patient, also um die *Arzneimittelverwendung*. Der Schwerpunkt dieser „patientenorientierten" Pharmazie liegt in der Förderung einer sicheren und korrekten Anwendung von Arzneimitteln und nimmt in den USA bereits in den 1950er Jahren als Konzept der „Klinischen Pharmazie"[912] ihren Anfang. Infolge des Contergan-Schocks gewinnt das Thema der Mitverantwortlichkeit des Apothekers für Arzneimittelsicherheit an Bedeutung.[913] War die klinische Pharmazie in Deutschland – im Unterschied zu den USA – allein auf die Tätigkeit des Apo-

909 PZ 1978, 30, S. 1299; PZ 1978, 36, S. 1502ff; PZ 1978, 36, S. 1507ff; PZ 1978, 42, S. 1939ff; PZ 1978, 43, S. 1975ff; PZ 1980, 13, S. 650ff; PZ 1980, 37, S. 1740ff; PZ 1980, 44, S. 2143ff; PZ 1981, 11, S. 464ff; PZ 1981, 24, S. 1169ff; PZ 1982, 41, S. 2149ff; PZ 1982, 42, S. 2293ff; PZ 1985, 42, S. 2720ff.

910 PZ 2002, 7, Tisch.

911 Vgl. §1 BApO (2007); §1 ApoG (2008): „Den Apotheken obliegt die im öffentlichen Interesse gebotene Sicherstellung einer ordnungsgemäßen Arzneimittelversorgung der Bevölkerung"; in §1 Abs 1 ApBetrO (2008) heißt es zum Zweck der Verordnung: „ihre Vorschriften legen fest, wie die ordnungsgemäße Arzneimittelversorgung der Bevölkerung sicherzustellen ist".

912 Im Zuge dessen wurde die Möglichkeit der allergischen (Neben-)Wirkung von Penicillin schon vor der Einrichtung allgemeiner Monitoring-Systeme festgestellt, vgl. PZ 1978, 17, S. 724ff.

913 PZ 1982, 16, S. 881ff.

thekers im Krankenhaus bezogen,[914] soll die Förderung sicherer Arzneimittelverwendung auch für den Offizin-Apotheker operationalisiert werden.

Das Leitbild des unabhängigen Arzneimittel- (und Gesundheits-) Experten mit staatlichem Versorgungsauftrag verschmilzt alte und neue Tätigkeiten: Bereithaltung, Herstellung und Prüfung von Arzneimitteln sowie Dienstbereitschaft werden als Grundlagen der Apothekertätigkeit jedenfalls symbolisch weiter mitgeführt.[915] Obwohl die Apothekerrolle Identität und Qualität von Fertigarzneimitteln de facto nicht gewährleisten kann,[916] gelten Herstellung und Prüfung als essenzielle Aufgaben,[917] die „zum Pflichtenkatalog der Apotheker“ gehören.[918] Apotheker werden von ihrer Standesführung zur Anfertigung von Rezepturen[919] sowie zur Eigenherstellung von Arzneimitteln angehalten,[920] standeseigene Organisationen führen darüber hinausgehende Arzneimittelprüfungen durch.[921] Bezogen auf den Anteil solcher Tätigkeiten am Apothekenalltag oder die Gesamtheit der verwendeten Arzneimittel ist dies jedoch nicht mehr, als die symbolische Andeutung eines verlorenen Zuständigkeitsfeldes. Ähnlich symbolisch ist die Aufrechterhaltung der Bereithaltungsfunktion des gesamten Arzneischatzes. Apotheker sind seit Langem auf den vollsortierten pharmazeutischen Großhandel angewiesen;[922] Industrie, Großhandel und Apotheken teilen sich die Kosten der

914 Schmitz, 2005, Geschichte der Pharmazie 2, S. 697ff.

915 PZ 1983, 38, S. 2077.

916 PZ 1990, 40, S. 80; PZ 2001, 29, S. 11ff. Seit 1974 ist es deshalb gestattet, Arzneimittel in externen Laboratorien prüfen zu lassen, allein die Pflicht der Identitätsprüfung bleibt beim Apotheker, vgl. §6 ApBetrO (2008) sowie: Schmitz, 2005, Geschichte der Pharmazie 2, S. 954.

917 PZ 1982, 51, S. 2797; PZ 1989, 3, S. 22; PZ 1993, 1, Beilage.

918 „Die Herstellung qualifizierter Rezepturen ist deshalb eine unverzichtbare Leistung des Apothekers – und ein weiterer Grund für den Erhalt der patientennahen Apotheke“, vgl. PZ 2003, 46, Eifler-Bollen. Vgl. außerdem: PZ 2006, 24 Theobald; PZ 2001, 40, S. 26f; PZ 2002, 39, Groppe.

919 „Eine Verweigerungshaltung des Apothekers darf es nirgendwo geben“, vgl. PZ 1985, 4, S. 185ff.

920 Durch Fortbildungsveranstaltungen (vgl. PZ 1982, 33, S. 1735ff; PZ 1986, 30, S. 1770; PZ 1986, 30, S. 1772ff) und Kurse (PZ 1990, 15, S. 38ff), Standardrezepturen (vgl. PZ 1984, 51/52, S. 3255; PZ 1985, 13, S. 797; PZ 2006, 43, Reimann), Durchführung von Forschungsprojekten (PZ 1985, 28, S. 1757), Berichterstattung über Rezepturen in der PZ (seit 1987, vgl. PZ 1 / 2, S. 11ff) und das Betreiben einer Rezeptur-Hotline (PZ 2001, 8, S. 26ff).

921 Bereits Anfang der 1950er Jahre wurde der Verein Deutsches Arzneiprüfungsinstitut gegründet, um standesintern Arzneimittel systematisch und professionell zu prüfen, vgl. PZ 1980, 6, S. 303ff; PZ 1981, 7, S. 289ff.

922 Vgl. etwa PZ 1984, 47, S. 2925ff. Allerdings betreiben standeseigene Organisationen „Notfalldepots“ für diejenigen Arzneimittel, die so selten vorkommen und so begrenzt haltbar sind (vor allem Seren, Impfstoffe und Plasmazubereitungen), dass sie auch vom Großhandel nicht vorrätig gehalten werden, vgl. PZ 1997, 42, S. 40f; PZ 1997, 42, S.42ff.

Lagerhaltung.[923] Voll dem Apotheker zurechenbar bleibt die Gewährleistung der Verfügbarkeit von Arzneimitteln im Notfall – und das zeitlich (Dienstbereitschaft)[924] wie sachlich (umfangreiche Lagerhaltung)[925] ohne Ersatz dadurch entstehender Kosten.[926]

Im Mittelpunkt der Apothekertätigkeit stehen nun die Beratung des Patienten[927] und die Gewährleistung der richtigen Anwendung von Arzneimitteln.[928] Die Arzneimittelabgabe wird Anlass und Kontext für die „eigentliche" Aufgabe, dem Patienten bei der richtigen Einnahme zu helfen und Miss- oder Fehlgebrauch zu verhindern.[929] Anders als Herstellung, Prüfung und Bereithaltung ist die Abgabe von Arzneimitteln an den Endverbraucher qua politisch-rechtlicher Regulierung dem Apotheker vorbehalten[930] – es besteht Apothekenpflicht.[931] Der Apotheker trägt die Verantwortung für die Abgabe des „richtigen" (d. h. des verschriebenen bzw. verlangten) Arzneimittels.[932] Diese in ihrer Grundform gesetzlich festgelegte Abgabe des Arzneimittels wird im Rahmen der Reflexion des Apothekers als unabhängigem Arzneimittelberater „wiedererfunden":[933] Anstelle des früheren symbolischen Schlusspunktes der pharmazeutischen Arz-

923 PZ 1993, 17, S. 5; PZ 1997, 10, S. 28; PZ 2000, 50, S. 28; PZ 2001, 49, S. 21.

924 Wochenendversorgung als wesentliche Berufspflicht von Ärzten und Apothekern, vgl. PZ 1984, 11, S. 622; Regelung in der Apothekenbetriebsordnung, PZ 1980, 46, S. 2266; PZ 1981, 46, S. 2385; PZ 1984, 34, S. 1973ff; PZ 1984, 36, S. 2076; PZ 1989, 26, S. 42; PZ 1990, 14, S. 89.

925 Vgl. §15 Abs. 1 ApBetrO (2008): „Der Apothekenleiter hat die zur Sicherstellung einer ordnungsgemäßen Arzneimittelversorgung der Bevölkerung notwendigen Arzneimittel, insbesondere die in der Anlage 2 aufgeführten Arzneimittel, sowie Verbandstoffe, Einwegspritzen und Einwegkanülen in einer Menge vorrätig zu halten, die mindestens dem durchschnittlichen Bedarf einer Woche entspricht. (...)", vgl. PZ 2007, 36, S. 26ff.

926 Lediglich eine Schutzgebühr wird in der Dienstbereitschaft erhoben, vgl. PZ 1992, 37, S. 52f.

927 Beratung ist seit 1987 als Berufsverpflichtung in der Apothekenbetriebsordnung festgelegt. Danach ist der Apotheker zu Information und Beratung verpflichtet, soweit dies aus Gründen der Arzneimittelsicherheit erforderlich ist, vgl. §20 ApBetrO (2008). Gefordert ist darüber hinaus, dass das pharmazeutische Personal einem erkennbaren Arzneimittelmissbrauch in geeigneter Weise entgegenzutreten habe, vgl. §17 ApBetrO (2008). Vergleiche außerdem: PZ 1978, 40, S. 1696ff; PZ 1983, 22, S. 1163f; PZ 1996, 18, S. 66ff sowie: Schmitz, 2005, Geschichte der Pharmazie 2, S. 978.

928 PZ 1989, 9, S. 9ff; PZ 2001, 5, S. 17; PZ 2001, 43, S. 25; PZ 2005, 26, Hollstein; PZ 2006, 7, Dingermann; PZ 1995, 12, S. 11ff.

929 PZ 1978, 17, S. 724ff.

930 Vgl. §§43 – 53 AMG (2009).

931 Vgl. §43 AMG (2009). Ausnahme sind die frei verkäuflichen Arzneimittel, geregelt in §44 AMG (2009).

932 Der Apotheker ist nicht verantwortlich für etwaige Nebenwirkungen, die ein verschriebenes Arzneimittel nach Packungsbeilage hat, vgl. PZ 1988, 8, S. 562ff.

933 Zum Konzept der Wiedererfindung vgl. Clifford, 1988, The Predicament of Culture; Bayart, 1994, La réinvention du capitalisme.

neimittel-Erschaffung wird in der patientenorientierten Pharmazie die *Abgabe als Interaktion selbst* zur zentralen Tätigkeit des Apothekers.

Eine Mitverantwortung für die Therapie zu übernehmen, wird unter den Titeln „pharmaceutical care" oder „good pharmacy practice" seit Ende der 1980er Jahre von der Standesorganisation verstärkt gefordert und international zur Aufgabe des Apothekers erklärt.[934] Seit Anfang der 1990 Jahre gilt pharmaceutical care als strategische Neuausrichtung des gesamten Berufsstandes und damit Neuausrichtung der Tätigkeit des Offizin-Apothekers.[935] Die pharmazeutische Beratung nimmt für die Abgabe verschreibungspflichtiger und nicht-verschreibungspflichtiger Arzneimittel unterschiedliche Formen an:

Beratung bei verschreibungspflichtigen Arzneimitteln ist primär konzipiert als pharmazeutische Therapiebegleitung.[936] Patienten, die über längere Zeiträume hinweg mehrere Arzneimittel einnehmen (zum Beispiel Krebspatienten, Diabetes-Patienten oder ältere Patienten mit mehreren Krankheiten) können bei der Therapie betreut werden. Neben- und Wechselwirkungen sollen durch Verfolgen der Medikationsgeschichte des Patienten vermindert, dem Patienten bei der Einnahme der Medikation geholfen werden. Die Arzneimitteltherapie kann dabei sicherer[937] und wirksamer gemacht werden – etwa durch Vereinfachung des Therapieschemas oder patientengerechte Information.[938] Pharmazeutische Therapiebegleitung richtet sich sowohl auf die Arzneimitteltherapie im Krankenhaus[939] als auch seit den 1990er Jahren in der Präsenz-Apotheke.[940] Nicht nur ein gesundheitlicher Gewinn soll durch die pharmazeutische Therapiebegleitung erzielt werden, sondern durch Verbesserung der Therapietreue[941] auch eine Verminderung von Therapiekosten.[942]

934 Zu diesem Wandel des Berufsbildes vgl. auch Schubert, 1999, Berufsgestaltung als permanenter Prozess.

935 PZ 1993, 41, S. 9ff; PZ 1993, 43, S. 40; PZ 1994, 13, S. 34; PZ 1994, 38, S. 9ff; PZ 1994, 41, S. 48ff; PZ 1995, 40, S. 90; PZ 1996, 2, S. 26f; PZ 1995, 10, S. 11ff; PZ 1997, 45, S. 23f; PZ 1997, 48, S. 18ff; PZ 1999, 12, S. 11ff; PZ 2000, 18, S. 34ff; PZ 2004, 40, Gensthaler.

936 Die pharmazeutische Therapiebegleitung ist die Tätigkeit, die mit der Wendung hin zur patientenorientierten Pharmazie bereits mit der clinical pharmacy zentral angestrebt wurde und heute als pharmaceutical care im engeren Sinne bezeichnet wird.

937 PZ 1980, 48, S. 2386f; PZ 1998, 11, S. 26ff; PZ 1998, 16, S. 11ff.

938 PZ 1982, 44, S. 2385f; PZ 1995, 13, S. 53f; PZ 1995, 19, S. 9ff; PZ 1995, 32, S. 9ff; PZ 1997, 26, S. 40f; PZ 1997, 51/52, S. 42ff; PZ 2005, 9, Daniels; PZ 2007, 2, S. 28; PZ 2007, 47, S. 16ff.

939 PZ 1995, 16, S. 24; PZ 2006, 8, Bertsche.

940 PZ 1994, 13, S. 34; PZ 1994, 17, S. 34; PZ 1994, 34, S. 22f; PZ 1997, 48, S. 18ff.

941 PZ 1994, 38, S. 9ff; PZ 1997, 28, S. 28.

942 PZ 1985, 28, S. 1768ff; PZ 1985, 37, S. 2287; PZ 2000, 29, S. 10ff. Dieser Aspekt wurde als Pharmakoökonomie reflektiert: Heilungsraten, Therapiedauer, Nebenwirkungen und Logistik werden neben Einkaufspreisen und Gesamtkosten als Kostenfaktoren der Therapie mit berücksichtigt. Vgl. Modellprojekt 1996: PZ 1998, 15, S. 11ff; PZ 2000, 10,

Von der Therapiebegleitung zu unterscheiden ist die Selbstmedikationsberatung zur Behandlung „leichter“ Erkrankungen. „Selbstmedikation“ bedeutet, dass ein Patient aufgrund einer Selbstdiagnose auf apothekenpflichtige und frei verkäufliche Arzneimittel zurückgreift. Der große und weiter wachsende Anteil nicht-verschreibungspflichtiger Arzneimittel an den Arzneimittelausgaben insgesamt,[943] die gesundheitspolitisch intendierte Ausweitung der Selbstmedikation,[944] die Verunsicherung nach dem Contergan-Schock und ein höheres Gesundheits- sowie Informationsbewusstsein des „Laienpublikums“ fördern die Anerkennung der Selbstmedikationsberatung als Zuständigkeitsbereich der Apotheker:[945] „Raterteilung ist die eigentliche wissenschaftliche Legitimation und Krönung des heutigen Apothekerberufs“.[946] Zur gesetzlichen Verpflichtung wird Arzneimittelberatung vor allem als Informationspflicht zur Verhinderung von Arzneimittelmissbrauch.[947] Darüber hinaus impliziert Beratung eine Vielfalt konkreter Tätigkeiten[948] von der Anwendungserklärung,[949] der Auswahl von Präparat[950] oder Wirkstoff,[951] Berücksichtigung möglicher Wechselwirkungen,[952] Hinweise auf mögliche Beeinträchtigungen,[953] Erklärung des Beipackzettels[954] bis dahin, den Patienten nötigenfalls zum Arzt zu schicken.[955]

Für Therapiebegleitung und Selbstmedikation stellen Standesorganisation und standeseigene Organisationen umfassende Unterstützung zur Verfügung. Für den Selbstmedikationsbereich besteht Unterstützung vor allem in Form von Informationsmaterial, Werbung, Herstellerkontakten und Durchführung bundesweiter Aktionen; für die pharmazeutische Therapiebegleitung vor allem in Form von Fortbildungsveranstaltungen, Anregung und Auswertung von Pilotprojekten

S. 26ff; PZ 2000, 44, S. 66f; PZ 2005, 46, Bernard. Die Erforschung der wirtschaftlichen und sozialen Bedeutung der Anwendung von Arzneimitteln sowie deren Nutzen und Risiken – der sogenannten social pharmacy bzw. pharmazeutischen Ökonomie konzentrieren die Apotheker seit 2004 im DAPI, vgl. Schmitz, 2005, Geschichte der Pharmazie 2, S. 696f; PZ 1994, 31, S. 42; PZ 1995, 14, S. 26ff; PZ 1995, 24, S. 9ff; PZ 1997, 1, S. 42.

943 PZ 1975, 41, S. 1644.

944 „Indem Ärzte weniger verordnen, steigt der Anteil der Patienten, die ohne bestimmten Arzneimittelwunsch und ohne Rezept in die Apotheke kommen“, vgl. PZ 1980, 17, S. 840ff.

945 Schmitz, 2005, Geschichte der Pharmazie 2, S. 704, 978; PZ 1984, 38, S. 2172ff.

946 PZ 1986, 43, S. 2662f.

947 PZ 1996, 18, S. 66ff; PZ 2007, 30, S.12.

948 So angestrebt bereits Mitte der 1980er Jahre, vgl. PZ 1985, 19, S. 1180ff.

949 PZ 1995, 16, S. 44ff; PZ 1995, 33, S. 9ff; PZ 1995, 13, S. 53f; PZ 2004, 24, Grützmann; PZ 2006, 22, Becker.

950 PZ 1987, 36, S. 2125; PZ 2004, 4, Majewski; PZ 2005, 1/2, PZ.

951 PZ 2000, 2, S. 11ff.

952 PZ 1978, 28, S. 1223; PZ 1984, 38, S. 2172ff; PZ 2006, 36, Meyer.

953 PZ 1989, 48, S. 9ff.

954 PZ 1999, 3, S. 22.

955 PZ 2007, 23, S. 7.

sowie der bundesweiten Koordination dieser Tätigkeiten. Auch eine standesinterne Qualitätskontrolle der Beratung mittels des sogenannten Pseudo-Costumer-Konzepts wird zentral angeboten. Apotheken unterscheiden sich erheblich darin, wie weit sie solche Möglichkeiten nutzen. Inhaltlich und organisatorisch lässt sich die Selbstmedikationsberatung mit im Vergleich zur pharmazeutischen Therapiebegleitung geringem Aufwand aus dem üblichen Geschehen in der Offizin heraus bewerkstelligen. Anders als die Therapiebegleitung setzt sich die Selbstmedikationsberatung als Tätigkeit in der Offizin-Apotheke schnell durch.

Mit dem Leitbild des Apothekers als unabhängigem Arzneimittelberater geht eine Ausweitung der von den Apothekern für sich als Zuständigkeitsbereich beanspruchten Mittel einher. Etwa bis Mitte der 1980er Jahre wird standespolitisch vor einer „Verlumpung der Standorte, der Aufgaben und der Überzeugungen", vor der Apotheke als „Gemischtwarenladen" und vor dem „Erosions-Prozess" des Arzneimittels in Richtung Ware[956] gewarnt. Ein zu großer Anteil apothekenüblicher und damit kommerzialisierbarer Waren berge Gefahren für das Berufsbild.[957] Das neue Leitbild des Apothekers, dessen Aufgabe in der „Information der Gesunden und Kranken sowie der am Gesundheitswesen Beteiligten" besteht,[958] beendet diese standespolitische Restriktion. An die Stelle der Warnung vor dem Gemischtwarenladen tritt ein Stolz auf das breite „Dienstleistungsangebot in Apotheken".[959] Das Sortiment der apothekenüblichen Waren wird als Chance entdeckt,[960] die aus den Gesundheitsreformen resultierenden Ertragsverluste zu kompensieren.[961] Semantisch wird aus der „zweiten Hand", dem „Neben- oder Randsortiment"[962] erst das „Ergänzungssortiment"[963] und dann das „Freiwahl-Sortiment".[964]

Die Entwicklung der sogenannten „Dermopharmazie" ist das vielleicht beste Beispiel für diese Produkt- und Beratungserweiterung. Ganz im Zuge von gesellschaftlichen Trends wie Wellness und Prävention wird der Wunsch der Schönheit medizinisiert und damit so apothekenfähig gemacht, dass die Unterscheidung zwischen „Pflege" und „Dekoration" aufgegeben werden kann.[965] Am Wandel der Erwartungen und Zurechnungen gegenüber Kosmetik wird das veränderte Verhältnis von Medizin, Apotheke und Apothekensortiment offensicht-

956 PZ 1980, 44, S. 2123ff.
957 PZ 1978, 35, S. 1461ff; PZ 1980, 22, S. 1055; PZ 1981, 3, S. 93.
958 PZ 1978, 15, S. 619ff; PZ 1985, 19, S. 1180ff.
959 PZ 1998, 24, S. 30f.
960 PZ 1978, 25, S. 1088ff; PZ 1981, 15, S. 729; PZ 1978, 25, S. 1088ff.
961 PZ 2003, 29, Meyer.
962 PZ 1978, 25, S. 1088ff.
963 PZ 1989, 6, S. 44f.
964 PZ 2003, 29, Meyer.
965 Schmitz, 2005, Geschichte der Pharmazie 2, S. 955ff.

lich. Über die Dermopharmazie hinaus gewinnt ein Sammelsurium weiterer Produkte und Beratungsleistungen an Bedeutung, die den Bereichen Gesundheitsvorsorge[966] und „Life-style“ Beschwerden zuzuordnen sind. Die Übergänge zwischen Prävention, Life-style-Bedürfnis und Erkrankung sind fließend – Gewichtsreduktion kann eine therapeutisch erwünschte, präventive Maßnahme sein,[967] aber auch ein krankhafter Zwang.[968] Es ergibt sich ein vielfältiger Produktbereich, der von Vitamintabletten und Säften über Diät-Präparate, Abführmittel und Kondome bis hin zu mehr oder weniger hoch dosierten Psychopharmaka reicht. Der Sorge, dass mit dieser Entwicklung das „Verspielen eines wertvollen Erbes“[969] drohe, stellt sich zunehmend die Frage der Konkurrenzfähigkeit. Durch zentrale Steuerung der Produkterweiterung soll ein „apothekenadäquates“ Ergänzungssortiment vor allem „apothekenexklusive“[970] Produkte beinhalten. Das „ob“ der gesundheitsförderlichen apothekenüblichen Waren tritt hinter die Beschäftigung mit dem „wie“ ihrer Vermarktung zurück.[971]

### d) Neue Verhältnisse zwischen den Berufsrollen

Die Umstellung auf wirkstoffbasierte Fertigarzneimittel lässt die Arztrolle nicht unberührt. Der Arzt kann als Person ebenso wenig wie die Person des Apothekers die Verantwortung für die Identität und Qualität der Fertigarzneimittel glaubhaft übernehmen. Zwar bleibt als Tätigkeit die Auswahl des Arzneimittels als Therapeutikum aufgrund seiner Diagnose. Doch mit der Beilage von Anwendungsempfehlungen,[972] dem späteren Beipackzettel, verselbstständigt sich auch

966 PZ 1980, 13, S. 650ff; PZ 1986, 16, S. 961ff; PZ 1987, 14, S. 822ff; PZ 1988, 6, S. 377; PZ 1988, 50, S. 32.

967 PZ 1986, 23, S. 1331; PZ 1990, 27, S. 9ff; PZ 1991, 41, S. 37f; PZ 1992, 26, S. 9; PZ 1992, 39, S. 50f; PZ 1994, 12, S. 30f; PZ 1995, 10, S. 44; PZ 1997, 5, S. 49f; PZ 1997, 34, S. 11ff; PZ 2000, 27, S. 65; PZ 2000, 42, S. 64f; PZ 2001, 42, S. 40; PZ 2002, 22, Vollmer; PZ 2002, 25, Reinecke; PZ 2003, 11, PZ; PZ 2003, 38, Gießen; PZ 2003, 42, PZ; PZ 2004, 38, Knopf; PZ 2006, 43, Medizinticker.

968 PZ 1987, 20, S. 1186ff; PZ 1991, 40, S. 68f; PZ 1997, 45, S. 57f; PZ 2000, 19, S. 53; PZ 2001, 39, S. 59; PZ 2002, 24, Medizinticker; PZ 2007, 32, S. 22f.

969 PZ 1981, 3, S. 93.

970 PZ 1981, 15, S. 729. Allerdings führt diese Strategie der Apothekenexklusivität mitunter dazu, dass Produkte oder Serien nach der Markteinführung über Apotheken und Etablierung im hochqualitativen Marktsegment dann über Drogerien vertrieben werden. Beispielsweise: Sebamed Waschlotion und Sebamed Kompat, vgl. PZ 1982, 36, S. 1935.

971 PZ 2003, 29, Meyer; PZ 2003, 32, Meyer; PZ 2003, 33, Meyer.

972 Bereits in den 1930er Jahren lautet ein Werbespruch: „Melabon – wirkt sofort gegen die lästigen Leib- und Rückenschmerzen“. Ähnlich werbende Anwendungsempfehlungen gab es für die ersten Fertigarzneimittel wie beispielsweise Antipyrin, vgl. Schmitz, 2005, Geschichte der Pharmazie 2, S. 1044 (Melabon), 1475 (Antipyrin).

die Therapieempfehlung weg von der Person des Arztes. Die Bindung des Fertigarzneimittels an den Arzt über die Verschreibungspflicht ist zum Teil ebenso kontingenter politischer Wille wie die Bindung des Fertigarzneimittels an den Apotheker über die Apothekenpflicht. Zu einer Entzauberung der Arztrolle trägt auch bei, dass der Umfang dessen, was medizinisch möglich ist, zunehmend abhängig wird von dem, was pharmazeutisch möglich ist. Darüber hinaus wird medizinisches Wissen über Selbsthilfegruppen und Internet leichter unabhängig vom Arzt verfügbar.[973] Schließlich sind Ärzte in ihrer freien professionellen Berufsausübung zunehmend beschränkt: Gerade in jüngster Zeit steigen die Möglichkeiten der Krankenkassen, ärztliches Handeln jedenfalls in der Kostenperspektive zu kontrollieren. Auch die (strafrechtliche) Verfolgung ärztlicher Kunstfehler gehört zu Möglichkeiten, mit denen Ärzte heute rechnen müssen. Statt als Philosophen-Arzt das Wissen über den Menschen im Kosmos zu monopolisieren, ist der Arzt nun Inhaber medizinischer Spezialkenntnisse.

Das alte Kontroll- und Konkurrenzverhältnis zwischen Arzt- und Apothekerrolle löst sich auf. Apotheken werden nunmehr von hauptamtlichen pharmazeutischen Beamten oder einem Sachverständigen kontrolliert,[974] und der alte Dispensier-/Therapierstreit ist mit der Einführung der Krankenversicherung beendet.[975] Dies eröffnet neue Möglichkeiten der Aufgabenverteilung und Zusammenarbeit. Angesichts zunehmender Einschnitte in das Gesundheitswesen wie Budgetverantwortung, Praxisgebühr und vergleichsweise geringer Sätze für Beratungsdienstleistungen wächst die Bereitschaft der Ärzte, in bestimmten Bereichen systematisch mit Apothekern zusammenzuarbeiten.[976] Seit den 1950er Jahren zeichnet sich insbesondere eine geteilte Ansprechbarkeit für Fragen zu Fertigarzneimitteln bei der sogenannten Selbstmedikation ab. Der Pflichttext „... fragen Sie Ihren Arzt oder Apotheker" bei Werbeaussagen für Fertigarzneimittel bringt diese neuen Verhältnisse zum Ausdruck. Zwar ist Arzneimittelberatung für den Apotheker eine Gratwanderung zwischen „uneingeschränkter Auskunftspflicht und unerlaubter Ausübung der Heilkunde".[977] Doch kommt dem Apotheker bezüglich Arzneimitteln für als geringfügig eingestufte Erkrankungen eine politisch gewollte Therapiefunktion im Sinne einer Hilfe zur Selbsttherapie des Pati-

973 Tezcan-Güntekin, 2010, Wie Ärzte mit informierten Patienten umgehen.

974 Hügel/Spegg, 1983, Apothekenbesichtigung, S. 13-19.

975 Wenn derartige Anträge auf Ärztetagen gestellt werden, finden sie nicht einmal im eigenen Stand eine nennenswerte Zustimmung, vgl. PZ 1987, 25, S. 1494f.

976 PZ 1978, 41, S. 1730ff; PZ 1985, 27, S. 1687f; PZ 1985, 29, S. 1816ff; PZ 1987, 17, S. 1017; PZ 1989, 13, S. 9ff; PZ 1991, 8, S. 18ff; PZ 1991, 18, S. 9ff; PZ 1992, 14, S. 20ff; PZ 1994, 26, S. 16; PZ 1995, 20, S. 28; PZ 1995, 48, S. 22f; PZ 1995, 7, S. 10ff; PZ 1995, 7, S. 48; PZ 1996, 18, S. 30; PZ 1996, 21, S. 42; PZ 1997, 22, S. 50ff; PZ 1998, 6, S. 48; PZ 2006, 16, Rücker; PZ 2007, 16, S. 10f.

977 PZ 1982, 4, S. 232ff.

enten zu. Dem entsprechen die steigenden Anforderungen an eine „diskrete" Beratung in der Apotheke.[978]

Schließlich kommen dem Apotheker auch für rezeptpflichtige Arzneimittel neue Aufgaben zu. Dies betrifft die Auswahl eines konkreten Herstellerpräparates sowie die gemeinsame Begleitung von mehrfach medikamentierten Langzeitpatienten. Hier kündigt sich bereits seit Mitte der 1980er Jahre eine Zusammenarbeit von Arzt und Apotheker an.[979] Die endgültige Einführung des aut-idem spielt für diese Entwicklung in Richtung potenzieller Zusammenarbeit eine erhebliche Rolle.[980] In diesen Zusammenhang fällt auch die Diskussion der Frage, ob Apotheker eine Budget-Mitverantwortung übernehmen können oder sollen.[981]

### e) Ethik & Monetik – Apotheker im double-bind

Die Entwicklung des Apothekers als Berufsstand ist von Widersprüchlichkeiten geprägt. Mit den Fertigarzneimitteln verändert sich jedoch der Charakter dieser Widersprüchlichkeit. Ursprünglich resultierte die Zwiespältigkeit der Apothekerrolle aus der Kombination von Eigenständigkeit und Unterordnung gegenüber der Medizin. Es entsteht die medizinisch geprägte Beschreibung des Apothekers als Handwerker mit – im Vergleich zum Philosophen-Arzt – geringerem Überblick über die Zusammenhänge des Kosmos.[982] Eine Spannung „zwischen Handwerk und Wissenschaft"[983] ergibt sich, als mit den Chemiatrika der Apotheker über dezidiert nicht-medizinische und zugleich nicht-pharmazeutische Kenntnisse verfügt. Doch erst im 19. Jahrhundert gilt der Apotheker eindeutig als Wissenschaftlicher im Dienste der Gesundheit des Menschen und erlebt sein goldenes Zeitalter.

Über Jahrhunderte stellte sich in keiner Weise die Frage, ob der Apotheker Heilberufler oder Händler sei: die der Heilberuflichkeit nicht, weil diese notwendig vorausgesetzt und zugleich gesetzlich festgeschrieben war; die des Händlers nicht, weil Sortiment, Preise und Qualität der Produkte vorgegeben wurden und damit „Handel" im Sinne eines unternehmerischen Ausnutzens von Unterschieden normativ ausgeschlossen war. Erst mit der Umstellung auf Fertigarzneimittel entsteht auch die „Heilberufler versus Händler"-Problematik.[984] Hinsichtlich der

978 PZ 1998, 4, S. 24f; PZ 2007, 14, S. 8f; PZ 2007, 15, S. 8f.
979 PZ 1985, 19, S. 1183ff.
980 PZ 2008, 34, Bericht der ABDA, S. 69.
981 PZ 1996, 43, S. 24f.
982 Wolf, 1996, Über die Anfänge der Pharmaziegeschichtsschreibung.
983 Urdang, 1921, Der Apotheker im Spiegel der Literatur.
984 So beginnt die von einer pharmaziehistorischen Dissertation über den Apotheker zwischen Wissenschaft und Wirtschaft einbezogene historische Epoche bezeichnenderweise

Fertigarzneimittel ist klar, dass der Apotheker diese weder herstellt noch erschafft, sondern einkauft und abgibt. So betrachtet wird das Fertigarzneimittel für den Apotheker zur Ware, die er einkauft und im Wesentlichen unverändert weitergibt. In diesem Sinne ist der Apotheker tatsächlich Einzelhändler.

Hier beginnt die neue Widersprüchlichkeit des Apothekers. An die Apothekerrolle werden mit der Entstehung der Struktur-Identität des Fertigarzneimittels und vor allem mit den Gesundheitsreformen seit den 1970er Jahren zwei unterschiedliche Typen von Erwartungen gerichtet: einerseits Erwartungen, die sich aus der Heilberuflichkeit des Apothekers ergeben; andererseits Erwartungen, die als wirtschaftlich-rational bezeichnet werden können.

Das erste Erwartungsset der „Heilberuflichkeit" oder „Ethik" speist sich aus der traditionellen Ausrichtung der Apothekerrolle auf die Medizin. Kernaspekt ist, dass der Apotheker als persönlicher Rollenvertreter Verantwortung für die gesundheitliche Versorgung und Sicherheit der Bevölkerung trägt. Daraus werden gesetzlich festgelegte Aufgaben abgeleitet, wie vor allem Dienstbereitschaft, notfallorientierte Lagerhaltung, Anforderungen an räumliche Gestaltung,[985] Zugänglichkeit[986] und Ausstattung[987] der Apotheke, die Beschränkung der Werbemöglichkeiten sowie Anforderungen an die persönliche Integrität des Apothekers.[988] Aus der Verantwortung als Heilberufler ergibt sich zudem normativ ein Verzicht auf Gewinnorientierung. Standespolitisch und standesrechtlich wird dieser Aspekt bis in die 1980er Jahre extrem rigide ausgelegt: „Verantwortungsbewusst zu verkaufen"[989] ist interpretiert als ein Verzicht auf verkaufsfördernde Mittel[990] und die Ablehnung einer verkaufsfördernden Grundeinstellung.[991] Diese ethisch-gesundheitsberuflichen Anforderungen an den Apotheker sind rechtlich und standesrechtlich verankert.[992]

mit der Wende zum 20. Jahrhundert, vgl. Berold, 1997, Zwischen Wissenschaft und Wirtschaft.

985 PZ 1991, 23, S. 77ff; PZ 1992, 44, S. 70f; PZ 1995, 13, S. 92ff.

986 PZ 1998, 5, S. 24f; PZ 2002, 15, PZ; PZ 2002, 25, Arzneiverkauf; PZ 2005, 33, Politikticker; PZ 2008, 1/2, PZ.

987 Zu Laborausstattung und Anforderungen an Personal vgl. PZ 1980, 34, S. 1611; PZ 1980, 44, S. 2162; PZ 1981, 44, S. 2266ff.

988 Vgl. §4 Abs 1, Satz 2 BApO (2007): Danach ist die Approbation als Apotheker auf Antrag zu erteilen, wenn der Antragsteller „sich nicht eines Verhaltens schuldig gemacht hat, aus dem sich seine Unwürdigkeit oder Unzuverlässigkeit zur Ausübung des Apothekerberufs ergibt." Zum Pharmazeutischen Ethikkodex vgl. PZ 1998, 29, S. 24; PZ 1998, 45, S. 28ff.

989 PZ 1993, 38, S. 9ff.

990 PZ 1975, 40, S. 1609.

991 PZ 1982, 2, S. 101ff.

992 Vgl. §1 BApO (2007). Sowie §1 Abs 1 ApoG (2004): „Den Apotheken obliegt die im öffentlichen Interesse gebotene Sicherstellung einer ordnungsgemäßen Arzneimittelversorgung der Bevölkerung." Neben fachlichen werden persönliche Qualifikationen ex-

Dem steht zunehmend ein wirtschaftlich-rationales Erwartungsset gegenüber – der Apotheker soll sich als Einzelhändler betriebswirtschaftlich rational verhalten und „dem Wettbewerb“ stellen. Spätestens mit der Entlassung freiverkäuflicher Arzneimittel aus der Festpreisbindung[993] steht der Apotheker in Konkurrenz mit Supermärkten und Drogerien, also eindeutigen „Händlern“. Diese Wettbewerbssituation erweitert sich seit Anfang des 21. Jahrhunderts auf die apothekenpflichtigen Arzneimittel. Zwar bleibt die Apothekenpflicht bestehen, über die Legalisierung des Arzneimittelversandhandels werden jedoch Pick-up-Stellen in Drogerie- und Supermärkten ermöglicht. Nur für wenige Arzneimittel, insbesondere Betäubungsmittel, gilt nach wie vor die ausschließliche Abgabe in der öffentlichen Apotheke.[994] Steigende Anforderungen an wirtschaftlich-rationales Handeln ergeben sich zudem aus den sukzessive sinkenden Gewinnmargen des Apothekers je Arzneimittel. Während im Jahr 1993 noch 22, 6% der von der GKV aufgewendeten Kosten für Arzneimittel auf die Handelsspanne der Apotheken entfielen, so liegt dieser Wertschöpfungsanteil der Apotheker im Jahr 2007 bei 15,4%.[995] Gewinneinbußen durch Zusatzverkäufe im Freiverkauf oder erhöhte Umsätze auszugleichen, liegt nahe. Eine verstärkte Umsatzorientierung entsteht zudem durch die Umstellung der Apothekermarge von prozentualen Aufschlägen auf Fixbeträge.

Schließlich ist zu berücksichtigen, dass Apotheker seit den Gesundheitsreformen der 1970er Jahre zunehmend administrative Aufgaben weitgehend unentgeltlich übernehmen. Zu der traditionellen Rezeptkontrolle und Dokumentation von Betäubungsmitteln kommen das Ausstellen von Zuzahlungsbescheinungen und Patientenquittungen, die Überprüfung der Erstattungsfähigkeit von Arzneimitteln und die Suche nach etwaigen Reimport-Arzneimitteln.[996] Nicht zu unterschätzen, was den Zeitaufwand angeht, ist auch die Aufgabe des Apothekers, als „Grenzstelle“ des Gesundheitssystems[997] den Patienten die Änderungen von

plizit gefordert, vgl. §2 ApoG (2008), §2 Abs. 2 und 5 ApBetrO (2008), §4 BApO (2007). Der Arzneimittelversorgungsauftrag hat Vorrang gegenüber dem Verkauf apothekenüblicher Waren. Apothekenübliche Waren müssen der Gesundheit dienen oder diese fördern, vgl. §2 Abs. 4 sowie §25 ApBetrO (2008). Dies schlägt sich auch in Regelungen zur Apothekengestaltung nieder, vgl. PZ 1992, 7, S. 5, S. 87ff.

993 PZ 1981, 1, S. 13; PZ 1981, 3, S. 93; PZ 1984, 3, S. 105ff.

994 PZ 2004, 47, Rücker; PZ 2004, 48, Rücker.

995 Wertschöpfungsanteil 1993, vgl. PZ 1995, 12, S. 14; Wertschöpfungsanteil 2007, vgl. PZ 2008, 34, ABDA-Bericht, S. 47. Zu berücksichtigen ist, dass mit der Entlassung der nicht-verschreibungspflichtigen apothekenpflichtigen Arzneimittel aus der Erstattungspflicht der Krankenkassen im Jahr 2004 der Anteil der erstattungspflichtigen Arzneimittel am Gesamtumsatz der Apotheke zurückgeht. Vgl. zum GKV-Anteil am Apothekenumsatz PZ 2008, 34, ABDA-Bericht, S. 45.

996 PZ 2006, 13, Rücker.

997 Luhmann, 1995, Funktionen und Folgen formaler Organisation, S. 220ff.

Selbstbeteiligung oder Erstattungsfähigkeit beizubringen.[998] Darüber hinaus verursachen regulatorische Innovationen wie Festbetragsgruppen,[999] deren häufiger Wechsel,[1000] aut-idem und Rabattverträge zwischen Krankenkassen und Pharma-Herstellern[1001] steigende Anforderungen an Beschaffung und Lagerhaltung.[1002] Diese Zunahme administrativer Dienstleistungen verstärkt die Anforderungen an wirtschaftlich-rationales Verhalten, indem die Fixkosten der Apotheke steigen und Lagerhaltung höheren betriebswirtschaftlichen Ansprüchen genügen muss.[1003]

Die Kombination dieser beiden Erwartungssets erzeugt eine Situation, die vonseiten der Apothekerschaft bereits Ende der 1980er Jahre als Konflikt zwischen „Ethik und Monetik“[1004] beobachtet wird: Der Apotheker als persönlicher Rollenvertreter komme durch wirtschaftlich-rationales Verhalten (Monetik) von seiner heilberuflichen Bestimmung (Ethik) ab.[1005] Doch es handelt sich hier nicht nur um ein ethisches Problem, sondern um einen strukturellen Selbstwiderspruch. Dieser Widerspruch ist für den Apotheker als persönlichem Rollenvertreter systematisch unlösbar: Er befindet sich – mit einer Metapher von Gregory Bateson – in einem double-bind.[1006]

Defizite in der Umsetzung des Leitbildes vom Apotheker als unabhängigem Arzneimittelberater resultieren wesentlich aus zunehmend wirtschaftlich-rationalen Betriebserforderlichkeiten der Apotheke. So wird beispielsweise das standespolitische Interesse an der Eigenherstellung von Arzneimitteln wegen des damit verbundenen Zeitaufwands nicht mitgetragen,[1007] was zum Teil bis zur Verweigerung der Rezepturanfertigung geht.[1008] Ansonsten wird zwar dem Ge-

998 PZ 2004, 3, Hollstein.
999 PZ 1989, 20, S. 19; PZ 1989, 28, S. 50.
1000 PZ 2002, 40, Kleine-Weischede; PZ 2002, 41, Hasan-Boehme.
1001 PZ 2005, 36, Hollstein.
1002 PZ 1989, 28, S. 14ff.
1003 PZ 1992, 17, S. 58; PZ 1998, 9, S. 68f. Werden ein Großteil der Fertigarzneimittel noch über die Organisationen des pharmazeutischen Großhandels bezogen (PZ 1997, 46, S. 68f), so wird der betriebswirtschaftliche Nutzen des Direktbezugs vom Hersteller verstärkt geprüft, PZ 1998, 16, S. 22.
1004 PZ 1985, 49, S. 3168; PZ 1987, 40, S. 2404ff; PZ 36, 1991, S. 27ff.
1005 Zur Geschichte des Standesethik des Apothekers (bearbeitet aus Anlass der „Ethik-und-Monetik-Debatte“) vgl. Leidig, 1997, Zur Standesethik des Apothekers.
1006 Bateson, 1981, Ökologie des Geistes, S. 353ff; Bateson, 1982, Geist und Natur, v.a. S. 158ff.
1007 Zum (Un-)Verhältnis von Arbeitsaufwand und Aufschlag in der Rezeptur vgl. PZ 1975, 43, S. 1741ff. Als Indikator für das Engagement zur Eigenherstellung eignet sich die Beteiligung an den ZL-Ringversuchen (freiwillige Einsendung von Rezepturen zur Qualitätsüberprüfung): Von den 21.570 Apotheken im Jahr 2007 nahmen lediglich 12% an einem der drei in jenem Jahr durchgeführten Ringversuche teil, vgl. PZ 2008, 34, ABDA-Bericht zum Geschäftsjahr 2007/2008, S. 40: Apothekenanzahl, S. 73: ZL-Ringversuche.
1008 PZ 1985, 12, S. 743ff; Warentest, 2008, Falsch beraten.

danken zugestimmt, Apotheker als Arzneimittel- und Gesundheitsberater des Patienten neu aufzustellen. Die Umsetzung der patientenorientierten Pharmazie in der Apotheke findet jedoch dort ihre Grenzen, wo sie mit erheblichen zeitlichen und finanziellen Investitionen verbunden ist, ohne dass diesen ein direkter Ertrag gegenübersteht. So findet Selbstmedikationsberatung statt und Apotheker beteiligen sich an Präventionsveranstaltungen. Doch das Engagement für die pharmazeutische Therapiebegleitung, für die Zusammenarbeit mit Selbsthilfegruppen[1009] oder für ein systematisches Engagement im Bereich public health bleibt – jedenfalls gemessen an den Erwartungen der Standesführung – verhalten. Zudem findet die Wende der patientenorientierten Pharmazie vom Arzneimittel zur Beratung nur in wenigen Apotheken auch optisch ihren Niederschlag. So wird beispielsweise in den Schaufenstern fast aller Apotheken für Fertigarzneimittel und nicht für die Beratung der Apotheke geworben.[1010]

Die mangelnde Umsetzung des Apothekerleitbildes kann als mangelnder Wille oder verantwortungslose Gier der Apotheker moralisch kritisiert werden. Diese Perspektive übersieht jedoch, dass eine primär wirtschaftlich-wettbewerbliche Positionierung für Apotheker im Unterschied zu beispielsweise Drogeriemärkten gar nicht möglich ist – womit es geradezu unfair ist, von Apothekern zu verlangen, sich „dem Wettbewerb zu stellen": Über den gesetzlichen Versorgungsauftrag ist der Apotheker mit vielfältigen Verpflichtungen belegt, denen kein unmittelbarer Ertrag gegenübersteht. Die Arzneitaxe deckt die Kosten der Herstellung von Arzneimitteln ebenso wenig ab,[1011] wie die Nacht- und Notdienstgebühr den betriebswirtschaftlichen Kosten entspricht.[1012] Beratung und der überwiegende Teil der Dienstleistungen an die Krankenkassen werden nicht separat entlohnt. Hinzu kommen die Investitions- und Instandhaltungskosten, die mit einer extensiven und – streng betriebswirtschaftlich: irrationalen – Lagerhaltung und Laborausstattung verbunden sind, sowie vergleichsweise höhere Personalkosten für (das gesetzlich vorgeschriebene) besser qualifizierte Personal. Nimmt man hinzu, dass ein Apotheker auch heute nur maximal vier Apotheken führen darf und ein entsprechend geringes Volumen an bestimmten Herstellerpräparaten nachfragt, ist unmittelbar einleuchtend, dass der Apotheker im Vergleich zum Drogeriemarkt im „freien" Preiswettbewerb aufgrund einer erheblich ungünstigeren und von ihm nicht beeinflussbaren Fixkosten- und Beschaffungsstruktur nicht wettbewerbsfähig ist.

1009 PZ 2001, 36, S. 10ff.

1010 PZ 1988, 35, S. 44ff; PZ 1991, 26, 61f; PZ 1997, 1, S. 62; PZ 2007, 22, S. 47; PZ 2996, 1, S. 48ff.

1011 PZ 1978, 23, S. 999ff.

1012 PZ 1990, 33, S. 24ff.

Dynamik kann Wettbewerb nur gewinnen, wenn grundsätzlich unterschiedliche Geschäftsmodelle mit grundsätzlich unterschiedlichen Kostenstrukturen und Werbestrategien konkurrieren – wie beispielsweise das Modell des teilsortierten vs. des vollsortierten Großhändlers. Dieser Spielraum besteht bezüglich der Apotheken aber aufgrund der gesetzlichen Vorgaben nicht. Der Apotheker darf nicht entscheiden, nur noch nicht-rezeptpflichtige Arzneimittel abzugeben, um sich damit den ganzen Zeit- und Kostenaufwand mit Zuzahlungen, Substitutionsgruppen, Festpreisen und Rabattverträgen zu ersparen –, ebenso wenig wie er entscheiden darf, die betriebswirtschaftlich völlig irrsinnigen und unlukrativen Rezepturen zu verweigern, Bereitschaftsdienst nur dort zu machen, wo es sich lohnt, gering qualifiziertes Personal einzustellen oder seine Lagerhaltung in ähnlicher Weise wie ein Drogeriemarkt zu straffen. Wettbewerb unter Apothekern ist nur begrenzt möglich, weil alle dasselbe Hauptsortiment und dieselben Kernleistungen erfüllen *müssen.* Und zu „Wettbewerb" im Sinne eines Preiswettbewerbs zwischen Apothekern und Drogeriemärkten kommt es nur deshalb, weil Drogerien anderen Regulierungsbedingungen unterliegen. Die geringeren Preise, die im Versandhandel und Pick-up-Angebot realisiert werden, sind somit Trittbrettfahrer-Gewinne. Die Free-Rider-Problematik ist der Mikroökonomie wohl bekannt und hier schulbuchmäßig beobachtbar.

Die heilberuflichen Anforderungen sind mit den wirtschaftlich-rational begründeten Anforderungen inkompatibel, weil vom Apotheker zwar Handel verlangt und durch Konkurrenz mit Drogeriemärkten gar aufgezwungen wird, die Möglichkeit zu einem solchen betriebswirtschaftlichen Einzelhandel jedoch zugleich durch gesetzliche Anforderungen an den Betrieb einer Apotheke auf ein Minimum begrenzt ist. Preiskonkurrenz kann nur stattfinden, wo Apotheker mit Nicht-Apothekern konkurrieren oder wo Apotheker diese Beschränkungen schlicht nicht beachten. Genau dies aber, gesundheitsberufliche Beschränkungen zu missachten, die gleichwohl gesetzliche Betriebsanforderung bleiben, ist eine systematische Implikation jeder Forderung an den Apotheker, sich „dem Wettbewerb zu stellen".

Wettbewerb beruht darauf, entweder die Kosten zu senken, teurer zu verkaufen oder mehr zu verkaufen. Schon die *Kostensenkung* funktioniert nur bei Missachtung von Anforderungen – wenn also die Helferin anstelle des Apothekers Arzneimittel abgibt, wenn das Lager nicht im erforderlichen Umfang gehalten wird etc. *Teurer* verkaufen funktioniert nur, wenn der Händler durch eine besondere Reputation die überlegene Qualität seiner Produkte glaubwürdig machen kann. Fertigarzneimittel sind jedoch unabhängig vom Verkaufsort normativ gleich, und Apotheken dürfen aufgrund des Standesrechts ihre Apotheke nicht als „besser" im Vergleich zu anderen Apotheken hervorheben. Bliebe also nur die Lösung, *mehr* zu verkaufen. Mehr verkaufen muss aber implizieren, die Nachfrage und damit auch den Verbrauch zu steigern. Dies wiederum läuft dem

Auftrag des Apothekers zuwider, für eine ordnungsgemäße Arzneimittelversorgung Sorge zu tragen. Der Apotheker soll Missbrauch verhindern,[1013] unnötigem Mehrverbrauch entgegenwirken und über gesundheitliche Risiken von Arzneimitteln aufklären. Der Apotheker soll zugleich guter Pharmazeut und guter Kaufmann sein, wobei er für das eine nicht bezahlt wird und zum anderen nicht befugt ist.

Die Forderung der Standesvertretung, der Apotheker solle seine Leistungen einschließlich zunehmender administrativer Dienstleistungen nicht nur aufrechterhalten, sondern außerdem durch besonders gute sowie (fortbildungsintensive) patientengruppenspezifische Beratung seinen Mehrwert unter Beweis stellen, grenzt angesichts dieser strukturellen double-bind Situation an eine heroische Selbstüberforderung: „Hier haben die Apotheker (...) die Chance, ihren Mehrwert spürbar und zählbar zu machen und der Gesellschaft ihren Nutzen nachzuweisen".[1014] Eine ebenso hilflose Heroisierung liegt in der Bezeichnung der Apotheker als „Beruf der verpassten Gelegenheiten".[1015] Derartige Beschreibungen überschätzen die Handlungsmöglichkeiten des Apothekers oder der Apothekerschaft massiv.[1016] Die Apotheker hätten vielleicht eine Veränderung des Berufsbilds bewirken können, nicht aber eine Bewahrung der traditionellen Funktion der Apothekerrolle. Berufsrollen allgemein stehen der Entwicklung formaler Organisationen fast hilflos gegenüber. Sie müssen sich reaktiv ebenfalls organisieren, um überhaupt bestehen zu bleiben. Das Prinzip, auf dem sie beruhen aber, nämlich die persönliche Verantwortlichkeit in direkt gesetzlich reglementierten Berufsrollen, ist mit dem Prinzip der Mitgliedschaftsrolle per se inkompatibel. Apotheker haben (als Personen) die betriebswirtschaftlichen Potenziale des Handels mit gesundheitsbezogenen Fertigprodukten erkannt und deshalb Fabriken und Drogerien (als Organisationen) gegründet. Solche Gelegenheiten noch stärker zu nutzen, ist lediglich den amerikanischen Apothekern gelungen, die als Rolle nie in ähnlich hohem Maße reguliert waren wie die europäischen Apotheker.[1017] Das Phänomen der formalen Organisationen als Rechtssubjekt wird un-

1013 PZ 1996, 18, S. 66ff.

1014 PZ 2000, 29, S. 10ff.

1015 Wie ausgeführt in dem gleichna´migen Aufsastz der Apothekerin, Pharmaziehistorikerin und Professionssoziologin Erika Hickel, vgl. Hickel, 1976, Die Apotheker – Beruf der verpaßen Gelegenheiten; Schmitz, 2005, Geschichte der Pharmazie 2, S. 996ff.

1016 Hickel, 1974, Die Auseinandersetzung deutscher Apotheker mit den Problemen der Industrialisierung im 19. Jahrhundert; Schmitz, 2005, Geschichte der Pharmazie 2, S. 996ff.

1017 Diese grundsätzliche Verschiedenheit im Regulierungsniveau des Apothekers als Struktur-Rolle darf bei einem Vergleich der Regulierung der Fertigarzneimittel nicht unberücksichtigt bleiben. In Deutschland beginnt die Regulierung der Fertigarzneimittel keineswegs erst mit der Arzneimittel-Stopp-Verordnung: Bereits in den Kaiserlichen Verordnungen des 19. Jahrhunderts werden Fertigarzneimittel in die bestehenden Strukturen

terschätzt, wenn „Akteure" und „Kollektiv-Akteure" über den Aspekt intentionalen Handelns als äquivalent behandelt werden.

### f) Konsequenzen für Medizinische Pharmakon-Kommunikation

Aus dem double-bind des Apothekers ergibt sich als Konsequenz für Medizinische Pharmakon-Kommunikation eine Verstärkung der Inflation des Erfolgsmediums medizinisch-außeralltäglicher Wirksamkeit. Indem gesundheitsförderliche Mittel verstärkt in die Tätigkeit des unabhängigen Arzneimittelberaters einbezogen werden, verlieren Arzneimittel und gesundheitsförderliche Mittel an Unterscheidbarkeit.

Der scheinbar dritte Weg, der den Apotheker nicht offensichtlich in einen ethischen Gewissenskonflikt führt und dennoch zu einer Ertragssteigerung beizutragen verspricht, ist die Erweiterung des Randsortiments. Diese apothekenüblichen Waren haben den Vorteil, als Lebensmittel oder Gebrauchsgüter frei handelbar zu sein und zugleich über ihren gesundheitsförderlichen Charakter einen Bezug zur Apotheke aufzuweisen. Die Neupositionierung des Apothekers als Arzneimittelberater erfordert geradezu, auch diätetische Produkte anzubieten. Selbst pharmaziehistorisch lässt sich das Randsortiment an Kosmetika, Säften, Mineralwasser, Heilnahrung und Hustenbonbons begründen, stammen die Kosmetika und süßen Darreichungsformen doch wie die Apothekerrolle aus dem Orient und hatten Apotheker im 18. und 19. Jahrhundert einen erheblichen Anteil an der Analyse von Heilwässern. Die Schwierigkeit, dass diese Waren auch außerhalb der Apotheke gehandelt werden, scheint rein betriebswirtschaftlicher Art und wird über das Marketing-Instrument der Apothekenexklusivität bearbeitet.

Doch gerade dieser scheinbar unverfängliche dritte Weg trägt zur Inflation des Erfolgsmediums medizinisch-außeralltäglicher Wirksamkeit bei, indem nun zwei höchst unterschiedliche Produktarten allein in der Apotheke abgegeben werden:

Medizinischer Pharmakon-Kommunikation eingebunden, indem sie auf den Vertriebsweg Apotheke und auf erhebliche Werbebeschränkungen festgelegt werden. Zwar erweist sich mit dem Contergan-Schock, dass dies keineswegs die Nebenwirkungs-Problematik bearbeitet. Gleichwohl wird so unter Einbeziehung der Struktur-Rolle des Apothekers ein grundsätzliches Problem der Pharmakon-Kommunikation bearbeitet, das in den USA über ein Fertigarzneimittel direkt betreffendes Gesetz in Angriff genommen wird. Die Art der bereits vorhandenen Strukturen und die Verlässlichkeit ihrer Stabilisierung sind für die Gestaltung der Fertigarzneimittel-Regulierung mindestens ebenso wichtig, wie national als unterschiedlich beobachtbare Patientenbilder. Zudem kann durchaus vermutet werden, dass ein solches Patientenbild mehr Folge als Ursache dieses strukturellen Settings ist. Als vergleichende Untersuchung, die diese Aspekte vernachlässigt, vgl. Daemmrich, 2004, Pharmacopolitics.

apothekenpflichtige Arzneimittel und apothekenexklusive apothekenübliche Waren. Zwar unterscheiden sich apothekenpflichtige Arzneimittel von anderen in der Apotheke abgegebenen Produkten (also den frei verkäuflichen Arzneimitteln und apothekenüblichen Waren) darin, dass sie als OTC (over the counter)-Produkte über den Verkaufstisch hinweg abgegeben werden müssen und nicht im Wege der Selbstbedienung feilgeboten werden. Dieser Unterschied dürfte jedoch den wenigsten Apothekenkunden als über die Gefährlichkeit begründete, gesetzliche Forderung bewusst sein, wenn er als Unterschied überhaupt auffällt – davon abgesehen, dass auch apothekenübliche Waren wie OTC-Waren hinter dem Ladentisch angeboten werden dürfen. Die Ausweitung der apothekenüblichen und vor allem apothekenexklusiv-apothekenüblichen Waren befördert so die Inflation des Erfolgsmediums medizinisch-außeralltäglicher Wirksamkeit und der Diffusität der Abgrenzung von Arzneimitteln. Dies gilt unabhängig davon, ob apothekenexklusive Produkte sich im Wege der Mimikry den Anschein eines Arzneimittels geben oder sich als hochwertige Wellness-Produkte darstellen.

An dem Grenzbereich der arzneimittel-ähnlichen Fertigwaren wird die Perversität der double-bind-Situation des Apothekers deutlich: Seinem ethisch-heilberuflichen Auftrag wird der Apotheker streng genommen nur gerecht, wenn er auf die etwaigen Unverhältnismäßigkeiten von Produktdarstellungen hinweist. Spätestens nach der gerichtlichen Verfolgung des Apothekers Georg Huesmann, der genau in diesem Sinne vor einem pharmazeutisch unwirksamen, aber als Arzneimittel werbemäßig auftretenden Nahrungsergänzungsmittel gewarnt hatte,[1018] werden jedoch die wenigsten Apotheker geneigt sein, sich durch eine solche Erfüllung ihres pharmazeutischen Auftrags mit einem ungleich finanzstärkeren industriellen Hersteller anzulegen. Insofern ist es viel verlangt, wenn der Apotheker die Öffentlichkeit und die Ärzte über solche Präparate aufklären soll, auch wenn dieser Informationsbedarf gerade bei Life-style-Präparaten bestehen mag.[1019] Der unverfänglichste und zugleich sauberste Weg ist deshalb, solche Produkte nicht ins Sortiment zu nehmen. Doch kann man es einem Apotheker verübeln, dass er Nahrungsergänzungsmittel mit wissenschaftlich nicht nachgewiesenen Werbeversprechen feilbietet, wenn Kunden angeregt durch extensive Publikumswerbung und mitunter gar Empfehlungen von Hausärzten nach diesen Produkten fragen? Aus der Perspektive des einzelnen Apothekers hieße das, auf einen erheblichen und mitunter dringend benötigten Zusatzertrag zugunsten eines anderen Apothekers mit weniger Skrupeln zu verzichten.

Einen hohen pharmazeutischen Anspruch unter diesen Umständen und in dieser Konkurrenzsituation aufrechtzuerhalten, ist betriebswirtschaftlich und psy-

1018 PZ 1995, 8, S. 22.
1019 PZ 2000, 14, S. 67.

chologisch immer weniger möglich. Die Inflation des Erfolgsmediums medizinisch-außeralltäglicher Wirksamkeit und der double-bind des Apothekers sind eng miteinander verbunden.

### g) Professionssoziologische Reflexion

Aus professionssoziologischer Perspektive kann die Entwicklung der Apothekerrolle als eine Semi-Reprofessionalisierung aus der Deprofessionalisierung heraus beobachtet werden. Für die Charakterisierung eines Berufs (occupation) als Profession werden in der Professionssoziologie insbesondere zwei Aspekte herangezogen: einmal die Reputation der Tätigkeit und dann die Autonomie, mit der eine Berufsgruppe diese Tätigkeit umsetzt.[1020] Eine zentrale These von Andrew Abbott zur Entwicklung von Professionen ist, dass sich die Reputation einer Profession erst mit einem gewissen zeitlichen Abstand an ein verändertes Tätigkeitsprofil anpasst. Genau dies ist für den Apothekerberuf symptomatisch. Auf der Ebene der Tätigkeiten erfolgt Ende des 19. Jahrhunderts innerhalb kürzester Zeit eine drastische Deprofessionalisierung, faktisch verbleibt als Tätigkeit nur die Abgabe von Fertigarzneimitteln. Zugleich aber bestehen die professionellen Merkmale der akademischen Ausbildung, der Standesorganisation und der Anerkennung als unabhängiger (Heil-)Beruf weiter. Professionssoziologisch spiegelt sich diese Spannung wider in Untersuchungen über Rollenkonflikte und Werteorientierungen,[1021] die Wissensbasis des Apothekers,[1022] die Kundenbeziehungen,[1023] die Berufsvorstellungen von Studierenden der Pharmazie[1024] und von praktizierenden Apotheker/-innen[1025] sowie der Bedingungen der sozialen Zurechnung als Profession.[1026]

Ob der Apotheker nun eine Profession ist oder nicht, mag zunächst als eine akademische Frage erscheinen. Dahinter steht jedoch, dass der Apothekerberuf mit dem Verlust seiner reputationsbegründenden Tätigkeiten mittelfristig auch seine Reputation und die darauf basierenden Privilegien verliert. Wenn sich die

1020 Zur unterschiedlichen Akzentuierung dieser Aspekte in den verschiedenen professionssoziologischen Theorien vgl. Mieg/Pfadenhauer, 2003, Professionelle Leistung - Professional Performance, S. 23ff, 35.

1021 Quinney, 1964, Adjustment to Occupational Rolestrain; Linn, 1973, The Pharmacist als Health Advisor; Wertheimer/Manasse, 1976, Pharmacist Practice Deviance.

1022 Goode, 1969, The Theoretical Limits of Professionalization.

1023 Chappel/Barnes, 1984, Professional and Business Role Orientation.

1024 Manasse/Kabat et al., 1977, Professional Socialization in Pharmacy; Shuval/Gilbert, 1978, Attempts at professionalization of Pharmacy; Smith/Branecker et al., 1985, Role Orientation, Conflict and Satisfaction Among Pharmacists and Students.

1025 Westh-Sorensen, 1986, Pharmacist's Professional Self-Perception.

1026 Schubert, 1995, Apotheker - wozu?.

Tätigkeit des Apothekers auf die (kaufmännische) Abgabe von Fertigarzneimitteln beschränkt, werden Privilegien schwer begründbar. Das mittelalterliche Diktum „ein Apotheker, der seine Nahrung nicht mehr hat, ist ein gefährlicher Mann im Staate“[1027] verliert seine Gültigkeit. Und die Aussage „Gute Gründe, warum der Kunde seine Medikamente nicht im Supermarkt oder der Drogerie kaufen kann, gibt es nicht“[1028] mag polemisch sein, den Kern der Lage trifft sie aber auf eine etwas reduktionistische Art durchaus. Der Apotheker befindet sich in einem „Kampf“ um Zuständigkeitsbereiche: Der Apothekerberuf muss sich reprofessionalisieren, bevor die Deprofessionalisierung zu offensichtlich wird.

In ihrem Kampf um professionelle Zuständigkeitsbereiche setzen die Apotheker auf eine Uminterpretation des Versorgungsauftrags im Sinne der unabhängigen Arzneimittelberatung. Doch diese Erweiterung und Abstraktionssteigerung des Zuständigkeitsbereichs auf Gesundheitsberatung im Sinne der patientenorientierten Pharmazie steht in grundsätzlichem Widerspruch zu dem traditionellen Zuständigkeitsgebiet der Arzneimittel: die Beratung, weil der Apotheker traditionell gerade *nicht* berät, sondern der Arzt; die Gesundheit, weil der Apotheker traditionell gerade nur für die Mittel des Arztes und nicht alle möglichen irgendwie gesundheitsförderlichen Mittel zuständig ist. Dies erschwert das Vorhaben, bei dem drastischen Kurswechsel Kontinuität zu bewahren, zumal die langfristigen Standesinteressen sich nicht zwangsläufig mit den Einzelinteressen der Apotheker decken.

Angesichts dieser Ausgangslage ist der Erfolg der Apotheker in ihrem Kampf um Zuständigkeitsbereiche beachtlich. Mit der Neubestimmung ihrer Tätigkeit der „Abgabe“ als nunmehr Tätigkeit der „Beratung im Sinne von Arzneimittelsicherheit, Compliance und Prävention“ ist es gelungen, den Apothekerberuf zu reprofessionalisieren. Das Bild des Apothekers als Berater beginnt in der Öffentlichkeit anzukommen und der Apothekerberuf hat sich gut genug positioniert, um wichtige Privilegien – jedenfalls in Deutschland – zu verteidigen. Trotz aller Kritik und Systemveränderungsdebatten ist das bestehende Modell des freiberuflichen Apothekers (mit professionellen Standesorganisationen im Rücken) weiter oder neu diskussionsfähig.[1029] Für die Apothekerschaft als Berufsstand ist die bestehende Situation deshalb unbedingt als Erfolg zu bewerten.

Ein bislang wenig beachtetes Charakteristikum dieser Reprofessionalisierung ist jedoch, dass der Unterschied, den der Apotheker macht oder zu machen beansprucht, allein in der Interaktion liegt. Die dem Apotheker verbleibende Kerntätigkeit der Abgabe von Arzneimitteln ist an sich trivial. Sie kann ohne Weiteres auch in Drogerien oder Supermärkten stattfinden. Dies gilt selbst für Arzneimit-

1027 PZ 1986, 40, S. 2469ff.
1028 PZ 2002, 1/2, Rücker.
1029 PZ 1998, 12, S. 34f.

tel, deren Apothekenpflicht unstrittig ist, denn auch hier kommt zu der Abgabe des richtigen Mittels lediglich die Missbrauchskontrolle, also eine an sich ebenfalls standardisierbare Aufgabe. Die Abgabe von mehr oder weniger konkret als „Arzneimittel" bestimmten Gütern ist damit höchst unsicher definiert. Die Herausforderung des Apothekerberufs besteht deshalb in der Abgrenzung seiner Tätigkeit von derjenigen des Verkäufers von Vitaminpräparaten und Halsbonbons in Drogerien und Supermärkten – diese Abgrenzung kann aber nur in der Interaktion liegen.

Damit weist die Reprofessionalisierung des Apothekerberufs alle typischen Charakteristika auf, die für moderne Semi-Professionen (im Sinne von Allert)[1030] beschrieben werden: Die an sich simple Tätigkeit der Abgabe von Fertigarzneimitteln wird mit einem Professionalitätsanspruch verbunden. Der Apotheker etabliert sich als Service-Beruf, der seine Qualität über Lehrgänge und Zertifizierung garantiert. Unter dem Slogan „gesund und schön" zieht die Körperorientierung in Form von Wellness, Dermopharmazie und Prävention in die Apotheker-Interaktion ein. Die Apotheke wird zur Bühne, auf der Rezeptur, Mörser, weiße Kittel und historische Einrichtung nicht zuletzt als Requisiten der kommunikativen Inszenierung der Apothekertätigkeit dienen.[1031] Gegenüber anderen sich semi-professionalisierenden Berufen wie Kellnern oder Body-Guards ist der Apotheker freilich sehr im Vorteil. Er kann auf die Reputation, den akademisierten Wissenskanon und die Strukturen seiner Vergangenheit zurückgreifen. Nichtsdestoweniger bedürfen die neuen Tätigkeiten des Berater-Apothekers durchweg einer Nach-Ausbildung und zur Qualitätssicherung auch des Nachweises dieser Nach-Ausbildung.

Der Apothekerberuf des beginnenden 21. Jahrhunderts hat mit dem des „goldenen Zeitalters" so gut wie nichts mehr zu tun. Wer dem Apotheker des 19. Jahrhunderts den Status der Profession nicht zusprechen will, bei dem hat entweder die Plausibilisierung der Identität und Qualität von Pharmaka so gut funktioniert, dass er deren Gefahren nicht mehr sieht, oder er hat bereits das Ende dieses für den Apothekerberuf glorreichen Jahrhunderts vor Augen. Anfang des 21. Jahrhunderts gibt es den Apothekerberuf immer noch, doch er ist ein anderer. Der Unterschied, den der Apotheker macht, liegt nicht mehr in einem „Werk", sondern in der Kommunikation. Die kommunikativen Referenzen haben sich fundamental verschoben: An die Stelle der Referenz auf den Arzt tritt die Referenz auf die „Gesundheit". Während im Mittelalter nicht-ärztliche Produkte lediglich eine weitere Verdienstquelle für den einzelnen Apotheker darstellten, so sind sie heute Ausdruck des neu beanspruchten Zuständigkeitsbereichs der

1030 Allert, 2008, Turbulenzen im Labor.
1031 Zur Inszenierung von Professionalität vgl. Pfadenhauer, 1998, Inszenierung von Professionalität.

„Information der Gesunden und Kranken sowie der am Gesundheitswesen Beteiligten.“[1032]

Der Apothekerberuf hat sich erfolgreich reprofessionalisiert. Für den weiteren Kampf um Zuständigkeiten und die Erhaltung der traditionellen Strukturen ist er jedenfalls gerüstet. Doch trotz aller Bemühungen um Kontinuität muss konstatiert werden, dass auf der Tätigkeitsebene der moderne Apotheker eine neue Berufsgruppe darstellt, die mit vielen anderen neuen Berufsgruppen den Fokus auf inszenierte Kommunikation gemein hat.

Die Untersuchung des aktuellen Strukturwandels der Pharmakon-Kommunikation infolge der Umstellung auf Wirkstoff-Unterscheidung und organisationsgarantierte Fertigarzneimittel hat die grundsätzliche Neupositionierung des Pharmazeutischen in der Gesellschaft deutlich werden lassen: An die Stelle eines doppelt-parasitären Verhältnisses von Medizin und Pharmazie ist die Orientierung an Wissenschaft und das Erfordernis einer aktiven Herstellung des medizinischen Bezugs getreten. Politik hat sich auf den semantischen und sozialen Strukturwandel zwar eingestellt, ist aber mit der Unerreichbarkeit pharmaziepolitischer Zielsetzung konfrontiert. Die Hoffnung, dass der Markt eine solche Zielerreichung ermöglicht, wird systematisch enttäuscht. Der Bedeutungszuwachs formaler Organisation setzt zwar einen Komplexitätssprung frei, schafft aber zugleich Rahmenbedingungen, auf die bisherige Erwartungen und Regulierungsinstrumente kaum eingerichtet sind. Die Apothekerrolle schließlich verliert zwar ihre Kernfunktion, organisiert und formiert sich aber neu, um unter den neuen Bedingungen nicht unterzugehen. Unter dem Druck, sich dem Markt zu stellen, gelingt dies nur in eingeschränktem Maße. Auf der Grundlage dieser systematisch angeleiteten, empirischen Untersuchung des Pharmazeutischen können im Folgenden politische Implikationen dieser Sichtweise beurteilt werden.

1032 PZ 1978, 15, S. 619ff; PZ 1985, 19, S. 1180ff.

# IV. Politische Implikationen

Die voranstehende soziologische Perspektive auf den Strukturwandel der Pharmakon-Kommunikation und die Implikationen der Strukturkatastrophe des ausgehenden 19. Jahrhunderts erlauben eine Stellungnahme zum Thema der Liberalisierung des Arzneimittel- und Apothekenmarktes.

Mit der Liberalisierung dieses gesellschaftlichen Bereichs wird eine Verringerung der Arzneimittelausgaben der Krankenkassen angestrebt. Verschiedene politisch-rechtliche Maßnahmen in Richtung Liberalisierung – d. h. Legalisierung des Arzneimittelversandhandels, Preisfreigabe apothekenpflichtiger Arzneimittel – sind bereits erfolgt. Als Gegenstand der Diskussion verbleibt die Aufhebung des Fremdbesitz- und Mehrbetriebsverbots. Damit wäre es auch Nicht-Apothekern einschließlich Kapitalgesellschaften erlaubt, Apotheken (in beliebiger Anzahl) zu betreiben. Aufgrund der historisch und aktuell begründeten begrifflichen und systematischen Konkretisierungen werden Effizienzkriterien entwickelt, auf die hin mögliche regulative Maßnahmen in drei Szenarien beurteilt werden. Ergebnis dieses Vergleichs ist die These, dass der Aspekt des Fremdbesitz- und Mehrbetriebsverbots letztlich zweitrangig ist. An erster Stelle muss die Frage stehen, hinsichtlich welcher der pharmaziepolitischen Zielsetzungen Abstriche gemacht werden sollen und in jeweils welchem Maße. Es ist grundsätzlich zu klären, welche Versorgungsdichte gewünscht ist, welche Versorgungstiefe garantiert sein soll und ob der Bürger oder der Staat die Verantwortung für die Komplexitätsreduktion des Arzneimittelbereichs haben soll.

## *1. Problemaufriss der Liberalisierung des Arzneimittel- und Apothekenmarktes*

Etwa seit den 1980er Jahren wird eine ökonomische Betrachtungsweise auf den Gesundheitsbereich angewandt.[1033] Mit den Gestaltungsmöglichkeiten für eine ökonomische Gesundheitsversorgung beschäftigt sich die Gesundheitsökonomie: Sie fragt, wie eine Ausrichtung der verschiedenen Elemente des Gesundheitssystems – also Finanzierungsträger, Leistungsträger und Patienten – nach den Prinzipien des freien Marktes aussehen könnte oder sollte. Zunächst war der Arzneimittel- und Apothekenmarkt von solchen Überlegungen nur vereinzelt betrof-

1033 Rosenbrock/Gerlinger, 2006, Gesundheitspolitik, S. 286.

fen.[1034] Doch mit der Diskussion um eine allgemeine Neuausrichtung des Gesundheitssystems[1035] gewinnt die Frage nach der Kosteneffizienz einzelner Arzneimittel, mit der sich die Pharmako-Ökonomik befasst,[1036] ebenso an Prominenz wie die Frage nach der Neustrukturierung des Arzneimittel- und Apothekenmarktes.[1037] Vertreter der Krankenkassen, der Gesundheitspolitik und der Gesundheitsökonomie versprechen sich von einer „Liberalisierung", einer „Öffnung" des Arzneimittelsektors hin zu freiem Wettbewerb, dass die Preise der Arzneimittel infolge von Effizienzsteigerung und geringeren Gewinnmargen aufseiten der Hersteller, Großhändler und Apotheker sinken. Krankenkassen und Patienten sollen durch geringere Kosten davon profitieren.[1038]

Apotheken spielten in den 1970er und 1980er Jahren in der gesundheitsökonomischen Debatte eine vergleichsweise geringe Rolle – die Gesundheitspolitik lehnte es in dieser Zeit explizit ab, die Apotheke zu einem „Ausbeutungsobjekt für Kapitalgesellschaften zu machen".[1039] Gleichwohl erfolgten bereits Maßnahmen in Richtung einer Liberalisierung des Arzneimittel- und Apothekenmarktes. Streng genommen ist die erste Liberalisierungsmaßnahme die Aufhebung der Niederlassungsbeschränkung im Jahr 1958,[1040] was unmittelbar zu einer erhebli-

1034 PZ 1980, 26, S. 1245ff; PZ 1981, 25, S. 1224; PZ 1983, 36, S. 1953f; PZ 1986, 33, S. 1909; (PZ 1987, 32, S. 1915f; PZ 1987, 36, S. 2128ff; PZ 1988, 44, S. 22; PZ 1989, 42, S. 28.

1035 PZ 1992, 15, S. 16f; PZ 1992, 48, S. 15; PZ 1993, 38, S. 28f; PZ 1994, 38, S. 26ff; PZ 1998, 20, S. 42; PZ 2000, 14, S. 11ff; PZ 2002, 1/2, Rücker; PZ 2002, 41, Vollmer; PZ 2006, 8, Hollstein; PZ 2006, 39, Becker; PZ 2007, 43, S. 8; PZ 2007, 43, S. 47; PZ 2007, 48, S. 8.

1036 PZ 1994, 29, S. 26; PZ 1995, 14, S. 46; PZ 2000, 10, S. 26ff; PZ 2000, 44, S. 66f; PZ 2003, 41, Bertsche; PZ 2005, 46, Bernard; PZ 2007, 24, S. 48.

1037 PZ 1990, 2, S. 22ff; PZ 1993, 40, S. 28; PZ 1997, 40, S. 80; PZ 1997, 49, S. 33; PZ 1998, 49, S. 28; PZ 1999, 24, S. 26; PZ 2000, 25, S. 22; PZ 2000, 30, S. 11ff; PZ 2002, S. 47; PZ 2002, 48, Denda; PZ 2003, 9, Bellartz; PZ 2003, 24, Rücker; PZ 2003, 39, Hollstein; PZ 2005, 30, Rücker; PZ 2006, 12, Morck; PZ 2006, 33, Hollstein; PZ 2007, 17, S. 6ff; PZ 2007, 18, S. 14; PZ 2007, 31, S.17; PZ 2007, 39, S. 18ff; PZ 2007, 41, S. 42; PZ 2007, 44, S. 8f; PZ 2007, 44, S. 42.

1038 Die Gesundheitsökonomie beschäftigt sich seit den 1980er Jahren mit der Liberalisierung des Arzneimittelverkehrs, PZ 1986, 33, S. 1909. Seit den 1990er Jahren empfiehlt auch der Sachverständigenrat (die „fünf Weisen") einen verstärkten „Wettbewerbsdruck auf die Leistungsanbieter", PZ 1992, 48, S. 15; PZ 2002, 48, Politik.

1039 PZ 1975, 41, S. 1621 ff, Zitat S. 1626; PZ 1978, 25, 2, S. 1088ff; PZ 1980, 22, S. 1046ff; PZ 1981, 43, S. 2200f; PZ 1981, 43, S. 2204.

1040 Das Bundesverfassungsgericht hebt die Niederlassungsbeschränkung im sogenannten Apothekenurteil vom 11. Juni 1958 verbindlich auf. Dort heißt es, dass der gesetzliche Konkurrenzschutz für Apotheken nicht mit der Berufsfreiheit des Artikel 12 des Grundgesetztes vereinbar sei, vgl. BVerfG, Urt. v. 11.06.1958 – 1 BvR 596/56 (BVerfGE 7, 377).

chen Vermehrung der Apothekenanzahl führte.[1041] Eine weitere Liberalisierungsmaßnahme ist die Entlassung der dann frei verkäuflichen Arzneimittel aus Apothekenpflicht und Preisbindung.[1042] Wie Lebensmittel und Gebrauchsgüter dürfen seit den 1970er Jahren frei verkäufliche Arzneimittel – für die gleichwohl weiter besondere Zulassungsbestimmungen gelten – auf unbeschränkte Weise in Verkehr gebracht und deren Abgabepreis frei festgelegt werden.[1043] Bei diesen Maßnahmen bleibt es zunächst. Apotheker sind zwar über erhöhte Zwangsrabatte an die gesetzlichen Krankenkassen, die Übernahme vielfältiger Dienstleistungen und geringer werdende Apothekenspannen von jeder Gesundheitsreform betroffen, doch dabei handelt es sich um Einsparungen innerhalb der gegebenen regulatorischen Rahmenbedingungen.

Erst seit Mitte der 1990er Jahre wird die Möglichkeit weitergehender Liberalisierungen ernsthaft diskutiert. Dies betrifft insbesondere die Entlassung der nicht-rezeptpflichtigen apothekenpflichtigen Arzneimittel aus der Festpreisbindung sowie die Legalisierung des Versandhandels mit apothekenpflichtigen Arzneimitteln. In diesem Zusammenhang gewinnen europarechtliche Entwicklungen an Bedeutung. War bereits in den 1980er Jahren der Parallel- und Reimport von Arzneimitteln nicht zuletzt aufgrund des EU-Gebots des freien Warenverkehrs in Europa ermöglicht worden, berufen sich Befürworter des Versandhandels mit Arzneimitteln ebenfalls auf den freien Warenverkehr. Im Jahr 1998 war der Versandhandel noch explizit verboten.[1044] Kurz darauf schafft der niederländische Arzneimittelversandhändler DocMorris andere Fakten: Unter Berufung auf Europarecht wird gegen geltendes deutsches Recht[1045] der Internetversandhandel in Deutschland möglich,[1046] unterstützt insbesondere von den Krankenkassen.[1047] Zum 1. Januar 2004 wird der Versandhandel mit apotheken-

1041 In einigen Bundesländern vermehrte sich die Apothekenzahl daraufhin stark, teilweise bis 82%, vgl. Urdang/Dieckmann, 1955, Einführung in die Geschichte der deutschen Pharmazie, S. 100; Schmitz, 2005, Geschichte der Pharmazie 2, S. 948ff.

1042 PZ 1981, 1, S. 13; PZ 1981, 3, S. 93; PZ 1984, 3, S. 105ff.

1043 Forderung der Apothekerschaft war, dass alle – das heißt: auch die frei verkäuflichen – Arzneimittel aus einer Hand stammen sollten, PZ 1981, 1, S. 13. Dieser Forderung wurde nicht nachgekommen. Weil dies zu ungleichen Verhältnissen insofern führte, als außerhalb der Apotheke Arzneimittel in Selbstbedienung abgegeben wurden, dies dem Apotheker aber verboten war, wurde bald darauf die Abgabe frei verkäuflicher Arzneimittel in Selbstbedienung auch in der Apotheke ermöglicht, PZ 1983, 30, S. 1626ff.

1044 PZ 1998, 3, S. 21.

1045 PZ 2000, 38, S. 21; PZ 2000, 43, S. 21f; PZ 2000, 45, S. 24; PZ 2000, 45, S. 26; PZ 2000, 46, S. 18; PZ 2000, 46, S. 96ff; PZ 2000, 47, S. 21; PZ 2000, 50, S. 21f; PZ 2001, 1, S. 62ff; PZ 2001, 2, S. 20; PZ 2001, 2, S. 20; PZ 2001, 18, S. 17f; PZ 2001, 22, S. 16; PZ 2001, 23, S. 17ff; PZ 2001, 24, S. 88ff; PZ 2001, 30, S. 19; PZ 2002, 9, PZ.

1046 PZ 2000, 24, S. 21.

1047 PZ 1994, 39, S. 28; PZ 2001, 17, S. 22; PZ 2001, 41, S. 26; PZ 2001, 46, S. 20; PZ 2001, 46, S. 21; PZ 2001, 51/52, S. 20; PZ 2002, 3; PZ 2002, 4, Rücker; PZ 2002, 10, Altenpflichtigen Arzneimitteln in Deutschland legalisiert[1048] und dessen Nutzung gefördert.[1049]

Mit der Legalisierung des Versandhandels von Arzneimitteln entsteht zugleich die Möglichkeit der sogenannten Pick-up-Stellen. Indem Internetapotheken mit Drogeriemärkten kooperieren, können Rezepte in einer Drogeriefiliale abgegeben werden und gelangen von dort zur Kooperationsapotheke, die das betreffende Arzneimittel zur Abholung an die Pick-up-Stelle in der Drogerie sendet.[1050] Versandhändler und Pick-up-Stellen müssen also mit einer Apotheke kooperieren;[1051] nur die konkrete Abgabe findet außerhalb dieser Apotheke statt.[1052] Diese zunächst umstrittene Form des Versandhandels wird für rechtlich zulässig erklärt[1053] und seitdem von verschiedenen Drogerien genutzt.[1054] Nach anfänglicher Skepsis der Verbraucher etabliert sich der Vertrieb von Arzneimitteln im Wege des Versandhandels,[1055] bleibt aber vom Anteil am Gesamtumsatz mit Arzneimitteln auf relativ niedrigem Niveau.[1056] Gleichwohl stellt sich mit der Etablierung des Versands die Frage nach möglichen Risiken[1057] und der Erforderlichkeit von Sicherheitsstandards.[1058]

Eine letzte Regulierungsänderung im Hinblick auf die Liberalisierung des Arzneimittel- und Apothekenmarktes ist schließlich die Entlassung der nichtrezeptpflichtigen apothekenpflichtigen Arzneimittel (die sogenannten OTC-Präparate) aus der Erstattungspflicht der Krankenkassen und der gesetzlichen

burger; PZ 2002, 12, Gensthaler; PZ 2002, 13, PZ; PZ 2002, 14, Rücker; PZ 2002, 25, Bellartz.

1048 PZ 2003, 39, Rücker; PZ 2004, 1/2, Jung/Tisch. Die Europa-Rechtsprechung fordert eine Versandhandelserlaubnis nur für nicht-verschreibungspflichtige Arzneimittel; europarechtlich wäre ein Versandhandelsverbot für verschreibungspflichtige Arzneimittel somit möglich, vgl. PZ 2003, 51/52, Rücker; PZ 2003, 51/52, Rücker, Interview.

1049 PZ 2004, 15, Hollstein.

1050 PZ 2004, 25, Rücker.

1051 PZ 2001, 40, S. 29; PZ 2002, 17, Bellartz; PZ 2003, 50, Rücker; – sogar Unterschiede in der Besteuerung von Arzneimitteln werden ausgeglichen: PZ 2002, 22, Rücker; PZ 2002, 23, Prang; PZ 2002, 30, Bellartz/Rücker; PZ 2002, 31, PZ; PZ 2003, 30, Rücker; PZ 2003, 33, PZ/ABDA.

1052 PZ 2004, 47, Rücker. Dies gilt auch für ausländische Internetapotheken, die nach Deutschland liefern wollen, vgl. PZ 2004, 48, Rücker.

1053 PZ 2006, 45, Bellartz. In der 15. AMG-Novelle war vorgesehen, diese Möglichkeit der Pick-up-Stellen zu untersagen, was jedoch im Juni 2009 aus dem Gesetzentwurf wieder herausgenommen wurde, vgl. FAZ, 2009, 18. Juni, Arzneimittel vom Discounter.

1054 PZ 2007, 4, S. 40; PZ 2007, 9, S. 40; PZ 2007, 36, S. 12; PZ 2007, 42, S. 46f; PZ 2008, 6, PZ; PZ 2007, 43, S. 46.

1055 PZ 2001, 38, S. 60; PZ 2000, 35, S. 23; PZ 2005, 38, Wilke.

1056 PZ 2007, 28, S. 44.

1057 PZ 2005, 17, Rücker; PZ 2005, 22, Rücker; PZ 2005, 23, Politikticker; PZ 2005, 32, Pharmazieticker; PZ 2005, 39, PZ; PZ 2007, 8, S. 24ff; PZ 2007, 10, S. 9; PZ 2007, 14, S. 40; PZ 2007, 41, S. 8f; PZ 2007, 42, S. 6ff; PZ 2007, 44, S. 32.

1058 PZ 2007, 32, S. 8; PZ 2007, 38, S. 8.

Preisbindung.[1059] Der Apotheker muss den Apothekenabgabepreis dieser Arzneimittelgruppe und damit seinen Aufschlag (oder Abschlag) auf den Einkaufspreis selbst festlegen.

Wesentliche Forderungen im Hinblick auf eine Liberalisierung des Arzneimittel- und Apothekenmarktes sind mit diesen Maßnahmen bereits erfüllt. Als prominenter Diskussionspunkt verbleibt die Aufhebung des Fremdbesitz- und Mehrbetriebsverbots. Bislang ist mit dem Fremdbesitzverbot gegeben, dass eine Apotheke von demjenigen Apotheker betrieben werden muss, der diese Apotheke persönlich leitet. Mit dem Mehrbetriebsverbot ging zunächst die Beschränkung des Betriebs pro Apotheker auf eine Apotheke einher. Seit der Gesundheitsreform 2004 erlaubt das Mehrbetriebsverbot einem Apotheker, neben seiner persönlich zu leitenden Stammapotheke drei Filialapotheken zu betreiben, in denen als Apothekenleiter Apotheker angestellt beschäftigt sind.[1060] Durch das Fremdbesitz- und (eingeschränkte) Mehrbetriebsverbot wird das traditionelle Prinzip der persönlichen pharmazeutischen und nicht-pharmazeutischen Verantwortung des Apothekers für seine Apotheke aufrecht erhalten.

Die Liberalisierung des Arzneimittel- und Apothekenmarktes fordert, den Apothekenbesitz für Nichtapotheker einschließlich Kapitalgesellschaften zu öffnen sowie die Begrenzung der betriebenen Apotheken aufzugeben. Wie bereits im Falle des Versandhandels werden zur politischen Durchsetzung dieser Forderungen europarechtliche Argumente herangezogen. Die Diskussion verschärft sich, als unter Berufung auf Europarecht die Aktiengesellschaft DocMorris entgegen geltendem deutschem Recht, aber mit einer Sondergenehmigung des Bundeslandes im Saarland eine Apotheke eröffnet und somit als Nicht-Apotheker betrieben hat.[1061] Ein starkes Interesse des pharmazeutischen Großhandels an der Aufhebung des Fremdbesitz- und Mehrbetriebsverbots wird daran deutlich, dass der pharmazeutische Großhändler Celesio, der zum Konzern des pharmazeutischen Hersteller Gehe gehört, DocMorris 2007 als Marke kauft. Celesio ging bei diesem Schritt davon aus, dass das Fremd- und Mehrbesitzverbot fallen und damit ein „gnadenloser Verdrängungswettbewerb auf dem deutschen Apothekenmarkt" einsetzen werde.[1062] Diese Erwartung wurde zunächst nicht erfüllt. Ende 2008 empfiehlt der Generalanwalt des Europäischen Gerichtshofes, die Entscheidung über Fremd- und Mehrbesitz von Apotheken wegen deren Verant-

1059 PZ 2003, 43, Rücker. Ausgangspunkt des Problems ist, dass im Gegensatz zu den Eigenherstellungen des Apothekers die Herstellerpreise für Fertigarzneimittel von Anfang an nicht festgelegt sind, sondern nur der Zuschlag geregelt wird, den der Apotheker bzw. der Großhandel darauf nehmen darf, vgl. Schmitz, 2005, Geschichte der Pharmazie 2, S. 956.

1060 Ridder, 1990, Im Spiegel der Arznei, S. 197ff; Schmitz, 2005, Geschichte der Pharmazie 2, S. 957ff.

1061 PZ 2006, 29, Rücker; PZ 2007, 2, S. 8.

1062 PZ 2007, 16, S. 44: Großhandel.

wortung für die Gesundheit ihrer Bevölkerung bei den Mitgliedschaften zu lassen. Dieser Empfehlung folgt der Europäische Gerichtshof im Frühjahr 2009.[1063] Damit liegt die Entscheidung über die diesbezügliche Gestaltung des Arzneimittel- und Apothekenbereichs in der Verantwortung der nationalen Gesundheitspolitik.

Wie die Erhöhung der Importquote und die stärkere Nutzung des Versandhandels wird die Aufhebung des Fremdbesitz- und Mehrbetriebsverbots mit dem Argument der für die Krankenkassen einsparbaren Kosten gefordert.[1064] Insbesondere die Krankenkassen sehen in der bestehenden Situation eine „kostentreibende Angebotsstruktur".[1065] Auch die OECD vertritt diese Auffassung.[1066] Eine Integration von Großhandels- und Apothekenebene, wie sie sich mit der Übernahme der DocMorris-Apotheken durch Celesio ebenso ankündigt wie mit der Bildung von Apothekenkooperationen,[1067] erscheint dabei als wünschenswert. Auf die Integration der beiden Vertriebsstufen zielen implizit jene Anregungen hin, die anstelle einer bislang gültigen Großhandels- und einer Apothekenspanne eine zwischen den Vertriebsstufen aufzuteilende Vertriebsspanne vorsehen.[1068]

### 2. *Pharmaziepolitische Effizienzkriterien*

Die Stärkung wettbewerblicher Elemente zielt primär auf die pharmaziepolitische Zielsetzung der allgemeinen Arzneimittelverfügbarkeit und damit der Finanzierung der Krankenkassen hin.[1069] Bezweckt wird damit jedoch keineswegs eine allgemeine Deregulierung. Die Notwendigkeit von Regulierung ist in den

1063 EuGH, Urt. v. 19.05.2009 – C-171/07 u. C-172/07, FAZ, 2009, 20. Mai, Keine Apothekenketten in Deutschland.

1064 Zum Beispiel: Rosenbrock/Gerlinger, 2006, Gesundheitspolitik, S. 192, 211; Lauterbach, 2008, Der Zweiklassenstaat, S. 117ff.

1065 PZ 1998, 38, S. 23f.

1066 PZ 1997, 35, S. 18.

1067 Einkaufsgenossenschaften haben eine lange Tradition, vgl. PZ 1982, 35, S. 1851. Erst seit Mitte der 1990er Jahre entstehen jedoch Kooperationen, die neben besonderen Einkaufsmodalitäten auch Management-Aspekte generalisieren, beispielsweise ein gemeinsames Logo, eine bestimmte Software, Schaufenstergestaltung oder Sonderaktionen. Derartige Kooperationen gehen entweder von einem pharmazeutischen Großhändler aus oder sind genossenschaftlich angelegt. Zur Entwicklung und Beurteilung von Kooperationen, vgl. PZ 2000, 7, S. 72f; PZ 2003, 37, Rücker; PZ, 2003, 37, Rücker; PZ 2004, 29, Morck; PZ 2005, 19, Rücker; PZ 2007, 46, S. 43; PZ 2008, 4, Grossmann; PZ 2008, 6, Grossmann.

1068 Adam, 2004, Preisregulierung, Kosten der Arzneimitteldistribution und leistungsorientierte Apothekervergütung; Prinz, 2004, Apothekenabgabepreise; IGES/Cassel et al., 2006, Steuerung der Arzneimittelausgaben und Stärkung des Forschungsstandortes für die pharmazeutische Industrie.

1069 Rosenbrock/Gerlinger, 2006, Gesundheitspolitik, S. 280.

meisten Hinsichten unstrittig: Zulassungsvoraussetzungen für Arzneimittel, Ausweitung von Kennzeichnungspflichten, Forschungsförderung, Qualitätskontrollen und ähnliche regulatorische Eingriffe werden nicht infrage gestellt. Insgesamt ist gerade infolge der Gesundheitsreformen der vergangenen Jahrzehnte eine Ausweitung staatlicher Regulierung zu konstatieren. Festpreis- und Substitutionsgruppen, Zuzahlungsregelungen, aut-idem und seit Neuestem die Wirtschaftlichkeitsprüfung von Arzneimitteln durch das IQWIG implizieren eine Vielfalt zusätzlicher politisch-rechtlicher Vorgaben, was sogar eine Ausweitung staatlicher Arzneimittelpreisgestaltung bis hin zur faktischen Preisfestlegung durch die Festbetragsgruppen mit beinhaltet. Diese Regulierungen sind allein deshalb schon unstrittig, weil die Erfahrung des 20. Jahrhunderts gelehrt hat, dass ohne staatliche Regulierung die Identität und Qualität von Arzneimitteln nicht sicher erwartbar ist, was zugleich jedoch die Grundlage aller weiteren Gestaltung bildet. Doch mit regulierenden Eingriffen wie beispielsweise Zulassungsanforderungen oder einem Monitoring-System sind Kosten verbunden, die die allgemeine Entwicklung steigender Gesundheitskosten verstärkt.

Die oben beschriebenen Liberalisierungsmaßnahmen sind vor diesem Hintergrund zu sehen: Aus der Umstellung auf Wirkstoffe und Fertigarzneimittel haben sich im Spiegel der pharmaziepolitischen Fremdbeobachtung diverse Regulierungserfordernisse ergeben. Diese Regulierungen stehen nicht infrage. Weil zugleich die Kosten der Krankenkassen mindestens konstant gehalten werden sollen, erscheint eine Deregulierung der Vertriebsebene als die gebotene regulatorische Maßnahme. Ausgabensteigerungen in anderen Hinsichten sollen durch eine Liberalisierung der Vertriebsebene kompensiert werden.[1070] Diese Situation ist als Dilemma in dem Sinne zu sehen, als auf Regulierung in vielerlei Hinsicht nicht verzichtet werden kann, gleichzeitig aber Deregulierung die Kosten nicht zuletzt auch dieser Regulierung „dämpfen“ soll.

Gerade die Beschränkung der Wettbewerbsdebatte auf die Vertriebsebene und die offensichtlich fraglose Notwendigkeit politisch-rechtlicher Regulierung des Arzneimittel- und Apothekenbereichs in anderen Hinsichten verdeutlicht, dass die Ausgabenbegrenzung der Krankenkassen nur eine von mehreren pharmaziepolitischen Zielsetzungen ist. Zur Beurteilung pharmaziepolitischer Regulierungseingriffe ist jedoch diese Vielfalt von Zielsetzungen im Sinne pharmaziepolitischer Effizienzkriterien zu berücksichtigen.

1070 Insofern ist es für die Untersuchung der „Pharmacopolitics“ zwar komplexitätsreduzierend, gerade für die Frage nach der Möglichkeit einer internationalen Harmonisierung entsprechender Regulierung jedoch unzureichend, allein den Aspekt der Risiken durch Arzneimittelnebenwirkungen (als einen von mindestens vier Aspekten) einzubeziehen, vgl. Daemmrich, 2004, Pharmacopolitics.

Im Zusammenhang mit der ökonomischen Modellierung des Arzneimittel- und Apothekenbereichs wurde bereits darauf eingegangen, dass es zur Beurteilung der Effizienz des Arzneimittelmarktes notwendig ist, die Kriterien zur Beurteilung der Effizienz normativ festzulegen. Pareto-Effizienz als optimales Verteilungsergebnis eines freien Marktes impliziert nicht zwangsläufig eine gesamtgesellschaftlich erwünschte Verteilung, wie bereits die ökonomische Wohlfahrtstheorie feststellt. Der Arzneimittelbereich gehört zu den Märkten, in denen eine pareto-effiziente Verteilung zu gesellschaftlich unerwünschten Ergebnissen führt. Dies macht erforderlich, Effizienzkriterien politisch normativ zu formulieren. Diese pharmaziepolitischen Effizienzkriterien sind selbst kontingent. Sie ergeben sich allein aus ethischen Gesichtspunkten und damit zugleich politischen Legitimierungsbedingungen eines demokratischen Staates. Aufgrund der historischen Entwicklung und der im SGB V[1071] formulierten Prämissen sind vier zugleich zu verfolgende pharmaziepolitische Zielsetzungen als Effizienzkriterien zur Beurteilung von Regulierungsmaßnahmen im Arzneimittel- und Apothekenbereich maßgeblich: Erstens Verwendungsdurchgriff auf Verwendung von Arzneimitteln zu medizinischen Zwecken; zweitens sichere Erwartbarkeit der Identität und Qualität von Arzneimitteln; drittens Arzneimittelverfügbarkeit des gesamten Arzneischatzes auch im Notfall; und viertens allgemeine Arzneimittelversorgung unabhängig vom individuellen Einkommen

Jede der vier pharmaziepolitischen Zielsetzungen hat für sich betrachtet Anspruch auf Priorität: Arzneimittelsicherheit kann nicht hoch genug bewertet werden – dasselbe gilt aber auch für den Schutz der Gesellschaft vor missbräuchlicher Verwendung, für die Erforschung neuer Arzneimittel und für die allgemeine soziale Verfügbarkeit von Arzneimitteln. Doch die Annäherung an jedes dieser Ziele ist mit hohen Kosten verbunden. Erschwerend hinzu kommt, dass das Erreichen jedes dieser Ziele vom Erreichen der jeweils anderen abhängt. Pharmaziepolitische Steuerung hat damit einen Zielkonflikt, dessen Kernproblem nicht in einem Konflikt der Ziele selbst, sondern einer Konkurrenz der Ziele um Finanzierung liegt. Keines der historisch gewachsenen ersten drei Ziele kann aufgegeben werden. Sie sind Voraussetzung für das vierte Ziel einer allgemeinen Arzneimittelversorgung.

Diesen pharmaziepolitischen Effizienzkriterien sind Aspekte wie die Beibehaltung des deutschen Apothekers, die Gewinne der Pharmaindustrie oder die Arzneimittelausgaben der Krankenkassen als jeweils partikulare Zielsetzungen nachgeordnet. Das Bezugsproblem aktuell erforderlicher pharmaziepolitischer Regulierung ist deshalb mit „Liberalisierung des Arzneimittel- und Apothekenmarktes" oder konkreter „Aufhebung des Fremdbesitz- und Mehrbetriebsver-

1071 Vgl. zu Ziel 1/, 3/ und 4/: Prinz/Vogel, 2003, E-Commerce im Arzneimittelhandel, S. 14ff; Prinz, 2004, Apothekenabgabepreise.

bots“ keineswegs treffend formuliert. Vielmehr geht es um die Frage, wie die aktuell bestehenden Strukturen Medizinischer Pharmakon-Kommunikation hinsichtlich der vier pharmaziepolitischen Zielsetzungen zu beurteilen sind.

Bei der Prüfung pharmaziepolitischer Regulierungsmaßnahmen und insbesondere der Frage einer Aufrechterhaltung oder Aufhebung des Fremdbesitz- und Mehrbetriebsverbots ist zu beachten, dass die Aufrechterhaltung der Apothekerrolle in der bisherigen Form keine normative Zielsetzung sein kann. Die Apothekerrolle hat ihre Funktion für die pharmaziepolitische Zielsetzung der Erwartbarkeit von Identität und Qualität von Arzneimitteln bereits vor mehr als einem Jahrhundert verloren. Für die Invisibilisierung der immer gegebenen Fälschungs- oder Verwechslungsmöglichkeit von Arzneimitteln sind mit der Struktur-Identität des Fertigarzneimittels andere Regulierungen als die der Apothekerrolle erforderlich. Bei der Diskussion einer Aufhebung des Fremdbesitz- und Mehrbetriebsverbots geht es deshalb nicht darum, ob man zurück zur alten Apothekerrolle will. Die Frage ist vielmehr, ob unter Bedingung des Fertigarzneimittels der Arzneimittelvertrieb über die persönlich ausgeübte Apothekerrolle oder über Organisationen mit angestellten Apothekern koordiniert sein soll. Für die Beantwortung dieser Frage ist die pharmaziepolitische Zielsetzung der Erwartbarkeit von Identität und Qualität der Arzneimittel unbedeutend. Doch die Art des Arzneimittelvertriebs kann durchaus Auswirkungen auf das Erreichen anderer pharmaziepolitischer Zielsetzungen haben: Durchgriff auf die Verwendung, Versorgungsdichte im Notfall, gleichmäßige Versorgungsqualität oder auch der neue Aspekt einer therapeutisch-pharmazeutisch orientierten Komplexitätsreduktion für den Patienten.

Aufgrund der vier pharmaziepolitischen Effizienzkriterien können drei Modelle des Arzneimittel- und Apothekenbereichs verglichen werden: Beibehaltung des Status quo, Aufhebung des Fremdbesitz- und Mehr-betriebsverbots unter sonst unveränderten Regulierungsbedingungen sowie eine pharmaziepolitisch effiziente Alternative. Dabei werden jeweils regulierende Gestaltung und pharmaziepolitische Effizienzkriterien aufeinander bezogen und aufgrund dessen resümierend beurteilt. Bei den ersten beiden Szenarien werden zunächst die Eckpunkte der Regulierung zusammengefasst und aufgrund der Effizienzkriterien beurteilt. Im Falle des dritten Szenarios wird dagegen umgekehrt vorgegangen und zunächst die normative Vorgabe formuliert, von der ausgehend geeignete regulierende Maßnahmen entwickelt werden.

## *3. Szenario 1: Beibehaltung des Status Quo*

Das erste Vergleichsszenario ist die Beibehaltung des bestehenden Settings. Ausgehend von Regulierungen insbesondere der Apothekerrolle und der marken-

und patentrechtlichen Bestimmung von Fertigarzneimitteln wurden politisch-rechtliche Vorgaben seit den 1960er Jahren zunehmend erweitert. Die *Eckpunkte der bestehenden Regulierungen* lassen sich folgendermaßen zusammenfassen:

Der *Apotheker* hat die persönliche Verantwortung für alle betriebenen Apotheken (max. vier, die Stammapotheke muss persönlich geleitet werden). Es besteht die Möglichkeit von Versandhandel und Pick-up-Stellen ausgehend von einer Stammapotheke. Umfangreiche Pflicht-Lagerhaltung /-Ausstattung (Laboratorium, Zugänglichkeit, Qualifizierungsniveau des Personals etc.) sind ebenso zu beachten wie die Beschränkung des Warensortiments auf Arzneimittel und apothekenübliche Waren sowie die Versorgungspflicht (keine Beschränkung auf einzelne Arzneimittelgruppen). Der Apotheker hat Pflicht-Dienstleistungen zu erbringen (Dienstbereitschaft, Rezeptur, Stichprobenüberprüfung, Nebenwirkungs-Monitoring, Missbrauchsverhinderung, Beratung). Die Preisgebung der Arzneimittel erfolgt für Rezepturen über die Arzneimittel, für erstattungsfähige Arzneimittel über Aufschläge und Zwangsrabatte und für nicht erstattungsfähige Arzneimittel sowie apothekenübliche Waren über eine freie Apothekenabgabepreisbildung. Der *Großhandel* hat die Betriebsordnung für den pharmazeutischen Großhandel zu beachten. Es bestehen fixe Aufschläge für rezeptpflichtige Arzneimittel. Für die *Hersteller* besteht bislang keine einschlägige direkte Regulierung, was die Endvertriebsebene angeht. Zu beachten sind jedoch umfangreiche Zulassungsvoraussetzungen für Fertigarzneimittel und Pflichtanforderungen der Verpackung. Es bestehen indirekte Eingriffe in die Preisgestaltung über Festpreis- und Substitutionsgruppen sowie das IQWIG. Forschungsanreize werden gegeben durch staatliche Förderungen. Mit der 15. AMG-Novelle wird voraussichtlich eine Belieferungspflicht an den pharmazeutischen Großhandel auf Anfrage eingeführt.

Die *Beurteilung nach den pharmaziepolitischen Effizienzkriterien* des Verwendungsdurchgriffs, der sicheren Erwartbarkeit der Identität und Qualität, der Arzneimittelverfügbarkeit sowie der allgemeinen Arzneimittelversorgung ergibt folgendes Bild:

Der *Verwendungsdurchgriff* wird im Status quo zunehmend problematisch. Weder der intentionale noch der versehentliche Fehlgebrauch von Arzneimitteln zu nicht-medizinischen Zwecken von Suchtstoff-Abhängigkeit bis Compliance-Defiziten kann wirkungsvoll verhindert werden. Im Gegenteil: Das Ausmaß solcher missbräuchlicher Verwendung ist nicht einmal schätzbar. Das Prinzip des Apothekers als freier Beruf[1072] und damit das Prinzips des „Apothekers in

1072 Freie Berufe sehen sich verbunden durch die „gemeinsame Verpflichtung für die Versorgung des Bürgers und der Wirtschaft mit Hilfe, Beratung, Betreuung und Vertretung durch für den Staat und Gesellschaft wichtige Dienstleistungen (...) wesentliche Elemente

seiner Apotheke"[1073] mit voller persönlicher Verantwortung auch in nicht-pharmazeutischer Hinsicht reicht offensichtlich nicht aus, um diese Schwierigkeit zu bearbeiten. Dies liegt einmal an der genuinen Kontextunabhängigkeit der Struktur-Identität des Fertigarzneimittels, wie sie mit Transportfähigkeit und Lagerbarkeit einhergehen. Dies liegt aber auch an der double-bind-Situation des Apothekers: Zwar ist der Apotheker verpflichtet, Fehlverwendung zu verhindern; zugleich wird er aber zu Preiswettbewerb mit apothekenpflichtigen Arzneimitteln und Zuverdienst mit apothekenüblichen Waren politisch motiviert. Diese Schwierigkeiten bestehen unabhängig vom Internetversandhandel.

Das Problem der Fehlverwendung von Arzneimitteln stellt sich insbesondere bei spezifischen Patientengruppen wie Diabetes-Patienten oder Bluthochdruckpatienten, die regelmäßig und meist mehrere Arzneimittel verwenden. Arzneimittel-Interaktionskontrolle und Begleitung der Therapietreue ist deshalb insbesondere im Hinblick auf diese Patientengruppen erforderlich und wird auch vonseiten der Krankenkassen als patientengruppen-spezifische Betreuung forciert.[1074] Der Status quo bietet hinsichtlich des Durchgriffs auf die Arzneimittelverwendung spezifischer Patientengruppen suboptimale Voraussetzungen: Es liegt allein beim jeweiligen Apotheker selbst, ob und in welchem Maße er sich auf die Betreuung einer oder mehrerer Patientengruppen spezialisiert. Zwar kann die Standesvertretung der Apotheker entsprechende Fortbildungsprogramme anbieten und tut dies auch – Vertragspartner der Krankenkassen für Patienten-Betreuungsprogramme sind jedoch die einzelnen Apotheker. Ähnliche Schwierigkeiten bestehen bezüglich der Kooperation mit patientengruppenspezifischen Selbsthilfegruppen und Apothekern[1075]

Hinsichtlich der *sicheren Erwartbarkeit von Identität und Qualität der Fertigarzneimittel* ist zu konstatieren, dass diese zufriedenstellend gewährleistet ist. Zwar haben seit einigen Jahren Arzneimittelfälschungen aller Art zugenommen, im Großen und Ganzen erhalten Zulassungsvoraussetzungen, Kontrollen und vorgeschriebene Vertriebswege die Erwartung der Identität und Qualität der Fertigarzneimittel jedoch aufrecht. Allerdings findet eine Inflation des Erfolgsmediums medizinisch-außeralltäglicher Wirksamkeit statt: Der gesetzliche Unterschied zwischen apothekenpflichtigen Arzneimitteln, frei verkäuflichen Arz-

sind Eigenverantwortung, Bindung an berufsethische Normen und soziale Verpflichtung", vgl. PZ 1990, 27, S. 32f. Der Apothekerberuf ist in ständiger Rechtsprechung des Bundesverfassungsgerichts und der Obersten Bundesgerichte ein freier Beruf, PZ 2000, 15, S. 18f. Zur Selbstdefinition als freier Beruf vgl. PZ 1990, 4, S. 15.

1073 Schiedermair/Pieck, 1974, Apothekengesetz, S. 399f.

1074 Zum wachsenden Interesse der Kassen, selektive Verträge mit Leistungsanbietern abzuschließen, vgl. auch Rosenbrock/Gerlinger, 2006, Gesundheitspolitik, S. 287.

1075 PZ 1993, 45, S. 60; PZ 1998, 13, S. 26; PZ 2005, 9, Denda; PZ 1999, 25, S. 24; PZ 2000, 9, S. 63.

neimitteln, Nahrungsergänzungsmitteln und ähnlichen gesundheits-förderlichen Produkten geht in der allgemeinen Zurechnung als Konsum-Arznei-mittel unter.

Hinsichtlich der *Arzneimittelverfügbarkeit* ist zwischen den Aspekten der Forschung, der regionalen Notfall-Verfügbarkeit und der Vollsortierung zu unterscheiden. Defizite bestehen hinsichtlich der Verfügbarkeit der gesamten materia medica im Sinne des Verfügbar-Machens noch nicht verfügbarer Arzneimittel, also der medizinisch-pharmazeutischen *Forschung* und Entwicklung. Indem pharmazeutische Hersteller die Preise ihrer Arzneimittel selbst festsetzen und im Falle der Patentierung eines Arzneimittels als Innovation (sowie der positiven Begutachtung des IQWIG) die Krankenkassen diesen Preis in Gänze erstatten, besteht ein Anreiz, eher für häufige Indikationen und damit potenziell große Absatzzahlen zu forschen, auch wenn hier bereits eine Vielzahl therapeutisch erfolgreicher Präparate vorliegt. Eine Ausnahme ist der orphan-drug-Bereich, in dem durch direkte Zuschüsse und längere Patent-Laufzeiten andere Kalkulationsgrundlagen bestehen. Dies ist jedoch eine Ausnahme und ändert somit nichts an der allgemeinen Einschätzung.[1076]

Die Verfügbarkeit im Sinne einer *regionalen Verfügbarkeit* einschließlich Notsituationen ist insgesamt sehr gut. Nach der Aufhebung der Niederlassungsbeschränkung in den 1950er Jahren hat sich die Apothekendichte in Deutschland so weit erhöht, dass bereits in den 1970er Jahren auf die bis dahin noch notwendigen Rezeptsammelstellen in ländlichen Regionen verzichtet werden konnte. Auch die kritische Verfügbarkeit im Sinne der Gewährleistung von Bereitschaftsdienst ist somit gegeben. Mit Versandhandel und Pick-up-Stellen sind die Vertriebswege vielfältiger geworden und ist für nicht-akut benötigte Arzneimittel tendenziell eine Verringerung der Weg-Kosten erfolgt.

Allerdings ist hier eine *Umverteilung der allgemeinen Verfügbarkeitskosten* zu konstatieren: Indem Versandhandelsapotheken und Supermarktapotheken einen höheren Umsatz bei gleichbleibender Dienstbereitschaft etc. haben und dieser Umsatz jedenfalls zum Teil anderen Apotheken verloren geht, verschiebt sich der proportionale Anteil der Kosten für die Gewährleistung einer allgemeinen Arzneimittelverfügbarkeit. Dieser Umverteilungseffekt ist insofern selbstverstärkend, als mit höherem Umsatz größere Hersteller- oder Großhandelsrabatte erzielt werden können, die dann über niedrigere Abgabepreise wiederum zu höheren Umsätzen führen. Dieser auf den ersten Blick begrüßenswerte Effekt kann jedoch auf Kosten der allgemeinen Arzneimittelverfügbarkeit gehen, wenn aufgrund dessen zu viele Apotheken in eher unlukrativen Gegenden schließen. Dies kann zu einem Ketteneffekt führen, indem die verbleibenden eher weniger gut gelegenen Apotheken entsprechend mehr Dienstbereitschaft und Notfallver-

1076 Lauterbach, 2008, Der Zweiklassenstaat, S. 94ff.

sorgung bei insgesamt weiter rückläufigen Umsätzen durchzuführen haben, was wiederum deren relative Kostenfunktion erhöht und zu weiteren Schließungen in weniger umsatzstarken Gegenden führt. Dieser Effekt ist bislang jedoch nicht eingetreten.

Auch die Verfügbarkeit im Sinne einer Verfügbarkeit aller bekannten Arzneimittel und damit aller Herstellerpräparate ist im Status quo gewährleistet. In Deutschland gibt es neben Arzneimittelimporteuren und teilsortierten Großhändlern nach wie vor mehrere Großhändler, die eine *Vollsortierung* gewährleisten. De facto ist durch die gesetzlichen Regelungen lediglich eine Notversorgung gesichert. Die Apotheker können mit ihrer gesetzlich vorgeschriebenen Lagerhaltung zwar eine Notversorgung an gängigen Arzneistoffen gewährleisten, auch die Notfalldepots dienen diesem Zweck. Die Vollversorgung mit Fertigarzneimitteln unterschiedlicher Hersteller wird jedoch ohne gesetzliche Regulierung durch den vollsortierten Großhandel erbracht.

Obwohl auch die pharmaziepolitische Zielsetzung der regionalen Verfügbarkeit im Status quo erfüllt ist, muss eine zunehmende Gefährdung der Vollsortierung konstatiert werden. Bereits in den 1980er Jahren hat eine erhebliche „Konsolidierung" des pharmazeutischen Großhandels stattgefunden. Vollsortierung ist seit der Konkurrenz mit teilsortierten Großhändlern und Direktimporteuren nur noch durch Zusatzgeschäfte möglich. Es ist somit kaum zu erwarten, dass sich bei weiteren Umsatzeinbrüchen das Geschäftsmodell der Vollsortierung betriebswirtschaftlich weiter wird halten können. Genau diese Umsatzeinbrüche zeichnen sich jedoch in den letzten Jahren durch den sogenannten Direktvertrieb ab: Pharmazeutische Hersteller liefern Präparate mit hohen Großhandelsspannen direkt an Apotheken und bieten dabei erhebliche Rabatte. Zum Teil weigern sich Hersteller, solche Präparate überhaupt über den Großhandel an die Apotheken zu vertreiben. Mit zunehmendem Kostendruck besteht auch von Apothekerseite aus Interesse an solchen Einsparmöglichkeiten. Angesichts dessen gehen Schätzungen davon aus, dass der Direktvertrieb weiter zunehmen wird.[1077] Mit der geplanten 15. AMG-Novelle sollen pharmazeutische Hersteller zwar verpflichtet werden, den pharmazeutischen Großhandel auf Anfrage mit Arzneimitteln zu beliefern; die Frage ist jedoch, inwieweit dies zur Aufrechterhaltung der Vollsortierung als Geschäftsmodell ausreicht.

Das letzte pharmaziepolitische Beurteilungskriterium der *allgemeinen Arzneimittelversorgung* bezieht sich darauf, dass alle Bürger unabhängig von Einkommen, sozialem Status, Alter, Geschlecht etc. Zugang zu gesundheitlicher Versorgung und damit auch Zugang zur Versorgung mit Arzneimitteln haben. Auch dieses Ziel kann derzeit als erreicht gelten.[1078] Zugleich steht aber gerade

1077 PZ 2007, 44, S. 48.
1078 Rosenbrock/Gerlinger, 2006, Gesundheitspolitik, S. 103.

die Finanzierbarkeit eben dieses Ziels im Fokus von Aufmerksamkeit und Reformdebatten. Der Anstieg der Arzneimittelausgaben der gesetzlichen Krankenkassen gibt immer wieder Anlass zur Frage nach den Einsparpotenzialen. Entsprechende Reformen haben bereits zu Einschränkungen der sozialen Verfügbarkeit geführt: Die Beschränkung der Erstattungsfähigkeit auf rezeptpflichtige Arzneimittel, und damit streng genommen gesetzlich als besonders gefährlich und nicht als medizinisch-therapeutisch besonders wirksam unterschiedene Arzneimittel, ist bereits eine ethisch jedenfalls bedenkliche Eingrenzung. Auch Zuzahlungen zu rezeptpflichtigen Arzneimitteln benachteiligen chronisch Kranke proportional stärker als andere Bevölkerungsgruppen. Zwar fangen Härtefallregelungen die Situation auf, dass aufgrund eines geringen Einkommens der Zugang zu Arzneimitteln unzumutbar beschränkt wird; Abstriche vom Maximalziel der sozialen Verfügbarkeit von Arzneimitteln sind jedoch bereits gemacht.

Als Resümee ist eine ineffiziente Unentschiedenheit zu konstatieren. Auf den ersten Blick sind die pharmaziepolitischen Zielsetzungen zurzeit weitgehend erreicht: Arzneimittelsicherheit und Verfügbarkeit von Arzneimitteln können als gewährleistet gelten. Allerdings erweisen sich die bestehenden Strukturen als keineswegs maximal effizient: Der regulierte Sonderfall der inhabergeführten Apotheke kann einen Durchgriff auf die Verwendung von Arzneimitteln nicht gewährleisten. Weder trägt die Apotheke in der bestehenden Form dazu bei, die Unterscheidbarkeit innerhalb des als Arzneimittel zurechenbaren Gegenstandsbereich zu fördern und dadurch zumindest versehentlichen Missbrauch zu verhindern, noch kann über „Einzelkämpfer" eine patientengruppen-spezifische Versorgung im Sinne der Krankenkassen aufgebaut werden. Damit erscheint der Apotheker zunehmend als überregulierter Einzelhändler. Zugleich steigen die Arzneimittelausgaben der gesetzlichen (und auch privaten) Krankenkassen, ohne dass dem wesentliche Standortvorteile hinsichtlich der Arzneimittelinnovation oder eine besonders gute Arzneimittelverfügbarkeit der Bevölkerung gegenüberständen. Es scheint im Gegenteil das Modell des vollsortierten Großhandels immer schwieriger haltbar und damit eine vollständige Arzneimittelverfügbarkeit im Sinne sämtlicher Herstellerpräparate gefährdet.

Diese Situation aufrechtzuerhalten ist in vielerlei Hinsicht von Nachteil. Das gilt insbesondere auch für die Apotheker. Zwar ist es gerade die Apothekerschaft, die den Status quo mit Hinblick auf Arzneimittelsicherheit verteidigt. Doch die Tendenzen, die bereits jetzt angelegt sind, werden sich unter Beibehaltung der bestehenden Regelungen verschärfen. Für den einzelnen Apotheker bedeutet das eine zunehmend belastende double-bind-Situation, in der diejenigen gewinnen, die soweit möglich wirtschaftlich-rational statt heilberuflich handeln. Die regionale Verfügbarkeit wird unter den bestehenden Bedingungen zwar vermutlich gewährleistet bleiben, auch wenn sich Apotheken in weniger umsatzstarken Gebieten weniger lohnen. Vollsortierung als Geschäftsmodell wird sich jedoch vermutlich nicht halten können. Zudem bleiben die Anreize für im pharmazeutischen Sinne innovative Forschung denkbar gering, und es fehlt jegliche Handhabe zur Beurteilung des Durchgriffs auf die Verwendung von Arzneimitteln insgesamt und Verwendung durch bestimmte Patientengruppen im Besonderen. Zudem bleiben die Kosten weitgehend unkontrollierbar.

## *4. Szenario 2: Liberalisierung der Vertriebsebene*

Vor dem Hintergrund unbefriedigender Ergebnisse einer Beibehaltung des Status quo sind neuerliche Strukturnachbesserungen aus pharmaziepolitischer Perspektive angezeigt. Zu prüfen ist jedoch, inwieweit die „Liberalisierung des Arzneimittel- und Apothekenmarktes" tatsächlich zu einer Effizienzsteigerung im pharmaziepolitischen Sinne führen kann. Die zentrale Maßnahme in diesem Szenario ist die Aufhebung des Fremdbesitz- und Mehrbetriebsverbots unter ansonsten weitgehend gleichbleibenden Bedingungen. Unter Umständen können einzelne weitere, die Arzneimittel-Endvertriebsebene betreffende Regelungen wie etwa die Labor-Pflicht aufgehoben werden. Bei der Durchführung einer Liberalisierung des Arzneimittel- und Apothekenmarktes würden vermutlich außerdem die Apotheken- und Großhandelsspanne in eine Vertriebsspanne zusammengefasst werden, wie dies bereits mehrfach vorgeschlagen wurde.[1079]

Es ist anzunehmen, dass die Prognose des Celesio-Vorstandsvorsitzenden Oesterle zutrifft, dass im Falle der Aufhebung des Fremdbesitz- und Mehrbetriebsverbots ein „gnadenloser Verdrängungswettbewerb" einsetzen wird. Insbesondere an umsatzstarken Standorten wie Einkaufszentren, Industriegebieten oder Innenstädten werden Filial-Apotheken entstehen. Da in Deutschland Niederlassungsfreiheit besteht, sind dem lediglich durch die Verfügbarkeit von Ladenflächen Grenzen gesetzt. Im ersten Schritt werden somit vermutlich zunächst eher mehr als weniger Apotheken betrieben werden, woran ein insbesondere über Marken und Preise geführter Wettbewerb anschließen wird. Dabei wird der pharmazeutische Großhandel eine zentrale Rolle spielen:[1080] Schon jetzt unterhalten gerade die vollsortierten Großhändler ein umfangreiches Vertriebsnetz und eine entsprechende Lagerhaltung.[1081] Sie verfügen zudem über das notwendige Kapital sowie Branchen- und Managementkenntnisse. Bereits seit den

1079 Adam, 2004, Preisregulierung, Kosten der Arzneimitteldistribution und leistungsorientierte Apothekervergütung; IGES/Cassel et al., 2006, Steuerung der Arzneimittelausgaben und Stärkung des Forschungsstandortes für die pharmazeutische Industrie.

1080 PZ 2003, 30, Bellartz; PZ 1994, 8, S. 54ff.

1081 Diese Entwicklung kündigt sich bereits in den 1970er Jahren an, PZ 1978, 23, S. 1023ff; PZ 1994, 8, S. 54ff.

1980er Jahren unterstützen Großhändler Apotheken-Neugründungen, handeln mit Apothekensoftware und Apothekeneinrichtungen. Seit den 1990er Jahren unterstützen sie die sogenannten Apotheken-Kooperationen, in denen sich Apotheker beteiligen, um Einkaufsvorteile, aber auch Marketing- und Managementunterstützung zu erhalten.[1082] Zugleich ist der Betrieb eigener Apotheken für vollsortierte Großhändler eine Möglichkeit, auch die Lagerhaltung und Sortimentgestaltung auf der Großhandelsebene zu optimieren.

Die *Beurteilung nach den pharmaziepolitischen Effizienzkriterien* des Verwendungsdurchgriffs, der sicheren Erwartbarkeit der Identität und Qualität, der Arzneimittelverfügbarkeit sowie der allgemeinen Arzneimittelversorgung ergibt folgendes Bild:

Hinsichtlich des *Verwendungsdurchgriffs* impliziert die Abgabe von Arzneimitteln durch in formalen Organisationen angestellte Apotheker keineswegs eine „Bagatellisierung“[1083] von Arzneimitteln. Schon Versandhandel und Pick-up-Stellen von Arzneimitteln sind nicht Ursache für einen zunehmend schwierigen Durchgriff auf die Verwendung von Arzneimitteln, sondern selbst erst möglich aufgrund des Prinzips des Fertigarzneimittels. Kann man hinsichtlich des Versandhandels noch einwenden, dass hier eine weitere Zugangsbarriere fällt,[1084] oder hinsichtlich der Pick-up-Stellen, dass Arzneimittel noch stärker mit anderen Lebensmitteln und Gebrauchsgegenständen vermischt werden, so sind diese Aspekte für die Apothekenkette beide hinfällig. Der angestellte Apotheker ist ebenso wie der Inhaber-Apotheker verpflichtet, auf Nebenwirkungen hinzuweisen und Missbrauch zu vermeiden. Es kann gar argumentiert werden, dass der angestellte Apotheker dazu wesentlich stärker motiviert ist, indem sein Einkommen nicht direkt von der Menge verkaufter Arzneimittel abhängt. Zudem können Ketten potenziell gewährleisten, dass angestellte Apotheker regelmäßig an Schulungen und Beratungs-Trainings teilnehmen, während Standesvertretungen diesbezüglich nur ein Angebot bereitstellen.

Allerdings gilt, dass Apothekenketten zu solchen Verbesserungen zwar in der Lage sind, damit aber nicht notwendig eine Verbesserung der Versorgungsqualität einhergeht. Zu erwarten ist hier vielmehr aus dem Vergleich mit anderen Branchen, dass sich ein Oligopol mehrerer Marken mit einem unterschiedlichen Qualitäts-, Service- und Preisniveau bilden wird. Zwar ist die Qualität der einzelnen Fertigarzneimittel in ihren Indikationsgebieten dieselbe – die Qualität der Beratung, des pharmazeutischen Sortiments und der Umfang von Sortiment und

1082 PZ 2003, 41, Bellartz.
1083 Als Beispiel für die Argumentation gegen den Versandhandel bzw. Pick-up-Stellen mit dem Gefahrpotenzial von Arzneimitteln, vgl. PZ 2006, 46, Rücker.
1084 PZ 2007, 10, S. 9; PZ 2007, 12, S. 26.

Lieferservice einer Apotheke kann sich jedoch erheblich unterscheiden. Organisationen können zudem durchaus unterschiedliche Gehaltsmodelle verfolgen, was auch Grundgehalt plus umsatzabhängigen Bonus beinhaltet – womit der angestellte Apotheker nicht nur finanziell motiviert zu hohem Arzneimittelumsatz wäre, sondern die ethische Verpflichtung zudem quasi unsichtbar gemacht würde. Solche Gehaltsmodelle sind sogar eher wahrscheinlich, wenn man berücksichtigt, dass die Anzahl der abgesetzten Packungen unter Gesundheitsökonomen als begründbares Kriterium für die Beurteilung der Effizienz einer Apotheke gilt.[1085]

Was bislang jeweils für einzelne Apotheken gültig ist – denn Qualitätsunterschiede sind unbestreitbar –, wird auch für Apothekenketten eintreten. Insofern ist zu bezweifeln, dass alle Apothekenketten ein hohes Weiterbildungsniveau ihrer Apotheker schaffen werden. Anzunehmen ist, dass ein High-End-Segment von Apothekenketten entsteht, das über umfassend geschulte Apotheker, ein pharmazeutisch hochwertiges Angebot und schnelle Lieferfähigkeit vieler Arzneimittel verfügt. Dies muss jedoch nicht zu einem insgesamt steigenden Versorgungsniveau führen. Wie in anderen Branchen ist vielmehr eine Differenzierung nach sozialen Gebieten auch für die Arzneimittelversorgung nicht auszuschließen, in dem qualitativ hochwertige Kettenapotheken mit entsprechend höheren Preisen oder einem hochpreisigen Nebensortiment nur in sozial besser situierten Gegenden eröffnen werden.

Schließlich gilt, dass wenn versehentliche oder absichtliche Fehler vorkommen, diese sich auf mehr Apotheken erstrecken, als dies bislang möglich ist. Das soll keineswegs heißen, dass einzelne Apothekenketten Missbrauch bewusst fördern könnten. Die Vermischung unterschiedlicher Arzneimittelkategorien, die Anregung von Mehrverbrauch durch Dumping-Preise und die Vermarktung pharmazeutisch zweifelhafter Nahrungsergänzungsmittel als arzneimittelähnliche Produkte und damit eine Irreführung des Verbrauchers ist jedoch eher wahrscheinlich als unwahrscheinlich.

Hinsichtlich einer patientengruppen-spezifischen Versorgung entsteht der Vorteil, dass Apothekenketten entsprechende Versorgungsprogramme besser kalkulierbar umsetzen können als Einzelapotheker. Apothekenketten können ihre angestellten Apotheker auf die Teilnahme an entsprechenden Programmen verpflichten und sind in der Lage, einheitliche Verträge abzuschließen. Dennoch bleibt die Frage offen, welche Bedeutung dieser Möglichkeit tatsächlich zukommt: Mit der Durchführung entsprechender Programme sind auch für Apothekenketten Kosten verbunden. Bislang werden diese Kosten von den Einzelapothekern selbst getragen. Fort- und Weiterbildungskosten, Anschaffung ent-

1085 Prinz, 2004, Apothekenabgabepreise.

sprechender Software sowie die in der Regel erheblich zeitaufwendigeren Beratungskosten werden vielfach ohne direkten Gegenwert durchgeführt, um langfristig Kundenbindung und damit verbundenen Umsatz zu sichern. Diese unsichere Kosten-Nutzen-Situation ist der Hauptgrund, weshalb viele Apotheker zögern, sich in solchen Programmen zu engagieren. In einer betriebswirtschaftlich stringent geführten Großorganisation ist anzunehmen, dass ähnliche Bedenken bestehen werden. Krankenkassen müssten somit entweder lukrativere Angebote machen oder könnten auch hier nicht mit Vertragspartnern rechnen. Darüber hinaus sind auch Apothekenketten nicht zur Unterstützung patientengruppengerechter Betreuung verpflichtet. Insofern ist zu erwarten, dass sich hier keineswegs alle Ketten gleichermaßen engagieren werden. Auch dies wird von den erwarteten Kosten-Nutzen-Relationen abhängen. Wählt man den Pflegemarkt als Vergleich – geht es doch auch hier um eine gruppengerechte Betreuung –, so müssen große Unterschiede im Versorgungsniveau konstatiert werden, die als Perspektive auch für die patientengruppengerechte Versorgung im Arzneimittelbereich wahrscheinlich sind.

Auf die *sichere Erwartbarkeit der Identität und Qualität* von Arzneimitteln wird die Aufhebung des Fremdbesitz- und Mehrbetriebsverbots vermutlich keine nennenswerten Auswirkungen haben. Mag hinsichtlich des Internet-Versandhandels vor einer verstärkten Fälschungsgefahr gerade bezüglich Life-style-Präparaten gewarnt werden, so ist bei einer Apothekenkette der Vertriebsweg nicht grundsätzlich anders als bei einer inhabergeführten Apotheke. Insbesondere bei einer großhandelsintegrierten Apothekenkette kann hinsichtlich Rückrufverfahren, Nachvollziehbarkeit von Lieferungswegen und durchgängig richtiger Lagerung gar ein Effizienzvorteil vorliegen, weil nicht mehr viele einzelne Apotheker ihre Strukturen selbst entwickeln und aufrechterhalten müssen.

Der einzige Nachteil hinsichtlich der Erwartbarkeit von Identität und Qualität kann darin vermutet werden, dass *wenn* beabsichtigte oder unbeabsichtigte Fehler vorkommen, diese nicht nur bis zu vier Apotheken betreffen, sondern gegebenenfalls wesentlich mehr. Zwar ist anzunehmen, dass gerade Apothekenketten auf die Unterbindung solcher Fehler achten werden, um Reputationsverluste zu vermeiden. Kleinere Ketten, die sich ihre Position im Markt erst schaffen wollen, mögen jedoch zu aggressiveren Methoden greifen. Das ist zwar eine hypothetische Vermutung. Aus dem Discounter-Segment im Lebensmittel-Einzelhandel sind an Illegalität grenzende Praktiken jedoch gerade in jüngster Zeit bekannt geworden. Insofern wäre es naiv, solche Vermutungen von vornherein völlig von der Hand zu weisen.[1086] Angestellte Apotheker mögen zwar dieselbe Ausbildung haben wie freiberufliche Apotheker, sie sind aber auch Angestellte und tragen

1086 PZ 2003, 30, Bellartz.

eine entsprechend divergente persönliche Verantwortung für die Durchführung organisationaler Handlungsanweisungen.

Hinsichtlich der *Arzneimittelverfügbarkeit* ist wiederum zwischen den Aspekten der Forschung, der regionalen Notfall-Verfügbarkeit und der Vollsortierung zu unterscheiden. Auf die *Erforschung* neuer Arzneimittel hat die Aufhebung des Fremdbesitz- und Mehrbetriebsverbots eher negative als positive Auswirkungen. Wenn pharmazeutische Hersteller mit ihrem Konzern auch einen pharmazeutischen Großhändler und eine Apothekenkette verbinden – wofür Gehe/ Celesio/ DocMorris ein Beispiel werden könnte –, wird mit steigender Marktmacht im Apothekensektor die Möglichkeit der Mengensteuerung gegeben. Bereits jetzt sind die Anreize stark, Arzneimittel für häufige und damit zumeist bereits gut versorgte Indikationen neu in den Markt einzuführen. Die Möglichkeiten dieser Markteinführung werden beim Betrieb der gesamten Versorgungskette eher besser als schlechter. Dieser Effekt mag als marginal eingeschätzt werden. In jedem Fall ergeben sich aus der Aufhebung des Fremdbesitz- und Mehrbetriebsverbots keinerlei forschungs-anregende Effekte.

Die *regionale Notfall-Verfügbarkeit* wird im Falle der Aufhebung des Fremdbesitz- und Mehrbetriebsverbots unter ansonsten gleichbleibenden Bedingungen die größten Defizite entwickeln. Es wird einerseits zu einer qualitativ unterschiedlich guten Versorgung kommen und andererseits zu einer Unterversorgung umsatzschwacher Regionen: Wenn im Arzneimittel- und Apothekenmarkt ein Preis- und Qualitätswettbewerb einsetzt, so werden zwangsläufig nicht alle Apothekenketten dasselbe Preis- und Qualitätsniveau haben. Vielmehr entsteht ein High-End-Segment und ein Discount-Segment, das sich hinsichtlich Lagerumfang, Verfügbarkeit, Umfang und Art des Nebensortiments, Personalausstattung und Räumlichkeiten wesentlich stärker unterscheiden wird, als dies in der Apotheker-Apotheken-Welt der Fall ist. Pharmazeutisch hochwertige Versorgung wird sich auf sozial und materiell bessere Gegenden mit hohen Umsätzen, insbesondere auch im nicht-verschreibungspflichtigen Sortiment, konzentrieren. In zwar im erstattungsfähigen Bereich umsatzstarken, ansonsten aber eher weniger lukrativen Gegenden wird sich eine low-budget-Versorgung mit zwar qualitativ denselben Fertigarzneimitteln, aber einer anderen Raumgestaltung, Sortimentsgestaltung und Beratungsqualität entwickeln.

Vor allem aber wird es in insgesamt umsatzschwachen Gebieten zu einer Unterversorgung kommen. Der bereits im Status-quo-Szenario beginnende Effekt, dass die relative Belastung weniger umsatzstarker Apotheken mit Infrastruktur-Dienstleistungen wie Bereitschaftsdienst, Lagerhaltung, Ausstattung etc. durch das Wegbrechen der Nicht-Notfall-orientierten Arzneimittel steigt, wird sich in einem „erbarmungslosen Verdrängungswettbewerb" auf dem Apothekenmarkt erheblich verstärken. Es steht zu vermuten, dass dann der Ketteneffekt einsetzt, der schon jetzt möglich ist. Kommt es dazu, dass bereits umsatzschwache Gebiete so umsatzschwach werden, dass sich der Betrieb einer Apotheke nicht nur für eine auf Gewinnmargen bedachte Apothekenkette, sondern auch für einen vielleicht mit geringeren Gewinnerwartungen kalkulierenden Einzelapotheker nicht mehr lohnt und damit eine Lücke in der Notfallversorgung eintritt, muss eine Notstruktur staatlich organisiert und finanziert werden. Gewinne der Apothekenketten entstehen dann auch dadurch, dass Kosten für die Aufrechterhaltung der Notversorgung an den Staat externalisiert werden.

Die Schwierigkeit der Versorgung von Randregionen ist in Ländern ohne Fremd- und Mehrbesitzverbot bereits bekannt. Obwohl Großbritannien anders als Deutschland keine Niederlassungsfreiheit hat und insofern eine Apothekenkette eine bereits bestehende Apotheke kaufen müsste statt einfach im benachbarten Supermarkt zu eröffnen, hat Großbritannien in den 1970er Jahren zusätzliche finanzielle Anreize schaffen müssen, um in umsatzschwachen Gebieten die Verfügbarkeit einer Arzneimittelversorgung aufrechtzuerhalten.[1087] Gerade in jüngster Zeit sind in Großbritannien so weitreichende Eingriffe in das Gesundheitssystem vorgenommen worden, dass es sich für Apothekenketten weniger lohnt, in diesen Markt zu investieren.[1088] In Großbritannien werden mit verschiedenen Regelungen – Eingriffen in den freien Markt – pharmaziepolitische Zielsetzungen durchgesetzt, die sich als Marktgleichgewicht gerade nicht bilden. Regulierung ist hier eine „Gegenbewegung“, wie sie immer dann stattfindet, wenn der freie Markt zu anderen als den gesellschaftlich oder ethisch erwünschten Ergebnissen führt. Auch die Kommodifizierung der allgemeinen Verfügbarkeit von Arzneimitteln ist in diesem Sinn eine „fiktive Ware“.[1089]

Die Entwicklungen in Großbritannien zeigen zweierlei: Erstens dienen die Apotheker-Argumente der „Rosinenpickerei“[1090] und der „flächendeckend wohnortnahen Versorgung“[1091] nicht nur der Verteidigung von Standesinteressen. Die damit angesprochenen Sachverhalte können sich vielmehr zu ernsthaften (Not-) Versorgungsengpässen ausweiten. Dass die Versorgung im bestehenden System so gut funktioniert, heißt nicht, dass sie auch unter freien Marktbedin-

1087 Beispielsweise wurde in Großbritannien in den 1970er Jahren eine Basisvergütung für Apotheker zur Sicherung der Arzneiversorgung eingeführt, vgl. PZ 1980, 32, S. 1535.

1088 Celesio ist in den vergangen Jahrzehnten zum führenden Pharmahändler Europas aufgestiegen. Jetzt leidet das Unternehmen aber unter zunehmenden staatlichen Eingriffen ins Gesundheitssystem, vor allem in Großbritannien. Vorstandschef Oesterle sucht neues Wachstum deshalb in anderen Regionen – und mit neuen Geschäftsmodellen. Zum Geschäft in Großbritannien: „Wir wollen das britische Gewicht senken“, vgl. FAZ, 2009, 17. Februar, Gespräch: Fritz Oesterle.

1089 Polanyi, 1978, Great Transformation; Beckert/Aspers, 2008, Märkte, S. 233.

1090 PZ 1995, 12, S. 14; PZ 2001, 7, S. 22f; PZ 2001, 12, S. 17; PZ 2001, 16, S. 22; PZ 2001, 19, S. 26; PZ 2001, 25, S. 15f; PZ 2001, 25, S. 18; PZ 2002, 10, Bellartz; PZ 2002, 40, Bellartz; PZ 2002, 41, Bellartz.

1091 PZ 2002, 34, dpa.

gungen funktionieren muss. Zweitens wird am Beispiel Großbritannien deutlich, dass es bei der pharmaziepolitischen Gestaltung der Strukturen Medizinischer Pharmakon-Kommunikation bzw. der Gewährleistung einer allgemeinen Arzneimittelverfügbarkeit keineswegs primär um die Frage des Fremd- und Mehrbesitzes geht. Pharmaziepolitische Zielsetzungen können auch auf anderem Wege umgesetzt werden. Instrumente wie Niederlassungsbeschränkung oder Lagerhaltungspflicht sind dafür Beispiele. Unabhängig vom eingesetzten Instrument gilt, dass mit der (Re-) Internalisierung der Kosten einer allgemeinen Notfall-Verfügbarkeit von Arzneimitteln in den Apothekenbetrieb die Gewinne der Apotheken im Vergleich zu einem freien Marktwettbewerb (mit ineffizienten Versorgungsergebnissen) sinken.

Mit der Aufhebung des Fremdbesitz- und Mehrbetriebsverbots wird die allgemeine Verfügbarkeit aller Hersteller-Präparate durch einen vollsortierten Großhandel nicht mehr gewährleistet sein. Schon jetzt ist die *Vollsortierung* für den Großhandel ein betriebswirtschaftlich immer schwerer haltbares Geschäftsmodell. Gerade vollsortierte pharmazeutische Großhändler sind in der Einrichtung von Apotheken-Kooperationen schon jetzt engagiert, weil es damit möglich wird, mehrere Apotheker auf ein bestimmtes Einkaufsverhalten planbar festzulegen. Mit dem Betrieb einer eigenen Apothekenkette wird die Vollsortierung für den betreffenden Großhändler endgültig verzichtbar. Indem der Großhändler mehr Einfluss auf die abgegebenen Präparate hat, erübrigt sich für ihn die Lagerhaltung für das Vollsortiment. Unterschiede zwischen einzelnen Apothekenketten werden deshalb insbesondere in der Art und dem Umfang des schnell verfügbaren Sortiments sowie gegebenenfalls der Häufigkeit der Belieferung bestehen. Zwar sind nach wie vor im Prinzip alle Arzneimittel in allen Apotheken verfügbar – ob aber beim Hersteller direkt bestellt werden kann, welche Arzneimittel verfügbar sind und ob und wie schnell beim Großhändler nicht sortierte Hersteller-Präparate beschafft werden können, wird mit der Geschäftspolitik der jeweiligen Apothekenkette variieren. Dass und wie sich Qualitätsunterschiede zwischen Apothekenketten bilden und wie damit eine Differenzierung in der Versorgungsqualität entsteht, ist unmittelbar ersichtlich. Zwar besteht nach wie vor die Möglichkeit des Versandhandels. Doch auch hier gilt, dass keineswegs alle Arzneimittel schnell geliefert werden, und schon jetzt ist der Versandhandel bei diversen, weniger umsatzstarken Präparaten teurer als die inhabergeführte Präsenz-Apotheke. Der Versandhandel wird somit weder Defizite in der Notfallversorgung noch Unterschiede in der Versorgungsqualität ausgleichen können.

Die Aufgabe der Vollsortierung als Geschäftsmodell des pharmazeutischen Großhandels bedeutet keineswegs an sich bereits eine Einschränkung der Versorgungsqualität. Es wurde bereits darauf hingewiesen, dass hinsichtlich der Generika-Präparate Qualitätsunterschiede durch das Zulassungskriterium der Bioäquivalenz gar nicht möglich sind. Es besteht damit an sich kein Grund, dass überall in Deutschland zu jeder Zeit möglichst alle Hersteller-Präparate und möglichst noch alle erdenklichen Parallel- und Reimport-Präparate verfügbar sind. Im Gegenteil: Für den vollsortierten Großhandel gehen mit der permanenten Bereithaltung sämtlicher Hersteller-Präparate Lagerkosten einher, die weder therapeutisch noch pharmaziepolitisch notwendig sind. Mit zunehmendem Kostendruck durch Direktbelieferungen durch die pharmazeutischen Hersteller an die Apotheken ist dieses Modell ohnehin nicht mehr lange haltbar.

Die Aufgabe der Vollsortierung ist deshalb nicht grundsätzlich bedenklich. Allerdings muss zweierlei berücksichtigt werden: Erstens muss man sehen und in entsprechende Modellrechnungen aufnehmen, dass hier eine Veränderung im Versorgungsniveau eintritt. Man kann diese Änderung mit Blick auf andere Effizienzvorteile in Kauf nehmen wollen, einen Unterschied machen sie dennoch. Der zweite Aspekt ist von größerer Bedeutung. Angesichts der zunehmenden nicht-pharmazeutischen Komplexität mag eine Vorhaltung sämtlicher Hersteller-Präparate nicht notwendig sein. Mit der Aufhebung des Fremdbesitz- und Mehrbetriebsverbots wird es jedoch dem Kettenbetreiber und damit vielfach dem Großhändler überlassen, *welche* der pharmazeutisch identischen Präparate vorgehalten werden. Auch das kann man wollen. Wenn ein Hersteller über den Betrieb von Großhandel und Apothekenkette seine Präparate absetzt, so spricht das keineswegs gegen die ja zugelassenen und entsprechend kontrollierten Präparate. Nichtsdestoweniger muss pharmaziepolitisch damit in Kauf genommen werden, dass die Entscheidung darüber, wo welche Präparate verfügbar sind, in den Kompetenzbereich nicht-staatlicher Organisationen übergeht. Es ist sehr wahrscheinlich, dass in unterschiedlichen Ketten unterschiedliche Präparate jedenfalls unmittelbar verfügbar sind. Im Ergebnis entstehen damit „ketteneigene Positivlisten“. Die Alternative wäre an dieser Stelle, eine solche Positivliste staatlich festzulegen und damit eine größere Kontrolle über die Art und Homogenität der allgemein verfügbaren Präparate zu behalten. Diese Alternative muss man nicht wählen wollen – sie ist als Alternative aber zu berücksichtigen, wenn über die Liberalisierung des Arzneimittel- und Apothekenmarktes diskutiert wird.

Auf die *allgemeine Arzneimittelversorgung* zielt die Befürwortung einer Liberalisierung des Arzneimittel- und Apothekenmarktes hin, indem Einsparpotenziale für die gesetzlichen Krankenkassen vermutet werden. Bereits hinsichtlich des Versandhandels und wiederum bezüglich der Aufhebung des Fremdbesitz- und Mehrbetriebsverbots ist die Argumentation dabei die Folgende:[1092] Bei einer Liberalisierung des Arzneimittelendvertriebs können Versandhändler bzw. Kettenapotheken bestimmte Arzneimittelgruppen in größerem

1092 Pfaff/Wassender et al., 2002, Analyse potentieller Auswirkungen einer Ausweitung des Pharmaversandes in Deutschland, S. 64ff.

Maße umsetzen. Die über Einkaufs-Mengenrabatte und den höheren Umschlag realisierten Gewinne können an den Kunden in Form niedrigerer Preise und an die Krankenkassen in Form von zusätzlichen Rabatten (zum Teil) weitergegeben werden. Mit dem Marktpotenzial von Versandhändlern oder Apothekenketten ist somit ein Einsparpotenzial für die Krankenkassen verbunden. Dieser Effekt ist in ökonomischen Modellierungen des liberalisierten versus den bestehenden Arzneimittel- und Apothekenmarkt intendiert.

Im ersten Schritt ist diese Argumentation schlüssig. Dabei wird jedoch übersehen, dass die Arzneimittelausgaben der gesetzlichen Krankenkassen nicht die gesamten staatlichen Kosten für die Gewährleistung einer allgemeinen Arzneimittelverfügbarkeit abbilden. Bislang wird die regionale Verfügbarkeit von Arzneimitteln im Regelfall sowie für den Notfall über die inhabergeführten Apotheken gewährleistet. Die Apotheken finanzieren sich weitgehend über die abgegebenen Arzneimittel. Insofern bildet es lediglich die faktische Situation ab, wenn die Effizienz einer Apotheke anhand der abgegebenen Packungszahl gemessen wird. Daraus kann jedoch nicht geschlussfolgert werden, dass auch unter Bedingungen des freien Marktes mit entsprechend „effizienteren", im Sinne von mehr Packungen abgebenden Apotheken die allgemeine regionale Verfügbarkeit weiterhin über die Apotheken gewährleistet wird. Insbesondere Apothekenketten werden Filialen nur betreiben, wenn sie einen bestimmten Umsatz machen, wenn sie also hinsichtlich der abgegebenen Packungszahl effizient sind. Umsatzschwächere Regionen sind somit stark gefährdet, unterversorgt zu werden. Das aber läuft dem pharmaziepolitischen Ziel der allgemeinen Arzneimittelverfügbarkeit insbesondere im Notfall entgegen. In unterversorgten Regionen müssten Apotheken somit staatlich betrieben werden, wenn nicht ein Weg gefunden wird, Apothekenketten oder Einzelapotheker über entsprechende Anreiz- oder Strafmechanismen zum Betrieb einer Apotheke in solchen Regionen zu bewegen.

Insofern ist es eine Milchmädchenrechnung, aus höheren Rabatten von Kettenapotheken an Krankenkassen auf ein insgesamt günstigeres System der allgemeinen, sicheren Arzneimittelverfügbarkeit zu schließen. Höhere Kassenrabatte machen das System bestenfalls kurzfristig billiger. Dabei ist außerdem zu berücksichtigen, dass große Organisationen nicht zwangsläufig effizienter im Sinne von billiger sind als inhabergeführte Ein-Mann-Betriebe. Es ist eine gut belegte betriebswirtschaftliche Erkenntnis, dass verschieden strukturierte Organisationstypen unterschiedliche Vor- und Nachteile haben und ein steigender bürokratischer Anteil einen höheren Overhead produziert.[1093] Eine Apothekenkette muss nicht nur ihr angestelltes pharmazeutisches Personal bezahlen, es

1093 Zu Funktionsweise und kontingenten Struktur-Parametern von Organisationen sowie zur Unterscheidung von Organisationstypen (einfache Struktur, Maschinen-Bürokratie etc.), vgl. v. a. Mintzberg, 1979, The Structuring of Organizations.

muss auch sein Management, seine Stabsstellen, seine interne Revision und seine Markenpflege finanzieren. Darüber hinaus sind sämtliche betriebswirtschaftlichen Kosten als Kosten sichtbar: Einem angestellten Apotheker muss seine Nachtdienst- und Bereitschaftsdienstzeit bezahlt werden, Fortbildung des pharmazeutischen Personals fällt als entgangene Arbeitszeit und als betrieblich zu finanzierende Leistung an, auch Raumpflege, Rezeptur-Herstellung und Beratungszeit erscheinen nun betriebswirtschaftlich in erster Linie als Kosten. Ob die Effizienzgewinne durch großhandelsintegrierte Lagerhaltung dies tatsächlich auffangen – insbesondere wenn auch Kosten für die Notfall-Bereithaltung von Kapazitäten für umsatzschwächere Regionen mit einbezogen werden –, ist jedenfalls nicht belegt.

Als *Resümee* ist zu konstatieren, dass die Aufhebung des Fremdbesitz- und Mehrbetriebsverbots unter ansonsten gleichen strukturellen Vorgaben die Ineffizienzen des Status quo nicht beheben kann und stattdessen eine Zwei- bzw. Drei-Klassen-Versorgung auch im Arzneimittelbereich entsteht. Identität und Qualität der Hersteller-Präparate bleiben im Wesentlichen gleich, auch wenn etwaige Verfehlungen größere Breitenwirkung haben. Der Durchgriff auf die Verwendung wird nicht verbessert, vielmehr wird das double-bind-Problem in Richtung wirtschaftlich-rationale Entscheidungen bzw. Ausführung von Arbeitsanweisungen aufgelöst. Anreize zu innovativer Forschung entstehen nicht, die regionale Verfügbarkeit weist zunehmend starke Unterschiede auf und das Prinzip des vollsortierten Großhandels und damit der gleichmäßigen Verfügbarkeit aller Hersteller-Präparate wird zugunsten unterschiedlich sortierter Apothekenketten aufgegeben. Die Kosten für die – somit unterschiedliche – allgemeine soziale Verfügbarkeit von Arzneimitteln werden bestenfalls in einem ersten Schritt gesenkt; anzunehmen ist mittelfristig die Einpreisung betriebswirtschaftlicher Kosten und insgesamt höhere Kosten für den Staatshaushalt, wenn die Notfall-Versorgung umsatzschwacher Regionen staatlich aufrechterhalten werden muss.

Die Herausforderung für Gesundheitspolitik wird dann mittelfristig sein, diese in einem liberalisierten Arzneimittelmarkt an den Staat und den Patienten externalisierten Kosten über entsprechende Regulierungen wieder zu internalisieren. Anders als bei Erdbeermärkten hat der Staat hinsichtlich Arzneimitteln eine Verpflichtung, für die allgemeine auch regionale Verfügbarkeit zuverlässiger Arzneimittel zu sorgen.[1094] Es gilt damit auch für den Arzneimittelbereich: „Ge-

1094 Eine Erkenntnis der Wirtschaftssoziologie bzw. deren Teilbereich der „social studies of finance“ ist, dass ökonomisches Wissen zur Konstruktion der Funktionsweise von Märkten beitragen kann. Empirisch wird dies beispielsweise gezeigt an der Umgestaltung eines regionalen Erdbeermarktes von persönlichen Beziehungen zwischen Produzenten und Zwischenhändlern auf computergestützte Auktionen, vgl. Garcia, 1986, Construction Sociale d'un Marché Parfait; Beckert/Aspers, 2008, Märkte, S. 239ff. Für den Arzneimittelgenwärtig ist kein Konzept in Sicht, das plausibel machen könnte, wie eine Steuerung gesundheitlicher Dienstleistungen allein oder vorrangig über Preis und Wettbewerb ohne massive Verwerfungen im Versorgungsniveau zu bewerkstelligen wäre."[1095]

### 5. *Szenario 3: Alternative Anreizmechanismen*

Hinsichtlich pharmaziepolitischer Effizienzkriterien führt weder die Beibehaltung des Status quo noch die Aufhebung des Fremdbesitz- und Mehrbetriebsverbots unter ansonsten gleichbleibenden Bedingungen zu mittel- und langfristig wünschbaren Ergebnissen. Im Folgenden wird deshalb ein Vorschlag skizziert, der als Alternative sowohl zu der von der Apothekerschaft erwünschten Beibehaltung des Status quo als auch zu der vom Großhandel erwünschten Aufhebung des Fremdbesitz- und Mehrbetriebsverbots zu sehen ist.

Pharmaziepolitische Effizienzkriterien fungieren in diesem dritten Szenario als *Zielvorgaben*: Das Kernproblem der Regulierung des Arzneimittel- und Apothekenbereichs liegt darin, dass letztlich der Strukturwandel des ausgehenden 19. Jahrhunderts trotz aller Struktur-Nachbesserungen seit den 1960er Jahren noch immer nicht abgeschlossen ist. Zwar kann die Struktur-Identität des Fertigarzneimittels mittlerweile als ausreichend restabilisiert gelten, um die Identität und Qualität der Arzneimittel erwartbar zu machen. Doch andere Zielsetzungen, die von der Apothekerrolle mit erfüllt wurden, wie insbesondere der Durchgriff auf die Verwendung und die Bereithaltung der gesamten materia medica, können systematisch durch die Struktur-Identität des Fertigarzneimittels allein nicht gewährleistet werden. Der Fehlschluss des Liberalisierungsansatzes ist, diesen Aspekt pharmaziepolitischer Effizienz nicht ausreichend zu berücksichtigen.

Die Frage ist, wie man unter Berücksichtigung der Enttäuschungen und Struktur-Nachbesserungen seit den 1960er Jahren dafür Sorge tragen kann, dass einerseits die Effizienzpotenziale der Fertigarzneimittel optimal ausgenutzt werden, andererseits aber Forschung in Richtung echter Innovation stattfindet, Durchgriff auf die Verwendung zumindest versehentliche Fehlverwendung ausschließt und eine flächendeckende Versorgung mit einem medizinisch notwendigen (statt: im Sinne des jeweiligen Kettenbetreibers effizienten) Sortiment von Hersteller-Präparaten jederzeit und damit auch für den konkret immer unerwarteten, dann aber dringenden medizinischen Notfall gewährleistet ist. Ausgangsbedingungen

bereich ist mit der Verselbstständigung der Arzneimittel von spezifischen Rollen eine ähnliche Entwicklung zwar möglich; ein „perfekter" im Sinne von pareto-effizienter Markt ist jedoch gesundheitspolitisch nicht wünschenswert.

1095 Rosenbrock/Gerlinger, 2006, Gesundheitspolitik, S. 288.

sind dabei einerseits traditionell gewachsene Strukturen, die in vielerlei Hinsicht ihre Funktionalität eingebüßt haben, sowie andererseits neue Strukturen, die mehr oder weniger unzusammenhängend nebeneinander stehen. Dabei ist zu berücksichtigen, dass auf keines der pharmaziepolitischen Ziele verzichtet werden kann, zugleich aber auch keines von ihnen maximal erreichbar ist.

Den folgenden Vorschlägen liegt die These zugrunde, dass pharmaziepolitisch effiziente Ergebnisse nicht über die Orientierung an der Anzahl von umgesetzten Fertigarzneimitteln erreicht werden können. Diese Orientierungsgröße führt vielmehr in jeder Hinsicht zu unerwünschten Ergebnissen. Am deutlichsten ist dies auf der Ebene der Apotheker-Apotheke: Wesentliche Leistungen der Apotheke beziehen sich eben nicht auf die konkrete Abgabe. Arzneimittelmissbrauch zu verhindern heißt auch, eine Arzneimittelpackung nicht nur *nicht* abzugeben, sondern idealerweise durch ein langes Beratungsgespräch zu erreichen, dass das entsprechende Arzneimittel überhaupt nicht mehr nachgefragt wird. Schon deshalb ist es systematisch falsch, die Anzahl der abgegebenen Arzneimittelpackungen als Richtgröße für die Effizienz einer Apotheke zu betrachten. Hinzu kommt, dass schon die Bereithaltung der Infrastruktur selbst eine Leistung ist. Flächendeckender Bereitschaftsdienst lohnt sich – pharmaziepolitisch, nicht betriebswirtschaftlich – auch für den *einen* Notfall. Dasselbe gilt ganz ähnlich für den Großhandel. Natürlich ist der Handel mit Fertigarzneimitteln das Kerngeschäft des pharmazeutischen Großhandels. Der vollsortierte Großhandel leistet aber darüber hinaus durch seine umfassende Lagerhaltung und sein ebenso umfassendes Logistiknetzwerk die Verfügbarkeit des gesamten Arzneischatzes innerhalb sehr kurzer Lieferfristen. Selbst hinsichtlich der Forschung führt die Orientierung an der umgesetzten Anzahl von Arzneimitteln zu ineffizienten Ergebnissen, weil damit ein Anreiz besteht, an umsatzstarken Indikationen zu forschen, unabhängig davon, ob dort bereits viele therapeutisch höchst effiziente Präparate vorliegen oder nicht.

Seit Jahrhunderten funktioniert die Gewährleistung von Arzneimittelverfügbarkeit nur unter der Bedingung strukturstabilisierender staatlicher Eingriffe. Konnte man Ende des 19. Jahrhunderts meinen, dass dem mit den Fertigarzneimitteln nicht mehr so sei, so wurde man seit den 1960er Jahren eines Besseren belehrt. Ohne Eingriffe geht es nicht. Eine konsequente Möglichkeit ist es deshalb, zu dieser Regulierungsnotwendigkeit zu stehen und anstelle ineffizienter indirekter Eingriffe über die Preis- und Spannengestaltung von Arzneimitteln direkte Anreize für pharmaziepolitisch effizientes (Entscheidungs-)Verhalten zu setzen. Daraus ergeben sich als *Eckpunkte einer pharmaziepolitisch effizienten Alternative* folgende Maßnahmen, die auf den drei Ebenen der Apotheke, des pharmazeutischen Großhandels und der pharmazeutischen Industrie ansetzen:

*Apothekenebene*: Die Apotheke kann pharmaziepolitisch zwei zentrale Aufgaben erfüllen: Erstens die allgemeine Arzneimittelverfügbarkeit einschließlich Notfallversorgung sowie zweitens eine medizinisch-therapeutisch richtige und bezogen auf die Krankenkassen ressourcenschonende Verwendung von Arzneimitteln gewährleisten. Beides ist nur möglich, wenn die Effizienz der Apotheke nach der Erfüllung dieser Aufgaben bemessen wird und sich auch die Finanzierung der Apotheke an dieser pharmazeutischen Effizienz bemisst. Dies beinhaltet eine grundsätzliche *Umgestaltung der Apothekenfinanzierung*:

Denkbar wäre als ein erstes Element ein *fixes Grundgehalt der Apotheke*, das sich am Umfang des Bereitschaftsdienstes orientiert. Apotheken in wenig besiedelten Gebieten mit entsprechend häufigen Bereitschaftsdiensten bekämen somit ein höheres Grundgehalt als innenstädtische Apotheken mit sehr wenig Bereitschaftsdienst. Damit wäre einerseits die Aufrechthaltung der Not-Infrastruktur gewährleistet sowie außerdem ein Anreiz gegeben, nicht noch eine fünfte Apotheke in der Innenstadt-Fußgängerzone zu eröffnen. In bestimmten Abständen – beispielsweise alle zwei Jahre – ist in Abhängigkeit der dann bestehenden Apothekendichte das jeweilige Apothekengrundgehalt festzulegen. Die Staffelung des Grundgehaltes müsste nach unten hin bis auf nahe Null und nach oben bis zu den Kosten hin offen sein, die durch den staatlichen Betrieb einer solchen Apotheke – was gesetzlich als sogenannte Notapotheke vorgesehen ist – anfallen würden.

Ein zweites Element der Apothekenfinanzierung muss dem *Verwaltungsaufwand* bei der Abgabe erstattungsfähiger Arzneimittel Rechnung tragen. Die Abrechnung der Zuzahlung, die Auswahl des jeweils günstigsten Arzneimittels und die Prüfung etwaiger Arzneimittelinteraktionen muss durch eine fixe Gebühr honoriert werden. Diese Gebühr sollte möglichst nah an den tatsächlich entstehenden Kosten einschließlich Schulungskosten, Softwarekosten, Arbeitsaufwand und Kosten für die Diskussion mit dem Patienten über die Rechtfertigung der Höhe der Zuzahlung liegen. Damit hätten zugleich Krankenkassen und Gesundheitspolitik eine Möglichkeit, diese Kosten als Kosten bei Reformen einzurechnen und diese möglichst gering zu halten. Beratung und damit eine Honorierung von Beratung erübrigt sich hier, weil der Patient das Arzneimittel vom Arzt verschrieben bekommen hat.

Das dritte Element ist eine *Beratungsgebühr für pharmazeutische Dienstleistungen.* Diese Gebühr muss unabhängig von der Abgabe eines Präparates gezahlt werden. Grundlage der Erstattung ist eine Unterschrift des Kunden, dass ein Beratungsgespräch stattgefunden hat. Ähnliche Konzepte werden in Großbritannien bereits verwendet, auf entsprechende Erfahrungen und Formulare kann also zurückgegriffen werden. Diese Gebühr ist für jede pharmazeutische Dienstleistung außerhalb der Abgabe erstattungsfähiger Arzneimittel zu zahlen. Sie kann bei Raucher-Entwöhnungsgesprächen, Ernährungsberatung oder Beratung bei der Auswahl eines Arzneimittels zur Selbstmedikation gleichermaßen anfallen. Eine Basisliste erstattungsfähiger Beratungsleistungen sollte mit bundesweiter Geltung vom Bundesministerium für Gesundheit erstellt werden. Hinzu können krankenkassenspezifische Zusatz-Beratungsleistungen kommen. Auf den Einkaufspreis des Selbstmedikations-Arzneimittels darf der Apotheker keinen Aufschlag erheben. Die ihm anfallenden Lagerkosten sind mit dem fixen Grundgehalt abgedeckt; die Kosten für die Auswahl eines medizinisch-therapeu-tisch sinnvollen Sortiments sowie das Beratungsgespräch selbst werden über die Beratungsgebühr honoriert.

Darüber hinaus darf der Apotheker *keinerlei Zusatzgeschäfte* machen. Zwar dürfen frei verkäufliche Arzneimittel, Nahrungsergänzungsmittel und die bereits legalisierten apothekenüblichen Waren einschließlich Hustenbonbons und Kosmetika in der Apotheke geführt werden. Für diese Produkte gilt aber, dass kein Zuschlag auf den Einkaufspreis erhoben werden darf. Inwieweit die Beratung bei deren Abgabe als erstattungsfähige Beratungsleistung gilt, hängt vom jeweiligen Beratungskatalog ab. Damit wäre gewährleistet, dass Apotheker zwar Schlankheitsprodukte abgeben können, persönlich aber an einer Ernährungsberatung ohne Produktabgabe nicht weniger interessiert sind als am Verkauf eines Produktes oder gar eines besonderes teuren, pharmazeutisch aber gegebenenfalls zweifelhaften Produktes.

Davon abgesehen sollte bei allen Anforderungen an Apotheken kritisch geprüft werden, ob sie unter den bestehenden Bedingungen noch gehalten werden sollen. Mag dies für eine Notfall-Lagerhaltung begründbar sein, so mag ein Laboratorium heute nicht mehr zur Grundausstattung einer Apotheke gehören müssen. Allerdings muss gewährleistet werden, dass die Anforderungen, die als gerechtfertigt aufrechterhalten werden, tatsächlich auch von allen Apotheken eingehalten werden. Entweder muss die Verpflichtung zur Herstellung von Rezepturen abgeschafft werden oder Apotheken, die die Rezeptur-Anfertigung verweigern, müssen hohe Bußgelder auferlegt werden. Die Kosten für solche Besonderheiten wie Lagerhaltung, Ausstattung, Personalanforderungen oder Rezeptur-Herstellungspflicht müssen bei der Festlegung des maximalen Apotheken-Grundgehalts mit einbezogen werden.

Mit Hilfe dieser Regelungen ist es möglich, sowohl die Apothekendichte nachhaltig – also unter Vermeidung der Externalisierung von Kosten an den Staat – zu steuern als auch einen medizinisch-pharmazeutischen Qualitätswettbewerb statt eines insgesamt ineffizienten Preiswettbewerbs anzuregen. Bei diesen Regelungen wäre es zudem unerheblich, ob das Fremdbesitz- und Mehrbetriebsverbot aufgehoben würde oder nicht. Unter diesen Bedingungen wäre eine Aufhebung der Beschränkung auf inhabergeführte Apotheken sogar von Vorteil: Denn bei diesen Finanzierungsregelungen könnte ein echter und fairer *medizinisch-pharmazeutischer Qualitätswettbewerb* zwischen Apothekenketten und eigenständigen Apothekern mit Rückgriff auf ihre Standesorganisationen stattfinden.

Erst unter diesen Bedingungen kann sich zeigen, ob Ketten oder Einzelapotheker besser in der Lage sind, eine patientengruppenspezifische Versorgung sowie eine pharmazeutisch hochwertige Beratung zu gewährleisten. Die standeseigenen Programme der Apotheker könnten mit den kettenspezifischen Fortbildungsprogrammen um Qualität konkurrieren, wenn in beiden Fällen die resultierende Dienstleistung über das pharmazeutische Beratungs-Entgeld vergütet wird. Darüber hinaus könnte unter diesen Bedingungen auch die pharmazeutische Ausbildung sinnvoll in Richtung Beratung ausgebaut werden. Überwiegen bislang naturwissenschaftliche Fächer, was zum Verständnis der Arzneimittel und deren Wirkungsweise sinnvoll ist, so könnten nun gezielt schon im Studium Beratungskompetenzen und vor allem Kompetenzen in der Entscheidung für ein bestimmtes Produktsortiment mit berücksichtigt werden. Denkbar wäre ein naturwissenschaftlich-pharmazeutisches Grundlagenstudium sowie ein je nach Berufswunsch ausgerichtetes Aufbaustudium, bei dem für die Offizin-Apotheke andere Kompetenzen vermittelt werden als für die Forschung. Entsprechende Studiengänge sind beispielsweise in den Niederlanden bereits gängig.

Zudem käme es auch zu einem echten Qualitätswettbewerb der Hersteller, wenn Apotheker einen Anreiz hätten, nur pharmazeutisch überzeugende Produkte in ihrer Apotheke anzubieten. Zwar könnte nach wie vor alles über den Versandhandel oder in alternativen Vertriebswegen erhältlich sein. Die Qualität der Produkte aus der Apotheke würde an Zuverlässigkeit jedoch gewinnen. Insgesamt entstünde damit eine auf pharmazeutischen Wettbewerb hin angelegte Variante der community pharmacy.[1096]

*Großhandelsebene*: Unter Bedingung der Struktur-Identität des Fertigarzneimittels kann auf den pharmazeutischen Großhandel nicht verzichtet werden. Pharmaziepolitisch kommt ihm die Aufgabe zu, bei möglichst geringen Kosten und sachgerechten Lagerbedingungen eine zeitnahe Versorgung der Apotheken mit den verschiedenen Hersteller-Präparaten zu gewährleisten. Die grundsätzliche Schwierigkeit ist dabei allerdings, dass durch die pharmazeutische und nicht-pharmazeutische Komplexitätssteigerung des als Arzneimittel zurechenbaren Gegenstandsbereichs die Bereithaltung sämtlicher Hersteller-Präparate und damit das Modell des vollsortierten Großhandels zunehmend an seine Grenzen stößt. Dies gilt umso mehr, als nach den Arzneimittelimporteuren und dem teilsortierten Großhandel nun auch die pharmazeutischen Hersteller für einzelne Arzneimittel günstigere Vertriebsbedingungen anbieten, was aber pharmaziepoli-

1096 Sitkin/Sutcliffe sehen es als sinnvoll an, dass Apotheker andere Rollen als die des Verkäufers annehmen sollen, Sitkin/Sutcliffe, 1991, Dispensing Legitimacy, S. 274ff.

tisch nur so lange effizient ist, wie einige Großhändler die Vollsortierung aufrechterhalten.

Angesichts dieser Ausgangsbedingungen ist zu konstatieren, dass eine *Verabschiedung vom Modell des vollsortierten Großhandels* unumgänglich ist, dieser Abschied aber unter kontrollierten Bedingungen stattzufinden hat. Angesichts einer Vielzahl pharmazeutisch identischer Hersteller-Präparate ist Vollsortierung pharmaziepolitisch nicht notwendig. Notwendig ist jedoch, dass für alle Indikationen eine Mindestauswahl an Präparaten überall verfügbar ist, die sich nach *medizinisch-pharmazeutischen Kriterien* und nicht nach betriebswirtschaftlichen Interessen richtet. Die Entscheidung über Art und Umfang des Sortiments dem pharmazeutischen Großhandel zu überlassen, ist natürlich möglich, wird aber gerade in einem harten Wettbewerb nicht zu gleichmäßig erwünschten Ergebnissen führen. Hinzu kommt die Schwierigkeit, dass pharmazeutische Großhändler zur Vollsortierung weder gezwungen werden können noch gezwungen werden sollen. Insgesamt profitiert das System von der besonderen Expertise einzelner Arzneimittelimporteure, obwohl es sich dabei auch um Trittbrettfahrergewinne handelt.

Sinnvoll sind zwei kombinierte Regulierungsinstrumente: Das erste Instrument ist die Festlegung einer „Mindest-Vollsortierung“, das zweite eine Differenzierung der Großhandelsspannen danach, ob es sich um einen mindestvollsortierten oder einen teil-sortierten Großhändler handelt. Eine Mindest-Vollsortierungsliste ist nicht als Positivliste zu verstehen. Es muss keineswegs positiv festgelegt werden, welche Hersteller-Präparate lieferbar sein sollen. Stattdessen ist bei der Erstellung dieser Liste auf bereits vorhandene Instrumente der Gruppierung äquivalenter Präparate zurückzugreifen. Insbesondere Festpreis-Gruppen und die Substitutionslisten bilden hier eine sinnvolle Grundlage. Eine Mindest-Vollsortierung könnte insofern festlegen, alle patentgeschützten Präparate sowie mindestens eins der pharmazeutisch-therapeutisch äquivalenten Präparate lieferbar zu halten. Großhändler, die in diesem Sinne vollsortiert sind, könnten dann für jedes erstattungsfähige Präparat einen etwas höheren Betrag erhalten als teilsortierte Händler. Die höheren Gemeinschaftskosten würden somit auf alle Großhändler umgelegt, ohne deshalb das Modell der Teilsortierung gänzlich unlukrativ zu machen.

*Ebene der Pharmazeutischen Industrie*: Ende des 19. Jahrhunderts wurde ein absolutes Novum in die Arzneimittelpreisgebung eingeführt: Nachdem über Jahrhunderte die Arzneimittelpreise immer staatlich festgelegt waren, wird es den pharmazeutischen Herstellern erlaubt, ihre Preise *selbst* festzulegen. Begründet wurde dies damals einerseits mit dem neuen Charakter der Fertigarzneimittel als Wirtschaftsgüter sowie andererseits mit der Notwendigkeit, über die Gewinne aus den jeweils neu entwickelten und auf den Markt gebrachten Arzneimitteln die künftige Forschung zu finanzieren. Im Ergebnis hat diese Neuerung der nicht-staatlichen Arzneimittelpreisgebung zu erheblichen Ineffizienzen geführt, deren Folgen bis heute ein, wenn nicht der wesentliche Faktor für die hohen Arzneimittelausgaben der gesetzlichen Krankenkassen ist. Ineffizient sind diese Ergebnisse in gleich zweifacher Hinsicht: einmal, weil Preiswettbewerb zwischen Anbietern pharmazeutisch identischer Präparate nicht funktioniert, wenn die Krankenkassen den geforderten Preis zu zahlen verpflichtet sind; zum anderen, weil Gewinne über hohe Umsätze mit hochpreisigen Präparaten nicht direkt zu innovativer Forschung anreizen.

Hinsichtlich der ersten Ineffizienz wurde insbesondere seit Ende der 1980er Jahre allmählich nachgebessert. Durch Festpreis- und Substitutionsgruppen wird erreicht, dass de facto die Krankenkassen statt des Herstellers den zu zahlenden Preis bestimmen. Die erheblichen Generika-Preisrückgänge bei offensichtlich trotzdem weiter lukrativem Generika-Geschäft belegen, welches Effizienzpotenzial hier ruht. Die seit der Gesundheitsreform 2006 bestehende Möglichkeit, dass Krankenkassen mit einzelnen Generika-Herstellern besondere Rabattverträge aushandeln, gehen ebenfalls in die Richtung, hier einen Preiswettbewerb zwischen den Herstellern zu ermöglichen.

Das wahrscheinlich größte Problem betrifft jedoch die pharmazeutische Forschung. Einerseits erscheint dies als Kostenproblem, indem die Krankenkassen für therapeutisch nur geringfügig variierte Präparate einen dreißig- bis 140fachen Preis zahlen sollen. Die Einrichtung des IQWIG zur Prüfung der Erstattungsfähigkeit neu patentierter Hersteller-Präparate durch die gesetzlichen Krankenkassen ist somit ein notwendiger Schritt. Andererseits ist die Investition in nur marginal innovative Forschung jedoch auch ein medizinisch-pharmazeutischer sowie ein Standort-Nachteil. Wenn durch die Pseudo-Forschung innovative Forschung unterbleibt, geht damit eine insgesamt sinkende Forschungsqualität einher. Hinsichtlich der orphan-drugs wurden bereits erfolgreich Strukturen geschaffen, um pharmaziepolitisch und standortpolitisch innovative Forschung anzuregen. In diese Richtung müssen weitere Anreize geschaffen werden. So könnte entweder die Patentlaufzeit an das Indikationsgebiet und an die Anzahl bereits vorhandener Präparate gekoppelt und entsprechend differenziert werden. Ein neues Herz-Kreislauf-Präparat hätte dann eine kürzere Patent-Laufzeit als ein Arzneimittel für ein weniger häufiges Indikationsgebiet. Oder die Preise für „echte“ Innovationen könnten ebenfalls von den Krankenkassen statt von den Herstellern festgelegt werden, wobei auch hier nach Indikationsgebieten und nach der Anzahl bereits vorhandener therapeutisch sinnvoller Produkte gestaffelt werden könnte. So gemachte Einsparungen könnten teilweise in gezielte Förderung von Grundlagenforschung fließen.

Als *Resümee* ist für effiziente Nachhaltigkeit zu plädieren. Bei den Vorschlägen des Alternativmodells geht es darum, pharmaziepolitische Zielsetzungen direkt strukturell anzuregen, statt indirekt über das Fertigarzneimittel. Die Struktur-Identität des Fertigarzneimittels hat den einen großen Nachteil, dass sich Regelungen nur auf das jeweils konkrete Fertigarzneimittel beziehen können. So ist es zwar möglich, das Kernproblem von (Medizinischer) Pharmakon-Kommunikation, die Erwartbarkeit der Identität und Qualität, zu bearbeiten. Andere – natürlich kontingente – pharmaziepolitische Zielsetzungen wie insbesondere die Verfügbarkeit der gesamten materia medica für den konkret immer unerwartet eintretenden medizinischen Notfall können aber nicht über die Regulierung des je einzelnen Fertigarzneimittels erfolgen. Auch impliziert die Interaktionsunabhängigkeit des Fertigarzneimittels zwar wesentliche Vorzüge, ohne die eine Umstellung auf die interaktions- und rollenunabhängige Industrie-Produktion nicht möglich gewesen wäre – zugleich ist ein Durchgriff auf die Verwendung de facto nicht mehr möglich. Und mehr: Die Zurechnung einer medizinisch-außeralltäglichen Wirksamkeit für andere, ähnlich scheinende Produkte in Anspruch zu nehmen, liegt mehr als nahe.

Wenn Ende des 19. Jahrhunderts die Rollenstruktur des Apothekers aufrechterhalten wurde, so liegt dies nicht nur daran, dass die Umstellung auf Fertigarzneimittel eine gewisse Übergangszeit erforderte. Nicht zuletzt um Arzneimittel von Geheimmitteln zu unterscheiden, war die Einführung der Apothekenpflicht als Verpflichtung der Hersteller auf einen Vertriebskanal funktional. Heute ist unübersehbar geworden – und das war es wohl schon Ende des 19. Jahrhunderts –, dass die Rollenstruktur des Apothekers ihre traditionelle Kernfunktion abgegeben hat. Nichtsdestoweniger sind Schwierigkeiten wie die Abgrenzung von „Geheimmitteln" aktueller denn je, nimmt man hinzu, dass Nebenwirkungen heute nicht mehr eine nur in Fachkreisen bekannte „chemische Ideosynkrasie", sondern eine für das Gesundheits- und Gemeinwesen insgesamt risikoreiche Erscheinung sind. Mit den Liberalisierungs-Vorschlägen wird dennoch genau das erreicht werden: Eine Umstellung allein auf die Struktur-Identität des Fertigarzneimittels. Natürlich ist das möglich. Allerdings muss klar sein, dass damit pharmaziepolitische Zielsetzungen wie allgemeine Arzneimittelverfügbarkeit entweder aufgegeben werden müssen oder ein funktionales Äquivalent für die Apothekenstruktur gefunden werden muss.

Die hier vorgeschlagene Alternative geht davon aus, dass allgemeine und sichere Arzneimittelverfügbarkeit nach wie vor ein staatlich zu verfolgendes Anliegen ist. Dabei wurde deutlich, dass es keineswegs die Apotheker als persönliche Rollenvertreter, sondern die Anreizstrukturen der Organisation Apotheke sind, die den Unterschied machen. Schon im Mittelalter konnte ethisches Verhalten nur erwartet werden, wenn man dem Apotheker auch sein Auskommen zubilligte. Heute kann man sich fragen, ob Einzelpersonen überhaupt noch in der

Lage sind, die Komplexität des als Arzneimittel zurechenbaren Gegenstandsbereichs und die Anforderungen an den Betrieb einer Apotheke zu bewältigen. Schon jetzt sind Apotheker auf ihre Standesvertretung und ihre Standesorganisationen angewiesen. Die Apotheke ist viel weniger eine Apotheker-Apotheke, als sie dies im 19. Jahrhundert war. Hier eine Konkurrenz zwischen dem alten System der Apotheker und ihren Organisationen und genuin betriebswirtschaftlich aufgestellten Organisationen einzuführen, muss als sinnvoll oder gar notwendig angesehen werden.

Bei dem Wettbewerb zwischen Einzelapothekern und formalen Organisationen muss es aber um einen Systemwettbewerb gehen und nicht um die Finanzstärke. Es müssen deshalb Anreize im pharmaziepolitischen Sinne gesetzt werden, die verhindern, dass zwar in Gegenden mit hohem Umsatz an Rezepten und Nebensortiment (und damit zwangsläufig: besser situierten Gegenden) eine „Wellness-Pharmazie" mit hohem Service- und Bereithaltungsniveau besteht, während in Gegenden mit hohem Umsatz nur im Bereich der erstattungsfähigen Arzneimittel eine Discount-Pharmazie sich ausbreitet und der Staat mittelfristig die Versorgung der betriebswirtschaftlich unlukrativen Gegenden übernehmen muss. Mit entsprechenden Anreizen gehen finanzielle Einsparungen für das Gesamtsystem, ein pharmazeutischer Qualitätswettbewerb und Logistik-Effizienz da einher, wo sie stattfinden können und sollen: nämlich im Großhandel.

Dieses in medizinisch-therapeutischer, gesundheitspolitischer und auch ökonomischer Perspektive nachhaltig effiziente Modell hat allerdings einen Nachteil: Mimikry-Effekte werden erheblich weniger ausgenutzt werden können. Produkte müssen unter diesen Bedingungen ihre pharmazeutische Qualität und ihre Überlegenheit gegenüber diätetischen Verfahren beweisen. Markteinführung eines Produktes über die Apotheke, damit Ansiedlung im High-End-Segment und dann Ausweitung der Vertriebswege wäre somit nicht mehr ohne Weiteres möglich. Para-pharmazeutische Hersteller gehen derart einer Marketing-Möglichkeit verlustig. Damit könnte zugleich das Argument verbunden werden, dass der Gesundheitsmarkt insgesamt ein Wachstumsmarkt ist, in dem ein Standort mit derart rigiden Vorgaben verlieren wird. Diese Prognose ist jedoch vermutlich unzutreffend. Wenn nicht mehr Marktanteile durch Vortäuschung falscher Tatsachen oder Ausnutzen von Unkenntnis an der Grenze zur Irreführung gewonnen werden können, entsteht auf der Einzelhandelsebene eine Auslese der Produkte nach Qualität statt nach Marketing-Strategie und damit auf der Forschungsebene ein Wettbewerb um echte Innovation. Diese durch zusätzliche Unterstützung der Forschung zu fördern, wäre dann ein Leichtes.

## 6. *Prioritäten und Systemvertrauen*

Als Fazit kann aus diesem Vergleich der Schluss gezogen werden, dass angesichts um finanzielle Mittel konkurrierender und zugleich aufeinander angewiesener pharmaziepolitischer Zielsetzungen zweierlei notwendig ist: Prioritäten zu setzen und dann direkt durchzusetzen. Debatten über die Fragen, ob Arzneimittel Industrieprodukte oder eine „gefährliche Ware besonderer Art“[1097] seien und ob der Apotheker „faktisch“ im Einzelhandel verortet oder für Arzneimittelsicherheit bedeutsam sei, verstellen den Blick auf die eigentlichen Entscheidungen. Entschieden werden muss zuerst darüber, welche Prioritäten Gesundheitspolitik setzen und vor allem, wo sie Abstriche machen will. Den Status quo aufrechtzuerhalten, ist die schlechteste aller Lösungen. Die Aufhebung des Fremdbesitz- und Mehrbetriebsverbots unter ansonsten gleichen Bedingungen kann man deshalb fordern, muss sich aber der Konsequenzen hinsichtlich der Notfallversorgung, der Ausdifferenzierung des Apothekenmarktes und der weiteren Inflationierung des Erfolgsmediums der medizinisch-außeralltäglichen Wirksamkeit bewusst sein. Auch der Alternativ-Vorschlag ist nicht ohne Kosten. Die Verantwortung für die Arzneimittelversorgung kann damit nicht mehr scheinbar an den Markt abgewälzt werden.

Dem sei noch ein letzter Aspekt hinzugefügt. Alle drei Szenarien setzen voraus, dass die Identität und Qualität der als Arzneimittel zugerechneten Gegenstände erwartbar erwartet wird. Dies gelang über die Apothekerrolle, dies gelingt heute über die Struktur-Identität des Fertigarzneimittels. Diese Umstellung setzt das Ineinandergreifen einer Vielzahl von Regelungen und Mechanismen voraus, um zu gewährleisten, dass die Erwartung tatsächlich plausibel ist, das konkrete Fertigarzneimittel entspreche den gesetzlich vorgeschriebenen Eigenschaften. Die Gesamtverantwortung ist nicht mehr auf einen Apotheker und dessen amtlichen Prüfer zurechenbar, sondern auf das Funktionieren eines „Systems“, nämlich der modernen, funktional differenzierten Gesellschaft. An diesem Funktionieren sind eine Vielzahl von Organisationen mit jeweils eigendynamischem Entscheidungsverhalten und eine Vielzahl von staatlichen Regulierungen beteiligt. Nicht nur Forschung und Herstellung findet in Organisationen statt – auch die Zulassungsbehörde ist eine Organisation, die Kontrolle erfolgt durch Organisationen (staatliche wie nicht-staatliche) und Groß- und Einzelhandel muss zunehmend gleichermaßen als organisiert bezeichnet werden. Die persönliche Zurechnung von Verantwortung ist somit nicht mehr möglich.

1097 Die Ware, mit der der Apotheker handelt, ist „von besonderer Art“, vgl. BVerfG, Urt. v. 11.06.1958 – 1 BvR 596/56 (BVerfGE 7, 377). Dem Apotheker steht deshalb nicht das gesamte Instrumentarium des Händlers (z. B. uneingeschränkte Werbung) zur Verfügung. Vergleiche zu dieser Thematik: Wüllrich, 1987, Geschichte der Hageda.

Bei aller Bedeutung des „Arzneimittel- und Apothekenmarktes“ darf deshalb eines nicht vergessen werden: Damit über einen solchen Markt überhaupt geredet werden kann, muss dieser komplex ineinandergreifende Mechanismus ausreichend funktionieren, um sein Vertrauen nicht zu überziehen. Schon jetzt sind inflationäre Tendenzen zu beobachten. Wenn tatsächliche Fälschungen zu dieser Mimikry in relevantem – und das heißt: öffentlichkeitswirksamem – Maße hinzukommen, kann das zu einer Vertrauenskrise führen, die spätestens dann eine erhebliche Struktur-Nachbesserung notwendig machte.

# V. Theoretische Implikationen

Die empirische Kernthese der vorliegenden Untersuchung besagt, dass Ende des 19. Jahrhunderts eine Struktur-Katastrophe der Pharmakon-Kommunikation erfolgt: Mit der Entstehung wirkstoffbasierter Fertigarzneimittel gehen Schwierigkeiten in der Unterscheidung von Arzneimitteln, neue staatliche Regulierungserfordernisse, Entstehung eines Arzneimittelmarktes, Bedeutungszuwachs von Organisation für Pharmakon-Kommunikation und Bedeutungsverlust der Strukturrolle des Apothekers unmittelbar einher.

Aus der Entstehung des Fertigarzneimittels als Struktur-Identität und dessen zentraler Bedeutung für den Strukturwandel von Pharmakon-Kommunikation ergibt sich abschließend eine These zu den Voraussetzungen der Entstehung und Verbreitung von Organisation. Diese These besagt, dass der Bedeutungszuwachs von Organisation als Koordinierungsmechanismus wesentlich darauf angewiesen ist, dass ihr die Verantwortung für Eigenschaften ihrer Produkte eindeutig zugerechnet werden kann. Festlegung zu erfüllender Anforderungen und Zurechnung von Verantwortung erfolgt über standardisierte Produkte. Wie das Verhalten von Personen über staatlich oder professionell reglementierte Rollen bestimmt werden kann, so wird das Entscheidungsverhalten von Organisationen über staatlich reglementierte Produkteigenschaften bestimmt. Indem das Produkt über die Umverpackung mit der Organisation ebenso verbunden ist wie bislang der Rollenvertreter über Eid und Approbation mit der Rolle, ist die Organisation nunmehr für Fehler des Produktes anstelle eines persönlichen Rollenvertreters sanktionierbar.

Die Überlegung einer Verbundenheit formaler Organisation und standardisierter Produkte schließt in zweierlei Hinsicht an aktuelle Entwicklungen der Sozialwissenschaft an: Erstens gewinnen mit dieser These Dinge für die soziologische Untersuchung an Bedeutung. Auch bei Latour und der an ihn anschließenden Actor-Network-Theory spielen Dinge eine zentrale Rolle. Dasselbe gilt für das Konzept der Boundary Objects. Dem wird mit der nun abschließend zu skizzierenden These ein systemtheoretisches Ding-Konzept zur Seite gestellt. Der zentrale Aspekt ist, dass Dinge als standardisierte Produkte dank rechtlicher und politischer Restabilisierung sowie der Verbindung mit Organisation seit Ende des 19. Jahrhunderts selbst als Zurechnungsobjekte fungieren können. Zweitens ergeben sich aus dieser These verschiedene Schlussfolgerungen, die sowohl mit Beobachtungen aus dem Kontext des Neo-Institutionalismus als auch der Professionssoziologie insbesondere von Abbott übereinstimmen, sie allerdings anders perspektivieren. Aus den hier angestellten Überlegungen kann der insbesondere neo-institutionalistisch konstatierte Bedeutungszuwachs von Standardisierung gesellschaftstheoretisch begründet werden, indem Standardisierung als funktionales Äquivalent zur früheren Rollenregulierung für die Regulierung von Verhalten beobachtet wird. Daran schließt eine Spezifikation der professionssoziologischen These an, Organisation verdränge Profession: Rollen werden als Struktur-Identitäten durch standardisierte Dinge ersetzt, was den Bedeutungszuwachs von Organisation für den jeweiligen gesellschaftlichen Bereich ermöglicht. „Profession“ und „Beruf“ sind dann lediglich graduelle Unterschiede hinsichtlich der Standardisierbarkeit von über Struktur-Rollen geordneten Leistungen. Hinsichtlich der weiteren Entwicklung Medizinischer Pharmakon-Kommunikation ergibt sich aus den Überlegungen dieser Untersuchung eine gemischte Bilanz: Die Komplexitätssteigerung, wie sie mit der Umstellung auf die Struktur-Identität des Fertigarzneimittels, die Richtigkeitskriterien der Wirkstoff-Chemie und formale Organisation ausgelöst wurde, kann keineswegs als beendet angenommen werden. Daraus ergeben sich Anforderungen an Strukturstabilisierung, die bislang nur unzureichend bearbeitet sind.

## *1. Dinge und Gesellschaft*

In der neueren soziologischen Theoriebildung gewinnen Dinge eine zum Teil aktive Bedeutung. Besonders sichtbar wird dies in der Actor-Network-Theory.[1098] Aus der Perspektive einer „symmetrischen Anthropologie“ wird der klare Gegensatz zwischen Handlungssubjekt und Handlungsobjekt aufgehoben.[1099] Explizit wird nicht nur Tieren, sondern auch natürlichen Objekten und sogar landschaftlichen Gegebenheiten wie beispielsweise einer Küstenform Kooperations- und Nichtkooperationsfähigkeit zugeschrieben. Im Konzept des „Aktanten“ werden „people able to talk“ und „things unable to talk“ zusammengefasst als „whoever and whatever is represented.“[1100] Wahrheitsbehauptungen gewinnen Plausibilität, wenn es gelingt, Aktanten verschiedener Kategorien so miteinander zu verbinden, dass eine Wissensaussage gesellschaftlich eingebettet und abgesichert ist.[1101] Die Actor-Network-Theory hat insbesondere für die Wissenschaftssoziologie sowie die Techniksoziologie Bedeutung erlangt, ist aber

1098 Latour, 1988, The Pasteurization of France; Latour, 1995, Der Berliner Schlüssel; Latour, 1997, Nous n'avons jamais été modernes; Latour, 2004, Krieg der Welten.

1099 Latour verbindet mit diesen Überlegungen eine grundsätzliche Wissenschaftskritik des Okzidents, vgl. Latour, 1997, Nous n'avons jamais été modernes; Latour, 2004, Krieg der Welten.

1100 Latour, 1987, Science in Action, S. 83f.

1101 Dies gelingt im Falle Pasteurs (Latour, 1988, The Pasteurization of France.) und misslingt im Falle von Aramis (Latour, 1993, Aramis.)

auch gesellschaftstheoretisch relevant. Dinge gewinnen mit diesem Ansatz einen grundsätzlich anderen Stellenwert in der soziologischen Theoriebildung: Sie erscheinen nicht nur passiv als etwas, das von Akteuren gehandhabt wird oder gänzlich außerhalb des Sozialen steht, sondern das Soziale ist selbst auf die kohärente Einbeziehung von Dingen in ein Plausibilitäts-Netzwerk angewiesen. Die Gestaltung von Dingen und das Gestaltet-Werden durch Dinge rückt damit ins Zentrum des Interesse.

Abgesehen von der latourschen Perspektive werden Dinge in Anlehnung an die pragmatistische Theorietradition mit verschiedenen Schwerpunkten in den Blick genommen. Joan Fujimura konzipiert Dinge als Standardized Packages,[1102] Andrew Pickering stellt die Widerständigkeit der materiellen Welt und deren Auswirkungen auf die Forschung in den Mittelpunkt.[1103] Viel Anschluss gefunden hat außerdem das Konzept der Boundary Objects.[1104] Dingen kommt hier die Funktion zu, Interaktionsgemeinschaften miteinander zu verbinden. Indem Boundary Objects zugleich flexibel interpretierbar und konstant sind, können sie als Medien der Übersetzung zum gemeinsamen Verständnis der Vertreter unterschiedlicher sozialer Welten in einer Arena dienen. Boundary Objects ermöglichen derart die Vermittlung von Interaktion ohne notwendigen Konsens.[1105] Obwohl das Konzept des Boundary Objects epistemisch nicht eindeutig definiert und auch der Bezug zwischen Objekt und Akteur keineswegs abschließend spezifiziert ist, so sind Dinge doch an zentraler Stelle theoretisch verankert: Ihnen wird für soziale Austausch-, Verständigungs- und Kooperationsprozesse eine wichtige Bedeutung zugeschrieben.

Diesen verschiedenen Konzeptionen von Dingen für die Beobachtung und das Verständnis des Sozialen kann aufgrund der hier vorliegenden Untersuchung eine weitere Perspektive hinzugefügt werden. Dinge werden als standardisierte Produkte seit Ende des 19. Jahrhunderts für die Gestaltung gesellschaftlicher Strukturen zunehmend relevant. Aufgrund rechtlich-politischer Restabilisierung können sie selbst als Zurechnungsobjekte fungieren.

Theoretischer Ausgangspunkt dieser These ist die Konzeption von Dingen in der Systemtheorie. Dinge sind im Sinne der Systemtheorie als Struktur-Identitäten zu verstehen. Wie Personen, Rollen, Programme und Werte handelt es sich auch bei Dingen um spezifische Erwartungsbündel. Zwar können Struktur-Identitäten selbst streng genommen nicht erwartet werden. Identitäten sind

1102 Strübing, 2005, Pragmatistische Wissenschafts- und Technikforschung, S. 266ff.

1103 Pickering, 1995, The Mangle of Practice.

1104 Anschluss auch in der Geschichtswissenschaft, vgl. etwa Löwy, 1992, The Strength of Loose Concepts; Reinhardt, 2008, Boundary Values.

1105 Strauss, 1978, A Social World Perspective; Star/Griesemer, 1989, Boundary Objects; Star, 1995, Ecology of Knowledge; Strübing, 2005, Pragmatistische Wissenschafts- und Technikforschung.

Projektionen, an denen Erwartungen festgemacht werden können. Durch diese Zuweisung an identisch Bleibendes werden Erwartungen sachlich geordnet und relativ zeitfest etabliert.[1106] Zugleich entstehen die Identitäten als je spezifisches Erwartungsbündel. Die These einer veränderten Relevanz von Dingen als Struktur-Identitäten für die Ordnung sozialer Erwartungen erweitert diese theoretische Grundkonzeption mit der These, dass Dinge nicht nur als jeweils konkret erwartbare Identitäten vorkommen, sondern darüber hinaus vorkommen als Gesichtspunkt der Identifikation von Erwartungszusammenhängen auf der Abstraktionsstufe von Rollen.

Die Überlegungen zum Ding als Struktur-Identität schließen an die Beobachtungen zur Struktur-Identität des Fertigarzneimittels an. Fertigarzneimittel unterscheiden sich von Apotheker-Arzneimitteln nicht nur durch die Art der Herstellung, sondern vor allem durch die Art der Garantieleistung: Die Verantwortung für die Identität und Qualität der Apotheker-Arzneimittel wird dem Apotheker als persönlichem Rollenvertreter zugerechnet. Das Apotheker-Arzneimittel ist deshalb konstitutiv auf die Person des Apothekers und die persönliche Übergabe durch den Apotheker angewiesen. Diese Bindung an die Person eines Rollenvertreters ist im Falle des Fertigarzneimittels aufgehoben. Über die Umverpackung ist das Fertigarzneimittel unabhängig von einer konkreten Interaktionssituation erkennbar. Indem die Anforderungen an Fertigarzneimittel vor allem gesetzlich vorgegeben sind, staatlich kontrolliert werden und wiederum vermittelt über die Umverpackung der Hersteller als sanktionsfähige Organisation für die Erfüllung dieser Anforderung zur Rechenschaft gezogen werden kann, wird das Fertigarzneimittel als eigenständiges Objekt handhabbar.

Vermutung ist, dass das Prinzip dieses Wandels verallgemeinerbar ist auf hergestellte Dinge. Zwar wird Brot, Bier, Lederschuhen oder Karren nicht direkt Obskurität zugerechnet. Die an solche Dinge zu richtenden Erwartungen gelten zumindest in deren einfachster Form als offen zutage liegend und aufgrund von Alltagserfahrung vergleichsweise voraussetzungslos überprüfbar. Doch je größer die Produktvielfalt und Produktkomplexität gegenüber dem in der Selbstversorgung Möglichen wird, desto stärker ergeben sich die an ein Ding gerichteten Erwartungen aus der persönlich ausgeübten Rolle, die auf eine bestimmte Produktkategorie spezialisiert ist. Der Schrank ist als Schrank und das Brot als Brot eindeutig erkennbar. Doch dem Schrank als Meisterstück und dem Brot des Bäckermeisters werden Eigenschaften der Qualität oder der Herstellungsmodalitäten auch aufgrund der Rollenerwartungen zugeschrieben. Dingen werden auf diese Weise Erwartungen zugerechnet, die nicht überprüft werden oder gar nicht überprüfbar sind.

1106 Luhmann, 1984, Soziale Systeme, S. 426f.

Analog zur Umstellung von Apotheker-Arzneimitteln auf Fertigarzneimittel ist die verallgemeinernde These, dass sich diese in der konkreten Produktverwendung nicht überprüften oder nicht überprüfbaren Erwartungen durch Standardisierung von der bislang zuständigen Rolle lösen. Das Funktionieren technischer Geräte oder die Qualität von Lebensmitteln wird nicht aufgrund der persönlichen Garantieleistung eines entsprechend ausgebildeten Rollenvertreters erwartet, sondern aufgrund des Ineinandergreifens verschiedener Erwartungsbildungs- und -stabilisierungsleistungen wie wissenschaftliche Erkenntnisse, rechtliche Anforderungen und staatliche Durchsetzung dieser Anforderungen.

Die Entwicklung hin zu standardisierten Dingen könnte unter die Umstellung von Personal- auf Systemvertrauen subsumiert werden. Tatsächlich ist die Ausdifferenzierung eines rechtlichen, politischen und wirtschaftlichen Funktionssystems einschließlich der damit verbundenen Kommunikationsmedien Voraussetzung. Ebenso relevant sind jedoch zwei weitere Aspekte: Erstens ist für diese Umstellung notwendig, dass die Konstitution von Dingen als eigenständigen Zurechnungsobjekten von Erwartungen gewährleistet ist. Statt vom Schreiner zu erwarten, nach den Regeln der Kunst zu verfahren, wird vom Schrank, von der Milch, vom Pullover erwartet, die auf der jeweiligen Umverpackung angegebenen Kriterien sowie verschiedene normierte Kriterien zu erfüllen. Damit ist nicht gemeint, dass der Schrank „persönlich" etwas dafür kann, ob er diese Kriterien erfüllt oder nicht. Dem Schrank wird keine Handlungskapazität zugerechnet. Die Handlungsverantwortung für die Erfüllung der Normkriterien des Schrankes liegt – vermittelt über die Umverpackung – beim Hersteller sowie staatlichen und nicht-staatlichen Prüfstellen. Eigenständiges Zurechnungsobjekt von Erwartungen sind der Schrank und standardisierte Dinge insgesamt jedoch in dem Sinne, dass es keiner persönlichen Übergabe dieses Dinges, also keiner spezifischen Rollen und Interaktionskontexte bedarf, um Identitäts- und Qualitätserwartungen an das Ding zu richten. An die Stelle von persönlich ausgeübter Rolle in der Interaktion treten schriftliche, rechtlich standardisierte Symbole. Die eigenständige Handhabbarkeit von organisierten Dingen entsteht somit wie im Falle der Fertigarzneimittel über die Umverpackung, die je nach Produkt einem unterschiedlich hohen Regulierungsniveau unterliegt. Der zweite vom Konzept des Systemvertrauens nicht erfasste Aspekt betrifft die zentrale Beteiligung sanktionierbarer Organisation. Im Falle von Systemvertrauen mag unklar bleiben, wem hier vertraut wird.[1107] Klar und über Gesetze normativ geregelt ist jedoch, welche

1107 „Oft hat man einen authentischen Absender, aber er ist nur die letzte Hand in einer langen Kette der Informationsverarbeitung. Vertraut man dem Apotheker oder seiner Gehilfin, dem Arzt, der Medizin, der Wissenschaft, Technik? Zwar lassen sich Fehler nachträglich zumeist lokalisieren. Man kennt heute die Gründe, aus denen Contergan jene schlimmen Folgen hatte. Aber worauf bezog sich im Voraus jenes Gesamtvertrauen, dass bei der In-

Organisation für welche Erwartungsenttäuschungen durch ein Produkt sanktioniert werden kann und dass sie sanktioniert werden kann.[1108]

Es entsteht ein analoges Verhältnis zwischen reglementiertem Ding und Organisation wie zwischen reglementierter Rolle und persönlichem Rollenvertreter: Die abstrakten Erwartungen werden über die Rolle beziehungsweise das abstrakte Ding festgelegt. Für Erwartungsenttäuschungen wird jedoch der persönliche Rollenvertreter beziehungsweise die Organisation sanktioniert. Die Ordnung sozialer Erwartungen über Rollen oder standardisierte Dinge setzt deshalb gleichermaßen voraus, dass eine Verbindung zwischen Rolle und Rollenvertreter beziehungsweise standardisiertem Ding und Organisation hergestellt werden kann. Im einen Falle erfolgt dies über einen zu leistenden Eid sowie später bestimmte Bildungsabschlüsse, im anderen Fall erfolgt dies über bestimmte Kennzeichnungen des Produktes und somit wiederum prominent der Umverpackung sowie über eine Dokumentation des Herstellungs- und Vertriebsweges eines Produktes.

In dieser Konstellation als standardisierte, über ihre Umverpackung eindeutig identifizierbare und auf eine bestimmte, sanktionsfähige Adresse eindeutig zurechenbare Produkte gewinnen Dinge Bedeutung für die Ordnung von Verhaltenserwartungen. Nach wie vor handelt es sich um Dinge im Sinne von Struktur-Identitäten. Gleichwohl unterscheiden sie sich sowohl von den Dingen, wie sie als Steine oder Bäume natürlich (im Sinne von: nicht durch vermittelte Erwartungen erweitert) vorkommen, als auch von den Dingen, denen Erwartungen vermittelt über Personen zugerechnet werden. Diese Dinge sind als standardisierte Produkte nicht nur ungleich komplexer, sondern auch ungleich fungibler – zugleich aber auch ungleich voraussetzungsvoller. Im Unterschied zu den dinglichen Aktanten der Actor-Network-Theory und den Boundary-Objects geht es hier somit um eine Differenzierung innerhalb von Dingen statt um Dinge insgesamt, die dann je nach Umständen als Aktant oder Boundary-Object zum Tragen kommen.

Die hier vorgenommene Differenzierung innerhalb der Dinge erfolgt entlang der sozialen Eigenständigkeit dieser Dinge. Standardisierte Produkte sind dadurch besonders charakterisiert, dass sie über ihre Umverpackung zu eigenständigen Zurechnungsobjekten von Erwartungen werden und das sowohl hinsicht-

formationsverarbeitung, die zu dem Rat führte: <Nehmen Sie Contergan!>, keine Fehler unterliefen?“, vgl. Luhmann, 2000, Vertrauen, S. 68.

1108 Dies kann als notwendiges Erfordernis beobachtet werden: „In dem Maße, als (und in den Themenbereichen, in denen) Kontingenz zunimmt, wird es notwendig, Selektionsleistungen zu verorten; man muß zumindest Adressen und Einwirkungspunkte ausfindig machen können, wenn schon nicht feststeht, was geschehen ist oder wird.“, vgl. Luhmann, 2005, Bemerkungen zu einer Theorie symbolisch generalisierter Kommunikationsmedien, S. 218.

lich der an sie zu richtenden Erwartungen als auch hinsichtlich staatlicher oder nicht-staatlicher Regulierung. Dinge sind als standardisierte Produkte zwar auf Organisation insofern konstitutiv angewiesen, als es einer sanktionsfähigen Adresse bedarf, wenn bestimmte Erwartungen normativ festgelegt werden sollen. Gleichwohl sind Dinge als standardisierte Produkte eigenständig: Bestimmte Erwartungen werden an sie als bestimmte Produkte – als Arzneimittel, als Lebensmittel – gerichtet, nicht als Produkt eines bestimmten Herstellers. Ein Hersteller mag als Marke einen guten oder schlechten Ruf verleihen, Waschmittel muss aber unabhängig vom Hersteller die rechtlich geregelten Anforderungen erfüllen, um in den Handel zu kommen. Zugleich entfällt damit die Notwendigkeit einer persönlichen Garantieleistung, was auch für komplexe oder gefährliche standardisierte Produkte zu einer weitgehend uneingeschränkten Unabhängigkeit von bestimmten interaktiven Kontexten und damit auch deren freier Handelbarkeit führt.

In gewisser Hinsicht gewinnen Dinge als standardisierte Produkte Eigenschaften wieder, wie sie Marcel Mauss beschrieben hat: Sie sind eigenständig charakterisiert.[1109] Nachdem Dinge lange über persönliche Rollenvertreter vermittelt wurden, entsteht die eigenständige Adressierbarkeit neu. Im Falle von Dingen als standardisierten Produkten beruht diese Eigenständigkeit jedoch nicht auf einer inhärenten, göttlichen Magie, sondern auf einem komplexen Ineinanderwirken sozialer Prozesse. Dinge als standardisierte Objekte sind voraussetzungsvoll und unter Umständen folgenreich. Denn je komplexer die Produkte und deren Regulierung werden, desto weniger sind Alltagserwartungen für die Orientierung noch geeignet. Was im Falle von medizinischen Pharmaka deutlich wurde – die Anfälligkeit des Fertigarzneimittels für Mimikry –, gilt auch für andere Dinge als standardisierte Produkte. Die „frische Milch – länger haltbar" oder der sogenannte Analog-Käse sind aktuelle Beispiele für die Missbrauchsanfälligkeit der Ordnung von Erwartungen an Dinge als standardisierte Produkte. Zudem ist zu konstatieren, dass wir zunehmend von diesen Dingen umgeben sind.

Es greift deshalb zu kurz, Dingen zwar eine Bedeutung für die Ordnung der erwartbaren Erfahrungswirklichkeit zuzuordnen, ihnen für die Ordnung von Verhaltenserwartungen jedoch eine schwindende Relevanz zu attestieren.[1110] Diese Diagnose mag zutreffen, wenn Dinge ontologisch als Ordnungsgesichtspunkt der Welt gefasst werden. Doch für die Beobachtung gesellschaftlicher Erwartungsstrukturen reichen Personen, Rollen, Programme und Werte als ab-

1109 Mauss, 1999, Essai sur le don. Vgl. v. a. S. 160: „(...) car la chose elle-meme a une ame, est de l'ame"; S. 230: „A ce titre, ces échanges supplémentaires expriment par fiction ce va-et-vient des ames et des choses confondues entre elles. Le nexum, le <lien> de droit vient des choses autant que des hommes".

1110 Luhmann, 1984, Soziale Systeme, S. 427f.

strakte Identifikationsgesichtspunkte nicht aus. Erwartungen werden vielmehr durch Dinge als standardisierte Produkte neu geordnet und lösen dabei insbesondere Rollen ab. Was bleibt, sind vor allem Mitgliedschaftsrollen, Programme und Produkte.

### 2. *Funktion der Standardisierung*

Die Hypothese der Entstehung von Dingen als standardisierten Produkten erlaubt einen Beitrag zur Frage nach der Bedeutung von Standardisierung: Standardisierung kann als funktionales Äquivalent zur früheren Rollenregulierung hinsichtlich der gesellschaftlichen Gestaltung von Verhaltenserwartungen beobachtet werden.

Standardisierung ist ein sozialwissenschaftlich lange unbeachtet gebliebenes Phänomen. Obwohl insbesondere mit den Industrienormen für Produkte eine Form der Standardisierung bereits seit Mitte des 20. Jahrhunderts vorliegt und Standardisierung in diesem Sinne durch den EU-Prozess beschleunigt wurde, beginnt die sozialwissenschaftliche Reflexion von Standardisierung erst mit der Verbreitung von Standards für (Entscheidungs-)Verhalten. Der soziologische Neo-Institutionalismus[1111] übernimmt hier eine Vorreiterrolle.[1112] Standardisierung ist dabei dezidiert allgemein gefasst als eine Form der Regulierung, die neben Hierarchie (Organisation) und Markt Koordination und Kooperation ermöglicht und gestaltet. Standards können sich darauf beziehen, wie etwas oder jemand beschaffen sein soll, wie etwas zu tun ist und welche Eigenschaften ein Akteur – verstanden als Person, Organisation oder Staat – zu haben hat. Für alle diese verschiedenen Typen sind Standards wesentlich durch ihren zunächst freiwilligen Charakter bestimmt. Weder hierarchische Autorität noch direkte Sanktionen stehen zur Verfügung, um die Berücksichtigung eines Standards zu erzwingen. Nicht nur die Herstellung von Standards, sondern auch die Bedingungen ihrer Berücksichtigung stellen sich damit als Forschungsfragen.[1113]

Aus neo-institutionalistischer Perspektive werden die Besonderheiten von Standardisierung im Vergleich zu den anderen Koordinierungsmechanismen des Marktes und der Organisation deutlich. Insbesondere gewinnen Standards wie im Falle von Märkten aus ihrem freiwilligen Charakter eine besondere Legitimität. Zugleich liegt die Verantwortung anders als bei hierarchisch angeordnetem Ver-

1111 Vgl. insbesondere Brunsson/Jacobsson, 2000, A World of Standards; Drori/Meyer et al., 2006, Globalisation and Organisation.

1112 Außerhalb des Neo-Institutionalimus ist die systemtheoretisch argumentierende Dissertation von Tobias Lindeberg zu beachten, vgl. Lindeberg, 2007, Evaluative Technologies.

1113 Brunsson/Jacobsson, 2000, A World of Standards, v.a. Kapitel 1.

halten bei demjenigen, der gemäß dem Standard handelt. Bedeutsam sind Standards auch deshalb, weil Organisationen durch das Befolgen von Standards das Treffen eigener Entscheidungen umgehen können und die Entstehung und Erweiterung von Märkten durch zugrunde liegende Standards erleichtert oder gar ermöglicht werden kann.[1114] Ohne auf Marktlösungen oder staatliche Regulierung zurückgreifen zu müssen, eröffnen Standards Orientierung und Vereinfachung.[1115] Zugleich wird in Standardisierung aufgrund eben dieser Eigenschaften eine Gefahr gesehen. Durch ihren freiwilligen Charakter können diejenigen, die einen Standard setzen, nicht für den Inhalt dieses Standards und dessen potenzielle Folgen verantwortlich gemacht werden. Standards führen mitunter nicht zu optimalen Ergebnissen, wobei die Hürden zur Veränderung eines Standards hoch und der Eingriff in das Verhalten gleichwohl erheblich ist.[1116]

Diese Überlegungen des Neo-Institutionalismus können durch eine systemtheoretisch-gesellschaftstheoretische Perspektive ergänzt werden. Die theoretische Kernfrage der luhmannschen Systemtheorie ist, wie Strukturen entstehen und gegen Enttäuschung abgesichert werden. Der Druck der Anwesenheitssituation, die Festlegung auf bestimmtes Verhalten qua Mitgliedschaft und die normative Regulierung von Verhalten über staatlich sanktionsfähige Rechtsnormen erscheinen als funktionale Äquivalente hinsichtlich dieses Bezugsproblems. Interaktion, Organisation und Gesellschaft halten unterschiedliche Mechanismen der Entstehung und Absicherung von Verhaltenserwartungen bereit.[1117] In allen drei Fällen sind Personen die zentrale Adresse von Verhaltenszurechnung. Die abstrakte Regulierung von Verhaltenserwartungen und Sanktionsandrohungen erfolgt jedoch über Rollen. Interaktion, Organisation und Gesellschaft unterscheiden sich zwar in ihren Sanktionsmöglichkeiten (Ausschluss aus der Interaktion, Beendigung des Mitgliedschaftsverhältnisses, staatliche Durchführung rechtlich angekündigter Sanktionen) und dem Grad sowie der Art, in dem Verhaltenserwartungen expliziert und formalisiert sind. In allen drei Systemformen sind Verhaltenserwartungen jedoch über Rollen strukturiert und richten sich an Personen, die als Vertreter dieser Rolle beobachtet werden.

Hypothese zur Funktion von Standardisierung im Anschluss an die voranstehenden Überlegungen ist, dass Standardisierung die traditionelle Rollenorientierung funktional äquivalent erfüllt[1118] und dabei auf die Entstehung formaler Or-

1114 Brunsson/Jacobsson, 2000, A World of Standards, S. 22ff.

1115 Brunsson/Jacobsson, 2000, A World of Standards, S. 169ff.

1116 Brunsson/Jacobsson, 2000, A World of Standards, S. 22ff, 46ff, 171ff.

1117 Luhmann, 1995, Funktionen und Folgen formaler Organisation, S. 23ff; Luhmann, 2005, Interaktion, Organisation, Gesellschaft.

1118 Diese These wird durch Daemmrichs Vergleich der USA und Deutschlands hinsichtlich der politischen Bearbeitung des Nebenwirkungsrisikos von Arzneimitteln unterstützt: Während in Deutschland die Ärzteschaft als Profession nach wie vor eine zentrale Rolle

ganisation und interaktionsunabhängiger Kommunikationskontexte ebenso angewiesen ist, wie sie diese ermöglicht. Der zentrale Unterschied, den Standards aus dieser Perspektive machen, besteht somit anders als im Neo-Institutionalismus nicht in der Freiwilligkeit der Übernahme eines Standards, sondern primär in der Art der Zurechnungsadresse: Verhalten von Personen wird über Standards funktional äquivalent zur Rolle reguliert.

Standards sind als Alternative zu Organisation als Koordinierungsmechanismus zu denken. Freiwilligkeit ist keine Besonderheit von Standards und Märkten. Definiert man die Freiwilligkeit eines Standards, indem die Übernahme freiwillig ist (oder doch als freiwillig zugerechnet wird), so gilt dies analog für Organisationen. Auch die Anordnungen einer Organisation sind erst und nur für diejenigen verbindlich, die sich freiwillig entschieden haben, Mitglied der Organisation zu werden. Statt analog zu Organisation und Markt als Koordinierungsmechanismus sind Standards deshalb analog zur Rolle als *Zurechnungs- und Regulierungsobjekte* theoretisch zu fassen. Statt Verhalten von Personen über Erwartungen an Rollen direkt festzulegen, werden mit Standards die Ergebnisse von Verhalten erwartbar gemacht. Ähnlich wie Rollen liegen auch Standards nur als Medium vor. Weder die Rolle des Arztes noch die Rolle des Organisationsmitglieds und auch nicht die Rolle des Familienvaters sind selbst real greifbar. Beobachtbar werden Rollen erst über die Formen, die diese Rolle annimmt, also die Personen, die als Vertreter dieser Rolle zugerechnet werden. Dasselbe gilt für Standards. Ob als DIN-Norm, als ISO-9000-Standard oder als gesetzliche Richtlinie – nur in der konkreten Beobachtung von etwas auf einen Standard hin kann auf den Standard rückgeschlossen werden. Ansonsten ist der Standard nur Papier ohne soziale Konsequenzen, so wie auch die über die mittelalterlichen Apothekerordnungen definierte Apothekerrolle heute ohne soziales Kondensat ist.

Ebenfalls analog zur Rolle sind die Herkunft der Erwartungen und die Mechanismen zu deren Enttäuschungsabsicherung variabel. Rollenerwartungen können über Verträge organisational, über Gesetze staatlich oder über Tradition interaktional definiert und durchgesetzt sein. Staatlich gestützte gesetzliche Normen, Sanktionen innerhalb eines professionellen Standes, der Vertrag mit einer Organisation und ein interaktionaler Konformitätsdruck sind funktional äquivalent. Analog gilt für Standards, dass die staatliche Festlegung von Produkteigenschaften oder Grundsätzen der Unternehmensführung (wie die Höhe der Boni) sich von der Festlegung durch eine Organisation oder von den Usancen eines Netzwerkes nicht grundsätzlich unterscheidet. In jedem Fall wird

bei der Festlegung von Anforderungen an klinische Prüfung und die Zulassung von Arzneimitteln spielt, geschieht dies in den USA in wesentlich stärkerem Maße über zentral entwickelte und politisch stabilisierte Standards, vgl. Daemmrich, 2004, Pharmacopolitics.

Verhalten über die Standardisierung des Ergebnisses erwartbar gemacht, wobei sich lediglich die Mechanismen der Erwartungsstabilisierung unterscheiden.[1119]

Standardisierung in diesem Sinne einer Verhaltensregulierung durch Festlegung von Standards als Verhaltensergebnissen hat gegenüber der Verhaltensregulierung über Rollen den gesellschaftsevolutionär grundlegenden Vorteil einer erheblichen Abstraktionssteigerung: Durch die Festlegung von Standards als Erwartungen an Verhaltensergebnisse wird das konkrete Verhalten von Personen freigegeben und interaktional und organisational disponibel. Verhalten kann durch die Programme von Organisationen auf vielfältige Weise aufeinander bezogen werden, wenn sich normative Erwartungen lediglich auf die Ergebnisse beziehen – ob dieses Ergebnis nun in einem bestimmten Produkt (wie dem Arzneimittel) oder einer bestimmten Entscheidungsnorm (wie bei ISO 9000) besteht.[1120] Über Standards als Regulierungsadresse – Regulierung als staatliche wie als „private" Regulierung – ist es möglich, auf direkt Personen zurechenbare Verhaltenserwartungen zu verzichten und gleichwohl eine Richtung des (Entscheidungs-)Verhaltens vorzugeben. Statt vom Arzt ein Handeln nach bestem Wissen und Gewissen zu verlangen und dies über Standeskontrolle zu spezifizieren und zu kontrollieren, kann eine Standardtherapie bei bestimmten Erkrankungen festgelegt, durch die Organisation implementiert und als Verhaltensstandard durchgesetzt werden. Organisationen sind auf diese Weise zugleich weitgehend frei in der Gestaltung ihrer Entscheidungsprämissen und festgelegt auf bestimmte Produkt-, Qualitäts- oder Ethikstandards.

In diesem Sinne ist Standardisierung eine Voraussetzung für die Verbreitung von Organisation. Nur wenn auf diese Weise organisationsübergreifende Erwar-

1119 Ein Grund für die Vernachlässigung des Aspektes der Standardisierung in systemtheoretisch angeleiteten Untersuchungen kann darin vermutet werden, dass Luhmann Dingen als Struktur-Identitäten explizit eine schwindende Relevanz zuspricht. Dies ist zwar richtig, insofern Dinge in einem ontologisch-ordnenden Sinne verstanden werden. Als standardisierte Produkte sind sie gleichwohl zentral. Dies wird beispielsweise an der Studie von Stichweh zur Evolution der Wissenschaftspolitik deutlich: Stichweh konstatiert einen historischen Wandel von der Ebene der Personen und Rollen auf Programme und Werte, jeweils verstanden als Identitäten im auch hier verwendeten Sinne. Obwohl Stichweh dies explizit über den Aspekt des Forschungsprojekts fasst, entgeht ihm jedoch der Umstand, dass Forschungsprojekte als Ding-Identität – also als Zurechnungsadresse mit spezifischen Erwartungen – spezifiziert sein müssen, damit Programme und Werte überhaupt greifen können, vgl. Stichweh, 1994, Differenzierung von Wissenschaft und Politik, S. 157 (Wissenschaftspolitik als Berufungspolitik), 160 "Wissenschaftspolitik wechselt von der Ebene der Personen und der Rollen auf die Ebene der Programme und Werte", 164 (Umstellung der Wissenschaftspolitik auf Programme der Forschungsförderung).

1120 So stellt Furusten bei seiner Untersuchung des Managementstandards ISO 9000 fest: „Even though the standard is universal in regard to principles of organization, it does not claim to indicate *how* these principles are to be implemented." [Hervorhebung im Original], vgl. Brunsson/Jacobsson, 2000, A World of Standards, S. 74.

tungen bestehen, können Organisationen in der konkreten Abstimmung von Verhalten freigestellt werden. Was mitunter als „Raubtierkapitalismus" beobachtet wurde, ist eine Situation, in der zwar Organisation und damit ein von gesellschaftlichen Rollen losgelöstes (Entscheidungs-) Verhalten bereits besteht, der organisierten Abstimmung von Verhalten aber keinerlei Grenzen gesetzt sind. Standardisierung im staatliche und private Normsetzung übergreifenden Sinne erfüllt die Funktion der „Einbettung"[1121] von organisierter Komplexität in gesellschaftliche Erwartungen an zu bestehende Eigenschaften. Dies kann negativ beobachtet werden als eine Überregulierung der Gesellschaft bei gleichzeitiger Unverbindlichkeit.[1122] Aus der hier gewählten Perspektive ersetzt es jedoch lediglich eine über Rollen strukturierte Erwartungsbildung. An die Stelle einer interaktionalen und gesellschaftlichen Normierung der von einem Familienvater oder Arzt zu erfüllenden Verhaltenserwartungen treten Standards für Kindererziehung und Blinddarmoperationen. Ermöglicht wird auf diese Weise eine Komplexitätssteigerung bei gleichzeitig weiterhin normativer Erwartungsbildung.[1123]

### 3. *Zum Zusammenhang von Standardisierung, Rollen und Organisation*

Standards ersetzen Rollen weder sofort noch vollständig in ihrer Funktion der Verhaltensregulierung. Insbesondere die organisational definierte Mitgliedschaftsrolle bleibt unverzichtbar, um auf das Verhalten von Personen zuzugreifen. Gesellschaftlich regulierte Rollen werden jedoch zunehmend verdrängt. Eine These, wie sie insbesondere in der Professionssoziologie, aber auch in der allgemeinen Gesellschaftstheorie formuliert wird, kann aus dieser Perspektive modifiziert werden: Nicht Organisation verdrängt Profession, sondern Standards ersetzen zunehmend Rollen in ihrer Funktion der Verhaltensregulierung.

1121 Polanyi, 1978, Great Transformation.

1122 Brunsson/Jacobsson, 2000, A World of Standards, passim, v.a. Kapitel 2, 3 und 12.

1123 An dieser Stelle ergeben sich zudem Perspektiven für die Theorie der politischen Steuerung im Allgemeinen, der Implementationsforschung im Speziellen. In der Implementationsforschung wird Regulierung definiert als Regulierung von Akteuren. Auch ein sehr weit gefasster Akteursbegriff, der neben Menschen auch Organisationen als Zurechnungsadressen umfasst, ist jedoch aufgrund der Theoriekonzeption nicht in der Lage, einen Aspekt wie Standardisierung im hier gewählten Sinne in seiner ganzen Tragweite sichtbar zu machen. Der zentrale Aspekt besteht hier darin, dass gerade nicht die Akteure – Personen oder Organisationen – direkt reglementiert werden, sondern lediglich die Anforderungen an das (Entscheidungs-) Verhaltensergebnis. Verhalten von Personen und die Zusammensetzung von Verhalten in organisierten Entscheidungsprogrammen ist damit in seiner potenziellen Komplexität weitgehend freigesetzt, obwohl *zugleich* das Minimum gesellschaftlicher Koordination gewahrt bleibt, vgl. Mayntz, 1983, Implementation politischer Programme II, v.a. S. 14.

Eine zentrale soziologische Fragestellung betrifft die Entstehung von Organisation und deren gesellschaftliche Folgen. Nicht zuletzt die Aufklärung über durch Industrialisierung entstehende soziale Missstände ist ein wesentliches Anliegen der empirischen Soziologie.[1124] Organisation oder Bürokratie gilt zwar als ein zentrales Charakteristikum der Moderne,[1125] doch Organisation ist trotz unterschiedlicher Organisationsbegriffe fast durchgängig negativ besetzt. Bereits Weber verwendet die eher negativ assoziierte Metapher des stahlharten Gehäuses. Die Analysen Sennetts über die „Flexibilisierung" des modernen Menschen gehen im Prinzip in dieselbe Richtung.[1126] Wenn Perrow der Entstehung von Organisation eine Zentralisierung von Macht und Vermögen zuschreibt und dem Prinzip der formalen Organisation das eines dynamischen Netzwerks kleiner Organisationen entgegenstellt,[1127] geht auch dies in dieselbe, tendenziell gesellschaftskritische Richtung: Amerika hätte sich anders – und besser – entwickeln können. Ob Organisation als abhängige Variable von Ökonomisierung, Technisierung und Verwissenschaftlichung gesehen wird oder als unabhängige Variable, die solche Entwicklungen befördert und behindert – Organisation bleibt ein Faktor, dem zumindest auch eine Einschränkung von Handlungsfreiheit, eine Kolonialisierung der Lebenswelt und eine Entmenschlichung von Lebensverhältnissen zugerechnet wird.

Eine zentrale Argumentationslinie stellt mit diesem gesellschaftstheoretischen Bezug Organisation und Profession gegenüber. Diese Sichtweise geht insbesondere auf Parsons, in gewisser Hinsicht aber bereits auf Weber zurück.[1128] Dabei ist Profession der eindeutig positiv besetzte Mechanismus: Professionelle Ethik leitet das Verhalten von Personen und ermöglicht eine ebenso wissenschaftlich-

1124 Lazarsfeld, 1961, Notes on the History of Quantification in Sociology; Maus, 1973, Zur Vorgeschichte der empirischen Sozialforschung; Gorges, 1980, Sozialforschung in Deutschland 1872-1914, v.a. S. 117; Bonß, 1982, Die Einübung des Tatsachenblicks, v.a. S. 125ff; Kern, 1982, Empirische Sozialforschung; Oberschall, 1997, Empirische Sozialforschung in Deutschland 1848-1914.

1125 Weber, 1921/1972, Wirtschaft und Gesellschaft; Luhmann, 2000, Organisation und Entscheidung; Schimank, 2001, Organisationsgesellschaft; Perrow, 2002, Organizing America; Schimank/Volkmann, 2008, Ökonomisierung der Gesellschaft.

1126 Sennett, 1998, Der flexible Mensch. Vgl. auch Ritzer, 2004, The McDonaldization of Society.

1127 Perrow, 2002, Organizing America.

1128 „The professional complex has already become the most important single component in the structure of modern societies. It has displaced first the <state> and then the <capitalistic> organisation of the economy. The massive emergence of the professional complex, not only the special status of capitalistic or socialistic modes of organisation, is the crucial structural development in twentieth-century society.", vgl. Parsons, 1968, Professions, S. 545.

qualitativ hochwertige wie normativ wünschenswerte Leistungserbringung.[1129] Diese positive Sichtweise von Professionen im Strukturfunktionalismus wird in der weiteren Entwicklung der Professionssoziologie in vielfacher Hinsicht kritisiert.[1130] Doch obwohl eine Auszeichnung der Professionen – gegenüber occupations – über eine besondere Ethik kaum haltbar ist und die Differenzierung von Profession und Beruf insgesamt zunehmend fraglich wird,[1131] hält sich die Gegenüberstellung von Profession und Organisation.

Insbesondere Abbott konstatiert einen „Onslaught of organization", einen Angriff von Organisation auf Profession.[1132] Dem liegt ein erheblich weiter gefasster Professionsbegriff zugrunde, als dies bei Parsons der Fall ist. Die Unterscheidung von Profession und Beruf ist hier evolutionär statt funktionalistisch angelegt. Das Postulat einer spezifischen Ethik ist nur einer von vielen Aspekten, mit dem eine Profession sich im Kampf um Tätigkeitsfelder (jurisdictions) durchsetzen und damit zur Profession werden kann.[1133] Der „Angriff" der Organisation besteht darin, dass Wissen statt in Professionellen – also Menschen – nun in Organisationen oder auch commodities[1134] kondensiert wird. Organisation verdrängt Profession, wenn Wissen in den Strukturen von Organisation verwaltet und dessen Anwendung von der Organisation verantwortet wird statt von der Profession und den Professionellen.

Die professionssoziologische Beobachtung zum Verhältnis von Organisation und Profession kann mit der oben formulierten Hypothese der Standardisierung als Adresse von Verhaltensregulierung modifiziert und spezifiziert werden. Nicht Organisation ersetzt Profession, sondern Standards treten an die Stelle von Rollen als Adressen der Erwartung und Erwartungsstabilisierung, was jedoch Voraussetzung für ein Erbringen voraussetzungsvoller Leistungen durch Organisation statt durch persönliche Rollenvertreter ist. Dinge als standardisierte Produkte und Standards im Allgemeinen ersetzen Rollen funktional äquivalent und sind die Voraussetzung und der Katalysator für die Verdrängung der Professionellen als persönlichen Rolleninhabern durch Organisation. Organisation verdrängt nicht die Profession, sondern den professionellen Rollenvertreter, wenn es ge-

1129 Parsons, 1939, The Professions and Social Structure; Parsons, 1951, The Social System, Kapitel 10; Parsons, 1968, Professions.

1130 Johnson, 1967, Professions and Power; Larson, 1977, The Rise of Professionalism.

1131 Dies zeigt sich nicht zuletzt daran, dass die Professionssoziologie sich zunehmend an umfassenderen Konzepten orientiert, wie dem der professionellen Leistung oder des Expertenwissens, vgl. Hitzler/Honer et al., 1994, Expertenwissen; Mieg/Pfadenhauer, 2003, Professionelle Leistung - Professional Performance.

1132 Abbott, 1991, The Future of Professions.

1133 Abbott, 1988, The System of Professions.

1134 Zur „Verdinglichung" (commodification) von Wissen – insbesondere auch im Zusammenhang mit der Entstehung der Informationstechnologie – vgl. Abbott, 1988, The System of Professions, S. 236ff.

lingt, die professionelle Leistung als selbstständig adressierbare Identität zu stabilisieren. Zugleich gilt umgekehrt, dass Organisation nicht nur eines funktionsfähigen Rechts, einer Geldwirtschaft und freigestellter Individuen (Weber, Luhmann) bedarf, sondern außerdem der Entstehung von Standards als Zurechnungsobjekten von Erwartungen. Dies gilt in umso stärkerem Maße, je anspruchsvoller die betreffenden Leistungen sind.

„Profession" ist dabei in einem ähnlich umfassenden und evolutionär variablen Sinne zu verstehen wie bei Abbott. Sowohl der Begriff als auch dessen Definition sind dabei jedoch mit stärkerem Bezug auf funktionale Analyse und systemtheoretische Gesellschaftstheorie bestimmt. Der hier relevante Aspekt besteht darin, dass eine bestimmte Rolle als Adresse von Verhaltenserwartungen und Mechanismen der Erwartungsstabilisierung entsteht und diese Rolle durch nicht-kontingente Mechanismen mit bestimmten Personen verbunden werden, die dann als Rollenvertreter beobachtbar sind. Der Unterschied zwischen dem, was in der Professionssoziologie als Profession und Beruf oder profession und occupation bezeichnet wird, reduziert sich aus dieser Perspektive auf die Art, wie Erwartungen zustande kommen und den Grad, in dem sie als stabilisierungsbedürftig erscheinen. Die Art der Ausbildung, der Grad, in dem die Professionellen selbst und der Staat Einfluss auf die formalisierten Rollenerwartungen nehmen, die Sanktionen bei Verstoß gegen die Erwartungen – all diese klassischen Kriterien der Unterscheidung zwischen Profession und Beruf reduzieren sich so auf die Art des Zustandekommens und Stabilisierens von Rollenerwartungen.

Aus einer systemtheoretischen Perspektive erübrigt sich die Differenzierung zwischen Profession und Beruf. Zur Bestimmung eines eindeutigen Kriteriums müsste auf Relevanz- und Bestandskriterien zurückgegriffen werden, wie sie aber gerade abgelehnt werden.[1135] Der Vorschlag, nur solche Berufe als Profession zu klassifizieren, die einem Funktionssystem zugeordnet sind,[1136] wider-

1135 Luhmann sieht in der ad-hoc-Einführung von Bestandskriterien eine zentrale Schwäche der parsonsschen Systemtheorie. Da er diese Schwäche für nicht im Rahmen der bestehenden Theorie korrigierbar hält, entwickelt er in expliziter Abgrenzung zum Strukturfunktionalismus die luhmannsche „funktionsstrukturalistische" Systemtheorie. Systeme werden anhand analytischer Leitfragen und empirischer Beobachtung abgeleitet, sie werden theoretisch jeweils eigenständig begründet, statt ad hoc eingeführt zu werden, und die Theorie geht von der Unwahrscheinlichkeit bestimmter Strukturen anstelle eines vorabstrukturierten Gegenstands aus, vgl. Luhmann, 1999, Die Gesellschaft der Gesellschaft, S. 813f, 857ff; Stichweh, 2001, Gesellschaft der Gesellschaft - Strukturentscheidungen und Entwicklungsperspektiven, S. 30; Luhmann, 2002, Einführung in die Systemtheorie, S. 14, 37, 40; Luhmann, 2005, Soziologische Aufklärung, S. 95; Luhmann, 2005, Interaktion, Organisation, Gesellschaft.

1136 Stichweh schlägt vor, von einer Profession nur dann zu sprechen, „wenn eine Berufsgruppe in ihrem beruflichen Handeln die Anwendungsprobleme der für ein Funktionssystem konstitutiven Wissensbestände verwaltet", vgl. Stichweh, 1994, Professionen und Disziplinen, S. 369.

spricht entweder dem Grundsatz, keine Bestandskriterien ex ante einzuführen oder mündet in einer Variante der Theorieverwendung, nach der zunächst ein gesellschaftlicher Bereich als Funktionssystem beschrieben werden müsste, um dann auch den zugehörigen Beruf zur Profession zu adeln.

Mit der Bestimmung über die Rolle als Zurechnungsobjekt von Verhaltenserwartungen und Mechanismen der Erwartungsstabilisierung tritt die Unterscheidung zwischen Profession und Beruf als lediglich graduelle Unterscheidung in den Hintergrund. Zentral bedeutsam wird hingegen die Unterscheidung zwischen Rollenvertreter und Experten. Sowohl Rollenvertreter als auch Experten können daraufhin beobachtet werden, dass sie über spezifisches Wissen in besonderer Art verfügen, dieses Wissen erworben haben, anwenden und gegebenenfalls weitergeben können. Der zentrale Unterschied zwischen Rollenvertretern und Experten ist jedoch folgender: Während die von einem Rollenvertreter zu erfüllenden Erwartungen über die Rolle definiert sind und eine Abweichung dieser Erwartungen einschließlich spezifizierter Sanktionen dem Rollenvertreter zugerechnet wird, ist der Experte frei von derartigen gesellschaftlich spezifizierten Verhaltenserwartungen. Der Experte mag als Angestellter in einer Organisation beschäftigt und damit auf die mit der jeweiligen Mitgliedschaftsrolle einhergehenden Erwartungen verpflichtet sein. Arbeitet er als Selbstständiger, entfallen auch diese Anforderungen. In jedem Fall ist der Experte anders als der Rollenvertreter nicht auf eine bestimmte Rolle und die damit einhergehenden Verhaltenserwartungen verbindlich festgelegt.

Dieser zentrale Unterschied zwischen Rollenvertreter und Experten ist nicht durch die Art des erworbenen Wissens bedingt. Auch Anwälte oder Ärzte können als Experten tätig sein, obwohl sie bis heute vielfach zugleich Rollenvertreter sind. Deshalb leitet es fehl, über die Art des Wissens einen Unterschied zwischen Profession und Beruf oder zwischen professionellem oder Expertenwissen begründen zu wollen. Der Unterschied liegt vielmehr in der Art und Weise, auf die Erwartungen geordnet und abgesichert werden. Dem Experten wird lediglich ein spezifisches Wissen zugerechnet – der Rollenvertreter ist auf die Erfüllung bestimmter Verhaltenserwartungen verpflichtet. Damit ist keineswegs ausgeschlossen, dass Rollenvertreter zugleich Organisationsmitglieder sind. Auch hier verläuft die Unterscheidung danach, wie Verhaltenserwartungen geordnet werden und wie die Verantwortung für die Erfüllung von Verhaltenserwartungen zugerechnet wird. Kann sich eine Person darauf zurückziehen, gemäß den Entscheidungsprogrammen der Organisation, deren Mitglied sie ist, gehandelt zu haben, ist diese Person als Organisationsmitglied und gegebenenfalls Experte zu beobachten; als Rollenvertreter ist eine Person hingegen beobachtbar, wenn sie für Verstöße gegen Rollenerwartungen zur Rechenschaft gezogen wird.

Dies erlaubt eine Reformulierung dessen, was zumeist unter den Begriffen der Professionalisierung und Deprofessionalisierung gefasst wird. Professionalisierung wird dabei verstanden als der Übergang von einem Beruf zu einer Profession, was vor allem an einer Theoretisierung des zugehörigen Wissens sowie einer Autonomisierung der betreffenden Berufsgruppe festgemacht wird. Von Deprofessionalisierung ist insbesondere dann die Rede, wenn eine bestimmte Kategorie von Wissen nicht mehr einer einzigen Berufsgruppe zugeordnet werden kann. Diese Argumentationsanlage führt dazu, eine „professionalization of everyone"[1137] zu konstatieren, da immer mehr ehemals über Berufsausbildungen vermittelte Wissensbereiche nun über akademisierte Ausbildungsgänge weitergegeben werden. Die Professionssoziologie reagiert darauf mit dem Ruf nach einem strengeren Professionskonzept oder der Infragestellung der Professionssoziologie als spezifischer Fachrichtung insgesamt.

Aus der hier gewählten Perspektive kann beides als unnötig angesehen werden. Geht man von der Art der Adressierung und Stabilisierung von Verhaltenserwartungen aus, so erscheint die *professionalisation of everyone* in einem anderen Licht: Zwar wird bislang handwerkliches Wissen akademisiert. Doch solange keine Rollen entstehen, über die spezifische Erwartungen persönlich zugerechnet werden, ist dies nichts weiter als eben eine Akademisierung von insbesondere Ausbildungsgängen. Vielmehr ist umgekehrt eine „Entprofessionalisierung" in dem Sinne zu beobachten, dass in vielen Wissensbereichen von Rollen auf Standards und damit von Rollenvertretern auf Experten umgestellt wird. Mit dieser Entwicklung verliert die Professionssoziologie jedoch keineswegs ihre Berechtigung. Nicht nur besteht eine zentrale Aufgabe darin, das Verhältnis von Wissen, Erwartung und Erwartungszurechnung zu untersuchen. Vor allem bleiben Berufe im Sinne von Bildungsabschlüssen für bestimmte Tätigkeiten ein zentraler Identifikationspunkt für Karriere- und Lebensplanung, dem gerade angesichts des Bedeutungsverlusts von gesellschaftlich definierten Rollen eine zentrale Bedeutung für die Koordination von Wissenserwerb und praktischer Tätigkeit zukommt. Überholt sind lediglich die Begrifflichkeiten, nicht die Fragestellungen.

### *4. Organisation und Gesellschaft*

Die zunehmende Umstellung gesellschaftlicher Bereiche auf Organisation ist nicht nur ein onslaught of organisation auf Profession oder ein institutioneller Wandel der Erwartungsstrukturen. Auch ist diese Umstellung nicht allein auf wirtschaftliche Gewinnzusammenhänge reduzierbar. Vielmehr findet hier eine Entwicklung statt, die Gesellschaft insgesamt in eine neue Grundsituation mit neuen Möglichkeiten, aber auch neuen Gefährdungen, Risiken und somit Anfor-

1137 Wilensky, 1965, The Professionalization of Everyone?.

derungen führt. Die Möglichkeiten sind im Wesentlichen das, was im 19. und beginnenden 20. Jahrhundert als Fortschritt beobachtet wird: eine Verbesserung der Lebensverhältnisse für alle. Die Risiken jedoch liegen im Gelingen der Stabilisierung und der Kontrolle dieser neuen, flexibleren Erwartungsstrukturen.

Während traditionell Personen daraufhin beobachtet werden konnten, ob sie den über ihre Rollen definierten Erwartungen ausreichend gerecht werden, geht es nun darum, ob Dinge als standardisierte Produkte oder Standards im Allgemeinen die an sie gerichteten Erwartungen erfüllen. Personen, aber auch die diese Dinge erforschenden, herstellenden und vertreibenden Organisationen sind von der direkten Kontrolle in wesentlichen Bereichen freigestellt. Das hat nicht nur Folgen für den nunmehr flexibleren, da interaktional und sozial ungebundeneren Menschen – es hat auch Folgen für die systematisch flexible und vor allem eigendynamische Organisation: Organisationen sind in ihrer Zwecksetzung immer seltener auf eine einzige gesellschaftliche Funktion ausgerichtet.

Für die Anfänge der funktionalen Differenzierung mag die Beobachtung noch zutreffen, dass die größten und wichtigsten Organisationen einem einzigen Funktionssystem zugeordnet sind[1138] in dem Sinne, dass sie eine einzige Funktion als primäre Entscheidungsprämisse verwenden. Aus gesellschaftstheoretischer Perspektive erscheinen derartige Organisationen als „monophon". Davon bleibt unbenommen, dass aus organisationstheoretischer Perspektive jede Organisation auf eine Vielzahl von Funktionssystemen angewiesen ist und entsprechende Kommunikationen in der Organisation stattfinden – auch ein Gericht oder eine Kirche zahlt Gehälter und schafft Büromaterial an, auch ein Industrieunternehmen muss rechtlichen Normen genügen und beschäftigt Juristen, um die rechtliche Seite der Geschäfte zu kontrollieren.[1139] „Monophon" bezieht sich somit

1138 Nach Luhmann bilden sich die wichtigsten und größten Organisationen innerhalb der Funktionssysteme und übernehmen deren Funktionsprimat sowie deren binäre Codierung. So sind Banken, Krankenhäuser, Schulen, Armeen und politische Parteien der Gesellschaft durch funktionale Differenzierung zugeordnet, vgl. Luhmann, 1999, Die Gesellschaft der Gesellschaft, S. 841; Luhmann, 2000, Organisation und Entscheidung, S. 405.

1139 Zur Multireferentialität von Organisation, vgl. Bora, 2001, Öffentliche Verwaltungen zwischen Recht und Politik. Diese Multireferentialität ist zugleich Voraussetzung für eine Vielzahl von Funktionen, die Organisation in der funktional differenzierten Gesellschaft erbringt. Zu diesen Funktionen gehören insbesondere die Ausstattung der Funktionssysteme mit externer Kommunikationsfähigkeit (Luhmann, 1999, Die Gesellschaft der Gesellschaft, S. 607, 834, 844; Luhmann, 2000, Organisation und Entscheidung, S. 407ff; Luhmann, 2002, Die Politik der Gesellschaft, S. 226; Luhmann, 2002, Die Religion der Gesellschaft, S. 235), die strukturelle Kopplung von Funktionssystemen durch Organisation (Luhmann, 2002, Die Politik der Gesellschaft, S. 400), die Restabilisierung von Funktionssystemen (Luhmann, 1999, Die Gesellschaft der Gesellschaft, S. 488ff. sowie die Interdependenzunterbrechung (Luhmann, 2000, Organisation und Entscheidung, S. 412f.)

allein auf die Zwecksetzung der Entscheidungsprämissen. Auf dieser Ebene jedoch ist ein Wandel zu verzeichnen: An die Stelle einer monophonen Orientierung der Zwecksetzung tritt eine polyphone Ausrichtung der Zwecksetzung von Organisationen an mehreren Leitunterscheidungen.[1140] Organisationen der pharmazeutischen Industrie orientieren sich an wirtschaftlichen ebenso wie an medizinisch-pharmazeutischen Unterscheidungen; private Schulen orientieren sich nicht nur an Erziehung, sondern auch an Gewinnmöglichkeiten; Ähnliches gilt für private Universitäten oder private Krankenhäuser. Organisationen können – anders als gesellschaftlich definierte Rollen – nur bedingt verpflichtet werden, einen bestimmten Zweck zu verfolgen, einen einmal gewählten Zweck beizubehalten oder sich allein an diesem zu orientieren. Im Zweifel kann die Organisation immer liquidiert und eine neue gegründet werden. Die Orientierung der Zwecksetzung einer Organisation an mehreren Leitunterscheidungen ist nicht unmöglich, im Gegenteil.[1141] Aber sie führt zu einer Konkurrenz der Codierungen und damit organisational zu spezifischen Managementproblemen und gesellschaftlich zu einer nicht ohne Weiteres vorhersehbaren Gemengelage.

Schließlich geht mit der über Standardisierung ermöglichten Organisation eine erhebliche Komplexitätssteigerung einher.[1142] Die Grenzen der Komplexität liegen nicht mehr in dem, was von einer Einzelperson zu überblicken und zu verantworten erwartet werden kann, sondern in dem, was über die Entscheidungsprämissen der Organisation koordinierbar ist. Bereits die Schriftlichkeit der Akte und die doppelte Buchführung schafft – oder wenigstens: verändert – diese Möglichkeit der Ordnung sozialer Handlung über Mitgliedschaft und Entscheidung; die Verknüpfungskapazitäten des Computers erweitern diese Komplexitätsverarbeitungsgrenzen noch einmal erheblich.[1143] Die neue Herausforderung der formal organisierten Gesellschaft besteht darin, Menschen auf Moral zu verpflichten, wo dies über soziale Rollen und interaktive Kontrolle immer weniger möglich ist. Mindestens ebenso dringlich ist, Organisationen auf ein „moralisches Entscheidungsverhalten" zu verpflichten, wo die Orientierung auf bestimmte gesellschaftliche Funktionen nicht mehr gelingt. Standards sind eine Möglichkeit, das Entscheidungsverhalten von Organisationen jedenfalls auf

1140 Åkerstrøm-Andersen, 2001, Polyphonic Organisations.

1141 Luhmann beschreibt Universität als an zwei Funktionssystemen (Wissenschaft und Erziehung) ausgerichtete Organisation sowie daraus resultierende Schwierigkeiten, vgl. Luhmann, 2005, Zur Situation der Universitäten.

1142 Erweiterung und Reduktion von Komplexität gehören zusammen: „Auf der Grundlage sozial erweiterter Komplexität kann und muß der Mensch wirksamere Formen der Reduktion von Komplexität entwickeln", vgl. Luhmann, 2000, Vertrauen, S. 5ff (Zitat S. 8).

1143 Die Umstellung auf Netzwerke und Bewusstsein wurden als weitere Komplexitätsverarbeitungsmöglichkeiten vorgeschlagen, vgl. Baecker, 2007, Studien zur nächsten Gesellschaft.

bestimmte Ergebnisse zu verpflichten. Dies hat den Vorzug, Komplexität zuzulassen (auf der Ebene der Programme der Organisation) und zugleich zu reduzieren (auf der Ebene der so bewirkten Ergebnisse).[1144] Die Frage bleibt, ob dieser Mechanismus mit der Komplexitätssteigerung von Entscheidungsverhalten aufgrund neuer Verarbeitungsmechanismen Schritt halten kann. Der Ruf nach dem moralischen Menschen, wie er im MBA-Eid oder der Gegenüberstellung von „Banker" und „Bankier" zum Ausdruck kommt, ist ein Anachronismus,[1145] der Traum von einem Paradies, aus dem uns bereits die formale Organisation und erst recht die computergestützte formale Organisation vertrieben hat.[1146]

## 5. *Konsequenzen für den Menschen*

Der Bedeutungszuwachs von Standardisierung und Organisation in allen gesellschaftlichen Bereichen und die zunehmende Marginalisierung gesellschaftlich definierter Rollen und ihrer persönlichen Vertreter hat nicht nur Konsequenzen für die Gesellschaft, sondern auch für den Menschen in dieser Gesellschaft. Solche Konsequenzen wurden für den Menschen als Mitglied der Organisation vielfach beschrieben.[1147] Doch die Komplexitätssteigerung durch Umstellung von Rollen auf Standards und von Rollenvertretern auf Organisation auch hat Konsequenzen für den Menschen außerhalb einer konkreten Organisationsmitgliedschaft. Menschen sind zunehmend von „organisierten Produkten" (also durch Entscheidungsverhalten von Organisationen geprägten Produkten) umgeben, deren Komplexität sie nicht beurteilen können. Sich hier zurechtzufinden, bedarf eines wachsenden Aufwands an reflektierter Auseinandersetzung mit alltäglichen Lebensbereichen.

Die moderne Gesellschaft basiert wesentlich darauf, dass Entscheidungen auf Personen zugerechnet werden.[1148] Der Wahlspruch der Aufklärung, nach der der Mensch sich seines eigenen Verstandes ohne Hilfe eines anderen zu bedienen habe,[1149] bringt dieses Novum der Moderne als Postulat zum Ausdruck. Der

1144 Für Fertigarzneimittel wurde gezeigt, dass zwar die Zusammensetzung offenzulegen ist (Ergebniskontrolle), dass Herstellungsverfahren aber geheim gehalten werden dürfe (Spielraum auf der Programmebene).

1145 So beispielsweise auch Nassehi und Mittelstraß, vgl. Mittelstraß, 2009, Wirtschaft und Ethos; Nassehi, 2009, Mit ästhetischer Erziehung aus der Finanzkrise?.

1146 Zum Verhältnis von Verbreitungsmedien, Organisation und der nächsten Gesellschaft vgl. Henkel, 2010, Verbreitungsmedien, Organisation und die nächste Gesellschaft.

1147 So entgegen aller Vorwürfe einer „unmenschlichen" Theorie auch: Luhmann, 1995, Funktionen und Folgen formaler Organisation, S. 390f.

1148 Zur Entstehung subjektiver Rechte sowie der Ergänzung durch Freiheits- und Sozialrechte vgl. Luhmann, 1994, Das Recht der Gesellschaft, S. 481ff.

1149 Kant, 1994, Was ist Aufklärung, S. 55.

Einzelne gewinnt seine Identität nicht mehr über Schicht- und Familienzugehörigkeit, sondern primär über die jeweilige individuelle Geschichte zurechenbarer Entscheidungen. Die Entscheidung zu bestimmten Organisationsmitgliedschaften spielt dabei eine erhebliche Rolle. Doch über solche biografischen Entscheidungen hinaus werden zunehmend auch alltägliche Verhaltensweisen als Entscheidungen beobachtet: Wie man sich ernährt, ob man Sport treibt, wie man mit Stress umgeht oder seine Kinder erzieht – all dies ist nicht mehr durch Tradition und das soziale Umfeld vorgegeben, sondern wird dem Einzelnen als Entscheidung zugerechnet. Diese Entscheidungszurechnung betrifft nicht nur die groben Linien, sondern geht bis in die Details hinein. Ein Kinderspielzeug oder einen Fußbodenbelag mit gesundheitsschädlichen Substanzen erworben zu haben, ist ebenfalls eine Entscheidung, die anders hätte getroffen werden können. In dem Maße, in dem das Wissen um Alternativen und Konsequenzen vorhanden ist, werden Verhaltensweisen zu Entscheidungen und Gefahren zu Risiken – jedenfalls in der Zurechnung.

Der Ausgang des Menschen aus seiner selbst verschuldeten Unmündigkeit war bereits im ausgehenden 18. Jahrhundert eine Herausforderung. Seitdem sind das Wissen um Alternativen und Konsequenzen ebenso wie die Alternativen und Konsequenzen selbst erheblich gewachsen. Altbekannte Gegenstände wie Lebensmittel oder Möbel werden komplexer, indem einerseits mehr über sie bekannt ist und andererseits Variationsmöglichkeiten – etwa in der Art der Düngung oder des verwendeten Lacks – bestehen. Zugleich nimmt die Bandbreite der Gegenstände zu. Es gilt zu entscheiden, mit welchen Gegenständen man sich umgibt, wie man mit ihnen umgeht und wie das Leben insgesamt einzurichten ist. Die Komplexität, wie sie durch das organisierte Zusammenwirken von Handlungen entsteht, führt dazu, dass in manchen Bereichen selbst Experten nicht den Überblick über ihr gesamtes Fachgebiet haben[1150] und Laien fast notwendig überfordert sind. Allein der Umfang des „Handbuchs Selbstmedikation“ von Stiftung Warentest verdeutlicht, welch umfangreiche Auseinandersetzung mit der Materie für die Anwendung allein der frei verkäuflichen Arzneimittel notwendig wäre.

Die Fortschritte der modernen Wissenschaft und der organisierten Anwendung von Wissen für neue Produkte ist insofern ein zweischneidiges Schwert. Einerseits liegen Produkte und Kenntnisse für alle Lebensaspekte auf einem nie zuvor gekannten Spezialisiertheitsniveau vor. Kaum eine Frage, auf die es keine Antwort gäbe und kaum ein Bedürfnis, für das sich nicht das passende Produkt

1150 Am Arzneimittelbereich wird dies besonders deutlich: So wird über Ärzte konstatiert, dass ihnen die erforderlichen pharmakotherapeutischen Kenntnisse insbesondere für Mehrfachtherapien häufig fehlen, vgl. Rosenbrock/Gerlinger, 2006, Gesundheitspolitik, S. 209.

fände. Andererseits jedoch erfordert der Umgang mit diesen Produkten und Kenntnissen einen Umfang an Bildung, Vorkenntnissen und Arbeitstechniken, die ebenfalls weit über die Berücksichtigung allgemeiner Lebensregeln und Traditionen hinausgehen. Natürlich besteht immer die Möglichkeit, das Billigste zu kaufen und den einfachsten Weg zu wählen. Doch dies wird als Entscheidung zugerechnet, so dass Gesundheitsschädigungen oder sozialer Abstieg als selbstverschuldet beobachtet werden können. Darüber hinaus haben „unreflektierte" Entscheidungen, die nur wenige oder gar nur einen Parameter in Betracht ziehen, auch Konsequenzen für die Güterallokation: Wenn viele das Billigste kaufen – unabhängig von dessen potenziell gesundheitsschädlichen Eigenschaften oder umweltzerstörenden Herstellungsmethoden –, wird mehr auf die billigste Art hergestellt und steigt aufgrund der geringeren Nachfrage der Preis für qualitativ hochwertigere Produkte. Darüber hinaus ist die Schädigung der eigenen Gesundheit oder der eigene soziale Abstieg nicht nur ein persönliches Problem. Sobald Kosten der Krankenbehandlung oder Arbeitslosigkeit als von der Gemeinschaft zu tragen oder abzufedern gelten, entstehen aus individuell einfach-komplexitätsreduzierenden Entscheidungen soziale Kosten.[1151]

Insofern verwundert es nicht, dass staatlicherseits in vielerlei Hinsicht in diese Entwicklung einer Komplexitätssteigerung von Produkten und Kenntnissen über Verhaltensweisen eingegriffen wird.[1152] Derartige staatliche Eingriffe befinden sich immer in einem Zwiespalt: Einerseits besteht Interesse an Erkenntnisfortschritt und Produktvielfalt, werden davon doch immer Reputationsvorteile und wirtschaftlicher Aufschwung erwartet. Zugleich muss die Konstruktion des eigenverantwortlich entscheidenden, „mündigen Bürgers" aufrechterhalten werden, um Verantwortung entsprechend zurechnen zu können. Andererseits sind jedoch Entwicklungen wie steigende Gemeinkosten oder insgesamt ein Qualitätsverfall von Produktbereichen kontraproduktiv. In dieser Situation ist ein Weg, die Folgen individueller Verhaltensweisen zu individualisieren und beispielsweise Krankenversicherung an das individuelle Risikoprofil anzupas-

1151 So fragt bereits Luhmann, was geschehe, wenn im Beobachtungshorizont der Gesellschaft Entscheidungen auftauchen, die es vorher nicht gab und sich Selbstverständlichkeiten auflösen und durch Entscheidungen ersetzt werden müssen, vgl. Luhmann, 1991, Soziologie des Risikos, S. 75. Luhmann schließt daran die Vermutung an, dass die liberale Ideologie ein verdecktes Programm für die Umstellung der Gesellschaft auf Risiken enthalte, ebd. S. 80.

1152 Durch die Evolution zum Wohlfahrtsstaat würden Öffnung und Restriktion zum Dauerproblem der Politik: Das politische System halte sich für alles verantwortlich, auch für Folgen, die in anderen Funktionssystemen erzeugt werden, vgl. Luhmann, 2002, Die Politik der Gesellschaft, S. 424.

sen.[1153] Solchen Möglichkeiten bleiben enge Grenzen gesetzt, wenn sich ein Staat als Sozialstaat versteht.

Staatlicherseits stehen zwei Strategien zur Verfügung, die zwischen der Scylla von Erkenntnisbehinderung sowie Entmündigung und der Charybdis unerwünschter sozialer Kosten individueller Entscheidungen lavieren. Die erste Strategie liegt in der Regulierung von Produkteigenschaften und damit einer weitergehenden Standardisierung. In diesem Fall werden bestimmte Produkteigenschaften nicht-kontingent festgelegt und kontrolliert oder Produkte oder Herstellungstechniken gänzlich verboten. Auf diese Weise entsprechen Produkte zwar den Vorgaben – Vielfalt und Erkenntnisfortschritt jedoch werden behindert und die Verantwortung für diese Entscheidungen liegt eindeutig bei der regulierenden Politik anstelle eines entscheidenden Bürgers. Die zweite Strategie ist eine Erziehung des Bürgers zu komplexeren oder gar „richtigen" Entscheidungen.

Diese zweite Strategie der Erziehung des Bürgers hat eine lange Tradition. Bereits die allgemeine Schulpflicht kann daraufhin beobachtet werden, dass Bürger in die Lage versetzt sein sollen, sich reflektiert in einer zunehmend komplexen Welt zurechtzufinden und zunehmend komplexe Aufgaben in dieser Gesellschaft übernehmen zu können. Die PISA-Studien begründen die Wahl ihrer Kriterien damit, dass es sich hier um Kernkompetenzen handelt, ohne die Menschen in der modernen Welt nicht zurechtkommen. Informationen zu beschaffen, zu verstehen und zu vergleichen ist eine Grundvoraussetzung, nicht nur für eine verantwortungsbewusste Selbstmedikation. Doch diese traditionelle Ausstattung der Bürger mit reflexiven Grundfähigkeiten wird durch eine Vielzahl weiterer Maßnahmen ergänzt. Dazu zählen vor allem konkrete Informationskampagnen. Als Präventionsmaßnahmen für die gesundheitliche Vorsorge hat diese Möglichkeit insbesondere infolge der Aids-Aufklärungskampagnen Bedeutung erlangt. Kampagnen zur Vorsorge gegen bestimmte Erkrankungen und Kampagnen für oder gegen bestimmte Verhaltensweisen gewinnen hier gleichermaßen an Bedeutung.

In anderen europäischen Ländern kommen weitere Aufklärungs- oder Erziehungsstrategien hinzu. So sind insbesondere für Dänemark „Spieltechniken" als politische „Regulierungsinstrumente" beschrieben worden. Durch spielerische Wettbewerbe soll die Reflexion bestimmter Verhaltensweisen angeregt oder Verhalten wie beispielsweise das Ausmaß an Bewegung oder das tägliche Familienabendessen eingeübt werden.[1154] Hinzu kommen eine Vielfalt von Kombina-

1153 Rosenbrock/Gerlinger, 2006, Gesundheitspolitik, S. 277ff (Paradigmenwechsel in Richtung Privatisierung von Krankenbehandlungskosten), S. 285f (Privatisierung des Krankheitsrisikos).

1154 Åkerstrøm-Andersen, 2009, Power at Play.

tionen von Regulierungen, Strafandrohungen, Informationskampagnen und Verhaltensanregungen. Ein Beispiel sind die Anti-Raucher-Maßnahmen in Deutschland.

Kampagnen dieser Art zielen durchweg darauf hin, die Reflexionsfähigkeit des Menschen oder des Bürgers zu erweitern oder bestimmte Verteilungsergebnisse mehr oder weniger direkt durchzusetzen. Inwieweit diese Maßnahmen Bürger tatsächlich in die Lage versetzen, sich freiwillig oder unfreiwillig „rational" im gewünschten Sinne zu verhalten, oder inwieweit hier Selbsttechniken entwickelt werden, die an eine Entmündigung des Bürgers grenzen, soll hier nicht verhandelt werden. Festzuhalten jedoch ist Folgendes: Bildung, Informationskampagnen und verschiedene Formen der Selbsttechniken mögen die Reflexionsfähigkeit der Bürger erweitern. Doch je komplexer Produkte und Produktbereiche werden und je mehr Wissen über Verhaltensweisen vorliegt, mit desto mehr Risiken ist jede einzelne Alltagsentscheidung verbunden. Schon jetzt entsteht eine Zweiklassen-Gesellschaft an der Grenze der Komplexitätsverarbeitungsfähigkeit. Gesund zu leben, ist weniger eine Frage des Geldes als vielmehr eine Frage des Wissens und Entscheidens.

Darüber hinaus erweist sich der Appell an die „Verantwortung des mündigen Bürgers" zunehmend als eine Floskel. Dieser Charakter wird an der Debatte über Publikumswerbung exemplarisch deutlich: Einerseits wird als nachgewiesen postuliert, dass Werbung nicht zu mehr Konsum und Missbrauch, sondern zu einem höheren Informationsniveau führe,[1155] andererseits wird ein Werbeverbot für rezeptfreie Schmerzmittel gefordert, um den Missbrauch zu reduzieren.[1156] Zudem ist nicht ersichtlich, warum das Heilmittelwerbegesetz einige Indikationen – und gerade die als gefährlich eingeschätzten – von der Publikumswerbung ausschließen sollte, wenn die Werbung doch lediglich das Informationsniveau erhöht. Einerseits Arzneimittel „für die Selbstmedikation freizugeben" und andererseits aufwendige Anti-Raucher-Kampagnen durchzuführen, zeigt, wie schwankend das Vertrauen in die Verantwortungsfähigkeit des mündigen Bürgers offensichtlich ist. Doch für diese Schwierigkeiten zeichnet sich keine Lösung ab. Der mündige Bürger muss Entscheidungen treffen, von denen mitunter nur bekannt ist, dass sie als risikoreich einzuschätzen sind. Weder Regulierung noch individuelle Ethik können in einer organisierten, komplexen Gesellschaft Abhilfe schaffen.

1155 PZ 1985, 29, S. 1812ff; PZ 1987, 22, S. 1320; vgl. auch Daemmrich, 2004, Pharmacopolitics, S. 9.

1156 PZ 1990, 32, S. 20; PZ 1998, 31, S. 28; PZ 2007, 38, S. 60.

## 6. *Gefährdung Medizinischer Pharmakon-Kommunikation*

Aus diesen Überlegungen zum Zusammenhang von Dingen als Struktur-Identität, Entstehung von Organisation und Komplexitätssteigerung ergibt sich abschließend eine Perspektive auf die weitere Evolution Medizinischer Pharmakon-Kommunikation.

Im historischen Strukturvergleich (medizinischer) Pharmakon-Kommunikation zu Beginn dieser Untersuchung wurde die wechselseitige Begrenzung und Ermöglichung der semantischen und der Sozial-Strukturen Medizinischer Pharmakon-Kommunikation deutlich: Theurgische Semantik und Person-Struktur der zauberhaften Pharmazie, medizinische Semantik und Mitbenutzung der Arztrolle, pharmazeutisch-medizinische Semantik und an die Arztrolle rückgebundene Apothekerrolle sowie schließlich chemisch-medizinische Semantik und Fertigarzneimittel gehören jeweils zusammen. Semantische Neuentwicklungen kündigen sich zwar an – im römischen Kaiserreich ebenso wie zu Beginn des 19. Jahrhunderts –, doch freigesetzt werden diese Potenziale erst mit der Entwicklung von Sozialstrukturen, die auf diese semantischen Potenziale eingestellt sind.[1157] Die abstrakte Erwartung der Identität und Qualität von als obskur und außeralltäglich wirksam zugerechneten Dingen muss als konkrete Verhaltenserwartung vorliegen, die auf eine konkrete Struktur-Identität als Adresse zugerechnet werden kann. Erst wenn diese sozialstrukturellen Anforderungen bestehen, kann sich eine semantische Umstellung durchsetzen. Gelingt dies aber, kommt es in allen historisch beobachtbaren Epochen zu einer erheblichen Komplexitätssteigerung Medizinischer Pharmakon-Kommunikation.

Ebenfalls in allen historischen Epochen Medizinischer Pharmakon-Kommunikation ist jedoch beobachtbar, dass diese Komplexitätssteigerung jeweils an ihre semantischen und sozialstrukturellen Grenzen stößt. Dabei verändert sich die Art dieser Grenzen. Die zentrale Komplexitätsbegrenzung der zauberhaften Pharmazie lag in der normativen Beschränkung ihrer sozialen Generalisierung. Außeralltägliche Wirksamkeit sollte nicht jedermann zugänglich sein. Im Falle der

1157 Damit ist die Frage nachrangig, ob die Semantik der Sozialstruktur oder die Sozialstruktur unter Umständen auch der Semantik folgen kann, vgl. zu dieser Kritik an der luhmannschen Konzeption: Stäheli, 1998, Die Nachträglichkeit der Semantik; Stäheli, 2000, Sinnzusammenbrüche, Kap. 6; Stichweh, 2000, Semantik und Sozialstruktur. Semantisch mag es „pre-adaptive advances" geben, wie auch Luhmann konstatiert. Etablieren können sich semantischer und sozialer Strukturwandel jedoch nur in Co-Evolution. Insofern ist anzunehmen, dass in gerade kleinteiligen empirischen Studien ein semantischer vor einem sozialen Strukturwandel festzustellen sein mag; Veränderungen in der „gepflegten", als besonders bewahrenswert festgehaltenen Semantik jedoch notwendig erst nach der semantisch-sozialen Strukturkatastrophe erfolgen. Luhmanns Semantik-Begriff bezieht sich mit dem Hinweis auf Ideenevolution auf diese „gepflegte" Semantik, vgl. Luhmann, 1980, Gesellschaftsstruktur und Semantik.

medizinischen Pharmazie fällt diese soziale Beschränkung weg. An deren Stelle treten Komplexitätsbeschränkungen, wie sie mit der Engführung außeralltäglicher auf medizinisch-außeralltägliche Wirksamkeit einhergehen, Beschränkungen durch die Beschaffenheit natürlicher Ressourcen (vor allem Haltbarkeit und Verfügbarkeit von Pflanzen) sowie Grenzen infolge der Mit-Benutzung der Arztrolle. Die soziale Erfindung der Struktur-Identität der Apothekerrolle erweitert diese Grenzen. Die Bindung an die Medizin bleibt jedoch mit allen ihren Beschränkungen erhalten, und die Beschaffenheit natürlicher Ressourcen erweist sich gerade für das europäische Mittelalter als erhebliche Begrenzung jedenfalls der Generalisierung medizinischer Pharmakon-Kommuni-kation. Erst mit der Umstellung auf Wirkstoffe und Fertigarzneimittel entfallen auch diese Beschränkungen. Wie bereits mit der Engführung auf die Medizin und der Bindung an die Arztrolle sowie mit der Einführung der Apothekerrolle kommt es zu einem sprunghaften Komplexitätsanstieg.

Gerade angesichts etwaig anstehender politisch-rechtlicher Struktureingriffe sowie angesichts eines zunehmenden Drucks in Richtung internationaler Standardisierung von Arzneimitteln und Vertriebsstrukturen stellen sich zwei Fragen: Die erste Frage ist, ob der Komplexitätssprung Medizinischer Pharmakon-Kommunikation infolge der Struktur-Umstellungen auf Wirkstoffe und Fertigarzneimittel als abgeschlossen gelten kann. Viel spricht dafür, dass dem weder auf einer chemisch-wissenschaftlichen Ebene noch hinsichtlich des als Arzneimittel zugerechneten Gegenstandsbereichs so ist. Die Eigendynamik der Wissenschaft einerseits und die Eigendynamiken von pharmazeutisch-polyphonen Organisationen andererseits sprechen gegen eine abgeschlossene Komplexitätssteigerung. Daran schließt sich als zweite Frage an, inwieweit die bestehenden Sozialstrukturen auf eine vermutlich weiter voranschreitende Komplexitätssteigerung Medizinischer Pharmakon-Kommunikation eingestellt sind. Hier geht es vor allem um die Struktur-Stabilisierung. Bereits Mitte des 20. Jahrhunderts waren diesbezüglich erhebliche Nachbesserungen erforderlich. Damit ist jedoch nicht gegeben, dass die so nachgebesserten Strukturen auch eine weitere Komplexitätssteigerung zu bearbeiten ermöglichen. Gelingt eine solche Strukturstabilisierung jedoch nicht mehr, hat das erhebliche Auswirkungen auf den Erfolg Medizinischer Pharmakon-Kommunikation.

Seit Ende des 19. Jahrhunderts hat Medizinische Pharmakon-Kommunikation in zweierlei Hinsicht eine erhebliche Komplexitätssteigerung erfahren. In wissenschaftlicher Hinsicht stellt sich diese Komplexitätssteigerung als Differenzierung der chemisch-pharmazeutischen Richtigkeitskriterien für die Beurteilung der medizinisch-außeralltäglichen Wirksamkeit dar. Auf der Grundlage der naturwissenschaftlichen Theorien entstehen chemisch-pharmazeutische Anwendungsforschungsgebiete (angefangen mit der Alkaloid-Chemie, weiter über Hormone, Vitamine und Antibiotika bis heute hin zur Gentechnik). Darüber hinaus erfolgt eine Komplexitätssteigerung dadurch, dass Arzneimittel nun als Fertigarzneimittel über ihre Umverpackung identifizierbar sind. Unterschiede in Packungsgröße, Hersteller oder Produktnamen implizieren die Zurechnung von Dingen als unterschiedliche Arzneimittel. Diese doppelte Komplexitätssteigerung impliziert zugleich eine Potenzierung: Jede wissenschaftliche Neuerung kann – nach Ablauf des Patentschutzes – zu einer Vielfalt zwar bioäquivalenter, gleichwohl jedoch unterschiedlicher Fertigarzneimittel führen.

Ausgehend von der historischen Beobachtung, dass jede Strukturumstellung zwar einen Komplexitätssprung auslöst, Medizinische Pharmakon-Kommunikation sich dann aber auf einem höheren Komplexitätsniveau einpendelt, ist die Frage, ob der Maximalpunkt des Einpendelns für die auf Wirkstoffen und Fertigarzneimitteln beruhende Medizinische Pharmakon-Kommunikation bereits erreicht ist.

Tatsächlich ist seit den 1960er Jahren von einem Innovationsstau der pharmazeutischen Industrie die Rede. Während um die Wende vom 19. zum 20. Jahrhundert nicht nur einzelne neue Wirkstoffe, sondern ganze Stoffgruppen entdeckt wurden, die dann jeweils für sich eigenständige Forschungsgebiete ausbildeten, so ist Komplexitätssteigerung in dieser Hinsicht seltener geworden. Lediglich Psychopharmaka und Gentechnologie stellen noch einmal Entdeckungen großer Forschungsrichtungen dar. Hinzu kommt, dass Forschung insgesamt mit höheren Hürden versehen ist. Konnten die ersten Alkaloide von einzelnen Forschern in vergleichsweise einfach ausgestatteten Laboratorien isoliert werden, ist Forschung heute auf das Zusammenwirken vieler Forscher und Forschergruppen sowie entsprechende Arbeitsbedingungen angewiesen. Höhere Hürden an die Arzneimittelzulassung, wie sie seit dem Contergan-Schock in den 1960er Jahren eingeführt wurden, steigern noch einmal die wissenschaftlichen und bürokratischen Anforderungen an pharmazeutische Forschung.

Gleichwohl kann keineswegs von einem ähnlichen Einfrieren des erreichten Komplexitätsniveaus die Rede sein, wie sie mit der Kodifizierung der antikarabischen Pharmazie im 13. Jahrhundert erfolgte. Die Komplexitätssteigerung hat sich lediglich auf eine tiefere Ebene begeben. Statt neuer Forschungsrichtungen wird innerhalb der bestehenden Forschungsrichtungen geforscht und zwischen ihnen kombiniert. Kleinere Komplexitäts-„Hüpfer" ergeben sich etwa aus Weiterentwicklungen in der Galenik, also der Darreichungsformen. So sind beispielsweise Retard-Formen – Arzneimittel, die ihren Wirkstoff nicht sofort, sondern mit Verzögerung oder kontinuierlich abgeben – eine echte Innovation, ohne einen neuen Wirkstoff entdeckt zu haben. Solche Verbesserungen in der Anwendbarkeit (z. B. Antibiotika, die nur je einmal über drei Tage, statt je dreimal über zehn Tage eingenommen werden müssen) implizieren zudem wiederum eine Potenzierung von Komplexität, weil sie jeweils für verschiedene Wirkstoffe relevant sein können. Schon auf einer rein pharmazeutisch-wissenschaftlichen

Ebene kann insofern von einem Ende der Komplexitätssteigerung keine Rede sein. Ein solches Ende ist zudem systematisch nicht vorgesehen: Wissenschaft ist darauf ausgerichtet, neue Wahrheiten zu finden.[1158] Die Eigendynamik der Wissenschaft, zu der auch die Disziplin Pharmazie trotz ihrer nicht rein-grundlagenwissenschaftlichen Ausrichtung gehört, impliziert zwangsläufig eine weitere Komplexitätssteigerung Medizinischer Pharmakon-Kommunikation.

Hinzu kommt eine weitere Quelle der Komplexitätssteigerung: die Eigendynamik der Organisationen der pharmazeutischen Industrie. Traditionell waren Innovationen der medizinischen Pharmakon-Kommunikation auf Personen zurechenbar. Hippokrates, Galen, Avicenna, Hildegard von Bingen, Paracelsus oder auch Satürner[1159] haben als – prominente – Einzelpersonen zu einer Erweiterung des als Arzneimittel zurechenbaren Gegenstandsbereichs beigetragen. Die Person als Pendant zur Rolle wird mit der Umstellung auf Fertigarzneimittel durch deren Pendant der Organisation abgelöst. Nach wie vor sind natürlich Personen für die Erforschung von Arzneimitteln relevant. Sie sind dies aber heute durch das bereits gestiegene Komplexitätsniveau als Organisationsmitglieder – Mitglieder einer universitären Forschergruppe oder Mitglieder einer Organisation der forschenden pharmazeutischen Industrie. Während traditionell Forschung stark vom Zufall entsprechend interessierter Einzelpersonen abhing, so kann eine Organisation Innovation als Zielsetzung in ihre Entscheidungsprämissen aufnehmen und ihre Mitglieder auf Innovation verpflichten. Insoweit es für Organisationen rational ist, Innovation als Entscheidungsprämisse zu formulieren, spricht auch dies dafür, dass mit einem Ende der Komplexitätssteigerung Medizinischer Pharmakon-Kommunikation nicht zu rechnen ist.

Doch hinsichtlich eigenkomplexer Organisationen als zweiter Motor der Komplexitätssteigerung Medizinischer Pharmakon-Kommunikation bleibt zu beachten, dass Organisationen genuin polyphon sind.[1160] Die Organisationen der pharmazeutischen Industrie operieren wie alle Organisationen mit ihren jeweils eigenen Entscheidungen und über ihre jeweils eigenen Entscheidungsprämissen. Diese Entscheidungsprämissen sind jedoch nicht per se auf die ordnungsgemäße Arzneimittelversorgung oder das Voranschreiten der Pharmazeutischen Forschung festgelegt. Anders als der Apotheker als Strukturrolle ist keine der Organisationen der pharmazeutischen Industrie auf die Erfüllung eines gesellschaftlichen Auftrags festgelegt. Der einzelnen Organisation steht es vielmehr frei, ob

1158 Als Sonderproblem der Wissenschaft gilt „das Gewinnen neuen, unvertrauten, überraschenden Wissens", vgl. Luhmann, 1990, Die Wissenschaft der Gesellschaft, S. 216. Auf dieses Sonderproblem ist das Erfolgsmedium „Wahrheit" ausgerichtet, vgl. ebd. v. a. S. 273 ff; Wissenschaftssoziologisch wird jedoch deutlich, dass damit nicht zwangsläufig auch „Fortschritt" einhergeht, vgl. ebd. Kapitel 10.

1159 Der Entdecker des Morphins und damit Begründer der Alkaloid-Chemie.

1160 Åkerstrøm-Andersen, 2001, Polyphonic Organisations.

sie forschen will oder nicht und wenn ja, in welche Richtung sie forschen will. Auch die Herstellung von Arzneimitteln insgesamt ist eine kontingente Entscheidung, die durchaus zugunsten anderer Produkte neu getroffen werden kann.

Ende des 19. Jahrhunderts hatte man noch davon ausgehen können, dass Organisationen der entstehenden pharmazeutischen Industrie – gerade zum Verfolgen ihrer Gewinninteressen – vor allem am wissenschaftlichen und therapeutischen Zweck der Medizinischen Pharmakon-Kommunikation ausgerichtet und damit in ähnlichem Sinne monophon sind wie Schulen (Orientierung an Erziehung) oder Banken (Orientierung an Zahlung). In der gesellschaftlichen Beobachtung dieser Organisationen war die Erwartung der monophonen Ausrichtung auf pharmazeutische Forschung zum Zwecke der Therapieverbesserung so fest, dass noch Anfang der 1960er Jahre auf gesetzliche Verpflichtungen zu klinischen Prüfungen verzichtet wurde. Diese Erwartung wurde enttäuscht und mit den Regulierungen infolge des Contergan-Schocks normativ restabilisiert. Doch auch die Entwicklung der Forschung zeigt, dass die Organisationen der pharmazeutischen Industrie mindestens ebenso sehr wie am pharmazeutisch-therapeutischen Fortschritt an Gewinnorientierung ausgerichtet und damit „polyphon" sind:[1161] An die Stelle des Einheitsbildes pharmazeutischer Hersteller, die von ihnen erforschte Patent-Präparate vermarkten, tritt ein höchst heterogener „Markt": Forschende Pharmaindustrie besteht fort, wobei „Forschung" allerdings gewinnorientierte Forschung ist. Hinzu kommen seit den 1970er Jahren die Generika-Hersteller. In den 1980er Jahren tritt der neue Typus des Arzneimittel-Importeurs auf, der im Ausland hergestellte Arzneimittel importiert oder ins Ausland exportierte Arzneimittel re-importiert. Und schließlich entstehen seit den 1990er Jahren noch die Discount-Generika-Hersteller, die zum Teil als Tochterunternehmen etablierter forschender oder nicht-forschender Pharma-Unternehmen Generika als No-Name-Präparate anbieten. Außerdem sind Pharma-Unternehmen, trotz in Deutschland verbreiteten Mittelstands,[1162] zunehmend keine eigenständigen Unternehmen mehr, sondern lediglich eine Sparte innerhalb chemischer Misch-Konzerne.[1163]

Nicht zuletzt aus dieser polyphonen Orientierung der Entscheidungsprämissen resultieren sowohl die nicht-pharmazeutische Komplexitätssteigerung des als Arzneimittel zurechenbaren Gegenstandsbereichs als auch dessen zunehmende Diffusität. Die Vermarktung eines im pharmazeutischen Sinne äquivalenten

1161 Angesichts der Privatisierung von Schulen und der das Wirtschaftssystem gefährdenden Gewinnorientierung von Banken ist allerdings die systemtheoretische Vorstellung „systemeigener" und damit monophoner Organisationen insgesamt zu überdenken.

1162 Schmitz, 2005, Geschichte der Pharmazie 2, S. 1045ff.

1163 Gerade diese Synergien zeigen einerseits, wie vielfältig anerkannte Pharmakon-Kommunikation in der Ära der Wirkstoff-Chemie ist und andererseits, wie schwierig eine Abgrenzung der Arzneimittel in diesem Zusammenhang bleibt.

Präparates unter verschiedenen Herstellernamen desselben Konzerns, Veränderung von Packungsgrößen, um der Einordnung in Festpreisgruppen zu entgehen, aber auch die Vermarktung eines Lebensmittels als Arzneimittel oder umgekehrt – all dies sind keineswegs verwerfliche Machenschaften einer profitgierigen Pharmaindustrie, sondern rationale Entscheidungen eigendynamischer Organisationen. Solche rationalen Entscheidungen mögen moralisch fragwürdig sein, gleichwohl entsprechen sie den gegebenen Anreizen.

Festzuhalten ist somit, dass von einer weiteren Komplexitätssteigerung Medizinischer Pharmakon-Kommunikation sowohl in wissenschaftlich-pharmazeutischer als auch in nicht-pharmazeutischer Hinsicht auszugehen ist. Darüber hinaus ist erwartbar, dass mit dieser Komplexitätssteigerung die Grenzen des als Arzneimittel zurechenbaren Gegenstandsbereichs zunehmend diffus werden.

Daran schließt die Frage an, inwieweit diese erwartbare anhaltende Komplexitätssteigerung Medizinischer Pharmakon-Kommunikation sozialstrukturell bearbeitet werden kann. Historisch hat sich gezeigt, dass eine Komplexitätssteigerung nur dann erfolgreich ist, wenn die Erwartung der Identität und Qualität der so als obskur und außeralltäglich wirksam zugerechneten Gegenstände über konkrete Verhaltenserwartungen an entsprechende Zurechnungsadressen gegeben und stabilisiert ist: Die Komplexitätssteigerung der römischen Kaiserzeit scheiterte an den begrenzten Plausibilisierungs-Kapazitäten der Arztrolle; die Komplexitätssteigerung der Wirkstoff-Chemie scheiterte im 19. Jahrhundert an den begrenzten Plausibilisierungs-Kapazitäten der Apothekerrolle. In beiden Fällen bedurfte es der Innovation eines Zurechnungsobjekts (Apothekerrolle im eine Fall, Fertigarzneimittel im anderen Fall) und der entsprechenden Adjustierung der die Identitäts- und Qualitäts-Zurechnung rechtfertigenden Verhaltenserwartungen (richtiges Einkaufen, Lagern und Zubereiten von Rohstoffen; verantwortungsvolle Herstellung durch den über die Umverpackung adressierbaren Hersteller).

Das Fertigarzneimittel ist in vielfacher Hinsicht eine voraussetzungsvollere Struktur-Identität als die Apothekerrolle. Bereits die Apothekerrolle bedurfte – anders als die Arztrolle – der glaubwürdigen staatlichen Restabilisierung. Das Fertigarzneimittel ist auf eine Vielzahl funktionaler Leistungen angewiesen. Indem es auf der Herstellung durch Organisationen beruht, bedarf es indirekt eines ausdifferenzierten Erziehungs-, Rechts- und Wirtschaftssystems. Ohne eine ausdifferenzierte Wissenschaft wäre es ebenfalls nicht möglich. Wirken also ganz unterschiedliche Leistungsbezüge zusammen, verbleibt die Strukturstabilisierung nach wie vor bei der Politik. Kein anderes Funktionssystem kann diese Leistung erbringen, die Zurechnung von Identität und Qualität der Fertigarzneimittel erwartbar erwartet zu machen. Indem diese Leistung als Versorgungssicherheit zugleich im Spiegel der politischen Fremdbeobachtung Medizinischer

Pharmakon-Kommunikation erscheint, besteht auch vonseiten der Politik Interesse, diese Stabilisierungs-Leistung zu erbringen.

Die Stabilisierung der Struktur-Identität des Fertigarzneimittels in dem Sinne, dass die Identität und Qualität dieser Mittel verlässlich erwartet werden kann, wird mit einer zunehmenden Komplexität des jeweils bestimmten Fertigarzneimittels und zugleich des als Arzneimittel zurechenbaren Gegenstandsbereichs voraussetzungsvoller. Bereits mit der Umstellung von der Apothekerrolle auf das Fertigarzneimittel veränderten sich die Anforderungen an politische Strukturstabilisierung: Statt der Regulierung des Verhaltens von Personen geht es seitdem erstens um die Gewährleistung der erwartbaren Verbindung von Umverpackung und sanktionsfähigem Hersteller sowie zweitens um die Regulierung des Entscheidungsverhaltens von Organisationen, denn Hersteller sind Organisationen. Beide Regulierungsanforderungen erfolgen von Anfang an indirekt. Sowohl der Schutz der Warenbezeichnungen als auch die Zulassungsvoraussetzungen setzen beim Fertigarzneimittel einschließlich dessen es unterscheidbar machender Umverpackung an. Anders als die Regulierung des Apothekers über die Apothekerrolle erfordert der regulative Eingriff in die Entscheidungsprämissen der eigenkomplexen Organisationen der pharmazeutischen Industrie eine Vielzahl ineinandergreifender regulativer Maßnahmen. Gleichwohl gelingt diese indirekte Entscheidungsverhaltensregulierung bislang: Indem abstrakt die Kriterien festgelegt werden, denen ein Fertigarzneimittel entsprechen muss, wird auf die Programmierung der Hersteller-Organisationen Einfluss genommen.

Die Restabilisierung der Struktur-Identität des Fertigarzneimittels über die indirekte Regulierung von Entscheidungsverhalten kommt mit der voranschreitenden doppelten Komplexitätssteigerung Medizinischer Pharmakon-Kommunikation an ihre Grenzen, und das sowohl hinsichtlich der pharmazeutischen Komplexität als auch der nicht-pharmazeutischen Komplexität und vor allem hinsichtlich der resultierenden Abgrenzungsschwierigkeit des als Arzneimittel zurechenbaren Gegenstandsbereichs. Schwierigkeiten aus der pharmazeutischen Komplexitätssteigerung ergeben sich sichtbar erst mit der Einführung von wissenschaftlichen Zulassungsanforderungen in den 1960er Jahren. Sie äußern sich zunehmend darin, dass das Prüfungsverfahren zur Zulassung eines neuen Arzneimittels viel Zeit in Anspruch nimmt und die Standards der Prüfmethoden alles andere als unumstritten sind.

Während pharmazeutische Komplexität somit ein bereits bekanntes Phänomen ist, beginnen die Schwierigkeiten im Bereich der nicht-pharmazeutischen Komplexität erst. Bislang stellte sich nicht-pharmazeutische Komplexitätssteigerung in der politischen Fremdbeobachtung lediglich als nicht ausreichend genutztes Einsparpotenzial dar. Dem wurde mit dem Bioäquivalenznachweis als Zulassungsanforderung für Generika und Festpreis- bzw. Substitutionsgruppen begegnet. Als Problem der Struktur-Stabilisierung gewinnt nicht-pharmazeutische

Komplexität erst seit Kurzem mit der Zunahme von Arzneimittelfälschungen an Bedeutung. Fertigarzneimittel sind – das macht sie aus – über die Umverpackung erkennbar. Mit einer zunehmenden Differenzierung von Marken, Packungsgrößen und Herstellern einerseits sowie einer Zunahme von auf der Umverpackung anzubringenden Kennzeichnungspflichten andererseits wird es leichter, Arzneimittel zu fälschen und schwerer, etwaige Fälschungen zu kontrollieren.

Die größte Herausforderung hinsichtlich der Restabilisierung der Strukturen Medizinischer Pharmakon-Kommunikation liegt in der Abgrenzung des als Arzneimittel zurechenbaren Gegenstandsbereichs. Für Medizinische Pharmakon-Kommunikation liegt gerade in dieser Abgrenzung eine erfolgsnotwendige Leistung: Wenn unsicher ist, was als Arzneimittel erwartet werden kann, bricht auch das Kernproblem der Erwartung mangelnder Identität oder Qualität wieder auf. Im Spiegel politischer Fremdbeobachtung erscheint dieses Problem als Notwendigkeit einer Beschränkung der Erstattungspflicht der Krankenkassen im Hinblick auf die Aufrechterhaltung der allgemeinen Arzneimittelverfügbarkeit. Als die Komplexität Medizinischer Pharmakon-Kommunikation den Punkt erreicht hatte, an dem nicht mehr alles erstattet werden sollte, stellte sich unmittelbar die Frage nach den Abgrenzungskriterien der zu erstattenden von den nicht zu erstattenden Arzneimitteln.

Über Jahrzehnte wurde versucht, dieser Schwierigkeit durch direkte Regulierung beizukommen: Erklärtes Ziel ist bis heute eine Positivliste erstattungsfähiger Arzneimittel. Doch dem Erreichen dieses Zieles laufen beide Richtungen der Komplexitätssteigerung zuwider – die pharmazeutische wegen des permanenten Aktualisierungsbedarfs dieser Liste, die nicht-pharmazeutische, weil letztlich nicht begründbar ist, warum das Präparat des einen Herstellers auf der Liste stehen soll, das bioäquivalente Präparat eines anderen Herstellers aber nicht. Es bedarf also anderer, begründbarer Kriterien für die Erstattungsfähigkeit. Mit der Gleichsetzung von Erstattungsfähigkeit und Rezeptpflicht wurde zwar ein konsensfähiges Kriterium gefunden. Die gesamte Komplexität und vor allem Diffusität der bei ordnungsgemäßem Gebrauch als ungefährlich eingestuften Arzneimittel wird damit jedenfalls irrelevant. Gleichwohl hält dieses – bereits reduktionistische – Kriterium nicht mit der Komplexitätssteigerung Medizinischer Pharmakon-Kommunikation Schritt. Insbesondere die Schwierigkeit der sogenannten Schein-Innovationen kann damit nicht bearbeitet werden. Auch das Phänomen pharmazeutisch äquivalenter, gleichwohl aber in nicht-pharmazeutischer Hinsicht unterschiedlicher Fertigarzneimittel ist nicht erfassbar – in beiden Fällen geht es nicht um das Ob der Erstattung, sondern um die Höhe der Erstattung für nach verschiedenen Kriterien unterschiedliche Fertigarzneimittel. Wiederum erweist sich ein allein am konkreten Fertigarzneimittel orientiertes Kriterium dann als unzureichend, wenn es gilt, die Gesamtheit der Fertigarzneimittel zu beurteilen.

Medizinische Pharmakon-Kommunikation findet statt und das ganz selbstverständlich: Das Erfolgsmedium medizinisch-außeralltäglicher Wirksamkeit wird verwendet und gar in inflationärem Maße; die Struktur-Identität des Fertigarzneimittel reicht aus, um die Identität und Qualität der gesundheitsförderlichen Pharmaka erwartbar zu machen und sogar zu trivialisieren. Die Strukturen Medizinischer Pharmakon-Kommunikation funktionieren – deutlich wird jedoch aus dieser Perspektive, wie voraussetzungsvoll dies erstens ist und zweitens, wie dem Erfolgsmedium zunehmend „die Deckung abhanden kommt".

Bereits seit den 1960er Jahren ist eine Art „Heißlaufen" zu beobachten. Die Strukturen Medizinischer Pharmakon-Kommunikation müssen immer mehr Risiken invisibilisieren. Während die alte Apothekerrolle lediglich die Möglichkeit der Fälschung oder Verwechslung als ausgeschlossen erwartbar machen musste, so wird von der Struktur-Identität des Fertigarzneimittels verlangt, darüber hinaus nicht-medizinische Wirkungen und Verwendungen eines unsicher unterschiedenen Gegenstands als Erwartungen nicht-erwartbar zu machen. Vertrauen in das Erfolgsmedium und in die Strukturen der Erwartbarkeit der Identität und Qualität wird zu erhalten immer aufwendiger. Bei näherem Hinsehen wird deutlich, wie unglaubwürdig die Strukturen Medizinischer Pharmakon-Kommunikation bereits sind. Noch funktioniert die Struktur-Identität des Fertigarzneimittels. Doch mit zunehmenden Arzneimittelfälschungen zeigen sich erste Abnutzungserscheinungen. Noch bleibt verdeckt, wie voraussetzungsvoll die Erwartungen sind, die dem einzelnen Fertigarzneimittel so inflationär vertrauensvoll entgegengebracht werden. Die Frage ist: Wie lange wird das gut gehen und was passiert, wenn die Restabilisierung versagt, weil entweder die Komplexität oder die Kosten zu hoch werden?

Aus dem wirtschaftlichen Bereich ist hinreichend bekannt, welche Folgen Inflation (aber auch Deflation) haben kann: Die Kommunikation kommt durch Misstrauen im Sinne eines Korrekturversagens zum Erliegen.[1164] Dies gilt für Erfolgsmedien insgesamt: Wenn der Zusammenhang von Konditionierung und Motivation überstrapaziert wird,[1165] ist das Erfolgsmedium nicht mehr fähig, das von ihm ausgelöste Problem zu bearbeiten. Wenn Geld nicht mehr in der Lage ist, die von Geld ausgelösten Folgeprobleme des Geldmangels zu lösen, weil das Geld bei der jeweiligen Anschlusszahlung nicht mehr den bei der vorangegangenen Zahlung beigemessenen Wert hat, kommt Knappheitskommunikation im Medium Geld zum Erliegen.[1166] Wenn das Erfolgsmedium der medizinisch-außeralltäglichen Wirksamkeit bei der Verwendung nicht die geweckten Erwar-

1164 Luhmann, 1999, Die Gesellschaft der Gesellschaft, S. 384.
1165 Luhmann, 2002, Die Politik der Gesellschaft, S. 63f.
1166 Zu Erfolgsmedien und ihren Folgeproblemen, vgl. Baecker, 2006, Wirtschaftssoziologie, S. 70.

tungen erfüllt – also die erwartete Wirkung ausbleibt oder eine unerwartete Wirkung eintritt –, ist erwartbar, dass analog auch Medizinische Pharmakon-Kommunikation zum Erliegen kommt. Wie bei wirtschaftlicher Kommunikation gilt, dass im Falle eines solchen „Crashs" Erwartungsstrukturen ausgehend vom ursprünglichen Bezugsproblem wieder aufgebaut werden können – und das leichter als aus dem Nichts heraus. Gleichwohl bleibt die Erkenntnis, wie voraussetzungsvoll das reibungslose Erwarten von Unwahrscheinlichkeiten ist.

Zynisch betrachtet kann man hier feststellen, dass Inflation, Deflation und Zusammenbruch für die Kommunikation selbst unerheblich sind. „Der Wirtschaft" kann es egal sein, ob Zahlungskommunikation stattfindet – der Medizinischen Pharmakon-Kommunikation, ob und wie generalisiert die Verwendung obskur-außeralltäglich wirksamer Mittel erfolgreich offeriert wird. Viel bedeutsamer sind solche Entwicklungen jedoch für diejenigen kommunikativen Zusammenhänge, die auf Leistungen aus dem betroffenen Bereich angewiesen sind, und damit für die Gesellschaft sowie die Menschen, die auf diese Gesellschaft angewiesen sind. Die funktional differenzierte Gesellschaft zeichnet sich dadurch aus, dass die einzelnen Funktionssysteme sich nur jeweils selbst beeinflussen, zugleich aber in erheblichem Maße vom jeweils eigenständigen Funktionieren der anderen Funktionssysteme abhängen. Wirtschaft setzt kein Recht – bedarf aber eines unabhängigen Rechts. Dies wird insbesondere dann klar, wenn man sich verdeutlicht, in wie erheblichem Maße fast alle gesellschaftlichen Bereiche – ob Funktionssystem oder nicht – auf formale Organisationen angewiesen sind, formale Organisationen ihrerseits aber auf ein ausdifferenziertes Recht für gültige Verträge, eine ausdifferenzierte Wirtschaft für Lohnzahlung, ein ausdifferenziertes Ausbildungssystem für die Personalrekrutierung etc.

Insofern ist das Weitergehen oder Zum-Erliegen-Kommen Medizinischer Pharmakon-Kommunikation für diese Kommunikation selbst zwar unerheblich, hat aber Auswirkungen auf insbesondere zwei der vier gesellschaftlichen Funktionssysteme, die unmittelbar mit ihm verbunden sind. Das ist weniger die Wissenschaft. Für die Grundlagenchemie erfüllt die Disziplin Pharmazie vielleicht eine Leistung, im Sinne der sekundären Professionalisierung die Grundlagenchemie durch den Anwendungsbezug zu legitimieren oder aus der Anwendung heraus Erkenntnispotenziale für die Grundlagenforschung zu generieren. Dabei ist die Grundlagenchemie aber so unabhängig von dem jeweils einzelnen Verwendungszusammenhang, dass ihre Aussagen nicht weniger wahr würden, wenn einer der Verwendungszusammenhänge wegbräche. Ähnlich gilt für die Wirtschaft, dass diese weitgehend untangiert bliebe, denn auch Zahlung kann sich andere Objekte suchen. Anders jedoch verhält es sich hinsichtlich Medizin und Politik. Ohne Medizinische Pharmakon-Kommunikation bräche der Medizin ihre heute wichtigste Säule weg. Ebenso gilt für die Politik, dass sie ihre politische Zielsetzung einer allgemeinen Gesundheitsversorgung für jedermann nicht mehr aufrechterhalten könnte – mit erheblichen Legitimierungsproblemen, wie unmittelbar einleuchtet.

Wegen dieses zweifachen Angewiesenseins ist ein vollständiges Zum-Erliegen-Kommen Medizinischer Pharmakon-Kommunikation infolge der inflationären Verwendung des Erfolgsmediums und zunehmend diffuser Strukturen unwahrscheinlich. Was sich stattdessen bereits jetzt abzeichnet, ist eine Differenzierung der Strukturen der Erwartung von Identität und Qualität in ein besser restabilisiertes und ein weniger verlässliches Set und damit die Entstehung einer „Zwei-Klassen-Pharmazie." Bislang liegt diese Zwei-Klassen-Bildung eher in der Art der Verwendung der Strukturen als in den Strukturen selbst. Für die derzeitigen semantischen und sozialen Strukturen Medizinischer Pharmakon-Kommunikation gilt, dass sie die Identität und Qualität von Arzneimitteln ebenso erwartbar machen, wie sie die Mimikry von Arzneimitteln ermöglichen. Sich hier zurechtzufinden, ist zunehmend eine Anforderung an die sogenannte Eigenverantwortung des mündigen Bürgers. Die ganze Entwicklung hin zur und selbst der Begriff der *Selbst*medikation verdeutlichen diesen Trend zur Eigenverantwortung. Der mündige Bürger kann sich bei der Stiftung Warentest über Unterschiede zwischen Fertigarzneimitteln sowie etwaigen Risiken informieren und den Apotheker aktiv um Beratung angehen. Die Pflicht zur Selbstinformation liegt jedoch beim Einzelnen und wird entsprechend Problembewusstsein und Informationsmöglichkeiten unterschiedlich wahrgenommen.

Anfang des 21. Jahrhunderts – ein gutes Jahrhundert nach der Struktur-Katastrophe und ein knappes halbes Jahrhundert nach den ersten Enttäuschungen und Nachbesserungen – ist im Bereich Medizinischer Pharmakon-Kommunikation somit zu konstatieren, dass die Schwierigkeit eines diffusen Zurechnungsbereichs von Arzneimitteln, wie er durch die Doppelorientierung auf wissenschaftliche und medizinische Unterscheidung entstanden ist, ungelöst bleibt. In die Lücke, die durch eine mangelnde Überordnung der einen oder anderen Unterscheidung entstanden ist, sind sachfremde Unterscheidungen eingesprungen. Die Verantwortung für Verwendungsentscheidungen wird zunehmend dem mündigen Bürger zugerechnet. Ihm stehen dazu Informationen unterschiedlichster Art zur Verfügung – von der Werbung pharmazeutischer Hersteller über Informationen von Verbrauchervereinen bis hin zu Internetforen und dem Rat von Arzt oder Apotheker. Die Verlässlichkeit dieser Informationen ist jedoch ebenso wenig strukturell sichergestellt oder auch nur angereizt wie das Problembewusstsein und damit die entsprechende Initiative, sich solche zunehmend unverzichtbaren Hilfestellungen auch zu besorgen.

# Verzeichnis der zitierten Gesetzestexte

*Gesetze*

| | |
|---|---|
| AMG (2009) | Gesetz über den Verkehr mit Arzneimitteln (Arzneimittelgesetz – AMG)<br>Arzneimittelgesetz in der Fassung der Bekanntmachung vom 12.12.2005 (BGBl. I S. 3394), das zuletzt durch Artikel 1 der Verordnung vom 28.09.2009 (BGBl. I S. 3172, (3578) geändert worden ist. |
| AMG (1961) | Gesetz über den Verkehr mit Arzneimitteln (Arzneimittelgesetz)<br>vom 16.05.1961 (BGBl. I S. 533). |
| ApBetrO (2008) | Verordnung über den Betrieb von Apotheken (Apothekenbetriebsordnung – ApBetrO)<br>Apothekenbetriebsordnung in der Fassung der Bekanntmachung vom 26.09.1995 (BGBl. I S. 1195), die zuletzt durch Artikel 2 der Verordnung vom 2.12.2008 (BGBl. I S. 2338) geändert worden ist. |
| ApoG (2007) | Gesetz über das Apothekenwesen (Apothekengesetz – ApoG)<br>Apothekengesetz in der Fassung der Bekanntmachung vom 15.10.1980 (BGBl. I S. 1993), das zuletzt durch Artikel 16a des Gesetzes vom 28.05.2008 (BGBl. I S. 874) geändert worden ist. |
| BApO (2007) | Bundes-Apothekerordnung – BApO<br>Bundes-Apothekerordnung in der Fassung der Bekanntmachung vom 19.07.1989 (BGBl. I S. 1478, 1842), die zuletzt durch Artikel 1 des Gesetzes vom 17.12.2007 (BGBl. I S. 2945) geändert worden ist |
| BtMG (2009) | Gesetz über den Verkehr mit Betäubungsmitteln (Betäubungsmittelgesetz – BtMG)<br>Betäubungsmittelgesetz in der Fassung der Bekanntmachung vom 01.03.1994 (BGBl. I S. 358), das zuletzt durch Artikel 2 des Gesetzes vom 29.07.2009 (BGBl. I S. 2288) geändert worden ist. |
| DiätV (2008) | Verordnung über diätetische Lebensmittel (Diätverordnung) DiätV<br>Diätverordnung in der Fassung der Bekanntmachung vom 28.04.2005 (BGBl. I S. 1161), die zuletzt durch Artikel 5 |

| | |
|---|---|
| | der Verordnung vom 30.01.2008 (BGBl. I S. 132) geändert worden ist. |
| FrSaftV (2006) | Verordnung über Fruchtsaft, einige ähnliche Erzeugnisse und Fruchtnektar<br>(Fruchtsaftverordnung)<br>Fruchtsaftverordnung vom 24.05.2004 (BGBl. I S. 1016), die zuletzt durch Artikel 1 der Verordnung vom 09.10.2006 (BGBl. I S. 2260) geändert worden ist. |
| GMG (2003) | Gesetz zur Modernisierung der gesetzlichen Krankenversicherung (GKV-Modernisierungsgesetz)<br>vom 14.11.2003 (BGBl. I S. 2190). |
| HWG (2006) | Gesetz über die Werbung auf dem Gebiete des Heilwesens (Heilmittelwerbegesetz – HWG)<br>Heilmittelwerbegesetz in der Fassung der Bekanntmachung vom 19.10.1994 (BGBl. I S. 3068), das zuletzt durch Artikel 2 des Gesetzes vom 26.04.2006 (BGBl. I S. 984) geändert worden ist. |
| LFGB (2009) | Lebensmittel-, Bedarfsgegenstände- und Futtermittelgesetzbuch (Lebensmittel- und Futtermittelgesetzbuch – LFGB)<br>Lebensmittel- und Futtermittelgesetzbuch in der Fassung der Bekanntmachung vom 24.07.2009 (BGBl. I S. 2205), das durch die Verordnung vom 03.08.2009 (BGBl. I S. 2630) geändert worden ist. |
| LmvitV (2004) | Verordnung über vitaminisierte Lebensmittel – LMvitV<br>Verordnung über vitaminisierte Lebensmittel in der im Bundesgesetzblatt Teil III, Gliederungsnummer 2125-4-23, veröffentlichten bereinigten Fassung, die zuletzt durch Artikel 2 der Verordnung vom 24.05.2004 (BGBl. I S. 1011) geändert worden ist. |
| NemV (2007) | Verordnung über Nahrungsergänzungsmittel (Nahrungsergänzungsmittelverordnung – NemV)<br>Nahrungsergänzungsmittelverordnung vom 24.05.2004 (BGBl. I S. 1011), die durch Artikel 1 der Verordnung vom 17.01.2007 (BGBl. I S. 46) geändert worden ist. |
| SGB V (2009) | Sozialgesetzbuch (SGB) Fünftes Buch (V) – Gesetzliche Krankenversicherung – (Artikel 1 des Gesetzes vom 20.12.1988, BGBl. I S. 2477)<br>Fünftes Buch Sozialgesetzbuch – Gesetzliche Krankenversicherung – (Artikel 1 des Gesetzes vom 20.12.1988, BGBl. I S. 2477), das zuletzt durch Artikel 1 des Gesetzes vom 30.07.2009 (BGBl. I S. 2495) geändert worden ist. |

| | |
|---|---|
| EWG 89/398 | Richtlinie 89/398 EWG des Rates vom 03.05.1989 zur Angleichung der Rechtsvorschriften der Mitgliedstaaten über Lebensmittel, die für eine besondere Ernährung bestimmt sind. ABI. L 86 vom 30.06.1989 |
| EG 141/2000 | Verordnung (EG) Nr. 141/2000 des Europäischen Parlaments und des Rates zum 16.12.1999 über Arzneimittel für seltene Leiden. EU-Doc-Nr. 3 2000 R 0141 |
| EG 847/2000 | Verordnung (EG) Nr. 847/2000 der Kommission vom 27.04.2000 zur Festlegung von Bestimmungen für die Anwendung der Kriterien für die Ausweisung eines Arzneimittels als Arzneimittel für seltene Leiden und von Definitionen für die Begriffe ‚ähnliches Arzneimittel' und ‚klinische Überlegenheit'. EU-Dok-Nr. 3 2000 R 0847 |
| EG 178/2002 | Verordnung (EG) Nr. 178/2002 des Europäischen Parlaments und des Rates vom 28.01.2002 zur Festlegung der allgemeinen Grundsätze und Anforderungen des Lebensmittelrechts, zur Errichtung der Europäischen Behörde für Lebensmittelsicherheit und zur Festlegung von Verfahren zur Lebensmittelsicherheit. ABL. Nr. L 31/1 vom 01.02.2002 |
| EG 2002/46 | Richtlinie 2002/46/EG des Europäischen Parlaments und des Rates vom 10.06.2002 zur Angleichung der Rechtsvorschriften der Mitgliedstaaten über Nahrungsergänzungsmittel. ABL. Nr. L 183/51 vom 12.07.2002 |
| EG 1924/2006 | Verordnung (EG) Nr. 1924/2006 des Europäischen Parlaments und des Rates vom 20.12.2006 über nährwert- und gesundheitsbezogene Angaben über Lebensmittel. EU-Dok-Nr. 3 2006 R 1924 |

# Literaturverzeichnis


Abbott, Andrew (1988). *The System of Professions. An Essay on the Division of Expert Labor.* Chicago/London, The University of Chicago Press.

Abbott, Andrew (1991). *The Future of Professions: Occupation and Expertise in the Age of Organisation.* In: Tolbert und Barley (Hrsg.): Research in the Sociology of Organizations. London, JAI Press Inc.

Adam, Hans (2004). *Preisregulierung, Kosten der Arzneimitteldistribution und leistungsorientierte Apothekervergütung.* In: Cassel, Dieter (Hrsg.): Wettbewerb und Regulierung im Gesundheitswesen. Baden-Baden, Nomos Verlagsgesellschaft. 161-180.

Adamcik, Barbar (1986). *New Clinical Roles for the Pharmacists*: A Study of Role Expansion. Soc. Sci & Med. 23 (11): 1189-1200.

Adlung, Alfred (1931). *Vergleichende Zusammenstellung der ältesten deutschen Apothekerordnungen.* Mittenwald, Veröffentlichungen der Gesellschaft für Pharmazie der Geschichte.

Adlung, Alfred und Urdang, Georg (1935). *Grundriss der Geschichte der deutschen Pharmazie.* Berlin.

Åkerstrøm-Andersen, Niels (2001). *Polyphonic Organisations.* MPP Working Paper No. 13/2001.

Åkerstrøm-Andersen, Niels (2003). *Discursive Analytical Strategies.* Understanding Foucault, Koselleck, Laclau, Luhmann. Bristol, The Policy Press.

Åkerstrøm-Andersen, Niels (2009). *Power at Play. The Relationships between Play, Work and Governance.* New York, Palgrave Macmillan.

Allert, Tilman (2008). *Turbulenzen in der Werkstatt: Das Phänomen semiprofessioneller Dienstleistungsberufe.* Cfp für die Sektionsveranstaltung II beim 34. Kongress der Deutschen Gesellschaft für Soziologie in Jena. Sektion Professionssoziologie.

Anagnostou, Sabine (2003). *Jesuitenapotheken vom 16. bis 18. Jahrhundert und ihr Publikum.* In: Friedrich, Christoph, Müller-Jahncke, Wolf-Dieter und Schierhorn, Daniela (Hrsg.): Apotheke und Publikum. Die Vorträge der Pharmaziehistorischen Biennale in Karlsruhe vom 26. bis 28. April 2002.

Arbeitskreis, Qualitative Sozialforschung (Hrsg.) (1994). *Verführung zum qualitativen Forschen. Eine Methodenauswahl.* Wien, WUV-Universitätsverlag.

Attali, Jacques (1981). *Die kannibalische Ordnung.* Von der Magie zur Computermedizin. Frankfurt am Main, Campus.

Augustin (2005). *Gebrauch und Mißbrauch von Medikamenten.* Sucht - Zeitschrift für Wissenschaft und Praxis 51 (Sonderheft 1): 49-55.

Baecker, Dirk (1988). *Information und Risiko in der Marktwirtschaft.* Frankfurt am Main, Suhrkamp.

Baecker, Dirk (1994). *Soziale Hilfe als Funktionssystem der Gesellschaft.* Zeitschrift für Soziologie 23 (2): 93-110.

Baecker, Dirk (2002). *Wozu Systeme?* Berlin, Kulturverlag Kadmos.

Baecker, Dirk (2003). *Organisation und Management.* Frankfurt am Main, Suhrkamp.

Baecker, Dirk (2006). *Wirtschaftssoziologie.* Bielefeld, Transcript.

Baecker, Dirk (2007). *Epochen der Organisation.* In: Baecker, Dirk (Hrsg.): Studien zur nächsten Gesellschaft. Frankfurt am Main, Suhrkamp.

Baecker, Dirk (2007). *Studien zur nächsten Gesellschaft.* Frankfurt am Main, Suhrkamp.

Baraldi, Claudio und Corsi, Giancarlo, et al. (1999). *GLU. Glossar zu Niklas Luhmanns Theorie sozialer Systeme.* Frankfurt am Main, Suhrkamp.

Bardmann, Theodor und Baecker, Dirk (1999). *"Gibt es eigentlich den Berliner Zoo noch?" Erinnerungen an Niklas Luhmann.* Konstanz, UVK Universitätsverlag Konstanz GmbH.

Bartmann, Wilhelm (2003). *Zwischen Tradition und Fortschritt.* Aus der Geschichte der Pharmabereiche von Bayer, Hoechst und Schering von 1935 – 1975. Stuttgart, Franz Steiner Verlag.

Bateson, Gregory (1981). *Ökologie des Geistes.* Anthropologische, psychologische, biologische und epistemologische Perspektiven. Frankfurt am Main, Suhrkamp.

Bateson, Gregory (1982). *Geist und Natur.* Frankfurt am Main, Suhrkamp.

Bauch, Jost (1996). *Gesundheit als sozialer Code.* Von der Vergesellschaftung des Gesundheitswesens zur Medikalisierung der Gesellschaft. Weinheim/München, Juventa Verlag.

Bauch, Jost (2004). *Krankheit und Gesundheit als gesellschaftliche Konstruktion.* Gesundheits- und medizinsoziologische Schriften 1979-2003. Konstanz, Hartung-Gorre Verlag.

Baumann, Dieter (1981). *Das Wesen des Arzneimittels und seine Widerspiegelung in der Bedürfnis- und Bedarfsforschung.* Greifswald, Diss. B (Habilitationsschrift).

Bayart, Jean-Francois (1994). *La réinvention du capitalisme.* Paris, Éditions Karthala.

Becker, Gary (1976). *The Economic Approach to Human Behaviour.* Chicago, Chicago University Press.

Beckert, Jens (1997). *Grenzen des Marktes.* Die sozialen Grundlagen wirtschaftlicher Effizienz. Frankfurt, Campus Verlag.

Beckert, Jens und Aspers, Patrik (2008). *Märkte.* In: Maurer, Andrea (Hrsg.): Handbuch der Wirtschaftssoziologie. Wiesbaden, VS Verlag für Sozialwissenschaften.

Benjamin, Walter (1963). *Das Kunstwerk im Zeitalter seiner technischen Reproduzierbarkeit.* Drei Studien zur Kunstsoziologie. Frankfurt am Main, Suhrkamp.

Berendes, Julius (1898). *Geschichte der Pharmazie.* Unter Mitwirkung angesehener Historiker und Fachgenossen. Leipzig, Ernst Günthers Verlag.

Berendes, Julius (1967). *Das Apothekenwesen.* Seine Entstehung und geschichtliche Entwicklung bis zum XX. Jahrhundert. Hildesheim, Georg Olms Verlagsbuchhandlung.

Berger, Peter und Luckmann, Thomas (2004). *Die gesellschaftliche Konstruktion der Wirklichkeit.* Eine Theorie der Wissenssoziologie. Frankfurt am Main, Fischer Taschenbuch.

Bernschneider-Reif, Sabine (2001). *Laboranten, Destillatores, Balsamträger: Das laienpharmazeutische Olitätenwesen im Thüringer Wald vom 17. bis 19. Jahrhundert.* Frankfurt am Main, Peter Lang.

Berold, Randolf (1997). *Zwischen Wissenschaft und Wirtschaft.* Die Stellung des Apothekers als Naturwissenschafter und Kaufmann im Spiegel der Werbung unter besonderer Berücksichtigung der pharmazeutischen Fachpresse. Dissertation, Ruprecht-Karls-Universität, Heidelberg.

Birenbaum, Arnold (1982). *Professionalisation in Pharmacy.* Soc. Sci & Med. 16: 871-878.

Böning (1991). *Medikamentenabhängigkeit.* Eine Information für Ärzte. Hamm, DHS.

Bonß, Wolfgang (1982). *Die Einübung des Tatsachenblicks.* Zur Struktur und Veränderung empirischer Sozialforschung. Frankfurt am Main, Suhrkamp Verlag.

Bora, Alfons (2001). *Öffentliche Verwaltungen zwischen Recht und Politik. Die Multireferentialität organisatorischer Kommunikation*. In: Tacke, Veronika (Hrsg.): Organisation und gesellschaftliche Differenzierung. Wiesbaden, Westdeutscher Verlag.

BPI-Service (2003). *Nahrungsergänzungsmittel, Bilanzierte Diäten* – Ein Handbuch für die Praxis, BPI Service GmbH.

Brandmeyer, Klaus (2003). *Pharma trifft Marke*. Markentechnik für den Gesundheitsmarkt. München, Urban & Vogel.

Brauer, Klaus (1987). *Apotheker in der Pharmaindustrie*. Die „Apotheke der Welt" – und ihre Apotheker. Stuttgart, Deutscher Apotheker Verlag.

Brockhaus (2004). *Der Brockhaus in fünf Bänden*. Leipzig, Brockhaus.

Brunsson, Nils und Jacobsson, Bengt (2000). *A World of Standards*. Oxford, Oxford University Press.

Bulte, Christophe Van den und Lilien, Gary (2001). *Medical Innovation Revisited: Social Contagion versus Marketing Effort*. American Journal of Sociology: 1408-1435.

Burt, Ronald (1992). *Structural Holes. The Social Structure of Competition*. Cambridge, Harvard University Press.

Carr-Saunders und Wilson (1933). *The professions*. Oxford, Clarendon Press.

Cassel, Dieter (2002). *Reformoptionen im deutschen Arzneimittelvertrieb und ihre Effekte*. In: Wille, Eberhard und Albring, Manfred (Hrsg.): Konfliktfeld Arzneimittelversorgung. Frankfurt am Main, Peter Lang.

Cassel, Dieter (2004). *Wettbewerb und Regulierung im Gesundheitswesen*. Tagungsband des Ausschusses für Gesundheitsökonomie des Vereins für Socialpolitik. Baden-Baden, Nomos Verlagsgesellschaft.

Chappel und Barnes (1984). *Professional and Business Role Orientation*. Soc. Sci & Med. 18: 103-110.

Clifford, James (1988). *The Predicament of Culture. Twentieth-Century Ethnography, Literature, and Art*. Cambridge, Massachusetts, Harvard University Press.

Coleman, James, Katz, Elihu, et al. (1966). *Medical Innovation: A Diffusion Study*. Indianapolis, Bobbs-Merril.

Daemmrich, Arthur (2004). *Pharmacopolitics. Drug Regulation in the United States and Germany*. Chapel Hill and London, The University of North California Press.

Dänghaus, Ralf (2002). *E-Commerce als Vertriebsweg für Arzneimittel*. In: Schöffski und Fricke et.al. (Hrsg.): Pharmabetriebslehre. Berlin, Springer Verlag.

Dany, Hans-Christian (2008). *Speed. Eine Gesellschaft auf Droge*. Hamburg, Nautilus.

Darby und Karni (1973). *Free Competition and the Optimal Amount of Fraud*. Journal of Law & Economics 16: 67-88.

Derrida, Jacques (1972). *La pharmacie de Platon*. In: (Hrsg.): La dissémination. Paris, Éditions du Seuils. 77-214.

Di Fabio, Udo (1994). *Risikoentscheidungen im Rechtsstaat*. Zum Wandel der Dogmatik im öffentlichen Recht, insbesondere am Beispiel der Arzneimittelüberwachung. Tübingen, J.C.B. Mohr.

Dieckmann, Andreas (2005). *Empirische Sozialforschung. Grundlagen, Methoden, Anwendungen*. Reinbek bei Hamburg, Rowohlt Taschenbuch Verlag.

Dietrich, Eva Susanne (2002). *Grundlagen der Pharmakoepidemiologie und Pharmakoökonomie*. Eschborn, GOVI-Verlag.

Dilg, Peter und Jütter, Guido (1975). *Pharmazeutische Terminologie. Die Fachsprache des Apothekers*. Frankfurt am Main, Govi-Verlag.

Drori, Gili und Meyer, John, et al. (2006). *Globalisation and Organisation. World Society and Organizational Change*. Oxford, Oxford University Press.

Eaton, Gail und Webb, Barbara (1979). *Boundary Encroachment: Pharmacists in the clinical setting*. Sociology of Health and Illness 1 (1): 69-89.

Eekhoff, Johann und Bünnagel, Vera, et al. (2008). *Bürgerprivatversicherung*. Tübingen, Mohr Siebeck.

Eleftheriadis, Anastassia (1991). *Die Struktur der hippokratischen Theorie der Medizin*. Frankfurt am Main, Peter Lang.

Epstein, Steven (1995). *The Construction of Lay Expertise*: AIDS Activism and the Forging of Credibility in the Reform of Clinical Trials. Science, Technology & Human Values 20 (408).

Ernst, Elmar (1975). *Das „industrielle" Geheimmittel und seine Werbung*. Arzneifertigwaren in der zweiten Hälfte des 19. Jahrhunderts in Deutschland. Würzburg, Jal-Verlag.

Etzioni, Amitai (1969). *The Semi-Professions and Their Organisation*. Teachers, Nurses, Social Workers. New York, The free Press.

Fahrmbacher, Lutz (2004). *Suchtberatung in der Apotheke*. Stuttgart, Deutscher Apotheker Verlag.

FAZ (2005, 22. August). *Millionenstrafe für Merck wegen Schmerzmittel Vioxx*. Frankfurter Allgemeine Zeitung.

FAZ (2006, 17. März). *Zwei Probanden in Lebensgefahr*. Arzneitest wird untersucht. Frankfurter Allgemeine Zeitung.

FAZ (2009, 17. Februar). *Gespräch: Fritz Oesterle*, der Vorsitzende des Pharmagroßhändlers Celesio. Frankfurter Allgemeine Zeitung.

FAZ (2009, 18. Juni). *Arzneimittel vom Discounter*. Koalition bessert Gesundheitsreform nach. Frankfurter Allgemeine Zeitung.

FAZ (2009, 20. Mai). *Keine Apothekenketten in Deutschland*. Die Pläne vieler Pharmagroßhändler sind geplatzt: Der EuGH hat das Verbot fachfremder Apothekenbetreiber gebilligt. Frankfurter Allgemeine Zeitung.

Flick, Uwe (2004). *Design und Prozess*. In: Flick, Uwe (Hrsg.): Qualitative Forschung. Ein Handbuch. Reinbek bei Hamburg, rororo.

Flick, Uwe, Kardorff, Ernst von, et al. (2004). *Qualitative Forschung. Ein Handbuch*. Reinbek, Rowohlt Taschenbuch Verlag.

Foerster, Heinz von (1993). *Wissen und Gewissen. Versuch einer Brücke*. Frankfurt am Main, Suhrkamp.

Frankhauser, Manfred (2002). *Haschisch als Medikament*. Liebefeld, SGGP/SSHP.

Friedrichs, Christoph (1995). *Die Apotheke von Innen gesehen*. Apothekerbiographien aus zwei Jahrhunderten. Frankfurt am Main/Eschborn, Govi-Verlag.

Friedrichs, Christoph, Müller-Jahncke, Wolf-Dieter, et al. (2003). *Apotheke und Publikum*. Eschborn, Govi-Verlag.

Fritsch, Michael und Wein, Thomas, et al. (2001). *Marktversagen und Wirtschaftspolitik*. Mikroökonomische Grundlagen staatlichen Handelns. München, Verlag Franz Vahlen.

Garcia, Marie-France (1986). *La Construction Sociale d'un Marché Parfait*: Le Marché au Cadran de Fontaines-en-Sologne. Actes de la Recherce en Sciences Sociales 65: 2-13.

Gaude, Werner (1981). *Die alte Apotheke.* Eine tausendjährige Kulturgeschichte. Zürich, Buchclub Ex Libris.

Gerhardt, Uta (1991). *Gesellschaft und Gesundheit*: Begründung der Medizinsoziologie. Frankfurt am Main, Suhrkamp.

Gleiche, Günther (1998). *Die Apotheke im Allgemeinen Krankenhaus St. Georg, Hamburg 1823-1973.* Eine Chronik vor dem Hintergrund des stadtgeschichtlichen, medizinalrechtlichen, medizinischen und naturwissenschaftlichen Geschehens. Stuttgart, Wissenschaftliche Verlagsgesellschaft.

Göbel, Andreas (2000). *Theoriegenese als Problemgenese.* Eine problemgeschichtliche Rekonstruktion der soziologischen Systemtheorie Niklas Luhmanns. Konstanz, UVK Universitätsverlag Konstanz.

Goode, William (1969). *The Theoretical Limits of Professionalization.* In: Etzioni, Amitai (Hrsg.): The Semi-Professions and Their Organization. Teachers, Nurses, Social Workers. London, Collier-Macmillan Limited.

Gorges, Irmela (1980). *Sozialforschung in Deutschland 1872-1914.* Gesellschaftliche Einflüsse auf Themen- und Methodenwahl des Vereins für Socialpolitik. Königsstein/Ts, Verlag Anton Haim.

Granovetter, Mark (1985). *Economic Action and Social Structure. The Problem of Embeddedness.* American Journal of Sociology 91 (481-510).

Gross, Peter (1979). *Die unmittelbare soziale Beziehung als Problem sozialwissenschaftlicher Analyse.* In: Soeffner, Hans-Georg (Hrsg.): Interpretative Verfahren in den sozial- und Textwissenschaften. Stuttgart, J.B. Metzlerscher Verlagsbuchhandlung.

Gruss, Peter (2009). *In der Krise gilt es in Grundlagenforschung zu investieren.* Wertschöpfung entsteht durch die Entdeckung des Neuen. vom 2. April 2009. Frankfurter Allgemeine Zeitung.

Hafen, Martin (2007). *Mythologie der Gesundheit.* Zur Integration von Salutogenese und Pathogenese. Heidelberg, Carl Auer.

Health, Department of (2005). *Choosing Health through Pharmacy*, Crown Copyright.

Henkel, Anna (2009). *Die Funktion der Gemeinde. Zum Verhältnis von Religion, Kirche und Gemeinde aus systemtheoretischer Perspektive.* In: Karle, Isolde (Hrsg.): Kirchenreform. Interdisziplinäre Perspektiven. Leipzig, Evangelische Verlagsanstalt.

Henkel, Anna (2010). *Systemtheoretische Methodologie: Beobachtung mit Systemreferenz Gesellschaft.* In: John, René, Henkel, Anna und Rückert-John, Jana (Hrsg.): Die Methodologien des Systems. Wie kommt man zum Fall und wie dahinter? Wiesbaden, VS Verlag für Sozialwissenschaft. 182-202.

Henkel, Anna (2010). *Verbreitungsmedien, Organisation und die nächste Gesellschaft.* In: Roth, Steffen und Scheiber, Lukas et.al. (Hrsg.): Organisation multimedial. Zum polyphonen Programm der nächsten Gesellschaft. Heidelberg, Carl-Auer. 83-112.

Hermann, Christopher (2002). *Innovationsfinanzierung durch strukturelle Änderungen der Arzneimittelausgaben.* In: Wille, Eberhard und Albring, Manfred (Hrsg.): Konfliktfeld Arzneimittelversorgung. Allokation im Marktwirtschaftlichen System. Frankfurt am Main, Peter Lang.

Herzog, Reinhard (2004). *CheckAp Kennzahlen in der Apotheke.* Stuttgart, Deutscher Apotheker Verlag.

Hickel, Erika (1974). *Die Auseinandersetzung deutscher Apotheker mit den Problemen der Industrialisierung im 19. Jahrhundert.* Pharmazeutische Zeitung (118,119 und 120).

Hickel, Erika (1976). *Die Apotheker – Beruf der verpaßen Gelegenheiten.* Zweihndert Jahre Gewerbefreiheit und die Pharmazie. Pharmazeutische Zeitung (32): 1185-1192.

Hickel, Erika (1978). *Der Apothekerberuf als Keimzelle naturwissenschaftlicher Berufe in Deutschland.* Medizinhistorisches Journal 13: 259-276.

Hickel, Erika (2008). *Die Arzneimittel in der Geschichte. Trost und Täuschung - Heil und Handelsware.* Nordhausen, Verlag Traugott Bautz.

Hitzler, Ronald, Honer, Anne, et al. (1994). *Expertenwissen.* Die institutionalisierte Kompetenz zur Konstruktion von Wirklichkeit.

Holloway, Jewson, et al. (1986). *"Reprofessionalisation" or "Occupational Imperialism"?* Some reflections on Pharmacy in Britain. Soc. Sci & Med. 23 (3): 323-332.

Hügel, Herbert und Spegg, Horst (1983). *Apothekenbesichtigung.* Ein Leitfaden für die Praxis mit Hinweisen für die Einrichtung. Stuttgart, Deutscher Apotheker Verlag.

Huhle-Kreutzer, Gabriele (1989). *Die Entwicklung arzneilicher Produktionsstätten aus Apothekenlaboratorien.* Dargestellt an ausgewählten Beispielen. Stuttgart, Deutscher Apotheker Verlag.

IGES, Cassel, Dieter, et al. (2006). *Steuerung der Arzneimittelausgaben und Stärkung des Forschungsstandortes für die pharmazeutische Industrie.* Gutachten für das Bundesministerium für Gesundheit. Berlin, Bundesministerium für Gesundheit.

Illich, Ivan (1995). *Die Nemesis der Medizin.* Die Kritik der Medikalisierung des Lebens. München, Beck.

Jessen, Jill und Bissell, Paul (2006). *Policy and Practice. Public health and Pharmacy. A critical Review.* Critical Public Health 16 (2): 159-169.

John, René (2010). *Funktionale Analyse - Erinnerungen an eine Metodologie zwischen Fixierung und Überraschung.* In: John, René und Henkel, Anna et.al. (Hrsg.): Die Methodologien des Systems. Wie kommt man zum Fall und wie dahinter? Wiesbaden, VS Verlag für Sozialwissenschaften.

Johnson, Terence (1967). *Professions and Power.* Basingstoke/London, Macmillan.

Kant, Immanuel (1994). *Was ist Aufklärung? Aufsätze zur Geschichte und Philosophie.* Göttingen, Vandenhoeck & Ruprecht.

Kelle, Udo und Kluge, Susann (1999). *Vom Einzelfall zum Typus.* Fallvergleich und Fallkontrastierung in der qualitativen Sozialforschung. Opladen, Leske + Budrich.

Keller, Reiner, Hirseland, Andreas, et al. (2001). *Handbuch sozialwissenschaftliche Diskursanalyse.* Band I: Theorien und Methoden. Opladen, Leske+Budrich.

Kern, Horst (1982). Empirische Sozialforschung. Ursprünge, Ansätze, Entwicklungslinien. München, Beck.

Kieser, Alfred und Walgenbach, Peter (2003). *Organisation.* Stuttgart, Schäffer-Poeschel.

Klatezki, Thomas und Tacke, Veronika (2005). *Organisation und Profession.* Wiesbaden, VS Verlag für Sozialwissenschaften.

Krafft, Fritz (2001). *Christus als Apotheker.* Ursprung, Aussage und Geschichte eines christlichen Sinnbildes. Marburg, Universitätsbibliothek.

Krafft, Fritz (2002). *Christus ruft in die Himmelsapotheke.* Die Verbildlichung des Heilandrufs durch Christus als Apotheker. Stuttgart, Wissenschaftliche Verlagsgesellschaft.

Kronus, Carol (1976). *The Evolution of Occupational Power.* A Historical Study of Task Boundaries Between Physicians and Pharmacists. Sociology of Work and Occupations 3 (1): 3-37.

Krücken, Georg (1997). *Risikotransformation. Voraussetzungen, Strukturen und Folgen der politischen Regulierung von Arzneimittelgefahren.* In: Hiller, Petra und Krücken, Georg (Hrsg.): Risiko und Regulierung. Soziologische Beiträge zu Technikkontrolle und präventiver Umweltpolitik. Frankfurt, Suhrkamp.

Kuhn, Harald (1963). *Die Soziologie der Apotheker.* Ein Beitrag zur Soziologie des Gesundheitswesens. Stuttgart, Gustav Fischer Verlag.

Kuhn, Thomas (1976). *Die Struktur wissenschaftlicher Revolutionen.* Frankfurt am Main, Suhrkamp.

Landesausstellung, Niederösterreichische (1991). *Kunst des Heilens. Aus der Geschichte der Medizin und Pharmazie.* Wien, Katause Gaming.

Landgraf, Susanne (2004). *Heilen außerhalb der Medizinal-Ordnung.* Autorität, Konkurrenz und Geschlecht in den Herzogtümern Jülich-Berg 1799-1875. Stuttgart, Deutscher Apotheker Verlag.

Langbein, Kurt, Martin, Hans-Peter, et al. (1983). *Bittere Pillen. Nutzen und Risiken der Arzneimittel. Ein kritischer Ratgeber.* Köln, Kiepenheuer & Witsch.

Langbein, Kurt, Martin, Hans-Peter, et al. (1981). *Gesunde Geschäfte. Die Praktiken der Pharma-Industrie.* Köln, Kiepenheuer & Witsch.

Larson, Magali Safatti (1977). *The Rise of Professionalism.* Berkeley, University of California Press.

Latour, Bruno (1987). *Science in Action.* Milton Keyners, Open University Press.

Latour, Bruno (1988). *The Pasteurization of France.* Cambridge, Harvard University Press.

Latour, Bruno (1993). *Aramis ou l'amour des techniques.* Paris, éditions la découverte.

Latour, Bruno (1995). *Der Berliner Schlüssel.* Berlin, Akademie Verlag.

Latour, Bruno (1997). *Nous n'avons jamais été modernes.* Essai d'anthropologie symétrique. Pris, La Découverte.

Latour, Bruno (2001). *L'espoir de Pandore.* Pour une version réaliste de l'activité scientifique. Paris, La Découverte.

Latour, Bruno (2004). *Krieg der Welten – wie wäre es mit Frieden?* Berlin, Merve Verlag.

Latour, Bruno und Woolgar, Steve (1986). *Laboratory Life. The Construction of Scientific Facts.* Princeton, New Jersey, Princeton University Press.

Lauterbach, Karl (2008). *Der Zweiklassenstaat.* Wie die Privilegierten Deutschland ruinieren. Reinbeck bei Hamburg, Rowohlt.

Laux, G. (1988). *Psychopharmaka.* Stuttgart, Gustav Fischer Verlag.

Lazarsfeld, Paul (1961). *Notes on the History of Quantification in Sociology - Trends, Sources and Problems.* Isis, Official Quarterly Journal of the History of Science Society 52 (168).

Leidig, Gerd (1997). *Zur Standesethik des Apothekers.* Die Deontologia Pharmaceutica aus historischer Sicht. Stuttgart, Deutscher Apothekerverlag.

Lemmecke, Kirsten (2000). *Das Kundengespräch in der Apotheke.* Stuttgart, Deutscher Apotheker Verlag.

Letter, Paul (2000). *Paracelsus. Leben und Werk.* Klein-Königsförder, Königsfurt.

Lilja, John (1976). *How Physicians Choose Their Drugs.* Soc. Sci & Med. 10 (363-365).

Lindeberg, Tobias (2007). *Evaluative Technologies. Quality and the Multiplicity of Performance.* Copenhagen, Copenhagen Business School, PhD Series 7.2007.

Linn, Lawrence (1973). *Indicated Versus Actual Behavior*: The Pharmacist as Health Advisor. Soc. Sci & Med. 7: 191-197.

Löwy, Ilana (1992). *The Strength of Loose Concepts* – Boundary Concepts, Federative Experimental Strategies and Disciplinary Growth: the Case of Immunology. Science History Publications xxx: 371-396.

Luhmann, Niklas (1971). *Sinn als Grundbegriff der Soziologie.* In: Habermas, Jürgen und Luhmann, Niklas (Hrsg.): Theorie der Gesellschaft oder Sozialtechnologie - Was leistet die Systemforschung? Frankfurt am Main, Suhrkamp. 25-100.

Luhmann, Niklas (1980). *Gesellschaftsstruktur und Semantik.* Studien zur Wissenssoziologie der modernen Gesellschaft. Frankfurt am Main, Suhrkamp.

Luhmann, Niklas (1983). *Anspruchsinflation im Krankheitssystem. Eine Stellungnahme aus gesellschaftstheoretischer Sicht.* In: Herder-Dorneich, Philipp and Schuller, Alexander (Hrsg.): Die Anspruchsspirale. Schicksal oder Systemdefekt? Stuttgart, Berlin, Köln, Mainz, Kohlhammer.

Luhmann, Niklas (1983). *Medizin und Gesellschaftstheorie.* In: Luhmann, Niklas (Hrsg.): MMG8. Stuttgart, Fertinand Enke Verlag. 168-175.

Luhmann, Niklas (1984). *Funktionale Methode und Systemtheorie.* In: Luhmann, Niklas: Soziologische Aufklärung Band 1. Opladen, Westdeutscher Verlag.

Luhmann, Niklas (1984). *Soziale Systeme.* Frankfurt am Main, Suhrkamp.

Luhmann, Niklas (1986). *Ökologische Kommunikation.* Kann die moderne Gesellschaft sich auf ökologische Gefährdungen einstellen? Opladen, Westdeutscher Verlag.

Luhmann, Niklas (1990). *Die Wissenschaft der Gesellschaft.* Frankfurt am Main, Suhrkamp.

Luhmann, Niklas (1991). *Soziologie des Risikos.* Berlin, Walter de Gruyter.

Luhmann, Niklas (1993). *Risiko und Gefahr.* In: Krohn, Wolfgang und Krücken, Georg (Hrsg.): Riskante Technologien: Reflexion und Regulation. Einführung in die sozialwissenschaftliche Risikoforschung. Frankfrut, Suhrkamp.

Luhmann, Niklas (1994). *Das Recht der Gesellschaft.* Frankfurt am Main, Suhrkamp.

Luhmann, Niklas (1995). *Funktionen und Folgen formaler Organisation.* Berlin, Duncker & Humblot.

Luhmann, Niklas (1995). *Die Kunst der Gesellschaft.* Frankfurt am Main, Suhrkamp Wissenschaft.

Luhmann, Niklas (1999). *Funktion der Religion.* Frankfurt am Main, Suhrkamp.

Luhmann, Niklas (1999). *Die Gesellschaft der Gesellschaft.* Frankfurt am Main, Suhrkamp.

Luhmann, Niklas (1999). *Die Wirtschaft der Gesellschaft.* Frankfurt am Main, Suhrkamp.

Luhmann, Niklas (1999). *Zweckbegriff und Systemrationalität.* Frankfurt am Main, Suhrkamp.

Luhmann, Niklas (2000). *Organisation und Entscheidung.* Opladen/Wiesbaden, Westdeutscher Verlag.

Luhmann, Niklas (2000). *Vertrauen.* Ein Mechanismus der Reduktion sozialer Komplexität. Stuttgart, Lucius & Lucius.

Luhmann, Niklas (2002). *Einführung in die Systemtheorie.* Heidelberg, Carl-Auer-Systeme Verlag.

Luhmann, Niklas (2002). *Die Politik der Gesellschaft.* Frankfurt am Main, Suhrkamp.

Luhmann, Niklas (2002). *Die Religion der Gesellschaft.* Frankfurt am Main, Suhrkamp.

Luhmann, Niklas (2005). *Bemerkungen zu einer Theorie symbolisch generalisierter Kommunikationsmedien.* In: Luhmann, Niklas: Soziologische Aufklärung Band 2. Wiesbaden, VS Verlag für Sozialwissenschaften.

Luhmann, Niklas (2005). *Codierung und Programmierung*. In: Luhmann, Niklas: Soziologische Aufklärung Band 4. Wiesbaden, VS Verlag für Sozialwissenschaften.

Luhmann, Niklas (2005). *"Distinctions directrices". Über Codierung von Semantiken und Systemen*. In: Luhmann, Niklas: Soziologische Aufklärung Band 4. Beiträge zur funktionalen Differenzierung der Gesellschaft. Wiesbaden, Frankfurt am Main. 13-33.

Luhmann, Niklas (2005). *Das Erkenntnisprogramm des Konstruktivismus und die obskur bleibende Realität*. In: Luhmann, Niklas: Soziologische Aufklärung Band 5. Wiesbaden, VS Verlag für Sozialwissenschaften.

Luhmann, Niklas (2005). *Funktion und Kausalität*. In: Luhmann, Niklas: Soziologische Aufklärung Band 1. Aufsätze zur Theorie sozialer Systeme. Wiesbaden, VS Verlag fur Sozialwissenschaften. 11-38.

Luhmann, Niklas (2005). *Identität - was oder wie*. In: Luhmann, Niklas: Soziologische Aufklärung Band 5. Wiesbaden, VS Verlag für Sozialwissenschaften. 15-30.

Luhmann, Niklas (2005). *Interaktion, Organisation, Gesellschaft*. In: Luhmann, Niklas: Soziologische Aufklärung Band 2. Aufsätze zur Theorie der Gesellschaft. Wiesbaden, VS Verlag für Sozialwissenschaften. 9-24.

Luhmann, Niklas (2005). *Der medizinische Code*. In: Luhmann, Niklas: Soziologische Aufklärung Band 5. Wiesbaden, VS Verlag für Sozialwissenschaften. 176-188.

Luhmann, Niklas (2005). *Organisation und Entscheidung*. In: Luhmann, Niklas: Soziologische Aufklärung Band 3. Soziales System, Gesellschaft, Interaktions. Wiesbaden, VS Verlag für Sozialwissenschaften. S. 389-450.

Luhmann, Niklas (2005). *Reflexive Mechanismen*. In: Luhmann, Niklas: Soziologische Aufklärung Band 1. Aufsätze zur Theorie sozialer Systeme. Wiesbaden, VS Verlag für Sozialwissenschaften. 116-142.

Luhmann, Niklas (2005). *Soziologische Aufklärung*. In: Luhmann, Niklas: Soziologische Aufklärung I. Wiesbaden, VS Verlag für Sozialforschung.

Luhmann, Niklas (2005). *Soziologische Aufklärung Band 5. Konstruktivistische Perspektiven*. Wiesbaden, VS Verlag für Sozialwissenschaften

Luhmann, Niklas (2005). *Die Unwahrscheinlichkeit von Kommunikation*. In: Luhmann, Niklas: Soziologische Aufklärung Band 3. Soziales System, Gesellschaft, Organisation. Wiesbaden, VS Verlag für Sozialwissenschaften.

Luhmann, Niklas (2005). *Zwischen Gesellschaft und Organisation. Zur Situation der Universitäten*. In: Luhmann, Niklas: Soziologische Aufklärung 4. Wiesbaden, VS Verlag für Sozialwissenschaften. 214-224.

Maasberg, Helga (1972). *Die Situation des Apothekers in der Bundesrepublik*. Ein empirischer Beitrag zu Rolle und Professionalisierung eines akademischen Heilberufs. Erlangen/Nürnberg, Inaugurial-Dissertation.

Maindok, Herlinde (2003). *Professionelle Interviewführung in der Sozialforschung*. Interviewtraining: Bedarf, Stand und Perspektiven. Herbolzheim, Centaurus Verlag.

Manasse, Henri, Kabat, Hugh, et al. (1977). *Professional Socialization in Pharmacy*. A Cross-Sectional Analysis of Dominant Value Charcteristics of Agents and Bbjects of Socialization.

Mannetstätter, Antje (2004). Diethelm Lavater II (1781-1846) *Ein Züricher Arzt-Apotheker im Spiegel seiner Korrespondenz*. Stuttgart, Wissenschaftliche Verlagsgesellschaft.

Maus, Heinz (1973). *Zur Vorgeschichte der empirischen Sozialforschung*. In: König, René (Hrsg.): Geschichte und Grundprobleme der empirischen Sozialforschung. Stuttgart, Ferdinand Enke Verlag. 21-56.

Mauss, Marcel (1999). *Essai sur le don. Forme et raison de l'échange dans les sociétés archaiques.* In: (Hrsg.): Sociologie et anthropologie. Paris, Quadrige. 145-284.

Mayntz, Renate (1983). *Implementation politischer Programme II.* Ansätze zur Theoriebildung. Opladen, Westdeutscher Verlag.

McCormack, Thelma Herman (1956). *The Druggists Dilemma: Problems of a Marginal Occupation.* American Journal of Sociology LXI: 308-315.

Meinel, Christoph (1985). *Reine und angewandte Chemie.* Die Entstehung einer neuen Wissenschaftskonzeption in der Chemie der Aufklärung. Berichte zur Wissenschaftsgeschichte 8: 25-45.

Merton, Robert (1957). *Social Theory and Social Structure.* Glencoe, The Free Press.

Meuser, Michael und Nagel, Ulrike (1991). *ExpertInneninterviews - vielfach erprobt, wenig bedacht. Ein Beitrag zur qualitativen Methodendiskussion.* In: Garz, Detlef und Kraimer, Klaus (Hrsg.): Qualitativ-empirische Sozialforschung. Konzepte, Methoden, Analysen. Opladen, Westdeutscher Verlag. 441-471.

Meyer, Klaus und Müller-Jahncke (1999). *Apotheke und die Arzneiversorgung in Notzeiten.* Pharmaziegeschichtliche Tagungsberichte. Stuttgart, Deutscher Apotheker Verlag.

Mez-Mangold, Lydia (1972). *Aus der Geschichte des Medikaments.* Basel, Editiones "Rockes".

Mieg, Harald und Pfadenhauer, Michaela (2003). *Professionelle Leistung – Professional Performance. Positionen der Professionssoziologie.* Konstanz, UVK Verlagsgesellschaft mbH.

Mihm, Andreas (20.12.2008). *Regierung will Pharmagroßhandel schützen.* Lieferpflicht für Hersteller und feste Preise sollen Rund-um-die-Uhr-Versorgung garantieren. FAZ.

Mikl-Horke, Gertraude (2008). *Klassische Positionen der Ökonomie und Soziologie und ihre Bedeutung für die Wirtschaftssoziologie.* In: Maurer, Andrea (Hrsg.): Handbuch der Wirtschaftssoziologie. Wiesbaden, VS Verlag für Sozialwissenschaften.

Mintzberg, Henry (1979). *The Structuring of Organizations.* A Synthesis of the Research. Englewood Cliffs, Prentice-Hall.

Mittelstraß, Jürgen (2009). *Wirtschaft und Ethos.* Ethik muss wieder ein integraler Bestandteil der ökonomischen Bildung und Ausbildung werden. Frankfurter Allgemeine Zeitung.

Mohn und Plenter (2007). *Möglichkeiten und Defizite in der Erreichbarkeit ausgewählter Zielgruppen durch Maßnahmen und Materialien zur Reduzierung von Medikamentenmißbrauch und -abhängigkeit.* Hamm, DHS.

Müller-Jahncke, Wolf-Dieter und Friedrich, Christoph (1996). *Geschichte der Arzneimitteltherapie.* Stuttgart, Deutscher Apotheker Verlag.

Müller, Ingo Wilhelm (1993). *Humoralmedizin.* Physiologische, pathologische und therapeutische Grundlagen der galenistischen Heilkunst. Heidelberg, Karl Haug Verlag.

Murswieck, Axel (1979). *Die staatliche Regulierung des Arzneimittelsektors.* Soziale Welt (2): 152-171.

Naber, Helga (1998). *Probleme einer Paracelsus-Biograpie*: sein Leben im Spiegel seiner Werke. Göppingwen, Kümmerle Verlag.

Nassehi, Armin (2009). *Mit ästhetischer Erziehung aus der Finanzkrise?* Schöner Rat ist nicht teuer: Ein naiver Vorschlag zur Rettung der Welt. Frankfurter Allgemeine Zeitung.

Nelson (1970). *Information and Consumer Behaviour.* Journal of Political Economy 78: 311-329.

Niederer, Monica (2005). *Der St. Galler Botanicus.* Ein frühmittelalterliches Herbar. Kritische Edition, Übersetzung und Kommentar. Berlin, Peter Lang.

Nord, Dietrich (1976). *Arzneimittelkonsum in der Bundesrepublik Deutschland.* Eine Verhaltensanalyse von Pharma-Industrie, Arzt und Verbraucher. Stuttgart, Enke.

Nord, Dietrich (1979). *Medizinisches System und soziale Steuerung.* Am Beispiel der Bedürfnissteuerung für Arzneimittel. Soziale Welt (2): 133-151.

Nord, Dietrich (1979). *Steuerung im Gesundheitswesen.* Systemanalyse der Arzneimittelversorgung in der Bundesrepublik Deutschland. Frankfurt am Main.

Norra und Koch (2009). *Zur Rolle der Apotheker in der Versorgung depressiver Patienten* - Evaluation eines Fortbildungsprogramms für Pharmazeuten. Gesundheitswesen (71): 65-69.

Nussbaum, Martha (2002). *Für eine aristotelische Sozialdemokratie.* Essen, Klartext Verlag.

Oberschall, Anthony (1997). *Empirische Sozialforschung in Deutschland 1848-1914.* München, Verlag Karl Albert Freiburg.

Oevermann, Ulrich (1996). *Theoretische Skizze einer revidierten Theorie professionalisierten Handelns.* In: Combe, Arno und Helsper, Werner (Hrsg.): Pädagogische Professionalität. Untersuchungen zum Typus pädagogischen Handelns. Frankfurt am Main, Suhrkamp.

Offe, Klaus (1972). *Strukturprobleme des kapitalistischen Staates.* Frankfurt am Main, Suhrkamp.

Ott, Rüdiger (2002). *Marketing für Apotheker.* Stuttgart, Deutscher Apotheker Verlag.

Paracelsus (1988). *Vom eigenen Vermögen der Natur. Frühe Schriften zur Heilmittellehre.* Frankfurt am Main, Fischer Taschenbuch Verlag.

Parsons, Talcott (1939). *The Professions and Social Structure.* Social Forces 17 (4): 457-467.

Parsons, Talcott (1951). *The Social System.* London, Routledge.

Parsons, Talcott (1968). *Professions.* International Encyclopedia of the Social Sciences. 12: 536-547.

Parsons, Talcott und Smelser, Neil (1984). *Economy and Society.* A Study in the Integration of Economic and Social Theory. London, Routledge.

Perrow, Charles (2002). *Organizing America.* Wealth, Power, and the Origins of Corporate Capitalism. Princeton, Princeton University Press.

Peters, Hermann (1910). *Aus pharmazeutischer Vorzeit in Bild und Wort. Erster Band.* Berlin, Verlag von Julius Springer.

Pfadenhauer, Michaela (1998). *Das Problem zur Lösung. Inszenierung von Professionalität.* In: Willems, Herbert und Jurga, Martin (Hrsg.): Inszenierungsgesellschaft. Opladen/Wiesbaden, Westdeutscher Verlag. 291-304.

Pfaff, Martin, Wassender, Dietmar, et al. (2002). *Analyse potentieller Auswirkungen einer Ausweitung des Pharmaversandes in Deutschland.* Frankfurt, Peter Lang.

Pharmazie, Gesellschaft für Geschichte der (1934). *Das Dispensatrium des Valerius Cordus.* Faksimile des im Jahre 1546 erschienen ersten Druckes durch Joh. Petreium in Nürnberg. Mittenwald, Buchdruckerei und Verlag Arthur Nemayer.

Pickering, Andrew (1995). *The Mangle of Practice. Time, Agency & science.* Chicago and London, The University of Chicago-Press.

Polanyi, Karl (1978). *The Great Transformation.* Politische und ökonomische Ursprünge von Gesellschaften und Wirtschaftssystemen. Frankfurt am Main, Suhrkamp.

Prinz, Aloys (2004). *Apothekenabgabepreise: Einheitspreise mit regulierten Zuschlägen oder Wettbewerbspreise?* In: Cassel, Dieter (Hrsg.): Wettbewerb und Regulierung im Gesundheitswesen. Tagungsband des Ausschusses für Gesundheitsökonomie des Vereins für Socialpolitik. Baden-Baden, Nomos Verlagsgesellschaft.

Prinz, Aloys (2008). *Ethik und Ökonomik in der pharmazeutischen Industrie.* In: Koslowski, Peter and Prinz, Aloys (Hrsg.): Bittere Arznei. Wirtschaftsethik und Ökonomik der pharmazeutischen Industrie. Ethische Ökonomie – Beiträge zur Wirtschaftsethik und Wirtschaftskultur. München, Wilhelm Fink.

Prinz, Aloys und Vogel, Alexander (2003). *E-Commerce im Arzneimittelhandel: Zulassen, verbieten oder regulieren?* Gütersloh, Verlag Bertelsmannstiftung.

ProGenerika (2005). *ProGenerika*: Pharma-Daten 2005/2006.

Quinney, Earl (1964). *Adjustment to Occupational Rolestrain.* Social Forces 44: 367-376.

Rammert, Werner (1983). *Soziale Dynamik der technischen Entwicklung.* Theoretisch-analytische Überlegungen zu einer Soziologie der Technik am Beispiel der "science-based industry". Opladen, Westdeutscher Verlag.

Rathscheck, Reinhold (1971). *Konfliktstoff Arzneimittel.* Frankfurt am Main.

Reckwitz, Andreas (1997). *Struktur.* Zur sozialwissenschaftlichen Analyse von Regeln und Regelmäßigkeiten. Opladen, Westdeutscher Verlag.

Reinhardt, Carsten (2008). *Boundary Values.* In: Balz, Viola und Schwerin, Alexander v. et.al. (Hrsg.): Precarious Matters / Prekäre Stoffe. The History of Dangerous and Endangered Substances in the 19th and 20th Centuries. Berlin, Max-Planck-Institut für Wissenschaftsgeschichte. *Reprint 356.*

Reinhardt, Carsten und Travis, Anthony (2000). *Heinrich Caro and the Creation of Modern Chemical Industry.* Dordrecht/Boston/London, Kluwer Academic Publichers.

Ridder, Paul (1990). *Im Spiegel der Arznei. Sozialgeschichte der Medizin.* Stuttgart, Wissenschaftliche Verlagsgesellschaft.

Ridder, Paul (2000). *Der wahre Charakter des Apothekers: Zur Geschichte der Heilberufe.* Greven, Verlag für Gesundheitswissenschaften.

Ritzer, George (2004). *The McDonaldization of Society.* Thousand Oaks, Pine Forge Pres.

Roche (2003). *Der kleine LaRoche.* Von A bis Z im Dienste der Gesundheit. Basel, Schweiz.

Rohweder-Rückert, Heike (2005). *Der Unterricht in Materia Medica.* Vorzugsweise für Pharmazeuten in der ersten Hälfte des 19. Jahrhunderts unter besonderer Berücksichtigung der Universitäten München und Tübingen. Augsburg, Dr. Erwin Rauner Verlag.

Rosenbrock, Rolf und Gerlinger, Thomas (2006). *Gesundheitspolitik. Eine systematische Einführung.* Bern, Verlag Hans Huber.

Roth, Gottfried (1991). *Der Eid des Hippokrates.* In: Landesausstellung, Niederösterreichische (Hrsg.): Die Kunst des Heilens. Aus der Geschichte der Medizin und Pharmazie, Katalog des NÖ Landesmuseums, Neue Folge Nr. 276, Wien 191. Katause Gaming. 234.

Schäfer, Constanze (2008). *Apotheker und Drogist. Zur Geschichte einer Konkurrenz.* Dissertation, Heinrich-Heine-Universität Düsseldorf.

Scharpf, Fritz (2000). *Interaktionsformen.* Akteurzentrierter Institutionalismus in der Politikforschung. Opladen, Leske + Budrich.

Schelenz, Hermann (1962). *Geschichte der Pharmazie.* Hildesheim, Georg Olms Verlagsbuchhandlung.

Schiedermair, Rudolf (1981). *Die Apotheke und ihre Überwachungsbehörde – eine rechtliche Betrachtung.* (14): 695ff.

Schiedermair, Rudolf und Pieck, Johannes (1974). *Apothekengesetz. Kommentar und Materialien zum Bundesgesetz über das Apothekenwesen.* Frankfurt am Main, Govi Verlag.

Schimank, Uwe (2001). *Organisationsgesellschaft.* In: Kneer, Georg und Nassehi, Armin und Schroer, Markus (Hrsg.): Klassische Gesellschaftsbegriffe der Soziologie. München, Wilhelm Fink Verlag. 278-307.

Schimank, Uwe und Volkmann, Ute (2008). *Ökonomisierung der Gesellschaft.* In: Maurer, Andrea (Hrsg.): Handbuch der Wirtschaftssoziologie. Wiesbaden, VS Verlag für Sozialwissenschaften. 382-393.

Schivelbusch, Wolfgang (2002). *Das Paradies, der Geschmack und die Vernunft. Eine Geschichte der Genußmittel.* Frankfurt am Main, Fischer Taschenbuch Verlag.

Schmitz, Rudolf (1966). *Mörser, Kolben und Phiolen. Aus der Welt der Pharmazie.* Stuttgart, Franckh'sche Verlagshandlung.

Schmitz, Rudolf (1978). *Ist Deutschland noch „die Apotheke der Welt"?* – Versuch einer historisch-kritischen Analyse. (38): 1599ff.

Schmitz, Rudolf (1998). *Geschichte der Pharmazie. Band I: Von den Anfängen bis zum Ausgang des Mittelalters.* Eschborn, Govi-Verlag.

Schmitz, Rudolf (2005). *Geschichte der Pharmazie. Band II: Von der frühen Neuzeit bis zur Gegenwart.* Von Christoph Friedrich und Wolf-Dieter Müller-Jahncke. Eschborn, Govi-Verlag.

Schneider, Wolfgang (1962). *Probleme der Periodisierung in der Pharmaziegeschichte.* Stuttgart, Wissenschaftliche Verlagsgesellschaft.

Schneider, Wolfgang Ludwig (2004). *Grundlagen der soziologischen Theorie. Band 3: Sinnverstehen und Intersubjektivität. Hermeneutik, funktionale Analyse, Konversationsanalyse und Systemtheorie.* Wiesbaden, VS Verlag für Sozialwissenschaften.

Schubert, Ingrid (1995). *Apotheker - wozu?* Eine Studie zur Entwicklung des Apothekerberufs in der Bundesrepublik. Stuttgart, Deutscher Apotheker Verlag.

Schubert, Ingrid (1999). *Berufsgestaltung als permanenter Prozess: Von der Arzneimittelabgabe zur pharmazeutischen Betreuung.* In: Faber, Ulrike und Glaeske, Gerd et.al. (Hrsg.): Wechselwirkungen. Beiträge zur Pharmazie und Politik. Frankfurt am Main, Mabuse-Verlag.

Schuller, Alexander, Heim, Nikolaus, et al. (1992). *Medizinsoziologie. Ein Studienbuch.* Stuttgart, Kohlhammer.

Schulze, Christian (2002). *Die pharmazeutische Fachliteratur in der Antike. Eine Einführung.* Göttingen, Duehrkohp & Radicke. Wissenschaftliche Publikation.

Schützeichel, Rainer (2004). *Historische Soziologie.* Bielefeld, Transcript Verlag.

Schwab, Gustav (1954). *Die schönsten Sagen des klassischen Altertums.* Reutlingen, Ensslin & Laiblin Verlag.

Sennett, Richard (1998). *Der flexible Mensch.* Die Kultur des neuen Kapitalismus. Berlin, Berlin Verlag.

Serres, Michel (1987). *Der Parasit.* Frankfurt am Main, Suhrkamp.

Shuval, Judith und Gilbert, Leah (1978). *Attempts at Professionalization of Pharmacy: An Israel Case Study.* Soc. Sci & Med. 12: 19-25.

Siggel, Alfred (1958). *Das Buch der Gifte des Gabir ibn Hayyan.* Arabischer Text in Faksimile (Hs. Taymur, Tibb 393, Kairo). Übersetzt und erläutert von Alfred Siggel. Wiesbaden, Franz Steiner Verlag.

Simon, Kurt (1979). *Preis der Gesundheit.* Düsseldorf/Wien, Econ-Verlag.

Sitkin, Sim und Sutcliffe, Kathleen (1991). *Dispensing Legitimacy: The Influence of Professional, Organizational, and Legal Controls on Pharmacist Behavior*. In: Bacharach (Hrsg.): Research in the Sociology of Organizations. Greenwich/London, JAI Press. *8*. 269-295.

Skocpol, Theda (1979). *States and Social Revolutions*. Cambridge, Cambridge University Press.

Smith, Branecker, et al. (1985). *Role Orientation, Conflict and Satisfaction Among Pharmacists and Students*. JSAP 3: 18-29.

Smith, Adam (1991). *Wealth of Nations*. New York, Prometheus Books.

Stäheli, Urs (1998). *Die Nachträglichkeit der Semantik*. Zum Verhältnis von Sozialstruktur und Semantik. Soziale Systeme (2): 314-339.

Stäheli, Urs (2000). *Sinnzusammenbrüche*. Eine dekonstruktive Lektüre von Niklas Luhmanns Systemtheorie. Weilerswist, Velbrück Wissenschaft.

Stapel, Ute (1988). *Die Arzneimittelgesetze 1961 und 1976*. Stuttgart, Deutscher Apotheker Verlag.

Star, Susan Leigh (1995). *Ecologies of Knowledge: Work and politics in Science and Technology*. Albany, State University of New York Press.

Star, Susan Leigh und Griesemer, James (1989). *Institutional ecology, translations and boundary objects: amateurs and professionals in Berkeley's museum of vertebrate zoology*. Social Studies of Science (19): 387-420.

Stein, Peter (2002). *Perspektiven zur Regelung des Internetversandhandels von Arzneimitteln*. Argumente und Materialien zum Zeitgeschen 33. München, Hanns-Seidel-Stiftung.

Stichweh, Rudolf (1984). *Zur Entstehung des modernen Systems wissenschaftlicher Disziplinen. Physik in Deutschland 1740-1890*. Frankfurt am Main, Suhrkamp.

Stichweh, Rudolf (1992). *Professionalisierung, Ausdifferenzierung von Funktionssystemen, Inklusion. Betrachtungen aus systemtheoretischer Sicht*. In: Dewe, Bernd und Ferchoff, Wilfried (Hrsg.): Erziehen als Profession. Zur Logik professionellen Handeln in pädagogischen Feldern. Opladen, Leske + Budrich. S. 36-48.

Stichweh, Rudolf (1994). *Differenzierung von Wissenschaft und Politik: Wissenschaftspolitik im 19. und 20. Jahrhundert*. In: Stichweh, Rudolf: Wissenschaft, Universität, Profession. Soziologische Analysen. Frankfurt am Main, Suhrkamp.

Stichweh, Rudolf (1994). *Professionen und Disziplinen: Formen der Differenzierung zweier Systeme beruflichen Handelns in modernen Gesellschaften*. In: Stichweh, Rudolf: Wissenschaft, Universität, Professionen. Frankfurt am Main, Suhrkamp. 278-336.

Stichweh, Rudolf (1996). *Professionen in einer funktional differenzierten Gesellschaft*. In: Combe, Arno und Helsper, Werner (Hrsg.): Pädagogische Professionalität. Untersuchungen zum Typus pädagogischen Handelns. Frankfurt am Main, Suhrkamp. 49-69.

Stichweh, Rudolf (2000). *Semantik und Sozialstruktur*: Zur Logik einer systemtheoretischen Unterscheidung. Soziale Systeme 6: 237-250.

Stichweh, Rudolf (2001). *Die Gesellschaft der Gesellschaft - Strukturentscheidungen und Entwicklungsperspektiven*. In: Bango, Jenö und Karcsony, Andras (Hrsg.): Luhmanns Funktionssysteme in der Diskussion. Tagungsband der 1. Luhmann-Gedächtnistagung in Budapest, 15/16. September 2000. Heidelberg, Carl-Auer-Systeme Verlag.

Stichweh, Rudolf (2010). *Theorie und Methode in der Systemtheorie*. In: John, René und Henkel, Anna et.al. (Hrsg.): Die Methodologien des Systems. Wie kommt man zum Fall und wie dahinter? Wiesbaden, VS Verlag für Sozialwissenschaften. 15-28.

Stöber, Anna (2005). *Kirche - gut beraten?* Heidelberg, Carl-Auer Systeme.

Stoll, Clemens (2000). *Die Apotheken am bayerischen Untermain*. Eine pharmaziehistorische Dokumentation vom Beginn der Neuzeit bis zum Ende der Personalkonzession 1949. Stuttgart, Wissenschaftliche Verlagsgesellschaft.

Stollberg, Gunnar (2001). *Medizinsoziologie*. Bielefeld, Transcript Verlag.

Strauss, Anselm (1978). *A Social World Perspective*. Studies in Symbolic Interaction 1: 119-128.

Strübing, Jörg (2005). *Pragmatistische Wissenschafts- und Technikforschung*. Theorie und Methode. Frankfurt am Main, Campus.

Tacke, Veronika (1997). *Rationalitätsverlust im Organisationswandel*: von den Waschküchen der Farbenfabriken zur informatisierten Chemieindustrie. Frankfurt/Main, Campus Verlag.

Tacke, Veronika (Hrsg.) (2001). *Organisation und gesellschaftliche Differenzierung*. Opladen, Westdeutscher Verlag.

Tauschnitz, Thomas (1999). *Krankenkassen – Zwang oder Segen?* Organisationsgeschichte des deutschen Krankenkassenwesens im „langen" 19. Jahrhundert. Opladen, Leske + Budrich.

Tezcan-Güntekin, Hürrem (2010). *"Da muss ich denen erst mal den Wind aus den Segeln nehmen!" - Wie Ärzte mit informierten Patienten umgehen*. In: Begenau, Jutta, Schubert, Cornelius und Vogd, Werner (Hrsg.): Die Arzt-Patient-Beziehung. Stuttgart, Kohlhammer. 95-111.

Thorner, Isidor (1942). *Pharmacy: The functional significance of an institutional pattern*. Social Forces 20: 321-328.

Tschirch, A (1933). *Handbuch der Pharmakognosie 2*. Leipzig, Verlag von Bernhard Tauschnitz.

Tschupp, Christoph (2004). *Johanniskraut*. Hypericusshpm perforatum L. Vom Hexenkraut zum modernen Arzneimittel. Liebefeld, SGGP/SSHP.

Urdang, Georg (1921). *Der Apotheker im Spiegel der Literatur*. Berlin, Verlag Julius Springer.

Urdang, Georg (1926). *Der Apotheker als Subjekt und Objekt der Literatur*. Berlin, Verlag von Julius Springer.

Urdang, Georg und Dieckmann, Hans (1955). *Einführung in die Geschichte der deutschen Pharmazie*. Frankfurt, Govi-Verlag.

Urdang, Georg und Kremers, Edward (1940). *History of Pharmacy. A Guide and a Survey*. Philadelphia, Lippincott Company.

Varian, Hal (1995). *Grundzüge der Mikroökonomik*. München, Oldenbourg Verlag.

Verlag Deutscher Apotheker (2004). *BDSG Basics, Datenschutz in der Apotheke. 1 CD-ROM*. Stuttgart, Deutscher Apotheker Verlag.

Vogd, Werner (2005). *Systemtheorie und rekonstruktive Sozialforschung*. Eine empirische Versöhnung unterschiedlicher theoretischer Perspektiven. Opladen, Verlag Barbara Budrich.

Vogd, Werner (2006). *Die Organisation Krankenhaus im Wandel*. Berlin, Verlag Hans Huber.

Vogel, Ronald (2007). *Pharmaceutical Economics and Public Policy*. New York, Pharmaceutical Products Press.

Voß, Julia und Puteanus, Udo (2008). *Apotheker als Gesundheitsförderer in Schweden*: Beratung aus neuer Perspektive. Deutsche Apotheker Zeitung 149 (11): 62-63.

Warentest, Stiftung (2006). *Handbuch Selbstmedikation*. Rezeptfreie Mittel für sie bewertet. Berlin, Stiftung Warentest.

Warentest, Stiftung (2008). *Falsch beraten*. (7).

Weber, Max (1921/1972). *Wirtschaft und Gesellschaft.* Grundriss der verstehenden Soziologie. Tübingen, Mohr Siebeck.

Weber, Max (1968). *Methodologische Schriften. Studienausgabe.* Frankfurt am Main, Fischer.

Weick, Karl (1985). *Der Prozess des Organisierens.* Frankfurt am Main, Suhrkamp.

Weingart, Peter, Carrier, Martin, et al. (2007). *Nachrichten aus der Wissensgesellschaft. Analysen zur Veränderung der Wissenschaft.* Weilerswist, Velbrück Wissenschaft.

Weingärtner (2005). *Die Anwendungsbeobachtung in der Apotheke.* Methodik und Evaluierung. Eschborn, GOVI.

Wertheimer, Albert und Manasse, Henri (1976). *Pharmacist Practice Deviance.* Soc. Sci & Med. 10: 231-232.

Westh-Sorensen, Ellen (1986). *The Pharmacist's Professional Self-Perception.* A Modell for the Pharmacist's Professional Self-perception and an Evaluation of the Pharmacists Possibilities to Initiate Tasks in the Primary Health Care. JSAP 3 (4): 144-156.

White, Harrison (1981). *Where do Markets come from?* American Journal of Sociology 87 (517-547).

WHO/PHARM/DAP/90.1 (1988). *The Role of the Pharmacist in the Health Care System.* New Dehli, Report of the WHO Consultative Group.

Wilensky, Harold (1965). *The Professionalization of Everyone?* Americal Journal of Sociology LXX (2): 137-158.

Wille, Eberhard und Albring, Manfred (2000). *Rationalisierungsreserven im Deutschen Gesundheitswesen.* Allokation im Marktwirtschaftlichen System 43. Frankfurt, Peter Lang.

Wille, Eberhard und Albring, Manfred (2002). *Konfliktfeld Arzneimittelversorgung.* Allokation im Marktwirtschaftlichen System Band 46. Frankfurt am Main, Peter Lang.

Willi-Hangatner, Regula (1999). *Pharmazeutischer Briefwechsel.* Liebefeld, SGGP/SSHP.

Williamson, P.M. (1975). *The Adoption of New Drugs by Doctors Practising in Group and Solo Practice.* Soc. Sci & Med. 9: 233-236.

Wimmer, Wolfgang (1994). *„Wir haben fast immer was Neues".* Gesundheitswesen und Innovationen der Pharma-Industrie in Deutschland, 1880-1935. Berlin, Duncker & Humblot.

Wittlin, Dorit (1999). *Mandragora.* Eine Arzneipflanze in Antike, Mittelalter und Neuzeit. Dietikon, Juris Druck und Verlag.

Wolf, Evemarie (1996). *Über die Anfänge der Pharmaziegeschichtsschreibung.* Von Johannes Ruellius (1529) bis David Peter Hermann Schmidt (1835).

Wüllrich, Susanne (1987). *Geschichte der Hageda als Standeseigener Grosshandel der Apotheker.* Stuttgart, Deutscher Apotheker Verlag.

www.blutspende.ch (2008, 18. Juni). "http://www.blutspende.ch/de/rund_ums_Spenden/historisches_zur_Bluttransfusion/highlights_aus_der_Geschichte_des_Blutes.php."

www.charite.de (2008, 18. Juni). "http://www.charite.de/itm/Herstellung/Produkte/5eHistorie.html."

www.roteskreuz.at (2008, 18. Juni). " http://www.roteskreuz.at/blutspende/blut-im-detail/wissenswertes-ueber-blut/geschichte-des-blutspendens/."

Zok (2006). *Arzneimittelmarkt.* Selbstmedikation im Fokus. Ergebnisse einer Repräsentativ-Umfrage unter 3000 GKV-Versicherten. WIdOMonitor (1): 1-7.

Zola, Émile (1983). *Germinal.* Paris, Fasquelle.

Register

FSC
www.fsc.org
MIX
Papier | Fördert gute Waldnutzung
FSC® C083411

Kolibri 360 GmbH
Ferdinand-Jühlke-Straße 7
99095 Erfurt, Deutschland
produktsicherheit@kolibri360.de